AF541918

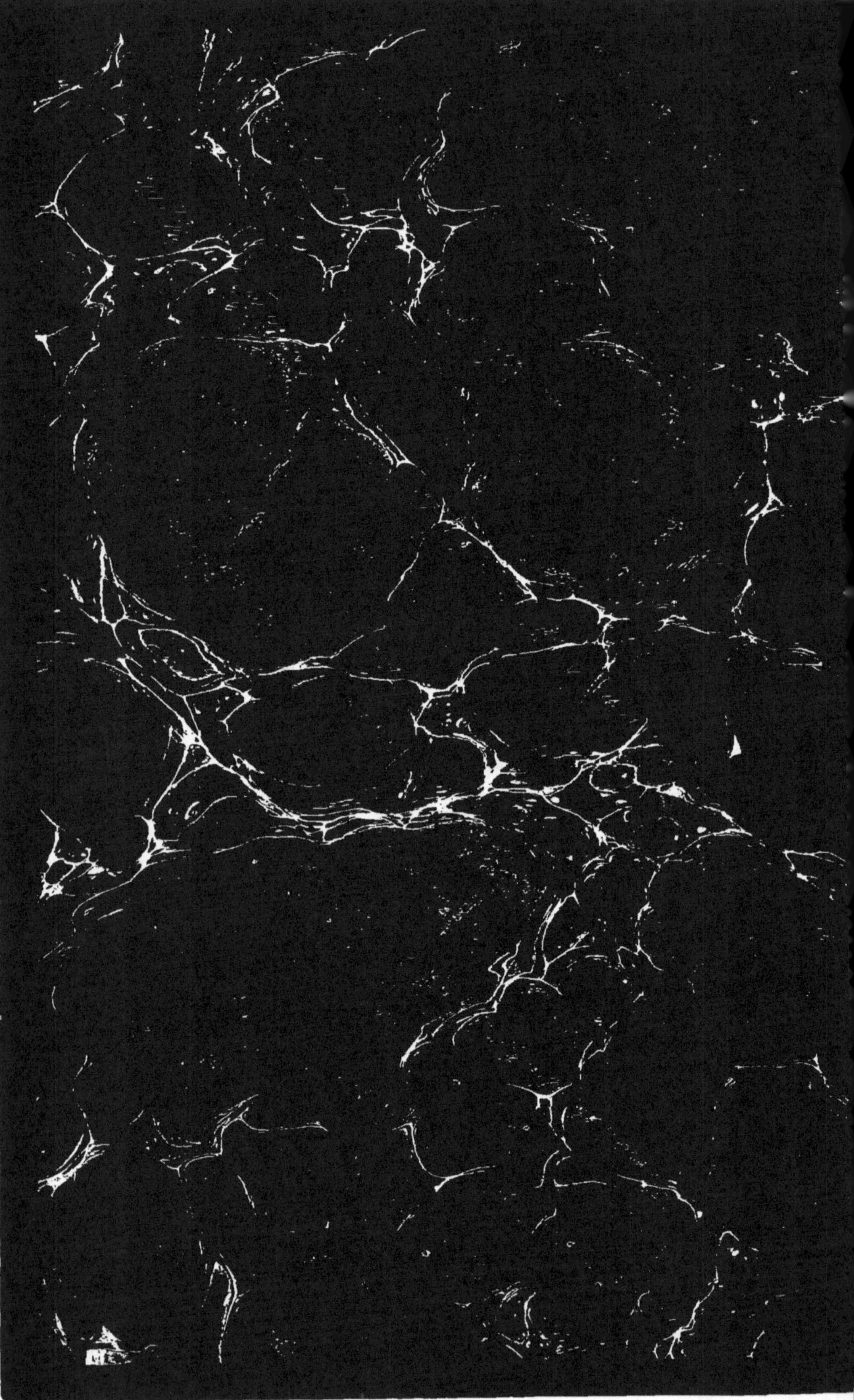

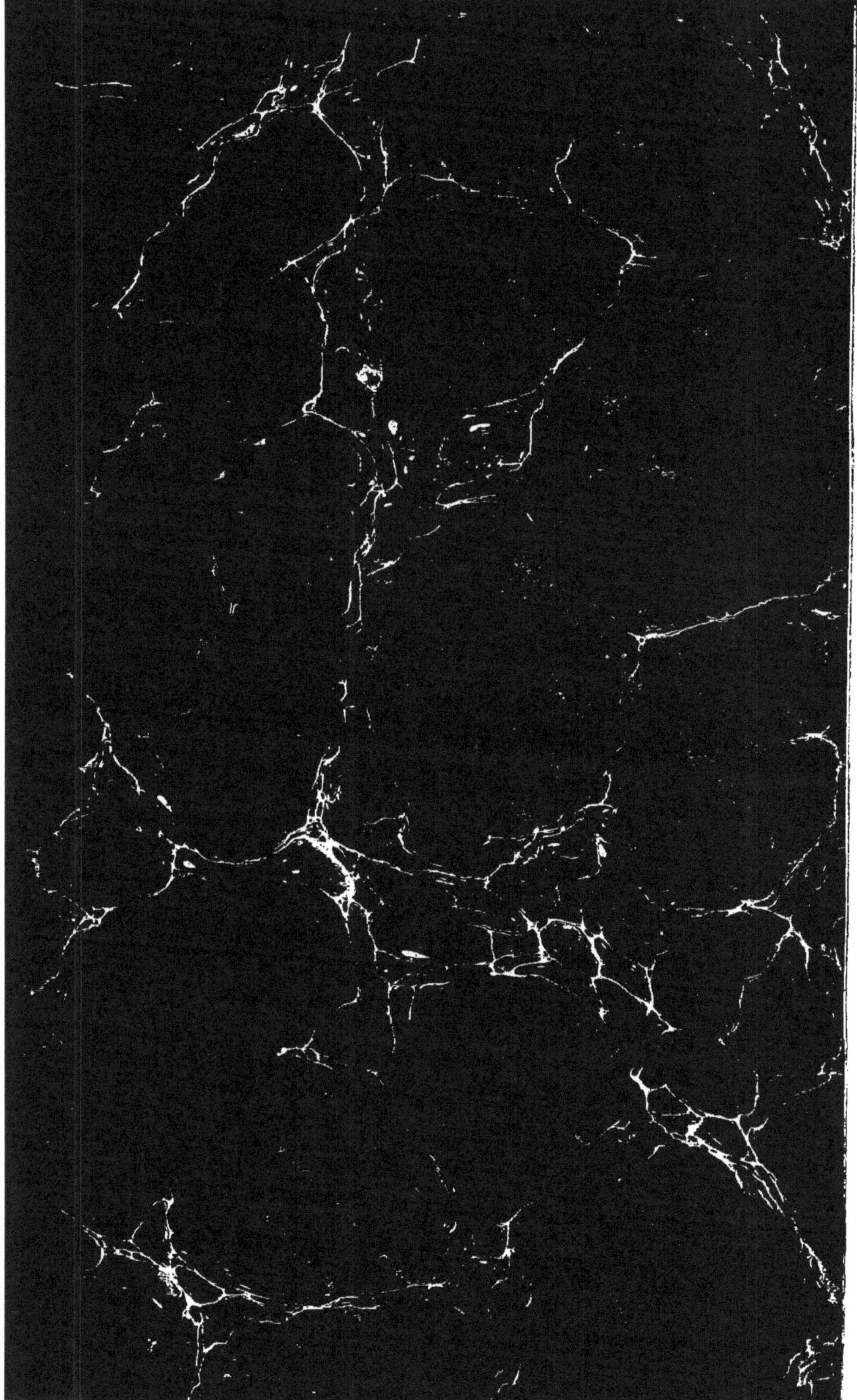

L'ÉVANGILE
MÉDICAL,

OU

TRAITÉ DES CAUSES PREMIÈRES

DE

L'HOMME.

SAINT-NICOLAS-DE-PORT, IMP. DE P. TRENEL.

L'ÉVANGILE MÉDICAL,

OU

TRAITÉ DES CAUSES PREMIÈRES

DE

L'HOMME.

NOUVELLE DOCTRINE FONDÉE SUR LA DÉCOUVERTE DE LA VIE, DE SON AGENT ET DE SES LOIS.

par C. A. Christophe.

Rerum primordia pandam.
LUCRÈCE.

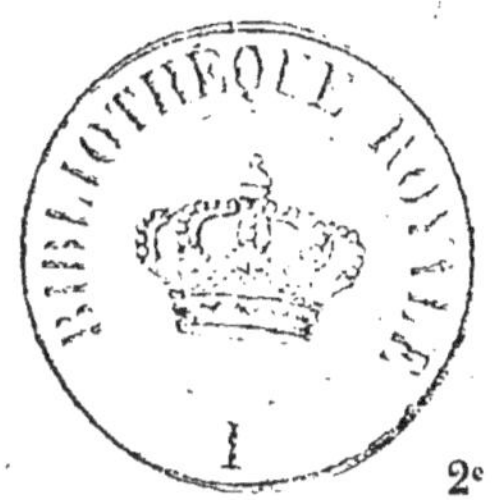

2e, 3e, 4e, 5e PARTIES.

HYGIÈNE, PATHOLOGIE, MATIÈRE MÉDICALE, THÉRAPEUTIQUE.

TOME SECOND.

PARIS,
DANS LES PRINCIPALES LIBRAIRIES MÉDICALES.

1845.

INTRODUCTION

A L'HYGIÈNE, A LA PATHOLOGIE, A LA MATIÈRE MÉDICALE ET A LA THÉRAPEUTIQUE;

OU

CODE PHILOSOPHIQUE, RELIGIEUX, POLITIQUE ET MÉDICAL

DES PHLOXIENS OU CAUSALISTES.

L'imagination de tous les hommes de génie se torturera toujours pour pénétrer le secret de la Nature et de l'Homme. Depuis l'origine des sciences, chaque philosophe, chaque sectaire a donné son code religieux, sa Genèse et sa théorie du Monde. Et ce qu'il y a de remarquable, ce qui doit porter le penseur aux réflexions les plus profondes, c'est que les lettrés de toutes les nations admettaient deux croyances : l'une vulgaire, faite pour le peuple ignorant, si facile à tromper et à conduire, et l'autre cachée, destinée aux adeptes, aux esprits forts, dignes de penser et d'agir avec indépendance. L'opinion populaire admettait des dieux anthropomorphisés, des héros fabuleux, des puissances fantastiques primaires et secondaires, qui présidaient aux opérations physiques de la Nature. On leur dressait des autels; on égorgeait des victimes en leur honneur; on leur sacrifiait les prémices des productions de la terre, dans des cérémonies solennelles et par des cultes divers. Les lettrés reconnaissaient bien la force vive du Monde, ils observaient les phénomènes de réparation, d'entretien et de dissolution des parties successives de la Nature. Mais ils se gardaient bien de diviniser leur ignorance et d'adorer les conceptions métaphysiques de leur esprit. Voyant que tout n'était que mélange d'élémens, et qu'après leur séparation, il n'existait plus rien, ils attribuaient tout aux atomes et à leurs propriétés occultes, les causes des sympathies et des antipathies des corps physiques. Et c'est sur ces données qu'ils fondèrent les principes des premiers systêmes du Monde. Mais comme il leur paraissait dangereux de publier des doctrines qui expliquaient le secret de l'Univers, et comme ils sentaient la nécessité de contenir et de maitriser des passions sauvages, ils feignirent qu'un pouvoir surnaturel dominait le ciel et la terre et tenait dans ses mains les destinées humaines. De plus, ils s'érigèrent en ministres intermédiaires de la divinité, et reçurent directement, par les mains du peuple exploité, un encens, des sacrifices, des hymnes qui, pour être bien reçus d'en haut, d'en bas, je ne sais d'où, devaient d'abord passer sur leur tête, caresser leur visage, enfler leur amour-propre et dilater leur cœur.

Tant que ces doctrines furent tenues cachées, tant que le secret fut bien gardé, tant que les peuples furent ignorans, crédules et serviles, ce ne fut que bonheur, joie et festins pour les castes exploitantes. Mais l'abus d'un pouvoir exorbitant et engloutissant, fit ouvrir les yeux. Le mécontentement de certains adeptes mal partagés finit par révéler l'astuce. Des hommes du peuple parvinrent aussi à découvrir la même énigme du monde et l'enseignèrent à leurs frères et aux masses. Celles-ci s'éclairèrent, se sentirent humiliées, dupées, opprimées. Alors vinrent des révolutions sanglantes qui décimèrent les philosophes, les prêtres, les érudits. Après eux, l'état social fut remis en question. Les vainqueurs apportèrent de nouvelles idées et de nouveaux cultes, qui engendrèrent les mêmes abus, la même oppression, les mêmes secousses populaires et d'autres réactions religieuses. De plus, les peuples jaloux les uns des autres, animés par leurs prêtres et leurs chefs ambitieux, se ruèrent dans des guerres dévorantes qui exterminèrent les sectes vaincues, pour ériger, sur leurs débris fumans, la bannière des sectes conquérantes. Voilà comme la terre s'est peuplée de doctrines successives depuis les théogonies chaldéennes, persanes, égyptiennes, grecques, jusqu'aux dogmes hébraïques et chrétiens. Pour les philosophes, et il y en eut dans toutes les religions, ces théogonies et ces dogmes ne rappelèrent jamais que les opérations allégoriques de la Nature; et jusqu'aujourd'hui des sociétés clandestines et illuminées célébrèrent, dans un secret fraternel, les mystères de cette révélation supérieure. Mais le pouvoir gouvernemental, tant qu'il fut despotique, voulut profiter de sa position suprême et de ses avantages exploitateurs et oppresseurs. Il défendit la propagation des *vérités naturelles*, qui pouvaient nuire à sa politique perfide. Il les étouffa au contraire et favorisa de toutes ses forces des croyances mensongères qui enchaînaient, abrutissaient et avilissaient les nations. Il eut des écrivains à gage; il répandit des catéchismes menteurs; il imprima le sceau d'une habitude moutonnière et d'une orthodoxie fatale sur le front de ses troupeaux. De sorte qu'en tout temps la religion prêcha pour la politique qui l'aidait, la caressait et la dédommageait. Mais cette religion, par l'influence qu'on lui prêta, finit par devenir elle-même un pouvoir dans l'Etat; par gêner, abaisser et même étouffer le gouvernement. Dans ses diverses phases d'élévation et d'usurpation, elle travailla pour elle; elle emprisonna, expatria, empoisonna, tua, brûla quiconque lui portait ombrage, tout philosophe, tout écrivain qui la niait, qui voulait la renverser et lui substituer une autre croyance. Voilà pourquoi la religion a toujours dominé la science; pourquoi les observateurs et les expérimentateurs ont toujours été forcés de penser et d'écrire dans le sens des dogmes asservissans. Dans l'Inde, il fallait croire au pouvoir de Brama, de Vichnou et de Siva. Dans la Perse, malheur à l'impie qui aurait rejeté la puissance d'Oromase et d'Arhiman. Dans la Grèce il n'y eut que des Démocrite et des Socrate qui osèrent ridiculiser les débauches des dieux et critiquer les orgies des prêtres. Aussi Socrate but-il la ciguë!.... Chez les Juifs, autre martyre!.... Alors ces exemples qui devinrent fameux, effrayèrent la plume des écrivains et courbèrent la science au joug du principe religieux. Si la philosophie s'en affranchit quelquefois, comme dans le système des atomes, dans les élémens d'Empédocle, dans le monothéisme de Socrate, dans le poëme de Lucrèce, dans l'astrologie de Paracelse, dans la phrénologie de Gall, que de fois ne fut-elle pas forcée dans sa pensée, dans son honneur et dans sa vie: comme le prouvent la proscription d'Anaxagore, la mort de Socrate, l'emprisonnement de Galilée, la combustion de Michel Servet. N'est-ce pas sous cette influence menaçante que les substances ténues et fluides de Platon, que la force pneumatique des Stoïciens, que le spiritus de Virgile, agens universels et vitaux, considérés dans l'origine comme matériels, ont été dénaturés par le Christianisme et enseignés comme simples, spirituels, immatériels? N'est-ce pas d'eux, de leur souffle, de leur impulsion et du concours de leurs actions physiques, qu'on a fait le mot *âme* et son explication métaphysique? N'est-ce pas là l'époque de l'introduction dans la science, de mots nouveaux, étranges, forcés dans leur interprétation, et personnifiant les créations fiévreuses de l'intuition? Mon doigt ne touche-t-il pas dans ce moment l'erreur de dix-huit siècles? Encore Tertullien, un docteur de l'Eglise, ne disait-il pas: *Quis negabit Deum esse corpus, etsi Deus spiritus?* Eh bien, redressons donc un écart fatal. Secouons cette rouille antique. Rayons la métaphysique du code de la science religieuse et sociale. Mettons sous nos pieds les doctrines qui l'invoquent comme moyen. Retournons à la philosophie de Virgile, au pneuma des Stoïciens; et considérant les siècles du moyen-âge comme des siècles de barbarie et d'erreur, mettons une croix sur eux, et ensevelissons-les dans les catacombes de l'oubli. Car leur histoire ne peut qu'humilier celui qui en découvre le linceuil dégradant..... Remontons donc le fleuve du temps! Effaçons de notre souvenir des époques désastreuses d'imbécillité et de marasme pour l'intelligence. Annulons toute la série des siècles de barbarie, de massacres religieux et de métaphysique abrutissante. Replaçons la philosophie sur son ancienne base et consacrons-lui de nouveau le culte naturel et le langage positif des premiers expérimentateurs de la Grèce. Alors la raison aura repris son cours. La science va reluire désormais au flambeau de l'observation. Et l'esprit humain ne s'égarera plus dans les ténèbres de l'ontologie, dans la nuit de l'abstraction, dans l'enfer de la fourberie. Vous tomberez donc, facultés galéniques, archée fantasque de Van Helmont, monades imaginaires de Leibnitz, âme métaphysique de Stahl? Et vous, les dérivées de cette dernière, abstraites propriétés vitales, tonicité, irritabilité, excitabilité, contractilité, irritation, sensibilité, on ne vous personnifiera plus comme agens individuels, comme substances positives, comme forces corporelles. On saura que vous n'exprimez que des phénomènes, mais que vous ne les opérez pas, parce que votre essence est sans parties, parce que votre nom est métaphysique, parce que votre idée n'explique rien, ne laisse que du vague dans l'esprit et arrête la raison au seuil de la science des *Causes premières* du Monde. Rompons pour jamais avec ce langage défaillant. Entrons avec intrépidité et gloire dans une ère nouvelle de philosophie religieuse, politique et médicale. L'humanité toute entière est digne de voir aujourd'hui la lumière. Lève-toi, genre humain du Globe! et regarde l'Orient des vérités éternelles que ma voix va faire retentir dans les cieux de l'intelligence! Un Français peut seul te donner le code sacré de la Nature. Enfant d'une patrie souveraine qui choisit son roi; citoyen libre d'une nation qui s'est donné le droit de parler et d'écrire; écrivain d'un peuple affranchi des préjugés religieux et qui protège également toutes les croyances, je profite d'une époque si glorieuse et si tolérante, pour continuer l'œuvre interrompue des premiers siècles, pour reprendre les idées originelles des premiers physiciens; pour perfectionner les systèmes si long-temps abandonnés des atomes de Démocrite et de l'énergie d'Aristote; pour relever le piédestal du monothéisme de Socrate; monothéisme écrasé si abominablement par le procès et la mort de ce grand homme, mais si glorieusement relevé par la majestueuse doctrine de Jésus-Christ, quoique aussi crucifié!... Plus tard, ce monothéisme fut défiguré par d'indignes et de fourbes sectaires, qui imposèrent encore, en intermédiaires à la divinité, leurs noms et leur orgueil ambitieux à l'adoration de nouveaux peuples barbares. De sorte que la civilisation de ces peuples crédules, s'étant opérée par le développement perfectible attaché à la Nature, nous a transmis à nous, leurs descendans, les mêmes erreurs et les mêmes dogmes; ce qui nous oblige à remonter à la source primitive et pure qu'ils ont souillée.

Mais du plus haut qu'on reporte ses regards et sa pensée dans l'histoire, on s'aperçoit que les expérimentateurs les plus anciens n'ont fait, comme nous, qu'entrevoir et signaler une force inconnue, motrice et rectrice de l'Univers. En dépouillant tous les symboles religieux, en déchiffrant toutes les allégories sacrées, en expliquant toutes les fables héroïques, on retrouve toujours, sous le voile de l'énigme, un agent mystérieux et diversement dénommé. Les Brames de l'Inde, les Bonzes de la Chine, les Prêtres de la Chaldée, les Mages de la Perse, les Mystagogues de l'Egypte, les Rabbins de la Palestine, les Pontifs grecs et romains, n'ont pu induire, comme les philosophes de tous les siècles, que la force vive du Monde. Les uns l'appelèrent Oromase, feu, lumière, d'où vint le mot Ζεύς, Jupiter, et d'où l'on dériva les termes *dies*, jour, δία, cause, *Deus*, Dieu. C'est ainsi qu'on finit par personnifier l'énergie de la Nature, par en faire une puissance à part, abstraite du Monde. Ce fut un fantôme invisible, ayant dans sa grandeur illimitée, dans sa volonté omnipotente, dans son pouvoir infini, ayant, dis-je, l'arbitrage des destinées humaines. Alors on érigea des autels à cette abstraction colossale et engloutissante. On lui donna des satellites mâles et femelles, ministres et intermédiaires de ses volontés suprêmes. On peupla l'Univers d'Anges, de Génies, de Héros tutélaires ou exterminateurs, selon qu'ils dispensaient le bien ou qu'ils infligeaient le mal : comme si le bien et le mal n'étaient pas les fruits physiques, les résultats inévitables, les productions aveugles et fatales du Grand Arbre de la Nature. Une fois dans le gouffre de l'erreur, l'imagination et la peur s'y plongèrent de plus en plus. Le monothéisme d'abord concret devint ensuite abstrait. Bientôt il ne suffit même plus : on fut obligé de recourir au Dualisme d'Osiris et d'Isis, pour expliquer le désordre et l'harmonie de la Terre, ainsi que les influences de vie et de mort de ses enfans. Mais la science toujours avide découvrit que ces influences dépendaient, chez l'homme, de ses propres nerfs, et que ces nerfs étaient les siéges de la douleur et du plaisir. Alors elle entrevit les trois sections importantes de l'organisme, le cerveau, l'estomac et le poumon renfermés dans leurs cavités respectives, où se passaient les principaux mystères de la physiologie, et où fermentaient les sources intestines de nos triples passions. C'est de là que naquirent les trinités mystiques. Alors ce fut la plus brillante époque de la religion : et tandis que le Fétichisme n'adorait que des amulettes, que des pierres, que des herbes, que des animaux, c'est-à-dire, que des effets éloignés de la Nature ; et tandis que la Mythologie grecque et l'Astrologie allemande ne redoutaient et ne captaient que les génies imaginaires et subalternes, que les puissances fantastiques et personnifiées du ciel, de l'air, de la terre, des forêts, des eaux et du feu, sous les noms bizarres de Jupiter, de Cybèle, de Sylvains, de Neptune, de Vulcain, ou de Sylphes, de Gnomes, d'Ondains et de Salamandres, Elle, la Religion supérieure, celle des lettrés, écrivait dans les recoins les plus cachés du sanctuaire, les secrets moteurs de l'Univers et de l'Homme. On abaissait le voile pour le vulgaire. On lui inspirait une crainte superstitieuse de ce qu'on avait découvert. On le menait, on le maîtrisait, on l'exploitait, on l'opprimait avec les chaînes de la superstition, du mensonge et de la terreur. Voilà l'origine de l'immense tyrannie sacerdotale et de l'abrutissante soumission des peuples. Socrate et Jésus-Christ levèrent la tête, ils voulurent secouer le joug de la fourberie : on les tua, ces premiers martyrs de la liberté religieuse ! Mais la philosophie ne doit pas s'émouvoir de leur exemple sanglant. Sa mission est de se dévouer à éclairer le genre humain. Si le fer ou le poison la menacent, une glorieuse immortalité l'attend aux pieds des autels de la vertu, de la science et de la Vérité !

De ces principes énoncés, nous conclurons qu'il existe une *force* vive, *ollis vigor* (Virgile), un feu (Héraclite), un pneuma (Zénon), une énergie (Aristote), un esprit sidérique (Paracelse), en un mot un pouvoir physique qui peut se traduire par le *Phlox*, l'agent universel, l'âme fluide du Monde. Voilà l'unique auteur de toutes les opérations les plus mystérieuses de l'Univers, qui n'est composé que de *Phlox* et d'*Aphlox*, c'est-à-dire, d'un ensemble d'atomes actifs ou moteurs et d'un ensemble d'atomes passifs ou mûs. Le dynamisme chimique des premiers sur les seconds, a présidé à la formation des élémens, à leurs mélanges divers, à la composition de tous les corps et à la construction de la Nature elle-même. Voilà le fondement philosophique sur lequel doit s'élever l'édifice de la science soit naturelle, soit religieuse, soit politique, soit médicale.

« 1° La *Science de la Nature* nous apprend que le Phlox, agent primor- » dial, suprême et dimensionnel de la Création, agit sur l'Aphlox, se » mêle à lui, se neutralise en lui, et fournit des produits nouveaux par » ses combinaisons éternelles;

» Qu'il commence, qu'il opère et qu'il abandonne ces mêmes combi- » naisons, en revêtant les modes divers du calorique, de l'électricité, de » la lumière, du magnétisme et d'une foule d'autres fluides impondérables » et ignorés, qui dérivent originellement de lui, se retrempent conti- » nuellement en lui, et ressortent encore de lui pour y rentrer toujours;

» Que l'aphlox, par son union avec le phlox ou avec ses manifesta- » tions lumineuses, caloriques, électriques, constitue la base passive de » tous les élémens, de tous les agrégats, de tous les êtres;

» Que les parties de ces élémens, de ces agrégats, de ces êtres se réu- » nissent et se séparent, selon qu'ils sont actuellement soumis ou sous- » traits aux opérations dynamo-chimiques du phlox pur ou de ses trans- » formations actives;

» Que ce dynamisme chimique est le pouvoir métamorphosant et su- » prême de la Nature, déifié par les plus hautes intelligences, tantôt sous » sa véritable forme concrète d'*Esprit*, tantôt sous forme abstraite et » chimérique;

» Que la connaissance de ce dynamisme chimique est la clé de toute rai- » son, de toute doctrine et de toute Vérité;

» Que ce dynamisme, apanage unique du phlox, doit se traduire par » les seuls phénomènes actifs qu'il effectue sur l'aphlox;

» Que ces phénomènes sont tous ou attirans, ou sécréteurs et méta- » morphosans, ou repoussans;

» Que ces trois attributs sont identiques au *phlox*, essencialisés à lui, » intégrés dans la totalité comme dans la moindre de ses parties;

» Que ce pouvoir triple tend à s'exercer toujours simultanément, en » raison de la nature atomistique indivisible et de la simplicité élémen- » taire du phlox; mais que ce phlox par ses mélanges divers avec l'aphlox, » ne fait seulement que changer ses manifestations;

» Que ces manifestations intimes sont plutôt *attractives*, quand les » combinaisons phloxo-aphloxiques revêtent le caractère magnétique; » plutôt *sécrétantes*, quand elles prennent le mode électrique; et plutôt » *rayonnantes*, quand elles apparaissent sous les formes caloriques et » lumineuses.

» Il ne faut donc pas abstraire les phases de ce pouvoir unique en na- » ture, quoique triple en apparition. Il ne faut donc pas en faire des

» propriétés métaphysiques, des facultés immatérielles détachées de la » substance activo-passive ou phloxo-aphloxique qui les émet. Voilà » l'origine de toutes les erreurs. L'attraction n'est pas séparée du phlox » absorbant, puisque c'est lui qui s'exerce ainsi. Le sécrétisme n'est pas une » force à part du phlox métamorphosant, puisque c'est lui qui travaille » ainsi. L'expansion n'est pas un pouvoir indépendant du phlox rayon- » nant, puisque c'est lui qui se manifeste ainsi.

» Reléguons donc les propriétés, les facultés et les abstractions dans le » domaine de la métaphysique qui les a inventées : précipitons-les dans le » gouffre de l'erreur, dans la nuit de l'oubli, et ne les exhumons jamais. » Conséquemment ne disons plus l'âme et la matière, en spiritualisant la » première et en donnant des dimensions à la seconde. Mais disons le » *phlox* et l'*aphlox* considérés tous les deux comme substanciels, dans la » simplicité respective de leurs atomes incréés.

» Et si dans leur mélange on découvre une activité quelconque unique, » double ou triple, c'est-à-dire, un phénomène attractif, sécréteur ou » rayonnant, rappelons-nous toujours qu'il ressort du phlox ;

» Que ce phlox, quand il se combine en majorité avec une minorité » d'aphlox, tend à englober cet aphlox, à s'unir à lui atomes pour » atomes ; et qu'alors il manifeste la phase d'attraction.

» Plus le phlox est nombreux relativement à l'aphlox, plus il domine » ce dernier dans ses efforts, et plus il trahit sa supériorité par le carac- » tère du *sécrétisme* et de l'expansion.

» Le sécrétisme à son tour tend à partager les produits du travail en » plusieurs parties. La première se fixe, se solidifie, s'adhère en noyau » magnético-électrique ou attractivo-sécréteur. La seconde est fluidifiée » à l'état liquide, ou lancée excentriquement, gazeusement sous la forme » calorico-lumineuse ou *rayonnante*. Et la troisième tombe comme scorie » aphloxique, comme cendre inerte et insoluble par le phlox de l'agrégat » actuel.

» Mais lorsque l'aphlox est en majorité sur le phlox, il sature ce » dernier, il le neutralise, il l'annule ; et le composé tient d'autant plus » de l'inertie et de la passivité, qu'il est plus aphloxique, c'est-à-dire, » dépouillé de phlox.

» Voilà les conditions qui différencient l'état des corps soit bruts, soit » organiques, et la nature de leurs phénomènes soit physiques, soit chi- » miques, soit physiologiques.

» Et quoique tous les êtres soient plus ou moins animés par le » phlox, pourtant la formation germinale et la conservation des êtres » vivans, exigent des proportions et des rapports extrêmement harmo- » niques dans leurs élémens phloxo-aphloxiques constituans ; parce que » lorsque ces rapports s'affaiblissent et cessent, la dissolution survient par » l'interruption des manifestations magnético-attractives, électro-sécré- » tantes, calorico et lumino-expansives du foyer vital et de ses appen- » dices.

» Ce sont ces manifestations suprêmes du phlox qui ont organisé et

» animé la grande anatomie de la Nature, et qui entretiennent l'éternité » de sa physiologie. C'est par lui que le grand Arbre des productions » s'est déroulé, en perfectionnant son essence depuis son tronc pôlaire » primordial jusqu'à ses branches astrales immédiates, et jusqu'à toutes » ses ramifications secondaires, soit étoilées, soit opaques.

» C'est encore ce phlox qui a formé, sur le même type, le noyau de » notre terre et le développement successif de ses trois règnes minéral, » végétal et animal. Et les lois de ces règnes et de leurs individus soit » inertes et insensibles, soit mobiles, sensibles et penseurs, ne sont en- » core que des manifestations attractives, sécrétrices et rayonnantes du » phlox, mais du phlox admirablement modifié avec l'aphlox, et purifié » excessivement par l'immensité antérieure et conditionnelle de ses combi- » naisons et de ses métamorphoses magnético-électriques et calorico- » lumineuses.

» 2° De ces connaissances sublimes de la philosophie sur la primordialité » et la nature des choses, nous induirons les véritables principes de la » *Science religieuse !*

» Si donc depuis l'origine du genre humain, les plus hautes intelli- » gences n'ont vu que des effets *aphloxiques*, et n'ont induit qu'une » Cause *phloxique ;* si les plus grands génies, si les physiciens et les » observateurs les plus illustres de tous les âges, ont été forcés d'imposer » aux phénomènes de la Nature l'Unité d'une force motrice, d'un agent » universel créateur, nourricier et décompositeur des êtres ; si tous se » sont accordés à le diviniser comme Cause suprême du Monde, et à lui » ériger des temples, surmontés de cette devise : *Deo ignoto !* nous en » tirerons donc l'inévitable conséquence d'un seul Dieu, et l'heureuse » nécessité du *Monothéisme.*

» Le phlox qui résume en lui seul toutes les causes antiques, et qui » produit toutes les opérations magnétiques, électriques, caloriques et » lumineuses des astres, des planètes, des minéraux, des végétaux et » des animaux, ainsi que tous leurs phénomènes attractifs, sécréteurs et » rayonnans, sera donc, sinon le Dieu spirituel du Monde, du moins » l'Être suprême incarné, le *Saint-Esprit* increé, qui organise et anime » toutes les productions de la Nature, par ses émanations actives et bien- » faisantes, et qui dispense toutes les grâces et tous les châtimens, par » les effets directs des lois cachées qu'il a imposées à ses créations obéis- » santes ou réfractaires.

» Voilà donc nos premiers dogmes : un seul *Dieu*, figuré par la tota- » lité du *Phlox ;* une seule *Religion*, celle du *Saint-Esprit*, son syno- » nyme ! O Dogmes admirables, vous serez sans doute avidement saisis par » les âmes tendres, par les cœurs purs, par les esprits droits, qui aiment » à reporter leurs pensées et leur sensibilité souffrante dans le sein d'un » pouvoir consolant et rémunérateur.

» Cette manière d'envisager la divinité et de l'adorer, est bien diffé- » rente du Panthéisme. Ce système conduit au culte de la Nature entière, » c'est-à-dire, du Phlox et de l'Aphlox réunis et combinés. Mais nous,

» comme les plus sages de tous les temps, nous n'admettons pas la divi-» nisation de la matière passive. Parce que loin d'être omnipotente, elle » est au contraire un moyen servile et méprisable de composition et de » mort, puisqu'elle ne sert, pour ainsi dire, que de gangue et de vête-» ment à l'incarnation et aux métamorphoses du phlox. La grande Cause » du Monde sera donc le *Dieu* des philosophes comme celui du peuple. » Tous, petits et grands, riches ou pauvres, ignorans ou savans, tous » se courberont en hommage égalitaire aux pieds de ses autels révérés. » Il n'y aura donc plus deux croyances, l'une cachée, égoïste et inter-» médiaire, et l'autre exploitante, humiliante et publique. Désormais il » n'y aura donc plus ni fourberie ni autocratie sacerdotales; il n'y aura » donc plus ni superstition ni fanatisme populaires: heureux résultats de » la religion de la Nature!....

» L'existence de Dieu est prouvée par le témoignage de tous les siècles, » par les travaux scientifiques de tous les hommes de génie, ainsi que par » les inductions constantes de notre raison.

» De plus cette raison nous enseigne que la *Cause suprême* n'est ni ca-» pricieuse dans ses entreprises, ni passionnée dans ses actes, ni aveugle » dans ses effets: car toutes ses opérations merveilleuses sont marquées au » coin de l'intelligence la plus sublime, de la persévérance la plus infati-» guable et de la volonté la plus irrésistible.

» Toutes ces qualités se traduisent à l'intuition du philosophe supé-» rieur, comme à l'évidence des simples, par l'idée ravissante quoique ab-» straite de *Providence*: parce que *Dieu*, parce que la grande Cause » exécute tous les phénomènes du Monde avec une harmonie surprenante, » avec une coordination extraordinaire, avec un enchaînement de rap-» ports qui illuminent, enthousiasment et forcent à l'adoration les ima-» ginations même les plus rebelles.

» Cette *Providence* embrasse la totalité du Monde; elle est identifiée » avec lui et infusée dans la moindre de ses parties. De sorte qu'elle pré-» side à la forme, à la composition, à la vie de l'Univers, ainsi qu'à la » naissance, au développement, à la dissolution de tous les êtres. C'est » elle qui a engendré l'Arbre immense de la Nature; qui a formé son » tronc polaire, ses ramifications astrales et ses terminaisons planétaires. » C'est elle qui a créé notre globe, et qui a développé sur lui la série des » productions minérales, végétales et animales, successivement déroulées » par une filiation admirable et nécessaire.

» Cette *Providence*, puissance suprême du Monde, opère donc tous » les phénomènes universels, que ce soit dans un but de création, de » croissance, de maturité, de décadence ou de mort.

» Aussi prend-elle des dénominations différentes selon ses œuvres su-» blimes. Exécute-t-elle la grande harmonie des corps célestes, et pré-» side-t-elle à leur organisation et à leur vitalité d'ensemble ou particu-» lière: c'est le pouvoir physiologique de la Nature. Opère-t-elle le dé-» veloppement progressif des trois règnes, et l'entretien et la vie de leurs » classes, de leurs genres, de leurs espèces et de leurs individus: c'est

» le pouvoir physico-chimique des minéraux, et physiologique des végétaux et des animaux. Préside-t-elle aux rapports *généraux* physiques et intellectuels d'un certain nombre d'hommes, conventionnellement associés pour vivre ensemble, et le plus long-temps et le plus heureusement possible : c'est la politique ou physiologie sociale. Enfin règle-t-elle les rapports *particuliers* et sensitifs des citoyens : c'est la morale ou la physiologie du bien et du mal volontaires, que ces mêmes citoyens peuvent réciproquement se faire.

» Telle est la traduction de la Providence divine abstractivement considérée. Cette Providence est tellement admirable que là où ses actes nécessaires et fatals cessent, comme chez les brutes et les sauvages indisciplinés où il n'y a que du bien et du mal physiques ; là commencent le bien et le mal moraux, avec le libre arbitre de la raison et la responsabilité sociale, comme chez les hommes conventionnellement réunis. Alors le reproche que les athées et les impies font à l'Etre suprême d'avoir versé le mal dans le monde, est une ineptie et un sacrilége dus à leur ignorance et à leur mauvais cœur. Puisque ce sont les hommes eux-mêmes qui font le mal, non dans le monde comme ils le disent, car le monde est bien, mais seulement dans la société qu'il souillent de leur présence et de leur méchanceté, en détournant le but providentiel de Dieu, et en faisant dévier les lois éternelles de l'harmonie, du bonheur et de la conservation des Etres.

» Ainsi donc pour les hommes sauvages et non soumis à des lois convenues, il n'y a pas de *Religion*, parce qu'ils n'ont pas assez de logique pour induire Dieu ; il n'y a pas de *Politique*, puisqu'ils n'ont entre eux que des rapports de brutalité et de force physique ; il n'y a pas de *Morale*, parce que, ne s'étant pas soumis volontairement à une règle commune, ils ne sont pas obligés les uns envers les autres.

» 3° La *Politique*, en associant les hommes, devient donc le premier fondement d'une nation et la condition originelle de la *Religion* et de la *Morale*, qui doivent lui être entièrement subordonnées.

» Mais le premier principe de la politique est la *Convention*, parce qu'elle suppose la liberté native, l'égalité et le désir de l'ordre ; parce qu'elle conduit à l'élection populaire et légitime de ses administrateurs ; parce qu'elle engage tous les membres d'un même corps à des devoirs et à des droits réciproques, qu'on ne peut éluder ni outrepasser sans encourir des châtimens réglés et approuvés d'avance. Cette convention primordiale est la voix du peuple : c'est la suprême loi ; parce que c'est la voix phloxique et providentielle de la Nature qui s'exprime elle-même et qui dicte les lois de Dieu.

» Là où il n'y a pas de convention, il n'y a pas de légalité, il n'y a pas de religion, il n'y a pas de morale : parce que Dieu n'a pas parlé ; parce que le *Saint-Esprit* n'a pas présidé au pacte des hommes. Aussi il n'y a pas d'obligation qui enchaîne le faible au fort, l'opprimé au tyran : les liens qui les unissent peuvent se trancher sans crime, parce qu'il n'existe entre eux que des rapports d'*animalité* et de force physique.

» La convention comme exhalation divine, sera la première loi politique. Cette loi sera sous la sauve-garde de Dieu, parce qu'il en est l'instigateur, et qu'il en impose la nécessité conséquente du cours qu'il a imprimé à la marche de la Nature, et au développement perfectible du genre humain.

» Si l'adoration de Dieu est le premier dogme de la *Religion* sociale, la convention populaire sera le pivot de la *Morale*, et le premier objet du culte public, son organe.

» Honorer Dieu par des hymmes solennels et sans sacrifice sanglant; porter les citoyens à l'exécution des lois, à la liberté, à l'égalité, à l'ordre, au bonheur commun, aux rapports individuels, affectueux et serviables, par des cérémonies et des prédications publiques grandes de simplicité, de recueillement et d'amour : voilà les bases de la *Religion naturelle!* Comme elle peut suffire avec la politique conventionnelle et rémunératrice, à faire le bonheur de la Société ; cette religion réprouve l'agitation des mystères. Elle défend de s'en occuper publiquement par des dissertations soit verbales soit écrites ; parce que l'obscurité du sujet, l'antagonisme inévitable des philosophes, leurs résultats contradictoires et mensongers, ne peuvent engendrer que des haines, des dissensions, des sectes dangereuses, des massacres partiels, préjudiciables au corps social et à l'humanité, qui ne doivent pas être victimes des erreurs métaphysiques, des passions ambitieuses et de la vengeance cruelle des esprits forts.

» Telles sont donc les bases fondamentales de la saine Politique, et telles sont celles de la sainte Religion, dont le devoir est d'aider à sa consécration, à sa force et à sa durée, parce qu'elle est agréable à Dieu, en ce qu'elle concourt au but, à l'ordre et à l'harmonie de la création, ainsi qu'à la santé, à la vie, à la destinée du genre humain : du genre humain si précieux à la Providence ! puisqu'il est chargé de continuer le mouvement perfectible et indéfini des élaborations immenses de la Nature.

» 4° Nous ne détaillerons pas ici les conséquences législatives et religieuses de ces principes fondamentaux si rapidement énoncés. Une préface ne se prête pas à un tel développement. Nous avons seulement voulu indiquer les rapports qui unissaient notre doctrine du *Causalisme Médical*, avec des sciences aussi sublimes, avec des sujets aussi grandioses. Pour arriver à des résultats si éminens, il a fallu rompre le cours des siècles, refouler en digue brisante le torrent de l'erreur, et faire remonter la métaphysique jusqu'à sa source empoisonnée. La théorie de Stahl et son abstraite tonicité, fondées sur la simplicité incorporelle de l'âme, dérivent, comme inductions fallacieuses, de cette métaphysique mensongère, qui a présidé jusqu'aujourd'hui aux explications physiologiques. Bichat lui-même a bien senti la gravité de son erreur, en l'appelant « un principe abstrait, idéal, purement imaginaire, quelle que soit sa désignation d'âme, de principe vital ou d'archée. Mais il est tombé lui-même dans un gouffre encore plus ténébreux, puisqu'il

» a inventé, à l'exemple de Galien et sous le nom de *propriétés vitales*, » autant d'âmes particulières qu'il avait isolé de tissus. Il a appelé *sympathies* les liens méconnus et les réactions ignorées de ces mêmes tissus. » Comme Bordeu, il leur a donné une animation propre, distincte, indépendante. Il a fait résulter la vie générale de leur ensemble. Et en cela » il a pris la cause pour l'effet ; il a subjectifié des erreurs et des abstractions ; il a spiritualisé ses propriétés ; il a plongé plus avant la science » dans l'abîme de l'ontologie. Nous différons donc extraordinairement de » Bichat, de ses devanciers et de ses successeurs. L'erreur fatale qu'il a » semée est tellement enracinée aujourd'hui, que mes contemporains » aveuglés la poussent jusqu'à ses dernières conséquences. Il y a quelques » années on ne voulait plus même des propriétés vitales des tissus. On » déchiqueta l'idée mère pour en amasser les débris et les faire adorer » comme de nouveaux fétiches. Les tissus furent remplacés par les viscères » qu'ils composent, et leurs propriétés par leurs fonctions spéciales ; et » l'on imagina la ridicule médecine organique. Ce ne fut pas tout, tant » la pente est rapide ! aujourd'hui on ne veut plus considérer ni tissus, » ni viscères, ni fibres ; on ne veut même plus de fluides pour expliquer » la vie et les actions organiques ; mais on s'attache à étudier les globules » microscopiques de ces fluides ; on les soumet au creuset des laboratoires ; on cherche à en extraire les lois physiologiques de l'organisme » entier. O *Homunculus* de Goethe, si vous n'existiez pas, la chimie vous » inventerait ! N'êtes-vous pas semblable à un architecte myope et borné » qui, pour connaître par quelles lois admirables un palais magnifique » appuie sa structure colossale avec tant de solidité, et dresse ses tours » gigantesques avec tant de hardiesse, voudrait cuber et analyser successivement les moindres parcelles, je dirais presque les atomes des pierres, » des poutres et des cimens ? Quand ces honteux et longs détails le conduiraient-ils à la conception de la statique ? Des générations entières ne » s'engouffreraient-elles pas dans ce travail ingrat et inutile, avant d'obtenir un résultat aussi transportant ? Laissons donc mon siècle déborder » par le torrent d'erreur où se noyèrent les rêveries de Stahl et la métaphysique de Bichat, et continuons l'exposé analytique de notre théorie.

» Le *Phlox* universel est l'activité plastique de la Nature et l'agent » fluide suprême qui se manifeste par les forces générales et particulières » des êtres. C'est le Phlox qui préside aux lois astronomiques, en exécutant l'attraction, la nutrition, les irradiations, ainsi que l'harmonie, les » révolutions, les phases des corps célestes.

» C'est lui qui anime notre planète et qui entretient son organisation » et sa vitalité générale. Il cause les lois physiques de la pesanteur et de » l'élasticité, les lois météorologiques du chaud et du froid, de la pluie, » du tonnerre, de la grêle, de la rosée, des brouillards et de la neige.

» Il produit les lois chimiques de l'affinité, de la cohésion et tous les » phénomènes magnétiques, électriques, lumineux, caloriques, ainsi que » les mélanges, les réactions et les précipités aphloxiques des acides, des » alcalis et des sels.

» Tout minéral qui manifeste une force, l'emprunte au phlox inté- » grant son auteur.

» Tout végétal doit sa vitalité à la globuline ou aux corpuscules élec- » triques qui sont des noyaux de phlox concentré. C'est ce phlox qui » forme les globules des liquides et les cellules des solides de toutes les » plantes. Il préside à leur germination, à leur développement, à leur » fructification, à leur dépérissement.

» C'est encore lui qui s'est intégré dans l'arbre nerveux gris des ani- » maux, qui a formé l'ensemble anatomique de leurs viscères, qui meut » et entretient leurs fonctions organiques, et qui se subtilise pour exécu- » ter les actes si admirables de la sensibilité, de l'intelligence, de la » volonté, de la locomotion et de la volupté reproductive : ainsi que » nous l'avons démontré dans le premier volume de cet Evangile mé- » dical.

» Nous sommes donc en droit de conclure de ces considérations phi- » losophiques, que le Phlox de la Nature est partout, est en tout, est tout, » combiné avec l'Aphlox qui n'est que sa gangue passive, que son in- » strument obéissant, que son esclave subordonné. C'est lui, c'est le Phlox » qui fait tout, et se transfigure dans toutes les productions et dans tous les » actes de l'Univers, dont il a organisé l'anatomie et perfectionné la phy- » siologie successivement astrales, planétaires, minérales, végétales et » animales.

» Déjà nous avons appliqué ses lois merveilleuses à la nature de l'homme, » à sa structure viscérale et à sa vitalité; nous n'avons donc plus qu'à » continuer notre œuvre et à rattacher sa puissance aux sciences spéciales » de l'hygiène, de la pathologie, de la matière médicale et de la théra- » peutique. Mais ces sciences diverses découlent de nos principes physio- » logiques; elles en dérivent comme conséquences immédiates et iné- » vitables.

» Une force phloxique infusée dans l'appareil nerveux principal, s'ir- » radie de ce centre animateur pour aller vitaliser les tissus, les organes, » les fluides secondaires, et remplir leurs fonctions respectives. Ces » tissus, ces organes, ces fluides et ces fonctions ne sont donc animés » et électrisés que par emprunt, que par les rayonnemens du phlox et » non par leurs propres élémens, qui pourraient s'éteindre isolément, et » non tout d'un coup, comme à la mort, s'ils ne recevaient pas d'une » source étrangère et indépendante, l'influx qui les échauffe et les vita- » lise. Notre phlox, agent dynamique, principe matériel, fluide uni- » versel, force chimique accumulable, saturable, neutralisable, auteur » de l'attraction, du sécrétisme, de l'expansion, producteur des phéno- » mènes magnétiques, électriques, caloriques, lumineux qu'il engendre » par ses transfigurations ; notre phlox, dis-je, est donc connu dans sa » puissance, apprécié dans ses lois, révélé dans ses manifestations, dis- » tingué dans ses opérations, analysé dans ses mélanges, saisi dans son » dynanisme, découvert dans sa force chimique, dévoilé dans ses acte » physiologiques.

» Sa conception ainsi définie, ne sera-t-elle pas plus claire, et son application plus facile que les dénominations trompeuses et insignifiantes du faciens impetum d'Hippocrate, du souffle d'Arétée, de l'énormon et des facultés de Galien, de l'archée fantasque de Van Helmont, du mercure sidérique de Paracelse, des esprits animaux du moyen-âge, des ferments des Chémiâtres, des principes statiques et hydrauliques des Iatro-mathématiciens, de l'âme chimérique de Stahl, de l'excitabilité de Brown, des propriétés de Bichat ; principes faux, utopies impraticables, parce qu'ils ne théorisèrent que des abstractions, parce qu'ils érigèrent en causes des phénomènes et des conséquences partiels : d'où résultèrent tant d'incertitudes médicales, tant d'erreurs de diagnostic, tant d'incrédulité dans l'action des remèdes. Aussi les controverses et les méthodes que leurs systèmes enfantèrent, furent-elles aussi déshonorantes pour la médecine que désastreuses pour l'humanité ! » Puisse donc la doctrine du *Causalisme* diriger enfin notre art dans la voie de la vérité, et en écarter les funestes erreurs qui l'ont si long-temps profané.

ERRATA.

Page 5	ligne 14 :	les,	*lisez* ces.
— 90	— 33 :	ses,	— les.
— 93	— 27 :	pathogiquement,	— pathologiquement.
— *ib.*	— 29 :	un peu,	— peu.
— 94	— 25 :	ne,	— en.
— 100	— 38 :	qu,	— qui.
— 104	— 15 :	définitive,	— défensive.
— 112	— 25 :	phanal,	— fanal.
— 114	— 3 :	condensé,	— condensée.
— 120	— 38 :	conditions,	— considérations.
— 150	— 11 :	plus,	— il n'y a plus.
— 155	— 25 :	émanation,	— émaciation.
— 162	— 25 :	membraneuses.	— membraneux.
— *ib.*	— 26 :	obstrutions,	— obstructions.
— 168	— 20 :	fluosités,	— flatuosités.
— *ib.*	— 25 :	horripialtion,	— horripilation.
— 172	— 30 :	occasionneront,	— en occasionneront.
— 174	— 21 :	ces,	— les.
— 196	— 29 :	alimens,	— élémens.
— 224	— 32 :	alimnes,	— alimens.
— 236	— 1 :	réguliérement,	— régulièrement.
— 276	— 38 :	sidérisé,	— foudroyé.
— 291	— 6 :	cocultes.	— occultes.
— 329	— 38 :	il l'accumule,	— il s'accumule.
— 339	— 18 :	gaarantir,	— garantir.
— 341	— 30 :	colorifiez,	— calorifiez.
— 341	— 21 :	n'indique.	— n'implique.
— 424	— 8 :	fovoriserez,	— favoriserez.

N. B. L'auteur s'occupe de coordonner les matériaux de la *Clinique* de l'Evangile médical.

TRAITÉ

DES

CAUSES PREMIÈRES

DE

L'HOMME.

Deuxième Partie.

HYGIÈNE.

CHAPITRE PREMIER.

CONSIDÉRATIONS GÉNÉRALES ET RÉTROSPECTIVES SUR L'UNIVERS.

Nous avons reconnu, dans notre travail précédent, que *l'espace* n'était que l'intuition métaphysique de la place qu'occupe la matière; que le *temps* n'était que la succession évaluable des changemens viagers des parties organisées de la matière; que la *matière* elle-même était l'absolu, l'être unique, increé, éternel; qu'elle était composée de deux sortes d'atomes: les uns mâles ou mieux *actifs* ou *phloxiques*, et les autres femelles ou mieux *passifs*, aphloxiques; que les atomes actifs étaient moléculairement *attirans*, *sécrétans* et *rayonnans*; que les passifs subissaient inertement l'action composante, modifiante et décomposante des premiers. De plus, nous n'avons admis qu'un nombre limité et des uns et des autres; et comme ils ont servi seuls à former l'Univers, nous avons conséquemment rejeté l'idée absurde et inimaginable de son *infini*. Ces principes antérieurs nous ont suffi pour expliquer le développement anatomique et physiologique de la Nature vivante et organisée. D'abord en chaos, les atomes actifs et passifs, le phlox et l'aphlox ont graduellement passé par des âges différens, d'un germe unique, essieu universel, à un tronc enrichi de lignes immenses d'astres, ou voies lactées pivotant sur lui. Ensuite ces premières branches sidérales ont déroulé des ramifications étoilées secondaires, tertiaires, etc.; et ces ramifications ont fini par des ramuscules terminaux solaires, planétaires et satellitaires, suspendus et attenans à l'arbre universel, comme des feuilles, des bourgeons, des fleurs et des fruits à un marronnier majestueux. Cet arbre immense sécrète et dans ses individualités sphériques et dans son ensemble grandiose. Ses produits sont: le calorique, la lumière, l'électricité et les élémens divers vaporeux et impalpables, qui composent et l'atmosphère général du tout, et les atmosphères spéciales des globes étincelans et opaques. De sorte que ce tout est un organisme attirant, secrétant et rayonnant dans sa masse comme dans ses parties. Sa forme est orbiculaire. Son centre est un essieu animateur. Sa circonférence se compose de planètes, de satellites et de comètes finales, les dernières organisations où la matière universelle expire. Au delà il n'est plus rien que du vide, de l'imagination, du fantastique. S'il y existait de la matière, elle serait dépendante de la force prodigieusement attractive de l'Univers; alors elle s'y plongerait et lui serait subordonnée. Mais il n'y peut rien exister. C'est dans cet abîme idéal que les mystagogues ont placé les héros et les scènes de leurs romans religieux. Une tête forte sait à quoi s'en tenir, puisqu'elle pourrait y faire tourbillonner aussi des créations fiévreuses et mensongères. Mais elle préfère la santé et la vérité au méprisable et passager mérite des mythologues imposteurs et fanatiquement ambitieux.

Ce vaste ensemble de la Nature se compose d'organismes célestes qui ont subi des métamorphoses graduelles, et dans le développement de leurs séries décroissantes, et dans la formation essentielle de leurs substances activo-passives. De sorte que les forces et les volumes diminuent depuis le centre jusqu'aux extrémités universelles; et que les élémens furent modifiés, changés, combinés de mille et mille manières, non-seulement depuis l'essieu focal jusqu'aux planètes terminales, mais encore depuis le noyau de chaque corps céleste jusqu'à la superficie de sa sphère individuelle et isolée, formée de couches concentriques progressivement pelotonnées. Et tous ces phénomènes s'opèrent uniquement par les trois lois générales et identifiées avec l'essence des atomes du phlox, qu'elles constituent et définissent, et qui sont l'*attraction*, le *sécrétisme* et l'*expansion*. Par ces lois s'expliquent et l'entretien indéfini du tout et la succession indeterminée des parties. Le centre s'use toujours au profit des ramuscules de la circonférence, qui grossissent et s'agrandissent sans cesse, pour devenir centre par rapport à des ramuscules circonférenciels de nouvelles formations. De même, dans chaque unité, les trois lois président à son entretien par la nutrition moléculaire, qui compose et décompose les substances les plus intimes toujours renouvelées et désassimilées.

La Nature a donc une progression indéfinie et une force qui élabore sans cesse la matière activo-passive des individus sidéraux et opaques déroulés dans cette progression éternelle. Aussi notre soleil possède d'autres élémens que notre terre. Et dans notre terre, bourgeon terminal du grand arbre de l'Univers, les minéraux se sont successivement engendrés pous arriver aux végétaux; est ceux-ci de même pour arriver aux animaux : de sorte que toutes les parties de la terre se tiennent et découlent les unes des autres, comme toutes les parties d'un rosier proviennent de son germe. Si la pulpe animale est plus pure que celle du végétal, et celle-ci plus que celle du minéral: c'est par la même raison qu'un fruit mûr est plus exquis qu'un fruit âpre; que ce dernier est une réunion d'élémens plus élaborés que ceux d'une fleur versicolore; que cette fleur en renferme de plus triés et de plus quintessenciés que ceux de son bourgeon vert; et celui-ci que le tissu ligneux. Mais toutes les parties de la Nature sont l'effet du déroulement graduellement purificateur d'une substance continue et qui s'améliore sans cesse et hiérarchiquement. Et pourtant cette substance n'est qu'un composé d'atomes actifs et passifs, mais différemment combinés et sécrétés à des diapasons excessivement variés. La force animale est l'enfant de la végétale; celle-ci de la minérale; celle-ci de la planétaire, celle-ci de la solaire, son auteur; la solaire des astres supérieurs; et la force de ces derniers est l'enfant de l'essieu total, centre, âme et foyer du grand arbre universel, électrisé par l'intensité brûlante d'une masse énorme d'atomes actifs ou de phlox, à l'état primordial. Le *feu nerveux* organique de l'homme est la dernière quintessence de toutes les purifications antérieures; parce que l'homme a été déroulé le dernier sur l'arbre général : comme le dernier degré de la maturité d'un fruit arrive après tous les autres phénomènes végétatifs du tronc qui le porte. De même les élémens fibrineux, albumineux, gélatineux et osseux de l'homme, sont les phases dernières que la matière passive ou l'aphlox a prises après toute la série des élaborations substancielles antérieures, depuis l'essieu central jusqu'à notre planète, et depuis ses déroulemens minéraux, végétaux et animaux, jusqu'aux singes et aux espèces d'hommes.

L'*éther* animal est encore une quintessence du feu nerveux. Celui-ci s'était organisé et substancialisé, pour former les couches grises corticales de la moëlle et du cerveau ; et ces dernières ont sécrété la pulpe blanche consciente et spontanée, le phénomène le plus renversant et le plus extasiant de toute la création. Et cette pulpe blanche a sécrété son éther, comme la grise son feu, pour ses fonctions locomotives et sensoriales. De sorte que par ces antécédens l'on doit sentir la connexion qui enchaîne et fait dériver toutes les parties actives et passives de la Nature les unes des autres. Les substances et les forces des êtres ne sont que des élaborations arrêtées dans le temps, mais qui doivent changer avec le cours incessant d'améliorations futures, quoique leur lenteur soit peu marquée dans l'absolu, pour des intelligences aussi passagères et aussi superficielles que celles des hommes.

CHAPITRE II.

CONSIDÉRATIONS GÉNÉRALES ET RÉTROSPECTIVES SUR L'HOMME.

Les anciens avaient raison en appelant l'homme le petit monde, microcosme. Il est en effet le résumé de l'Univers. Et toutes les parties qui le composent sont la quintessence finale et le dernier produit de l'élaboration générale de tous ses déroulemens astraux, planétaires, minéraux, végétaux et animaux. Aussi trouverons-nous en lui l'expression substancielle de la matière activo-passive et des lois qui constituent, organisent et animent le grand monde.

L'homme se composent de deux vies : l'une végétative est fondamentale, et l'autre secondaire est consciente et spontanée. La vie végétative n'est autre chose que l'ensemble de la pulpe grise encéphalo-rachidienne. Représentez-vous la en abstraction, et vous aurez l'idée du foyer vital. Le foyer *attire* dans toute son étendue, il *sécrète* et *rayonne* dans sa totalité. Cette pulpe grise est formée par la quintessence des atomes actifs ou phloxiques du monde, concentrée en elle avec un peu de passivité ou d'aphlox ; ce qui a rendu sa nature nerveuse. Cette pulpe, par son action attirante, sécrétante et rayonnante, est un foyer combustif ; sa combustion est la vie, le phénomène vital. Cette combustion qui est éteinte dans le cadavre, naît dans le germe utérin, en produisant une vie nouvelle; et comme elle monte à des diapasons différens, ces diapasons constituent les âges et les degrés de la santé et de la maladie. Son produit est le feu nerveux ou le phlox humain: feu, parce qu'il est chaud; et nerveux, parce qu'il est de la nature du nerf dont il émane comme la lumière du soleil, comme le calorique d'un charbon ardent. Et ce feu nerveux est la dernière expression (en exceptant l'éther plus pur encore que lui) de la transformation finale et quintessenciée du phlox de la Nature, de la grande âme fluide de l'Univers, représentée et formée par les atomes actifs primordiaux, éternels et absolus.

Le foyer vital, renfermé dans le rachis gris, a établi des communications attractives et rayonnantes avec l'amosphère, pour son alimentation et son dégagement. Les communications sont les organes formés par du nerf gris, de la fibrine, de l'albumine et de la gélatine, interposées entre sa fragilité conbustive et les oscillations si mobiles de l'air et du froid, qui la foudroyeraient si vite sans leurs intermédiaires. Voyons ces intermédiaires. Le foyer vital, ou la pulpe grise encéphalo-rachidienne, est un tronc d'où sortent des branches nerveuses grises qui se pelotonnent pour former les ganglions, dont l'ensemble a été nommé le système du grand Sympathique. Ces ganglions sont des renforts et comme des satellites du foyer combustif encéphalo-rachidien; ils attirent, sécrètent et rayonnent comme lui. De leurs centres s'irradient des branches qui se ramifient et diminuent progressivement, pour composer la texture des organes et des appareils, à l'aide de la fibrine, de l'albumine, de la gélatine dont elles se sont encroûtées. Et cette fibrine, cette albumine et cette gélatine sont la dernière expression de la quintessence finale de la passivité de l'Univers. C'est par l'intermédiaire des ganglions, des organes et des appareils, que le feu nerveux fabriqué au foyer, passe pour les animer et rayonner au dehors. Les modificateurs hygiéniques ne frappent et ne heurtent donc pas le foyer vital si fragile, immédiatement: ce qui le tuerait bientôt; mais médiatement, par leur entremise. Ce sont ces organes, ces appareils qui neutralisent leurs effets, et les décomposent, les atténuent avant qu'ils parviennent au foyer. Et c'est par eux et avec eux que ce foyer s'est ménagé des débouchés d'alimentation, d'entretien et de dépense, pour exercer son *attraction*, son *sécrétisme* et son *expansion*, attachés moléculairement aux atomes électro-nerveux de la pulpe grise encéphalo-rachidienne, son siége et sa nature. Les organes et les appareils ne font donc que continuer et transmettre les phénomènes du foyer vital. L'idée de ce rapport admirable est la clef de la physiologie et le pivot de la Médecine. C'est pourtant une idée nouvelle qu'aucun théoricien ou praticien n'a soupçonnée ; et c'est sur elle que sont fondées et ma doctrine et l'espérance des progrès futurs de notre art. Voyons donc qu'elles sont ces communications du foyer vital avec les modificateurs externes.

La pulpe grise, en déroulant ses ganglions solaires, mésentériques, sous-diaphragmatiques, etc., ainsi que leurs rameaux, ramuscules, réseaux, a formé, avec la fibrine, l'albumine et la gélatine assimilées, l'appareil abdominal. La pulpe grise, en déroulant ses ganglions pulmonaires, cardiaques, aortiques, artériels, etc., ainsi que leurs rameaux, ramuscules, réseaux, a formé, avec la fibrine, l'albumine et la gélatine assimilées, l'appareil pulmonaire et cardiaque. Ces deux appareils transpirent du dedans au dehors et du dehors au dedans, par les ouvertures, les canaux et les pores de leurs viscères. Expliquons maintenant comment l'attraction, le sécrétisme et l'expansion atomistiques de la pulpe nerveuse grise encéphalo-rachidienne focale, s'exercent à travers ces débouchés.

L'attraction du foyer combustif, toujours proportionnée à la quantité des atomes actifs qui composent le rachis nerveux gris et au diapason de leur sécrétisme, est permanente et absolue tant que le foyer brûle, c'est-à-dire, son synonyme, tant que la vie persiste, tant que ce sécrétisme dure. Alors cette *attraction* appelle des alimens solides et liquides, qu'elle transforme successivement en chyme et en chyle qu'elle convoque et entraîne dans les conduits concentriques qu'elle s'est façonnés ; et elle tend à les engloutir à la porte pulmonaire de son foyer, c'est-à-dire, au réseau rouge et nerveux qui attient aux ramuscules ganglionnaires des poumons, dilatables comme un entonnoir, comme un soufflet dont le tuyau communiquerait au foyer combustif de la vie. De même l'air atmosphérique, attiré par ce foyer vital, passe par l'appareil bronchique, se mêle au sang noir et au chyle qu'il rougit, et se précipite dans le vide ventousant du foyer, dans l'entonnoir, dans le soufflet pulmonaire aboutissant à ce foyer. De sorte que, par l'attraction abdomino-focale et pulmo-focale, l'air et les alimens transformés sont engloutis dans la sphère combustive vitale encéphalo-rachidienne. Et alors la sphère nerveuse et fondamentale en est concentrée, imbue, pénétrée ;

elle les absorbe, s'en sature. Alors le *sécrétisme* s'opère, la décomposition a lieu; et les alimens et l'air sont divisés et assimilés par la combustion vitale. Leur dissolution dans la sphère du foyer, augmentant sa densité et la comprimant, sollicite une réaction de la pulpe encéphalo-rachidienne énivrée et surélectrisée; ce qui la livre à l'*expansion*. Par cette expansion le sang et le feu nerveux sont impulsés excentriquement : dabord le feu nerveux est rayonné par les rameaux rachidiens qui aboutissent aux ganglions, et par les ganglions, les rameaux, ramuscules et trames viscérales de l'appareil pectoral que ce feu anime, et par les ganglions, rameaux, ramuscules et trames de l'appareil abdominal que ce feu répare; et ensuite le sang et beaucoup de feu nerveux intégrant sont dégagés par les quatre artères veineuses qui les conduisent dans le cœur, l'aorte, tout le système artériel et tous les organes aboutissans, dont ils renouvellent la vitalité atomistique également attractive, sécrétante et rayonnante comme le centre animateur.

Nous avons donc deux mouvemens attractifs : l'abdominal et le respiratoire, et deux mouvemens expansifs : le solaire-mésentérique et le pulmonaire-cardiaque. Ces mouvemens, en raison de l'incompressibilité de la sphère focale et de son excessive élasticité, sont devenus périodiques et même alternatifs. Ainsi pendant que l'air comprime la vie par le feu nerveux qu'il lui envoie, il enfonce celui-ci, à travers la pulpe grise encéphalo-rachidienne, dans les ganglions solaires-mésentériques; et pendant la réaction de ces derniers et de la pulpe encéphalo-rachidienne, le feu nerveux reparcourt son trajet, et est précipité sur les ganglions pulmonaires et cardiaques. C'est pourquoi j'ai nommé ces oscillations, les *quatre mouvemens fondamentaux* de la vie organique, que j'ai formulés ainsi : attraction pulmonaire alternative avec l'expansion solaire-mésentérique, et concentration solaire-mésentérique alternative avec l'expiration pulmonaire. Ces mouvemens d'ascension et de descension du feu nerveux ganglionno-pectoral et ganglionno-abdominal sont presque simultanés; mais comme dans leur instantanéité ils traversent intermédiairement le foyer vital, le tronc gris encéphalo-rachidien, ils sont en effet et doivent paraître alternatifs.

Le feu nerveux qui, sous l'impulsion de l'atmosphère et pendant la concentration pulmonaire, se rend de haut en bas dans les ganglions solaires-mésentériques, etc., une fois en eux doit s'appeler le feu gastrisant, parce qu'il anime tous les ramuscules ganglionnaires-abdominaux, et toutes les trames viscérales qui y sont attachées.

Le feu nerveux qui, sous l'impulsion réactive de la concentration solaire-mésentérique et de l'oppression alimentaire périodique, se rend de bas en haut dans les ganglions pulmonaires, cardiaques, aortiques, etc., doit s'appeler le feu pneumatisant, parce qu'il anime tous les ramuscules ganglionnaires pectoraux, et toutes les trames viscérales qui y adhèrent. (Regardez les tracés anatomiques du système nerveux inférieur, dans les prolégomènes.)

Le foyer gris encéphalo-rachidien, pendant la vie, attire, sécrète et rayonne toujours. Il *attire* des alimens, les *transforme* en feu nerveux, et *irradie* ce feu. L'acte vital primordial est le sécrétisme ou une combustion particulière. Mais l'acte animateur, c'est l'assimilation, par les organes, du feu nerveux centralement rayonné. Le foyer est donc la source de l'animation, du feu nerveux soit pneumatisant, soit gastrisant. Maintenant que nous avons donné les lois capitales et premières de la vie, nous allons passer aux secondaires non moins merveilleuses.

Le feu pneumatisant, impulsé par la concentration solaire-mésentérique et l'élasticité si peu compressible du foyer, sort par l'entonnoir, par le soufflet pulmonaire de la vie, c'est-à-dire, dans le compartiment nerveux et restiforme des poumons approprié et attenant aux réseaux capillaires des quatre artères veineuses; et il se précipite par ces quatre artères veineuses dans le cœur gauche, dans l'aorte et dans toutes les ramifications de l'arbre artériel où il produit le pouls. Voilà ce qui détermine et l'expiration et la circulation à sang rouge. Ce sang est poussé à tous les organes, et leur distribue et la fibrine suffisante à leur dévloppement nutritif, et le feu nerveux propre à leur électrisation. Ces organes s'en saturent, s'en énivrent et acquièrent, avec lui et par lui intégré et constitutionnalisé, l'attraction, le sécrétisme et l'expansion attachés increéement à ses atomes. Le sang finit son cours excentrique à la circonférence dans les derniers capillaires artériels; et comme le feu nerveux diverge toujours et s'épuise par la peau dont la chaleur en donne la mesure, il abandonne ce sang rouge et par conséquent le rend noir. Voilà donc la circulation artérielle déterminée et expliquée. Arrivons à la veineuse. Le feu gastrisant, impulsé d'abord par la concentration pulmonaire, et ensuite par l'élasticité si peu compressible du foyer, dans les ganglions solaires-mésentériques, anime toutes les trames abdominales, excepté leurs artères innervées par le feu pneumatisant. Et ce feu gastrisant, rayonnant par ces trames abdominales auxquelles s'annexent les capillaires de la veine porte, pousse le sang noir de ces capillaires dans les ramuscules veineux, dans les rameaux et dans le tronc de cette veine porte, pour le transporter au foie, qui en dépure la partie scorieuse et excrémentitielle, comme la rate le fait par rapport au sang rouge, et le pancréas au sang blanc. Et les produits de cette triple dépuration sont appelés dans l'estomac et par le vide de la concentration solaire-mésentérique, et par la chaleur de la digestion due à l'accumulation du feu nerveux gastrisant, arrêté dans son rayonnement sous l'oppression alimentaire d'un repas.

Telle est la cause première de la circulation de la veine porte et de ses divisions, qui s'obstruent si souvent et dans son tronc, et dans ses ramuscules, et dans ses capillaires, sous les indurations inflammatoires chroniques de la tunique gastro-intestinale et du dégorgeoir hépatique hypertrophié, épaissi et bouché.

Les autres causes de la circulation veineuse générale, sont 1° l'impulsion du sang noir par le sang rouge qui le presse toujours par derrière, d'abord dans les réseaux capillaires artériels terminaux, ensuite dans les réseaux capillaires veineux commençans. Ce qui, de toutes les origines des veines, le pousse petit à petit dans les ramuscules, les rameaux, les branches et du tronc de la veine cave supérieure, et du tronc de la veine cave inférieure, dans le cœur droit, et par conséquent dans sa veine artérieuse, à l'aide de l'élasticité expansive du feu nerveux intégré et organifié dans les parois du ventricule pulmonaire. 2° Non-seulement toute cette circulation est favorisée par l'élasticité des membranes veineuses, et par la suspension si opportune des valvules, mais encore elle est sollicitée, occasionnée, primitivement provoquée par le vide central du foyer de la vie qui, pendant l'attraction pulmonaire, convoque dans son entonnoir, dans son vestibule, dans son soufflet immédiat, et le chyle de la digestion, et le sang noir de la généralité du corps, de tout l'arbre veineux, pour le sécréter, le rougir, l'innerver, l'électriser avec les bouffées actives et pneumatisantes, dont il le pénètre et qu'il dégage par l'expansion expiratoire, en le lançant dans les réseaux originels des capillaires des quatre artères veineuses, dans ces mêmes quatre artères, dans l'oreillette et le ventricule gauches, dont les parois si élastiques le précipitent avec énergie dans l'arbre aortique et toutes ses divisions, à l'aide pourtant de l'élasticité nerveuse des membranes artérielles. 3° La circulation veineuse est encore secondée par les pressions musculaires et les mouvemens locomotifs qui compriment les veines des membres, ainsi que par les crispations volontaires ou instinctives du cerveau, qui refoulent le sang noir des capillaires des sinus encéphaliques, ainsi chassé dans les ramuscules et les rameaux des jugulaires.

Quant à la circulation lymphatique elle est due également aux deux mouvemens d'attraction et d'expansion pulmo-cardiaques alternatifs aux deux mouvemens d'expansion et de concentration solaires-mésentériques. Expliquons-la. La circulation lymphatique est double, je veux dire qu'elle est concentrique comme les veines, et excentrique comme les artères. De sorte que le système blanc, malgré ses complications, est formé de deux arbres adossés dont l'un, inférieur, aboutit et se rend avec son fluide au foyer de la vie, et dont l'autre, supérieur, part du foyer de la vie et se rend avec son fluide à la circonférence. Ainsi le premier, concentrique, se compose de tous les vaisseaux absorbans soit des muqueuses, soit des viscères, soit du derme, qui cheminent vers le foyer vital, par des ramuscules entrecroisés et enchevêtrés à l'extrême, et pelotonnés çà et là en ganglions. Ces ramuscules se rendent à deux troncs : le réservoir de Pecquet pour le chyle, et la grande veine lymphatique droite pour la lymphe. Et ces deux troncs envoient leur fluide dans les compartimens pulmonaires, pour être modifié par l'animation focale et pneumatisante, et être combiné au sang noir d'abord, et ensuite au sang rouge avec lequel la pneumatisation le précipite dans tout le système aortique. La lymphe qui a ainsi subi la combustion innervante vitale, est lancée, à travers tous les ramuscules et les capillaires terminaux des artères, dans les excréteurs et des muqueuses perspirantes, et des viscères désassimilateurs, et du derme transpirateur et suant. On conçoit donc maintenant le trajet concentrique et excentrique de la lymphe dans des canaux qui représentent et des racines inférieures convoquant au foyer vital, et un branchage supérieur éloignant de ce même foyer.

Nous n'avons donc recours dans l'explication des phénomènes circulatoires soit artériels, soit veineux, soit lymphatiques, qu'aux causes premières générales, les deux attractions pulmo-cardiaque et solaire mesentérique, et les deux expansions solaire-mésentérique et pulmo-cardiaque doublement alternatives. Ce sont elles qui attirent et repoussent les fluides, et les font tourbillonner dans l'organisme. Ces fluides rouge, noir, blanc pèsent sur le foyer électrique vital à différens degrés. La sphère rayonnante de ce foyer en est plus ou moins concentrée ; elle oscille sous leur balancement gravatif et sous la colonne de l'atmosphère qui se joint à ce balancement et l'aggrave. De sorte que son élasticité électrique, que sa vapeur nerveuse et pneumatisante impulse ces excitans agresseurs pour protéger sa flamme focale. Mais le retour élastique de l'air et de ces fluides circulans, la comprime de nouveau ; ce qui sollicite une réaction pneumatisante nouvelle, et ainsi de suite. C'est cette alternative incessante et obligatoire qui produit la vie, qui entretient la combustion focale. Pas assez d'atomes électriques dans la pulpe grise encéphalo-rachidienne : point de sécrétisme fondamental, dont les atomes actifs intégrans sont conditionnels. Point d'air : extinction du foyer radical, parce que l'air est non-seulement le principal aliment, mais encore le balancier indispensable de la sphère vitale, qui s'évaporerait sans son hermétique protection. Pas de sang dans les canaux qui compriment aussi la vie, en servant à l'air de milieu et d'intermédiaire plus abordable pour le foyer combustif : langueur et bientôt extinction de ce foyer qui, loin de s'aviver par la concentration cadencée de ces stimulus indispensables, et par l'absorption nutritive de leurs élémens combustibles, s'appauvrit, se dépense, se relâche, s'évapore et s'annule. Telles sont les conditions pour que la vie s'entretienne et finisse. Le foyer central brûlant rayonne le feu nerveux de sa sphère, et par la pneumatisation, celui qu'il dégage pendant l'expiration et la diastole, et par la gastrisation, celui qu'il dépense toujours par les ganglions solaires-mésentériques, et temporairement par la digestion et la chylification.

Le feu pneumatisant et le feu gastrisant sont donc les deux sources focales de toute l'innervation, de toute l'électrisation ultérieure. L'un vivifie tous les rouages de la circulation et le système locomoteur, qui en dérive comme nous l'avons vu ; et l'autre anime tous les ressorts des fonctions alimentaires. Ces feux pneumatisant et gastrisant, s'irradiant immédiatement de la combustion focale encéphalo-rachidienne, et médiatement des ganglions pectoraux et abdominaux, plus médiatement encore de leurs ramuscules respectifs, se rendent dans les viscères et dans toutes les trames où ces ramuscules se perdent ; ils les électrisent, c'est-à-dire, les douent, par leur présence identifiante et organifiante, de l'attraction, du sécrétisme et de l'expansion attachés à leurs atomes, identiques en nature et en propriétés avec ceux du foyer primordial encéphalo-rachidien. Alors l'attraction, le sécrétisme et l'expansion des organes seront en rapport avec la présence, la somme, la dose du feu nerveux qui se sera intégré et constitutionnalisé en eux. Voilà pourquoi les uns attirent plus, sécrètent plus et rayonnent plus que les autres. Par l'attraction, ils se nourissent plus ; par le sécrétisme, ils modifient plus les fluides ; par l'expansion du feu nerveux, ils sont plus rayonnans, plus élastiques, et comme diraient nos devanciers métaphysiciens, ils sont plus toniques (Stahl), plus irritables (Haller), plus excitables (Brown), plus contractiles (Bichat). Mais le phénomène tonique, irritable, excitable, contractile, n'est dû qu'au repoussement des liquides abordans, par l'expansion vaporeuse et peu compressible du feu nerveux rayonnant et toujours divergent. Et ce feu repousse élastiquement ; comme la masse de lumière que le soleil irradie, chasse, dissipe ou fond les brouillards du matin. Vous n'appellerez pas ces derniers effets, de la tonicité ou de l'irritabilité ; pourquoi donc réserver ces mots impropres, abstraits et mensongers, pour les phénomènes du corps animal ? quand surtout je vous ai fait entrevoir le lien général des êtres, leur découlement les uns des autres depuis l'essieu de l'Univers jusqu'à l'homme, et l'identité de la même cause animatrice, due aux atomes actifs, quoique variable selon le degré de subtilisation et de métamorphose des êtres différemment placés sur l'arbre prodigieux et si grandiose de la Nature.

Le feu nerveux de l'homme n'est qu'une partie de l'âme générale du monde, du phlox, de l'activité atomistique universelle ; et ce feu dérive des élémens électriques, lumineux, caloriques qui sont, dans notre planète, une des expressions extrêmes des portions de cette âme limitée, matérielle et incréée. Ce feu s'est combiné avec un peu de passivité quintessenciée, pour composer la pulpe grise encéphalo-rachidienne. Et c'est dans ses élémens attractifs, sécréteurs et expansifs, comme les atomes actifs primordiaux de l'Univers, que la vie a lieu, par l'exercice même des propriétés molécularisées, identifiées avec ces élémens. Ce qui a opéré une combustion susceptible d'être entretenue viagèrement : 1° par le balancement atmosphérique et chyloso-sanguin, apporteur d'alimens ; 2° par le sécrétisme de ces alimens ; et 3° par le dégagement igné, l'effet de ce sécrétisme.

Aussi le feu nerveux que ce sécrétisme vital rayonne, anime proportionnellement à sa présence, à sa somme intégrante, toutes les parties du corps, et préside aux grandes fonctions capitales et premières, comme aux plus petites et aux plus secondaires. C'est par son abondance ou sa rareté diverses, que les viscères attirent leur fluide et s'en emparent, les préparent, les modifient et les repoussent, en produisant les phénomènes matériels qu'on a métaphysiquement appelés tonicité, irritabilité et contractilité. Mais les opérations toniques et de contractilité insensible sont plutôt l'effet du feu nerveux intégrant ou local, c'est-à-dire, identifié aux organes; tandis que les irritabilités et les contractilités sensibles, comme celle qui préside à l'impulsion du sang rouge par le ventricule gauche, ou des alimens par les vomissemens gastriques, sont plutôt dues au feu nerveux général pneumatisant ou gastrisant, qui s'accumulent sur les obstacles pour les éliminer, les repousser comme entravant l'action rayonnante de la sphère focale si peu compressible.

On conçoit donc que si le feu nerveux soit local, soit général, rayonne toujours soit de la trame des organes, soit du foyer lui-même, il a besoin, dans un point de l'étendue de ses rayons divergens, d'être arrêté par un obstacle quelconque; car sans cet obstacle, il s'évaporerait, s'éventerait et s'éteindrait soudain. La théorie de l'*obstacle* sera donc de la plus grande importance en médecine. En effet, le feu général de la sphère du foyer si peu compressible, est pourtant, dans l'état de santé, comprimé dans une juste mesure par l'impétuosité de la colonne atmosphérique, qui pénètre les bronches pour se mêler au sang noir et le colorer, et aborder et presser avec lui le rayonnement focal. On sait que, dans la réaction solaire-mésentérique, le feu repousse excentriquement et l'air par l'expiration, et le sang noir artérialisé par la pneumatisation. De sorte que l'agression de l'air et du sang noir qu'il entraîne, est d'autant plus forte que le foyer est plus faible; et que le repoussement atmosphérique et l'impulsion pneumatisante du sang rouge dans le cœur gauche, sont d'autant plus énergiques que ce foyer est lui-même plus avivé, plus électrisé, plus brûlant, plus réactionnaire. Il y a donc un balancement oscillatoire entre le feu excentrique et l'obstacle aérien et veineux. Il faut donc un équilibre convenable entre cet obstacle compressif et le rayonnement défensif de la sphère vitale, pour conserver la vie et la santé. L'appréciation du degré convenable à cet obstacle pulmonaire, est donc du ressort de l'hygiène et comprend l'étude des climats, de la composition de l'atmosphère, de ses degrés de pureté, de sa température, etc., dont nous parlerons plus tard. Mais qu'on n'oublie pas le titre du chapitre qui présidera à ces explications et qui sera motivé par cette dénomination : *des obstacles de la pneumatisation*. Parce qu'en effet les modificateurs atmosphériques pèsent sur le débouché focal, d'où jaillit le feu pneumatisant en se ruant contre eux pour vaincre leur concentricité trop compressive.

D'un autre côté, quand le foyer vide, après avoir agacé le sensorium, l'a sollicité à remplir la cavité digestive et duodénale, son feu gastrisant, qui rayonne du centre vital dans les ganglions solaires-mésentériques, ainsi que dans leurs ramifications et les trames membraneuses abdominales, le feu gastrisant, dis-je, dans son rayonnement excentrique et toujours divergent, est arrêté par l'obstacle alimentaire, par la masse chymeuse et chyleuse qui oppresse le débouché de la gastrisation en fermant les pores digestifs par où le foyer doit dériver la partie gastrisante de son feu nerveux. Alors il est comprimé à des degrés divers, selon que le repas a été composé d'alimens trop légers, ou d'une juste mesure, ou trop lourds, c'est-à-dire, trop excentriques, trop refoulans par rapport au foyer qui réagit sur cette force comprimante par ses irradiations ignées encore plus excentriques. Il y a donc aussi un balancement alternatif entre la force des alimens *concentratifs* pour le foyer, et entre la force du foyer *expansif* pour les alimens. Ceux-ci sont donc encore des *obstacles* à équilibrer avec la dérivation électro-nerveuse du débouché solaire-mésentérique. Aussi notre hygiène les expliquera-t-elle plus tard dans un chapitre motivé par les antécédens et intitulé : *des obstacles de la gastrisation*. N'oublions pas, je le répète ici pour la dernière fois, que la pneumatisation et la gastrisation sont deux fonctions par lesquelles le feu nerveux s'échappe du foyer vital pour aller, par ses irradiations expansives, exécuter, la première, l'expiration et l'impulsion circulatoire, et la seconde, la coction alimentaire et la chylification, en électrisant et animant les appareils et les viscères nécessaires à ces opérations, soit en les traversant généralement (feu général), soit en les pénétrant nutritivement (feu local ou intégrant). Le feu soit général, soit local, pénètre tous les organes et à différens degrés. Ses doses, identifiées à leurs textures, leur donnent une force d'attraction, de sécrétisme et d'élasticité expansive proportionnels : alors ces organes *absorbent* des fluides qui sont leurs *obstacles* physiologiques que leur *sécrétisme* couve, cuit, résout, dénature, modifie et métamorphose; et que leur *expansion* et leur *élasticité* repoussent, éloignent, excrètent et rejettent. L'étude de ces lois, quand elles se passent d'une manière conforme à l'entretien de la vie, appartient à la physiologie qu'on devrait en quelque sorte appeler hygiène physiologique, parce qu'elle traite de l'équilibre des *obstacles* humoraux relativement au balancement de la sphère de chaque organe respectif; parce que si ces humeurs, si les fluides qui oppriment ou raréfient les rayonnemens de chaque organe en particulier, sont trop comprimans, ou pas assez, il en naît des maladies: comme lorsque les élémens de l'air ou des alimens oppriment trop ou pas assez le feu général émané par les deux débouchés de la pneumatisation ou de la gastrisation, il en naît également des affections morbides.

Le feu général du foyer, après avoir traversé toute la série ganglionnaire-nerveuse grise, fibrineuse, albumineuse et gélatineuse des appareils et des viscères, et le feu local, après sa désassimilation des trames organiques, s'échappent tous les deux excrémentitiellement de toutes les parties du corps, dont ils fournissent et mesurent le degré de chaleur; et divergent par deux issues: 1° par le derme, où ils opèrent la transpiration insensible et la sueur, et 2° par le canal alimentaire, où ils perspirent le mucus gastro-intestinal. Mais alors le feu nerveux rencontre des obstacles à son expansion finale: pour le derme, le milieu de l'air, et pour la muqueuse digestive, l'impression alimentaire, dont l'excès, l'équilibre ou le défaut de froid ou de chaud obstruent, aident convenablement ou favorisent trop sa divergence sortante et sa dernière évaporation. Nous sommes donc autorisé à traiter encore, dans un chapitre de notre hygiène, des *obstacles* dermoïdes ou muqueux de l'exhalation de la chaleur animale. Mais n'oublions pas que le feu focal qui compose cette chaleur animale, est en grande partie dégagé par les extrémités capillaires des artères, et qu'on pourrait adopter de préférence le titre: *des obstacles de l'artérialisation;* cette dernière est en effet le rayonnement du feu nerveux, 1° par les tuniques artérielles que forment les ramuscules ganglionnaires en s'épanouissant, et 2° par les capillaires rouges et blancs les plus ténus du derme et des muqueuses qui le tamisent et l'exhalent excrémentitiellement, je veux dire sans retour, avec la lymphe par lui vaporisée.

Jusqu'ici nous n'avons encore parlé que des deux débouchés

de la pneumatisation et de la gastrisation, qui se renvoient alternativement le feu nerveux vital, en traversant son foyer combustif, la pulpe grise sécrétante encéphalo-rachidienne. Mais cette traversation du feu nerveux parcourt cette pulpe grise encéphalo-rachidienne, sous les oscillations alternatives pneumatisantes et gastrisantes ; et dans le temps intermédiaire aux réactions des deux mouvemens fondamentaux, ce feu est précipité dans les couches grises corticales du cerveau, et rayonne avec intensité dans leur cavité, où la pulpe blanche, siége de la vie animale, est superposée et greffée. Ce nouveau rayonnement cérébral est le troisième débouché vital, celui de l'encéphalisation. C'est par lui que le feu nerveux gris focal flamboie et diverge avec véhémence, pour électriser la pulpe blanche de tout l'arbre de relation, et l'animer, la développer et lui fournir tous les élémens nécessaires à ses admirables fonctions sensoriales et locomotives. En effet le feu gris encéphalisant est de nouveau sécrété par la pulpe mentale et métamorphosé en éther. Cet *éther* remplit tout le canal général de l'arbre nerveux blanc animal. Il sort par les racines sensuelles qui communiquent avec la vie inférieure et intérieure par les pneumo-gastriques, et avec le monde externe par les olfactifs, les gustatifs, les optiques et les acoustiques. Cet éther ballonne les ventricules supérieurs où s'opèrent les actes déjà expliqués de l'intelligence et de la volonté; passe par le ventricule moyen, le cœur du cerveau, traverse le ventricule du cervelet, le cerveau du cerveau ; et diverge par le calamus scriptorius, et de là dans les deux tuyaux fistuleux des deux faisceaux médullaires adossés, qui le rayonnent, 1° à toutes les régions des muscles locomoteurs ; 2° aux testicules et aux ovaires pour concourir à la reproduction ; et 3° à toute la peau où cet éther préside à l'exercice du tact.

Le feu nerveux encéphalisant, qui s'irradie avec tant d'ardeur des couches grises cérébro-rachidiennes, provient surtout des artères carotides et vertébrales, qui transportent au cerveau le tiers du sang artériel du corps et par conséquent le tiers du feu pneumatisant ; ce qui alimente le sécrétisme cortical et pourvoit à l'expansion flambante du feu gris, je veux dire, à l'encéphalisation. Mais cette expansion encéphalisante, troisième débouché focal, supporte sur son rayonnement tout l'arbre animal et toutes ses fonctions qui sont si nombreuses, puisqu'elles se composent des sensations, des opérations intellectuelles, des actes volontaires et locomoteurs, du spasme générateur et de tous les mouvemens affectifs, les résultats du transport orageux du feu gris viscéral sur la pulpe sentante passionnée. Toutes ces fonctions animales pèsent donc sur le rayonnement du feu encéphalisant. Selon que la vie animale, par ses crispations trop fortes, modérées ou rares, le comprime trop, suffisamment, ou pas assez, ce rayonnement est empêché, convenablement dégagé ou trop favorisé. La vie animale est donc un *obstacle* qu'il faut équilibrer avec l'expansion du feu encéphalisant. Voilà donc le texte d'un nouveau chapitre de notre hygiène, et que nous intitulerons: *des obstacles de l'encéphalisation*, ou hygiène de la vie animale greffée sur elle. Telle est donc le cadre que nous nous sommes tracé pour ce travail, en récapitulant le plus succinctement possible les principes généraux émis antérieurement dans notre physiologie. Quant aux tempéramens, aux âges, aux sexes, dont nous n'avons pas encore parlé dans notre classification; comme ils ne sont que des modes de l'organisme dépendant de la vigueur avec laquelle le foyer sécrète le feu pneumatisant, gastrisant et encéphalisant, et rayonne et anime les appareils attenans aux trois débouchés par où il s'échappe; ces modes divers trouveront naturellement leur explication dans l'appréciation des *obstacles* propres aux phases et aux degrés si variables du foyer vital, enfant, adulte ou vieillard, sanguin, bilieux ou nerveux, homme ou femme, passionné ou non, accoutumé ou non à des influences spéciales, etc., etc. Mais entrons en matière.

CHAPITRE III.

IDÉE DE L'HYGIÈNE UNIVERSELLE.

Nous avons présenté l'Univers comme un tout organisé et vivant, comme un arbre grandiose limité dans sa masse et dans sa forme, et animé par ses propres élémens actifs. Cet arbre est composé d'un essieu brûlant, l'étoile polaire, tronc principal sur lequel pivotent d'immenses séries d'astres énormes primaires, sur lesquels se balancent d'immenses séries d'étoiles secondaires, qui elles-mêmes supportent des séries plus innombrables encore de soleils tertiaires, et ainsi de suite en décroissant. Les derniers soleils à leur tour soutiennent chacun une quantité considérable de corps opaques, qui tourbillonnent autour d'eux, comme les premiers, les intermédiaires et les derniers astres révolutionnent les uns autour des autres selon leur hiérarchie graduelle, et comme leur ensemble circule autour de l'essieu universel. Newton a eu tort de soutenir que le tout se maintenait par l'attraction seule. Mais si elle existait uniquement, non-seulement tout serait polarisé, comme la série de tous les soleils l'est en effet depuis le centre du monde jusqu'à sa circonférence orbiculaire et arboréale; mais encore tout serait conjoint, adhérent et compacte, en formant une masse unique dense, indivisible et sans mouvement. Mais indépendamment de l'attraction qui est une loi réelle identifiée à l'essence des atomes actifs, ces atomes actifs possèdent encore, 1° une force par laquelle ils travaillent, brûlent, *sécrètent*, modifient et métamorphosent ce qu'ils ont attiré; et 2° une autre force par laquelle ils rayonnent, irradient, vaporisent, lancent, repoussent ce qu'ils ont sécrété. Cette dernière force, l'expansion, maintient l'équilibre hygiénique des globes, et doit présider, plus encore que l'attraction, à l'explication astronomique du monde. C'est elle qui écarte la série des astres primaires à distance de l'essieu universel, et dans le rapport des irradiations défensives de cet essieu et de l'agression pesante de ces astres primaires, sollicités gravativement par l'attraction de cet essieu. L'attraction d'un astre et de tout corps organisé, étant proportionnelle aux atomes actifs constitutionnels et moléculairement attirans, est par conséquent aussi proportionnelle à leur sécrétisme, ainsi qu'à leur expansion; puisque attraction, sécrétisme, expansion, sont la triple condition et définition de leur essence ainsi caractérisée et ainsi exprimée. C'est cette égalité d'attraction et d'expansion qui maintient l'équilibre des globes. En effet s'ils attirent autant qu'ils repoussent, le corps attiré se maintiendra à une certaine distance du foyer attirant et repoussant; et ce corps se balancera en tourbillonnant autour du foyer attractif, sécréteur et rayonnant. Voilà comme tout l'ensemble universel des étoiles pivote et révolutionne autour de l'essieu général, sans le heurter et l'étouffer, puisque ses irradiations défensives sont suffisantes à leur éloignement harmonique. Les séries d'astres secondaires se balancent également ainsi sur les atmosphères supérieures des astres primaires; les tertiaires sur les secondaires; les quarternaires sur les tertiaires, et ainsi de suite, en décroissant, jusqu'aux derniers soleils. Alors l'atmosphère calorique et lumineuse de ces derniers soleils, repoussent leurs planètes respectives à une distance suffisante pour qu'elles ne tombent pas dans leur foyer d'attraction. L'expansion d'un soleil est absolue et la même pour toutes ses planètes; mais ces planètes sont maintenues à des éloignemens variables, en raison de la résistance que l'atmosphère d'expansion de chacune d'elles oppose à l'irradiation centrale. L'une plus animée, plus sécrétante, plus rayonnante qu'une autre, s'enfonce bien plus que cette autre dans l'atmosphère astrale à laquelle elle oppose son expansion énergique. Tandis qu'une planète à vitalité, je veux dire, à sécrétisme et à expansion plus faibles, est éloignée à une plus longue distance de l'astre focal. Et les planètes, comme les séries sidérales, sont repoussées successivement de leur centre solaire, dans une progression relative non pas à leur volume, à leur masse, à leur densité spécifique, les rêves newtoniens, mais bien à leur degré d'énergie atomistique, de vitalité et d'expansion spéciale protectrice. Aussi les plus sécrétantes et les plus irradiantes sont plus voisines du centre, et les moins animées et les moins émanantes sont les plus écartées. Ces lois président aussi à la disposition physiologique des satellites autour de leur planète principale, et au balancement hygiénique des uns autour des autres, en raison de la force de leur expansion respective. Ainsi tous les globes célestes, soit opaques, soit lumineux, sont organisés et animés par des atomes attractifs et sécrétans; et tous se maintiennent en équilibre et en harmonie par leurs irradiations électriques répulsives.

Tous les minéraux de notre planète jouissent des mêmes lois; tous les végétaux encore et même les animaux. Tous attirent, brûlent et modifient ce qu'ils attirent, et le rayonnent. C'est par leurs attractions et leurs rayonnemens éloignateurs que se manifestent les sympathies et les antipathies végétales et animales. Les plus expansifs étouffent et détruisent les plus faibles qui se trouvent sous ou dans leur sphère; comme le noyer sous lequel rien ne vient, et comme le tigre dévastateur des forêts. Ce sont des lois générales; seulement les atomes actifs électrisans et sécrétans, perdus dans les masses minérales, se sont concentrés et quintessenciés dans les végétaux et les animaux, pour se localiser en foyers rayonnans et expansifs, où les phénomènes de destruction et d'agression s'opèrent à longues distances et d'une manière plus ostensible et locomotive. La pulpe grise encéphalo-rachidienne est, dans l'homme, la miniature de la vitalité atomistique attractive, sécrétante et expansive qui préside à la vitalité soit de l'essieu universel, soit des astres primaires, secondaires, etc., soit de notre planète elle-même, soit des minéraux, des végétaux et des animaux inférieurs; puisque toute cette série du déroulement général a été nécessaire pour amener et produire finalement la vitalité humaine, par les mêmes conditions qui nécessitent le développement du germe, puis de la radicule, puis de la plantule; afin de dérouler complètement l'appareil attractif des racines, le tronc sécréteur, l'appareil expansif des branches, et dans ces dernières, les métamorphoses substancielles successives des feuilles, des bourgeons floraux, de la matière florale, de la pulpe du fruit graduellement âpre, plus doux, savoureux, exquis : par des transitions ménagées de purification dans le triage des élémens passifs, et de concentration plus intense des atomes actifs primordiaux, ainsi progressivement combinés, sécrétés, accumulés et élaborés.

Le phlox ou le feu gris encéphalo-rachidien, est l'expression suprême de la quintessence générale de toutes les âmes particulières de tous les individus développés dans l'immense hiérarchie de la Nature, depuis l'âme fluide de l'essieu central, jusqu'aux âmes électro-lumineuses des astres primaires, intermédiaires et terminaux, et jusqu'à l'âme plastique ignée de notre planète. Cette âme plastique s'est infusée dans les minéraux où elle est confusément disséminée et latente; tandis que dans les végétaux et les animaux, elle s'est localisée et s'est formée des siéges distincts, où ses parties se sont purifiées et concentrées, afin de former des noyaux d'attraction, de sécrétisme et d'expansion, susceptibles d'être entretenus physiologiquement et hygiéniquement par des modificateurs, qui se balancent sur leurs rayonnemens excentriques et sur les foyers qui les dégagent, comme les planètes se balancent sur leur soleil respectif, et comme l'ensemble des astres sur l'essieu universel. J'ai rappelé rapidement ces lois admirables et générales, afin de faire entrevoir les liens et les rapports qui unissent tous les êtres les uns aux autres; et de faire saisir l'identité et la filiation des lois qui entretiennent leur harmonie si sublime et pour moi si compréhensible.

Notre ouvrage se divisera naturellement en trois parties fort distinctes, qui traiteront séparément, 1° du sujet de l'hygiène ou de l'homme; 2° de la matière de l'hygiène ou des élémens qui l'entourent, le pénètrent et l'influencent; et 3° des règles qu'on doit suivre dans l'application de l'homme aux modificateurs.

CHAPITRE IV.

SUJET DE L'HYGIÈNE, OU ESSENCE, LOIS, MODES ET PHASES DE LA VIE FONDAMENTALE ET DE LA VIE SENSORIO-LOCOMOTIVE.

1° La première condition de l'homme, pour vivre, est une somme suffisante d'atomes actifs ou phloxiques concentrés dans la pulpe grise encéphalo-rachidienne.

2° Cette somme d'atomes actifs *attire* de l'air et des alimens, les *sécrète* en feu nerveux et les *rayonne.*

3° La seconde condition, pour vivre, est l'exécution sans entraves de cette combustion focale, et par conséquent de l'attraction qui tend à l'entretenir, et de l'expansion qui dégage ses produits électro-caloriques et nerveux.

4° Le foyer de la vie est donc comme un astre irradiant, avec sa sphère orbiculaire d'attraction et de dégagement igné et lumineux.

5° Le feu nerveux de la sphère vitale s'échappe excentriquement par les trois débouchés de la pneumatisation, de la gastrisation et de l'encéphalisation, c'est-à-dire, par les trois masses nerveuses les plus considérables qui composent l'arbre nerveux de la pulpe grise. (Voyez la 3ᵉ planche anatomique des prolégomènes.)

6° La gastrisation, ou feu gastrisant, s'irradie par les ganglions abdominaux et leurs divisions, c'est-à-dire, par les racines solaires, mésentériques, etc.

7° La pneumatisation, ou feu pneumatisant, rayonne par les ganglions pectoraux et leurs ramifications, c'est-à-dire, par les branches pulmonaires, cardiaques, aortiques, etc.

8° L'encéphalisation, ou feu encéphalisant, émane de la sphère nerveuse par le tronc cérébral de l'arbre nerveux gris, pour flamber à travers les parois de l'arbre nerveux blanc de relation, afin de l'animer, de l'électriser. Aussi la nature et la force de l'arbre sensorio-locomoteur sont-elles toujours en rapport avec cette encéphalisation, siége du tempérament nerveux.

9° La pneumatisation vivifie et électrise les appareils pulmonaires, circulatoires et leurs dépendances, sur lesquels repose le tempérament sanguin, qui est toujours en rapport de vigueur ou de débilité avec cette pneumatisation.

10° La gastrisation innerve et anime les appareils gastriques, intestinaux et hépatiques constitutifs du tempérament bilieux, qui est toujours modifié en énergie ou en faiblesse par l'intensité expansive de cette même gastrisation.

11° *Causes et description des tempéramens de la vie organique.*—Quand la sphère rayonnante vitale encéphalo-rachidienne a été, héréditairement ou trop souvent depuis la naissance, comprimée et refoulée concentriquement dans le débouché de l'encéphalisation, par des mouvemens affectifs passionnés et habituels, par des occupations constantes et des fatigues de l'intelligence et de l'imagination, par des chagrins cuisans et une mélancolie sombre; le feu encéphalisant, par cette compression trop forte et persistante contre la pulpe grise corticale qui le dégage, et ensuite contre les organes de la pneumatisation et de la gastrisation où il s'enfonçait dans cette compression, a subi sans cesse la réaction défensive de ces deux débouchés, qui l'ont constamment repoussé aux couches grises nerveuses encéphalisantes. De sorte que ces dernières, par l'effet de l'accumulation en elles du feu nerveux, s'en sont grossies, s'en sont enivrées, et ont activé extraordinairement leur sécrétisme, de manière à fournir, avec une grande abondance, le rayonnement encéphalisant à la vie de relation, qui s'en est développée, vivifiée et imbue pour fournir à des dépenses faciles et souvent exagérées. C'est de là que naquit le tempérament nerveux de la vie organique, qui réfléchit une influence tellement puissante sur la vie de relation, que celle-ci a revêtu un tempérament sensorial analogue. Mais le tempérament nerveux organique se caractérise par un crâne très-développé, par un sécrétisme gris encéphalisant très-actif: ce qui prédispose la vie sensorio-locomotive à une excessive mobilité et irritabilité; par une pneumatisation expiratoire et circulatoire modérée et très-inconstante, comme le prouve la facilité des papitations et des anhélations; par une gastrisation assez ardente quoique moindre que chez les bilieux; par un trouble assez fréquent des trois grandes fonctions sous l'effet de causes très-légères et notamment d'émotions morales; par une nutrition très-prompte et une désassimilation plus rapide encore: ce qui rend le corps sec et décharné; par une disposition ganglionnaire spasmodique; par une tendance des maladies à devenir cérébrales et ataxiques. C'est l'état organique de la plupart des femmes maigres.

12° Quand la sphère rayonnante vitale a été, héréditairement ou dans l'enfance, trop souvent concentrée, à son débouché pneumatisant, par une atmosphère pure et dense, qui a fourni au foyer combustif une grande abondance d'oxigène, de lumière et de calorique pour la confection de son feu ; ce feu s'est échappé avec plus de vigueur par la pneumatisation, pour réagir contre les excitans aériens en proportion de leur stimulation et de leur oppression. Voilà ce qui a déterminé l'énergie des appareils pulmonaire et circulatoire, et par conséquent occasionné le tempérament sanguin de la vie organique. Ce tempérament se caractérise par un développement considérable de la poitrine, qui renferme des organes sains et volumineux ; par une pneumatisation puissante qui rougit le sang avec abondance et l'impulse dans le cœur avec plénitude et force ; par une respiration grande et facile et un pouls large, plein et régulier ; par une chaleur considérable ; par un sécrétisme aisé et général du fluide nerveux qui se dérive avec largesse à l'encéphalisation et à la gastrisation : ce qui rend la vie cérébro-animale active, mobile, expansive et colère, et ce qui rend la gastrisation facile, quoique médiocrement avide. Les trois grandes fonctions s'exercent avec harmonie, rapidité, vigueur et bien-être ; et quand l'économie se trouble, les maladies ont une tendance à devenir fébriles, pectorales et inflammatoires, quoiqu'elles se résolvent promptement et heureusement sous la fonte victorieuse du feu nerveux, qui cuit et vaporise tous les obstacles concentratifs et toutes les absorptions dangereuses.

13° Quand l'expansion du sécrétisme fondamental a été héréditairement ou seulement depuis l'enfance, opprimée et refoulée souvent, dans le débouché de la gastrisation, par des boissons et des alimens trop abondans et trop échauffans, quoique nécessités par les besoins sécréteurs et les dépenses de l'organisme ; cet organisme a revêtu le tempérament bilieux, qui se caractérise par un rayonnement gastrisant excessivement impétueux, et par conséquent par des organes digestifs d'une énergie et d'une irritabilité excessives ; par un sécrétisme focal exagéré et scorieux ; par une chaleur ardente ; par une pneumatisation forte, tenace et régulière, mais susceptible de s'emporter parfois avec une extrême violence ; par une encéphalisation abondante, âtre et intense, qui réfléchit sur la vie de relation les propriétés avides, brûlantes et fougeuses de la vie fondamentale ainsi modifiée. Mais alors les dispositions maladives tendent à devenir gastriques ; et la résistance que le feu gastrisant éprouve sous les viscères abdominaux oblitérés, le refoulant et sur l'encéphalisation et sur la pneumatisation pour le dériver supplémentairement, finit à la longue par causer des accès d'hypocondrie et de manie, par son transport, au moyen des couches corticales grises et des artères carotides et vertébrales, sur la pulpe sensorio-locomotive qui ne peut éviter de trier ce feu nerveux en excès.

14° On a eu tort d'admettre encore les tempéramens lymphatique, athlétique, génital, mélancolique. Les trois premiers ne sont que des modes de constitution distingués par la prédominance physiologique du système lymphatique et des appareils musculaire et reproducteur; tandis que le dernier est une exagération maladive du tempérament nerveux.

15° Mais ces quatre modes, comme tous ceux qui exaltent divers tissus, divers organes, ne seront et ne feront jamais des tempéramens, dont la cause première doit dériver absolument d'une des trois sources uniques du feu nerveux focal, c'est-à-dire, d'un des trois débouchés fondamentaux de la sphère centrale; et par conséquent, 1° de l'encéphalisation, siége du tempérament nerveux qui dégage l'agent vital par les fonctions sensoriales et locomotives; 2° de la pneumatisation, siége du tempérament sanguin qui le dépense par les fonctions expiratoires et circulatoires; 3° de la gastrisation, siége du tempérament bilieux qui le rayonne par les fonctions digestive, chylifiante, circulante de la veine porte, bilifiante, etc.

16° Si la première condition de l'homme, pour exister, est la vie organique, fondamentale et inconsciente, avec ses rouages viscéraux, ses nuances tempéramentales, ses quatre mouvemens alternatifs, ses trois débouchés et son foyer sécréteur et rayonnant rachidien et ganglionnaire; la seconde condition est celle de sentir et de se mouvoir.

17° Nous avons vu que la sensorialité et la locomotion appartenaient à l'arbre nerveux blanc, dont le tronc est greffé sur les couches corticales encéphalisantes, et entretenu par le feu de l'encéphalisation, qui serait insuffisant sans le tribut de la pneumatisation apportée par les carotides. Les trois débouchés rayonnent chacun le tiers du feu nerveux de la sphère vitale. Le premier tiers se rend à l'arbre de la vie de relation par l'encéphalisation. Le second tiers, celui de la pneumatisation, se divise en deux parties dont l'ascendante va par les carotides renforcer l'encéphalisation, et dont la descendante va, par la tige et les ramifications aortiques, à la vie organique. Enfin le troisième tiers du feu nerveux, celui de la gastrisation, s'irradie complètement dans cette dernière pour l'électriser.

18° La pulpe blanche mentale et les parois de tout le canal sensorio-locomoteur sécrètent, avec le feu nerveux encéphalisant, l'éther si pur qui ballonne, qui gonfle cet arbre rayonnant et expansif.

19° Je dis éther rayonnant, parce qu'en effet il se dégage en avant, radicalement par les sens; au milieu, troncalement par les actes de la pensée et par les secousses musculaires; et en arrière, caudalement par les spasmes et les éjaculations du plaisir.

20° Le foyer animal, sécréteur de l'éther, ou plutôt sa sphère si expansive, possède donc encore trois débouchés distincts qui irradient cet éther: 1° le débouché des sensations; 2° le débouché de l'intelligence, de la volonté et des mouvemens, et 3° le débouché de la génération.

21° Le débouché sensationnant dégage l'éther qui doit mettre la pulpe mentale, siége du moi incarné en elle, en rapport avec les objets du monde extérieur; et cet éther anime et sensorialise les nerfs des sens de la vue, de l'ouïe, de l'odorat, du goût, y compris les nerfs pneumo-gastriques qui sont les racines viscérales, siége des sentimens de la faim, de la soif, de la respiration, etc.

22° Le débouché sensorio-moteur rayonne l'éther et le dépense par les actes de la pensée et de l'imagination, par les déterminations de la volonté et les fatigues de la locomotion; en même temps cet éther développe et alimente le tronc, la tige et les ramifications da l'arbre de relation.

23° Le débouché génital irradie l'éther propre à la perfection du sperme, au nuage de sensibilité qui enveloppe l'acte copulateur, et aux éclairs de volupté qui l'accompagnent; en même temps il préside à la nutrition et au développement de l'appareil nerveux reproducteur.

24° *Causes et descriptions des tempéramens de la vie animale.* — Quand le foyer organique ou fondamental est énergique, le feu rayonne avec vigueur par ses débouchés; et l'encéphalisation transmet sa force et son abondance à l'arbre de relation greffé sur elle. Alors la vie sensorio-locomotive est fortement électrisée et éthérisée. Les sens sont d'une grande vivacité, la pensée est prompte et sûre, la volonté décidée, les mouvemens réguliers et puissans, et les organes génitaux aptes et complaisans.

25° Si la sphère sécrétante fondamentale est pauvre et débile; l'arbre de relation, sa greffe et son enfant, est faible et peu rayonnant ; ses fonctions sont toutes marquées au coin de l'obtusité, de l'irrésolution et de l'impuissance.

26° Mais en supposant la vie inférieure vigoureuse et fortement dessinée par un des trois tempéramens surgis sur ses trois débouchés, la vie de relation prendra dans son ensemble trois caractères bien distincts par leurs qualités propres. C'est-à-dire, que son arbre sensorio-locomoteur sera ou nerveux, ou sanguin, ou bilieux, comme l'arbre nerveux gris qui l'a congénitalement déroulé.

27° La vie fondamentale nerveuse ou encéphalisante caractérisera la secondaire animale par un tronc cérébro-cérébelleux très-développé ; par conséquent par des sensations extrêmement vives, une intelligence et une imagination pénétrantes et très-méditatives, par une grande versatilité d'idées, de sentimens et d'émotions, par une motilité extrême, et assez de disposition au plaisir de l'amour. Le corps sera élancé, les membres grêles, les muscles minces, la peau fine et impressionnable.

28° La vie fondamentale sanguine ou pneumatisante engendrera un arbre animal distingué par des sens, une intelligence et une imagination doués de moins de pénétration, il est vrai, que chez le nerveux précédemment décrit, mais pourtant d'une grande activité et d'assez d'énergie. Le sensorium sera excessivement expansif, gai, bienveillant, colère, amoureux et très-inconstant, passant d'un sentiment à un autre, d'une série d'idées à une autre avec une mobilité et une vivacité extrêmes. Les cheveux sont ordinairement châtains clairs, le faciès animé, la voix forte, la taille avantageuse, les membres bien proportionnés, les muscles prononcés et vigoureux, la peau blanche et colorée.

29° L'arbre fondamental gastrisant ou bilieux produira un arbre animal analogue, et démarqué par une énergie supérieure encore de la pulpe mentale. Les yeux seront hardis, pénétrans et fixes ; l'intelligence forte et susceptible d'entreprises prodigieuses; le caractère ambitieux et opiniâtre ; les passions mues par l'égoïsme, la méfiance, la jalousie, la colère et la vengeance. Les cheveux seront noirs, le teint jaune, la parole sèche et brève, la taille médiocre, les traits et les muscles fortement dessinés, les fonctions génitales ardentes, et la peau brune et velue.

30° Le mélange des trois tempéramens organiques occasionnera des changemens analogues dans les tempéramens de relation; puisque ceux-ci ne sont que les conséquences et les productions de ceux-là ; comme la fleur de chaque espèce végétale différente est causée par un ensemble différent de racines, de tige, de moëlle, de canaux et de fluides inférieurs, propres à développer des bourgeons floraux supérieurs particuliers à eux seuls.

31° Indépendamment des tempéramens nerveux, sanguin et bilieux de l'arbre animal, ce dernier possède encore des *constitutions* spéciales, qualifiées par la prépondérance soit des racines sensuelles, soit du tronc sensorial, soit de la tige spino-locomotive, soit des terminaisons génitales.

32° L'arbre de relation possède la *constitution sensationnante*, quand l'encéphale est caractérisé par de gros yeux, une ouïe très-fine, la gustation et l'olfaction habiles et désireuses. Alors l'individu a beaucoup de mémoire, il est sensuel, propre aux arts et aux professions qui exigent l'emploi des sens. Il possède les facultés perceptives que Gall désignait par les termes d'éventualité, de cosmopolisme, de configuration, de coloris, d'ordre. Tandis que les autres parties soit troncales, soit épinières, soit génitales, sont beaucoup moins prononcées comparativement.

33° La *constitution troncale* de la vie de relation se reconnaît au développement énorme du crâne, à la saillie considérable de la causalité, de la comparaison, de l'idéalité et de tous les sentimens situés dans l'emplacement de la pulpe mentale ou du corps calleux. Alors l'individu est doué d'une grande capacité intellectuelle, d'une grande facilité d'instruction et d'une aptitude remarquable aux créations de l'esprit. Les sens par contre sont peu aiguisés, la force musculaire médiocre et les facultés génitales peu prononcées, parce que l'éther s'est concentré dans le cerveau qu'il a hypertrophié avec ses élémens, au détriment des autres parties diminuées de l'arbre animal.

34° La constitution *spino-musculaire* de la vie de relation se caractérise par un développement colossal de l'appareil musculaire; c'est l'état animal des hercules et des athlètes. La force locomotive est extraordinaire; avec elle les individus ne connaissent point d'obstacles physiques; ils domptent les bêtes féroces, gagnent le prix du ceste et de la lutte, ou font vaillance de se montrer dans les foires, porteurs de poids énormes. Mais leur intelligence est bornée, leur simplicité les rend dupes et leur aptitude reproductive est assez limitée. Tout l'éther du sécrétisme sensorial est employé à innerver la locomotion qui en éprouve un besoin tellement excessif qu'il n'en reste que peu pour la nutrition de la pensée. Aussi cette insuffisance se fait-elle promptement sentir dans la maladie et la faim, contre lesquelles ils ont peu de réaction : ce qui les affaiblit et les emmène plus vite que les autres individus.

35° Enfin, il y a la *constitution génitale*, dessinée par un développement extrême des organes et des facultés du plaisir. C'est l'état des crétins, des nymphomanes, des satyriasiques. Le cervelet est considérablement bombé, et le plexus spermatique est d'une ardeur et d'un volume considérables. Les nerfs de la queue de cheval et de l'appareil reproducteur sont plus volumineux. Alors les individus, assez bornés du reste sous le rapport de l'intelligence et de la réflexion, sont obsédés constamment par des idées lascives, par des besoins libidineux, et ne recherchent que les occasions de se livrer à la passion de l'onanisme ou de la copulation qui aveugle et hallucine leur sensorium.

36° Tels sont donc les caractères des *constitutions* spéciales de l'arbre nerveux blanc de la vie de relation ; constitutions fondées sur la prédominance soit de ses racines sensuelles, soit de son tronc cérébral, soit de sa tige locomotive, soit de ses extrémités génitales. Mais ordinairement ces parties sont chez les animaux assez équilibrées entre elles, et rarement plus développées les unes que les autres. La pulpe sensoriale fait seule exception chez l'homme.

37° Il y a encore une nuance de tempérament organique, reconnaissable à un développement considérable des tissus cellulaire et graisseux : c'est le lymphatique. Le sang aqueux, circulant avec lenteur et entretenant un sécrétisme inférieur débile, donne à la pulpe mentale et aux parties de son arbre une faiblesse analogue. Aussi les yeux sont-ils ternes et sans expression, l'intelligence obtuse, les mouvemens tardifs, les organes reproducteurs inhabiles ; les cheveux sont plats, les chairs molles, l'embompoint énorme, et la peau pâle et chauve. L'individu est sans passion et végète plutôt qu'il ne vit.

38° La vie animale possède sa force expansive propre : c'est l'éther. Mais celui-ci provient du feu nerveux gris, qui se transforme en lui par le sécrétisme de la pulpe blanche, et qui lui donne conséquemment tous les degrés de sa force, de son abondance, de sa densité, de sa faiblesse, de son insuffisance, de sa raréfaction, les seules causes de toutes les modifications soit de *tempéramens*, soit de *constitutions* de l'arbre animal.

39° Les articles précédens fourniront la cause non-seulement de tous les rapports du physique et du moral des animaux, mais encore de leur identification, ou plutôt de leur filiation due à la production sécrétoire, comme une fleur et un fruit sont sécrétés par d'autres organes conditionnels et antérieurs à eux dans l'évolution végétative de l'individu qui les développe.

40° *Des âges de l'homme.* — Nous avons vu dans l'anatomie et la physiologie, que le sécrétisme focal commençait à poindre dans le sperme reproducteur, à la faveur du silence utérin et des alimens maternels; que ce sécrétisme avec ses fonctions encéphalisantes, pneumatisantes et gastrisantes, développait congénitalement l'ébauche de la vie de relation, et animait son sécrétisme éthérisant; de sorte que les deux arbres nerveux gris et blanc apparaissaient à la naissance dans les conditions propres à l'existence future inconsciente et consciente, ou organique et sensoriale. Mais dans le cours viager de cette existence double, le sécrétisme radical suit des phases à qui nous avons donné le nom d'âges, et qui réverbèrent, sur l'arbre sensorio-locomoteur, le reflet inévitable des divers degrés et des divers tempéramens de la vie organique. Ainsi dans l'enfance, le sécrétisme faible n'innerve que médiocrement la pulpe mentale et motrice; et tout en elle est faiblesse. Seulement comme l'encéphalisation essuie toute la résistance de l'arbre de relation qu'elle supporte sur son feu flambant, tout son éther est consacré à l'accroissement des sens et de la pulpe pensante; de sorte que tous les fluides se portent à la tête pour le grand travail des sensations et de l'intelligence si actives alors. Cette tendance s'effectue jusqu'à l'adolescence où l'encéphalisation est arrivée à un degré d'accroissement tel, comparativement à la pneumatisation et à la gastrisation, qu'elle est forcée de s'arrêter sous l'imminence de détruire l'équilibre des trois débouchés, par l'hypertrophie et l'exaltation de l'appareil encéphalisant. D'un autre côté le feu encéphalisant éprouve l'*obstacle* des idées à demeure et des sentimens expansifs et crispans, qui le compriment avec tant d'agitation que le feu focal entravé tend à se dériver par la pneumatisation. Et cette pneumatisation se fortifie pendant toute la jeunesse, et préside au développement complet de l'apareil pulmonaire si robuste et si irritable à cet âge. Et comme le feu pneumatisant si dense et si ardent, se rend à l'encéphalisation pour augmenter le sécrétisme de relation, l'arbre de relation, si riche d'alimens, distille son éther avec surabondance, et le dépense par une foule d'émotions riantes et expansives, par une locomotion vigoureuse, et surtout par les excrétions voluptueuses et plastiques de l'appareil génital. Pendant que les appareils qui président à toutes ces fonctions aimantes, motrices et sexuelles, se complétaient, ils sollicitaient le débouché gastrisant à rayonner dans les fluides digestifs, un feu ardent et souvent réparé, pour suppléer à toutes les dépenses, et pour aider à l'achèvement de toutes les parties de l'homme, qui s'équilibrent dans les trois débouchés de l'adulte, par l'ascension de l'appareil gastrique au diapason de l'encéphalisant et du pneumatisant. Mais alors l'adulte, ayant le sentiment de la difficulté d'entretenir ses fonctions, par l'exigence d'une forte dose d'alimens, devient concentré, avide, réservé, accapareur autant qu'il était prodigue et insouciant dans la jeunesse. Après l'équilibre des trois débouchés, ils commencent à diminuer dans le même ordre qu'ils s'étaient développés. Aussi les fonctions encéphalisantes baissent-elles, en causant l'affaiblissement des sens, le relâchement de la pensée, la fatigue musculaire et l'impuissance génératrice. Le sécrétisme focal diminue de plus en plus, et par conséquent aussi l'expansion du feu nerveux par l'encéphalisation, par la pneumatisation et la gastrisation : de sorte que sa greffe, l'arbre nerveux blanc de relation, s'affaisse aussi dans ses diverses parties, en décroissant et s'annulant de plus en plus avec le feu fondamental. C'est pourquoi dans l'extrême vieillesse les sens se paralysent, la pensée se refroidit, la volonté s'éteint, la locomotion s'immobilise, et le moi s'évente et disparaît, avant que la flamme du sécrétisme focal, nécessaire à l'électrisation des rouages animaux, soit complètement obscurcie. Mais elle diminue et s'évapore bientôt sous la cessation absolue du mouvement sécréteur vital, dont le feu expirant ne peut plus pneumatiser le cœur arrêté et les poumons suspendus, ni gastriser des organes digestifs désélectrisés, ni innerver une encéphalisation tarie. Alors comment la pulpe sensorio-locomotive pourrait-elle fonctionner encore, quand l'huile radicale qui nourrit sa lampe a disparu.

41° On voit donc que l'arbre animal n'est que ce que le fait l'arbre organique. L'encéphalisation de l'enfance lui donne la constitution sensationnante; la pneumatisation si forte de la jeunesse lui réfléchit la constitution sensoriale, locomotive et génitale; et la gastrisation du sécrétisme fondamental adulte complète ces constitutions, les affermit et les équilibre jusqu'à la vieillesse, où elles décroissent par la diminution graduelle des débouchés et du foyer primordial qui les ont engendrées, accrues et alimentées.

42° De sorte que l'on doit comprendre l'asservissement et la dénaturation de la pulpe sensoriale par l'essence même des fluides nerveux gris, sanguins, bilieux, chyleux et aériens qui la forment, l'organifient et l'électrisent. En effet tout est faiblesse dans l'enfance sensoriale, parce que le sécrétisme focal est débile, peu oxigéné et peu sustenté. Mais tout est vigueur et impétuosité dans la jeunesse et la virilité, parce que le sécrétisme primordial est énergique et violent, et pompe, par la pneumatisation, un air abondant, et par la gastrisation, des alimens solides vivement réparateurs et imprégnés d'une bile stimulante. Pourtant par les obstacles que les rouages passifs du corps apportent à la combustion et au dégagement du sécrétisme inférieur, la greffe sensoriale supérieure se ralentit, et finit par s'éteindre insensiblement comme lui, quoique toujours avant lui.

43° C'est une loi physiologique que la partie de l'organisme qui est le siége de l'innervation la plus forte, soit la plus exposée à se déranger, parce que là où il y a un dégagement nerveux plus considérable, il faut aussi un obstacle plus énergique et plus exactement mesuré et balancé. Aussi l'encéphalisation organique est plus sujette aux affections pathologiques dans l'enfance; et par conséquent la constitution animale sensasionnante est plus susceptible de s'altérer dans la structure et la physiologie des organes cérébraux perceptifs. La pneumatisation organique s'altère le plus souvent dans la jeunesse par la pulmonie et les troubles circulatoires; et les constitutions animales de la sensorialité, de la locomotion et de la génération, sont plus sujettes aussi à souffrir, comme on s'en convainc par les vésanies, les convulsions, les fractures et les altérations génitales si fréquentes à cet âge. Enfin la gastrisation organique se désordonne plus communément dans la virilité; et le reflet d'avidité, d'opiniâtreté et de tristesse que la bile imprime à la pulpe mentale par l'assimilation de ses principes âtres, difficiles et ardens, modifie la manière de sentir, de penser et de s'émouvoir, et prédispose aux passions égoïstes, à la peur de manquer, à l'ambition, à la morosité et aux monomanies.

44° On sent donc par ces explications, 1° que l'encéphalisation porte pendant toute la vie son influence sur l'arbre animal, en nourrissant et en électrisant succesivement ses constitutions sensationnante, sensoriale, musculaire et génitale; mais que le point culminant et sensible de son action s'effectue principalement sur les sens dans l'enfance. 2° La pneumatisation, quoique contribuant à grossir successivement toutes les constitutions de l'arbre animal, exalte pourtant la sensorialité, la locomotion et la génération pendant la jeunesse. 3° Enfin, la gastrisation, tout en portant son influence nutritive et réparatrice sur toutes les constitutions animales, pendant toute la vie, paraît pourtant modifier d'une manière particulière, dans l'âge mûr, la teinte substancielle et physiologique de la pulpe conscicnte et de ses fonctions intellectueuses et affectives.

45° *Des Sexes.*—Dans la femme le sécrétisme focal ou inférieur est beaucoup plus faible que chez l'homme : de là ses différences de force générale, et de tempéramens organiques, et de constitutions animales. La gastrisation moins intense lui donne un organisme moins bilieux et des passions ambitieuses et gastronomiques bien moins prononcées. La pneumatisation moins énergique rend sa respiration moins grande, son cœur moins volumineux, sa circulation moins active, son sang moins hématosé, et par conséquent ses passions animales moins expansives et moins impétueuses. L'encéphalisation moins abondante, avec les produits plus bénins de la pneumatisation et de la gastrisation, développe un arbre animal bien moins vigoureux dans sa totalité comme dans ses parties constitutives sensationnantes, sensoriales, locomotives et génitales. Aussi les sens sont moins aigüs, l'encéphale moins gros et moins capable, la force musculaire bien inférieure, et l'ardeur génératrice moins prononcée, sauf les exceptions individuelles. Ces différences amènent souvent le tempérament nerveux, ou le mode organique qu'on a nommé cellulaire ou lymphatique. Dans le premier cas la femme est très-sensible et susceptible d'exaltation morale et de spasmes éthérés ; dans le second elle est molle, indifférente et apathique.

46° Nous avons donné le nom de *tempéramens* au développement de l'un des trois débouchés organiques, et de *constitutions* aux diverses prédominances des parties de l'arbre animal. Et nous avons vu que ces constitutions se modifiaient en raison des tempéramens. C'est pour ce motif que la femme n'est au moral que la production directe et sécrétoire de son physique. Mais sa fonction génitale influe aussi sur sa physiologie viagère, et répercute sur la vie de relation des changemens distincts, amenés par l'apparition des règles, de la grossesse, de la lactation et de la disparition menstruelle. Ces fonctions temporaires agissent comme des maladies ou des sécrétions surnuméraires ou taries, et influencent la vie morale relativement à leurs opérations. Ainsi l'habitude de la grossesse a développé, de générations en générations, les dimensions osseuses du bassin qui s'est évasé en largeur et bombé aux hanches; tandis que le poids de la conception a déterminé la courbure et la distance des parties supérieures des fémurs, et le développement des condyles tout en les rapprochant en bas et en dedans. D'un autre côté l'habitude de la lactation a formé l'amplitude des parties claviculaires, et éloigné les épaules, devenues par là plus larges comparativement que chez les hommes; en même temps que la mode pernicieuse des corsets a rétréci la taille en exhaussant et renflant les parties hautes de la poitrine et en abaissant les crêtes iliaques.

47° Indépendamment des maladies propres aux âges et aux tempéramens organiques, ainsi qu'aux âges et aux constitutions de l'arbre animal, la femme est de plus exposée aux affections des fonctions surajoutées à sa vie inférieure, exploitée par elles dans son sécrétisme fondamental. Mais quand ces fonctions se suppriment sans entraves et naturellement, sa vie, fortifiée par leur absence, se rapproche plus de celle de l'homme, et imprime à tout son être une vigueur et une apparence presque égales, qui lui font parcourir avec bonheur une aussi longue carrière.

48° Les auteurs citent encore pour causes modifiantes de l'organisme les habitudes, les maladies les idiosyncrasies, l'hérédité, les professions, etc. Mais toutes ces influences proviennent de la manière dont s'exerce la vie organique et ses diverses parties, ainsi que la vie animale et ses diverses fonctions.

49° *Habitude.*—Les quatre mouvemens fondamentaux de l'attraction pulmonaire alternative avec l'expansion solaire-mésentérique, et de la concentration solaire-mésentérique alternative avec l'expansion pulmonaire, peuvent être exaltés; et alors l'habitude de leur oscillation aura imprimé une mobilité excessive aux actes de la sensorialité et à ses transports affectifs, ce qui changera étonnament la nature, la susceptibilité et la force de la pulpe mentale et de ses appendices sensationnans, musculaires ou générateurs.

De plus l'habitude pour une des fonctions organiques ou animales de travailler davantage, comme dans le développement des âges, des tempéramens et des constitutions, exaltera cette fonction, la disposera à des périodes plus rapprochées, hypertrophiera ses viscères sécréteurs, et modifiera analoguement et son anatomie et sa physiologie, tout en exigeant des considérations particulières d'hygiène.

50° *Hérédité et Maladies.*— Ces diverses modifications tendront à se transmettre par la voie de la génération, qui imprimera ainsi le germe des dispositions organiques et sensoriales paternelles non seulement physiologiques mais pathologiques même. Voilà pourquoi les tempéramens et les constitutions se propagent héréditairement, et pourquoi certaines maladies viennent assaillir les enfants aux mêmes époques de développement viscéral que leur père; et les faire périr de pulmonie, de manie, d'hémorroïdes, de goutte, de pierre, d'apoplexie, de colère, de libertinage, d'intempérance, etc.

51° Quant aux idiosyncrasies, ce sont des susceptibilités ou des augmentations partielles d'organes ou de fonctions, qui imposent à la vie organique des besoins d'alimentation et d'excrétions spéciales, et à la vie animale des besoins d'appropriation ou de rejets particuliers, à la vue ou à l'audition de tels ou tels objets, involontairement sympathiques ou antipathiques.

52° *Professions.*— On appelle ainsi les modes d'occupations de l'arbre animal pour gagner de l'argent ou obtenir de la considération sociale. Et ces occupations, selon qu'elles portent sur une des constitutions de l'arbre de relation, augmentent le volume des parties intéressées, exagèrent son action et influencent dans le même rapport soit les viscères, soit les débouchés, soit le foyer lui-même du sécrétisme fondamental. De sorte qu'il peut en résulter des maladies soit de l'arbre nerveux blanc supérieur, soit de l'arbre nerveux gris radical. Ainsi les artistes qui exercent tant leurs sens, peuvent perdre la vue, l'ouïe, le tact, l'odorat, le goût, la voix, ou les perfectionner excessivement. Les poètes et les philosophes qui fatiguent tant le tronc sensorial, peuvent arriver aux plus sublimes résultats de l'imagination ou de la méditation, mais peuvent aussi détériorer leur constitution animale par des aberrations hypochondriaques, des cérébrites lentes et des convulsions. Les portefaix, les boulangers, les danseurs ont leurs membres exercés très-robustes, mais ils les exposent aux luxations et aux fractures. D'un autre côté ces professions diverses menacent le sécrétisme inférieur d'exagération; et son feu, resserré entre la sphère centrale expansive et la résistance des viscères, sous l'effet compressif des efforts de relation, altre e le foyer si souvent entravé ou les organes qui le conduisent: delà les morts subites par extinction focale; de là les anévrismes, les apoplexies céphaliques et pulmonaires, les oppressions, les palpitations, les obstructions consécutives à la prolongation des professions que l'on ne soupçonne ni gênantes ni dangereuses. Ceux qui abusent des plaisirs de l'amour sentent aussi leur constitution génitale s'affaisser, et prédisposent les organes fonctionnels aux engorgemens, à l'axaltation ou à l'impuissance; tandis qu'ils peuvent aussi influencer ou l'arbre animal entier, et produire la mélancolie, l'épilepsie, la consomption dorsale, etc., ou l'arbre organique, et occasionner la phthisie pulmonaire et la gastro-duodénite chronique, puisque l'oxigène et les alimens sont si nécessaires à la réparation pneumatisante et gastrisante du sang, et puisque ce sang est si indispensable à la confection de la semence.

53° *De la vie et de la mort.*—Les principes de philosophie universelle et de zoologie transcendante que nous avons émis dans le cours antérieur de nos écrits, nous ont démontré que la vie était due à un assemblage plastique d'atomes actifs sécréteurs, qui avaient, avec une certaine dose d'aphlox ou de passivité modifiée, organisé le corps humain avec son foyer central, ses débouchés divers, leurs appareils attenans, ainsi qu'avec leurs modes de tempéramens; que cet ensemble de vie inférieure et fondamentale avait fait surgir un sécrétisme surnuméraire et l'arbre nerveux blanc de relation, avec ses parties sensuelles, sensoriales, musculaires et génitales, greffés sur elle, sur cette vie inférieure. Mais le sécrétisme focal, commençant avec la naissance, faible avec l'enfance, se fortifie de plus en plus jusqu'à l'âge adulte où il est dans toute son énergie; et tend à décroître avec la vieillesse, jusqu'à ce qu'il cesse par l'extinction graduelle et ensuite totale de son mouvement conbustif. Et cette action sécrétante, si vive dans la jeunesse où les alimens réparateurs entretiennent son vigoureux éclat, s'embarrasse de plus en plus dans les âges suivans, par l'accumulation dans l'organisme de matières passives entravantes et difficiles à sécréter. Alors le foyer s'amortit, les débouchés s'obstruent, le cœur se ralentit, les poumons s'empêtrent, les tissus s'endurcissent, le feu nerveux devient insuffisant et rare; tout se rigidifie, les élasticités s'engourdissent; et l'organisme s'embarasse ainsi d'élemens encroûtans qui enrayent les ressorts, empêchent la réparation, et font plus désassimiler que nourrir. Tout se dessèche; les organes durcissent; leur feu local s'évente;

le général se dissipe; et l'expansion centrale languit, meurt par degrés et expire avec le mouvement sécréteur annulé, éteint et glacé pour toujours. Le cadavre n'a plus que des atomes actifs centraux insuffisans à la vie; et le feu, constitutionnel encore aux viscères, ne manifeste plus que des oscillations latentes qui s'évaporent bientôt avec lui. Alors ce cadavre n'est plus qu'un composé scorieux et brûlé de passivité livré à la décomposition qui s'en empare, qui désagrège ses élémens, et qui les dissémine tôt ou tard dans le torrent général, où ils restent confondus, comme avant leur réunion organique, jusqu'à ce que de nouvelles combinaisons d'atomes actifs s'en saisissent pour les organiser soit minéralement, soit végétalement, soit animalement.

Pendant ces phases naissantes, ascendantes, décroissantes et mourantes de la vie radicale, la vie animale, greffée sur elle et nourrie par elle, subissait fatalement et conséquemment les mêmes révolutions; et l'arbre nerveux blanc de relation avait crû, s'était fortifié jusqu'à son summum, avait décrû et s'était éteint avec le foyer inférieur central. L'éther nerveux, qui avait fourni avec tant de prodigalité, dans la jeunesse, aux dépenses des sensations, de l'intelligence, des émotions, des mouvemens musculaires et de la reproduction, tarit insensiblement avec la décrépitude organique et le feu nerveux général. L'arbre blanc se dessèche dans ses parties; les sens s'obscurcissent; la pulpe mentale s'atrophie et s'assombrit; la voix se casse; les nerfs des membres se paralysent; et les fonctions génitales se glacent. Enfin quand le sécrétisme inférieur n'émet plus qu'un feu insuffisant à l'éthérisation et à l'électrisation de la sensorialité et du mouvement, leur source tarit et meurt, précédant ainsi de bien près la source fondamentale elle-même, qui loin de pouvoir aviver sa greffe animale, ne peut pas même entretenir sa combustion expirante, dont le souffle va bientôt s'exhaler pour jamais. Cet article doit donc vous faire sentir le fatal et matériel asservissement qui enchaîne l'âme supérieure ou intelligente et mouvante, à l'âme inférieure ou inconsciente et viscérale.

54° La vie est d'autant plus longue que le foyer sécréteur fondamental est plus énergique; que ses tempéramens sont plus robustes; que l'arbre animal est plus équilibré avec eux; et qu'il est lui-même bien en harmonie dans ses parties. D'un autre côté l'éducation porte à la longévité une influence immense; elle consiste dans l'exposition des deux vies à leurs modificateurs convenables physiques et moraux. Avec cette sagesse, point d'obstacle trop compressif dans les deux arbres gris et blanc; pas d'hypertrophies locales, pas d'exaltation de tempérament organique ou de constitution animale; et alors équilibre des deux physiologies. Sans ces conditions hygiéniques, des troubles pathologiques surviennent; et en exploitant trop le sécrétisme, en forçant ses réactions, en désordonnant ses débouchés, en donnant des jours anomaux aux expansions nerveuses et éthérées, ces troubles amènent bientôt le dépérissement et le ralentissement du foyer sécréteur, qui finit par s'éteindre prématurément, après avoir dévoré, à son profit expirant, la vapeur encéphalisante sur laquelle il suspendait la servile sensorialité.

CHAPITRE V.

MATIÈRE DE L'HYGIÈNE, OU MODIFICATEURS DE LA PHYSIOLOGIE.

55° La vie humaine est une véritable combustion centrale et rachidienne. Elle possède son foyer sécréteur, des conduits apporteurs d'alimens, et une sphère rayonnante d'où le feu tend à diverger en tous sens. Mais cette sphère orbiculaire, au lieu de s'irradier excentriquement en rondeur et partout, s'enfonce dans trois débouchés d'où le feu nerveux flamboie dans des appareils appropriés, et où il se met en rapport de choc, d'impression avec les corps de la nature étrangers à son organisme. Ces trois débouchés sont: la pneumatisation, la gastrisation et l'encéphalisation, qui conduisent ce feu nerveux dans leurs appareils viscéraux respectifs. Et ce sont ces viscères qui, en l'irradiant les derniers du corps, l'exposent au contact, à l'impression des objets extérieurs.

56° Ce contact, cette impression des corps physiques doit se comprendre comme le point de rapport de deux forces en opposition. Ainsi la force vitale a sa tendance d'expansion excentrique; les corps de la nature aussi. De sorte qu'il y aura un point de leurs irradiations, où la force physiologique et la force physique se toucheront. Et bien c'est par ce point que s'opérera l'influence du corps modificateur sur l'expansion du feu nerveux, et réciproquement. Mais avant d'outrepasser, nous appelerons l'*obstacle* l'action de tout agent externe sur l'irradiation ignée de la sphère focale.

57° La sphère focale a presque toujours la même énergie de

rayonnement ; et cette énergie elle l'oppose constamment par les quatre mouvemens fondamentaux et les trois débouchés, à l'agression de l'*obstacle* ou des modificateurs.

58° D'un autre côté, l'*obstacle* ou ces modificateurs physiques sont caractérisés par leur action impressionnante sur le feu focal rayonnant.

59° Cette action de l'obstacle hygiénique sur l'expansion fondamentale physiologique, s'effectue de trois manières. 1° Ou l'obstacle est trop *concentratif*, alors les agens externes qui l'opèrent, compriment et oppressent trop la sphère centrale, et refoulent trop son feu rayonnant dans les débouchés qui sont chargés de la dériver. 2° Ou l'obstacle est égal ou *harmonique* avec l'expansion vitale, alors l'atmosphère nerveuse du foyer n'est ni trop ni pas assez concentrée ; elle est en équilibre hygiénique avec les agens externes qui la stimulent. 3° Ou l'obstacle est trop faible, pas assez concentratif, c'est-à-dire, *raréfiant* pour la sphère centrale. Alors son feu, insuffisamment comprimé, pas assez emprisonné, s'échappe outre mesure des débouchés trop ouverts. Et le foyer qui dépense trop, plus qu'il ne devrait le faire, se relâche, s'énerve, s'épuise, s'affaiblit et menace l'existence de se désorganiser et de se refroidir, sous l'effet de son sécrétisme trop exhalant. De même qu'une machine à vapeur, dont le degré de température est donné et reste uniforme, perd d'autant plus de la vigueur de ce degré, qu'on ouvre un plus grand nombre de soupapes.

60° Et bien l'action de l'*obstacle* sur l'expansion vitale, s'appelait jadis stimulation : mais ce mot n'a jamais été compris comme je viens de le décrire, et n'a jamais été qu'un texte à des explications arbitraires et à des interprétations hazardées et versatiles. J'espère qu'une fois pour toutes sa définition sera fixée irrévocablement.

61° Mais l'expansion focale étant susceptible d'être stimulée, c'est-à-dire, d'être trop, suffisamment ou pas assez comprimée par les obstacles ou modificateurs hygiéniques, jouit d'une force de réaction contre leurs impressions soit trop concentratives, soit harmoniques, soit pas assez refoulantes.

62° Cette force réactive est l'atmosphère excentrique du foyer sécréteur encéphalo-rachidien. Le rayon de son feu divergent est bandé entre la corde de la pulpe grise vitale qui l'irradie, et entre les agens hygiéniques qui pèsent plus ou moins en obstacles sur ce rayon. Alors ce feu divergent est comprimé entre deux points : 1° entre le centre du foyer comburant et invincible sous peine de mort ou d'extinction, et 2° entre les obstacles circonférenciels des agens externes. Le rayon vital ou du feu nerveux central est donc tendu, équilibré ou relâché sur le foyer brûlant, par le degré de concentration trop étouffante, harmonique ou insuffisante des obstacles physiques. Et bien j'appelle *élasticité* vitale la force de réaction du foyer ; et cette élasticité n'est autre que la colonne d'expansion du feu nerveux central, sur laquelle pèse l'obstacle des modificateurs qu'elle cherche à vaincre. Selon que le feu nerveux central est surabondant, exact ou rare, l'élasticité vitale qu'il manifeste est trop énergique, convenable ou trop faible.

63° Cette élasticité apparaît d'une manière sensible aux portes de la vie : 1° au débouché encéphalisant de l'âme sensoriale, par les émotions morales qui influencent tant la combustion focale ; 2° au débouché pneumatisant si oscillant sous les impressions de l'atmosphère du globe ; 3° au débouché gastrisant si modifié par l'action des alimens. Mais la réaction élastique soit ostensible, celle du feu général, soit latente, celle du feu nerveux local, a été dénommée abstractivement tonicité, irritabilité, excitabilité, contractilité, sensibilité, par les divers auteurs qui en considéraient la cause comme immatérielle ; tandis que cette cause n'est autre que l'effort tensif et élastique du rayonnement nerveux sous un obstacle soit extérieur ou hygiénique, soit interne ou physiologique. L'*élasticité* nerveuse sera donc enfin considérée comme la force générale qui préside aux divers fonctions de l'organisme ainsi qu'à ses réactions sur les modificateurs. C'est encore un problême éclairci et résolu : tandis que les expressions métaphysiques de Stahl, d'Haller et de Bichat n'offraient que ténèbres et incertitude. Mais pour arriver à ce résultat satisfaisant, il fallait découvrir la cause et le moyen de la vie : désormais avec leur explication tout concourra au même but philosophique, c'est-à-dire, à déchirer le voile de tous les doutes médicaux.

64° Après avoir expliqué comment les modificateurs du foyer vital agissent sur lui, en s'opposant en *obstacle* à ses irradiations, et comment le feu rayonnant réagit sur eux par son élasticité, nous devons encore faire connaître comme ces modificateurs, lorsqu'ils pénètrent le foyer sécréteur, se dissolvent en lui pour réparer ses pertes divergentes continuelles.

65° Ainsi certains agens atmosphériques, comme l'oxigène, le calorique, la lumière, l'électron, traversent le compartiment du poumon qui s'abouche au foyer vital, et sont englobés dans sa sphère-rachidienne combustive qui les atténue, les divise, les décompose encore, les absorbe, se les assimile pour aviver son action brûlante, plénifier et gonfler son atmosphère centrale, et rayonner le feu nerveux qui en résulte, aux trois débouchés devenus plus élastiques, plus réactionnaires; et ces trois débouchés le lancent, le répandent dans leurs appareils respectifs encéphalisant, pneumatisant et gastrisant, et conséquemment dans les viscères dont ces appareils sont composés.

Les principes aériens indissolubles et impropres à la vie, sont éliminés par le choc en retour des quatre mouvemens fondamentaux et alternatifs de la vie, et excrétés hors du corps.

66° Les alimens, que les chylifères transportent au compartiment pulmonaire qui s'abouche au foyer sécréteur, dissolvent en lui les atomes actifs qu'ils renferment; en enrichissent sa sphère combustive, qui les sécrète, les divise, les décompose, se les assimile pour en former son feu nerveux rayonnant et ainsi réparé. Ce feu vital s'irradie par les trois débouchés et leurs appareils et leurs viscères respectifs, et anime, électrise, vivifie, par ses élémens organifiables, l'économie ainsi renouvelée et nourrie.

67° Il existe donc un double courant alimentaire. Le premier transporte les alimens digestifs et aériens au foyer sécréteur, dont le pouvoir central et fondamental les vitalise, les transforme en feu nerveux. Le second les rejette ainsi calorifiés hors du corps, par une excentricité incoercible dans l'état de santé. Mais le foyer sécréteur ne s'approprie que les atomes actifs ou phloxiques dissous dans les substances respirables et alimentaires; et les principes passifs ou aphloxiques sont éliminés et excrémentés, aux diverses hauteurs de l'arbre organique, par la bile, le mucus intestinal, les urines et les selles, par les vapeurs de la respiration, par la transpiration insensible, etc.

66° Retenons donc bien que les modificateurs aériens et digestifs exercent deux actions sur la sphère vitale attractive et expansive, ou élastique et repoussante: 1° ils font obstacle; 2° ils peuvent être assimilés dans certaines proportions. C'est sur ces deux bases que nous allons fonder l'explication hygiénique des modificateurs de la pneumatisation, de la gastrisation et de l'encéphalisation; tout en rappelant qu'il font obstacle à l'élasticité rayonnante du feu nerveux focal, ou par trop de concentration, ou avec harmonie, ou par une compression insuffisante. Par rapport à ce dernier cas, on pourrait objecter que le mot *obstacle* est impropre, puisqu'un air trop rare, par exemple, n'arrêterait pas assez l'expansion du feu nerveux incessamment divergeant. Mais quoique l'effort de l'air sur le feu irradiant soit insuffisant, il n'en existe pas moins; et son contact, son heurtement, son obstacle est toujours nécessaire dans quelque proportion que ce soit: sinon le feu focal s'éventerait, s'évaporerait, et la sphère s'éteindrait. L'*obstacle* ou le stimulus est donc d'une necessité absolue, qu'il soit trop fort, convenable, ou trop faible.

69° *Modificateurs de la pneumatisation.*—La pneumatisation est la fonction fondamentale par laquelle le feu nerveux de la sphère focale s'échappe, dans l'expansion pulmo-cardiaque, par le débouché pulmonaire, pour se précipiter dans les quatre artères veineuses, le cœur gauche et tout l'arbre artériel, afin d'aller animer, électriser et innerver tous l'appareil circulatoire et tous les viscères qui puisent leur réparation et leur entretien dans le sang rouge.

70° La pneumatisation est non seulement un débouché par où le feu nerveux s'irradie de la sphère vitale, elle est encore une ouverture d'appel, d'aliment, d'obstacle par l'impression de l'air atmosphérique et par sa pénétration au sanctuaire pulmonaire du foyer sécréteur. Aussi les modificateurs qui influencent cette ouverture de la pneumatisation, comprennent tous les circumfusa des auteurs.

71° Quand l'air atmosphérique est pur par ses proportions exactes d'oxigène, de calorique et de lumière, il contient la condition propre à entretenir le foyer vital, qui s'empare de ces gaz pour entretenir sa combustion, et maintenir l'abondance de son feu nerveux et ses trente degrés de température. Ces modificateurs sont alors en *harmonie* avec son expansion ou son élasticité, qui refoule l'air avec mesure et facilité, en exerçant une respiration grande et une circulation énergique, et en développant une chaleur générale, cause de la vigueur de toutes les fonctions fondamentales et secondaires.

72° Mais quand l'air est vicié par des gaz délétères et des émanations malfaisantes, il pèse sur le foyer de la vie, ne lui fournit aucun principe réparateur, lui impose au contraire des alimens destructifs; et le foyer combustif se ralentit, sa sphère se débilite, son feu rare devient faiblement élastique ou repoussant, toutes les fonctions languissent; et le poids persistant de ces circumfusa, n'étant pas suffisamment écarté, comprime trop la flamme focale, l'étouffe et l'éteint par l'asphyxie. Le sang noir ne pouvant plus aborder le sanctuaire pulmonaire de la vie entravé par l'atmosphère impure, stagne dans les vaisseaux de la tête et les cavités droites du cœur qu'il engorge et enraye. Les mêmes phénomènes ont lieu à plus forte raison dans la submersion. Tels sont les tristes effets des modificateurs de la pneumatisation *par trop de concentration.*

73° Lorsque l'air trop rare n'offre qu'un obstacle trop faible à l'expansion pulmonaire de l'expiration, et à l'expansion cardiaque de la circulation, la respiration devient difficile, et le sang n'étant pas assez arrêté dans son cours excentrique, s'échappe hémorrhagiquement par la bouche et les narines, comme les expérimentateurs d'aérostats l'ont éprouvé dans leurs audacieuses ascensions. Alors la région si élevée et si rare de l'atmosphère, agit comme modificateur pneumatisant par compression insuffisante, ce qui facilite l'élasticité et l'irruption outre mesure du feu nerveux pas assez concentré ni emprisonné.

74° Il faut donc la compression de 16,000 kilogrammes d'air pour équilibrer l'expansion focale. Quand l'excentricité de l'air sur l'excentricité vitale surpasse ou ne contient pas ce chiffre, la sphère nerveuse centrale est trop ou pas assez contenue; et alors ou elle se rompt en efforts pour se dégager par ses débouchés, comme la vapeur d'une chaudière trop concentrée cherche à s'échapper par ses soupapes; ou elle diverge avec trop d'aisance et d'ouverture, ce qui relâche les fonctions et le rayon divergent du feu nerveux pas assez tendu ni bandé. Voilà donc en général les deux écueils qu'il faut éviter, pour établir l'*harmonie* de l'*obstacle* modificateur du débouché de la pneumatisation. Tout se réduit à ce principe dans la considération des circumfusa que nous allons successivement passer en revue.

75° Si le calorique de l'atmosphère est dans une juste mesure avec le foyer vital, il y a *harmonie* entre eux. L'attraction centrale n'en absorbe qu'une quantité nécessaire à son entretien; et l'expansion n'éprouve qu'un obstacle suffisant à son exercice. Mais si le calorique est en excès, le foyer de la vie s'en approprie immodérément; il énivre tous les débouchés qui le dérivent avec profusion par leurs appareils, ce qui les relâche considérablement; et comme la chaleur atmosphérique est exhubérante, tous les pores de la peau et des appareils étant détendus, la tamisent excessivement, en ouvrant les soupapes extérieures, ce qui cause des pertes énormes de feu nerveux pour le foyer vital ainsi débandé, relâché, trop ouvert, pas assez comprimé. L'expansion se dépense outre mesure par les débouchés et toutes les issues, ce qui énerve le centre sécréteur, débilite les appareils encéphalisant, pneumatisant et gastrisant. C'est pourquoi le feu nerveux qui se dégage par les membranes muqueueses de la digestion, fait désirer des acides, des substances froides neutralisantes, harmoniques et modérément compprimantes ; en même temps que les alimens trop concentratifs, comme les viandes, les épices, les boissons excitantes, répugnent comme nuisibles et refoulans.

76° Mais le froid, au contraire, en fermant tous les pores du derme et faisant obstacle au débouché pneumatisant, laisse une grande partie du feu nerveux expansif dans la sphère focale. Alors il déborde avec une ardeur intense aux débouchés de l'encéphalisation et de la gastrisation. Aussi l'arbre animal est-il vivement stimulé et fortifié dans son ensemble et dans ses fonctions particulières; et l'appareil gastrique et sécréteur éprouve-t-il un augment de vitalité et d'électrisation dans l'élasticité des tissus et dans la production de leurs actes nutritifs, distillateurs et exhalans. Le débouché pneumatisant fermé par le froid aérien, ne dépense pas le feu vital par des respirations haletantes comme pendant la chaleur. Mais, au contraire, il le réserve pour l'intérieur de l'organisme, et le dégage avec plénitude dans les appareils pulmonaires, cardiaques et circulatoires; ce qui accroît l'ampleur de la respiration, augmente la vigueur du cœur et du pouls, et accélère, fortifie et surélectrise tous les organes qui puisent dans le sang rouge un aliment à leurs fonctions.

77° Si le foyer vital est pauvre, soit par tempérament, soit par inanition, le froid aura beaucoup de prise sur le sécrétisme fondamental, dont il enlevera d'autant plus l'expansion du feu-nerveux que lui, le froid, sera plus intense, plus concentratif, et qu'elle, l'expansion, sera plus faible, plus rare, moins élastique ou repoussante. Alors les extrémités frissonnent et se gèlent ; le sommeil s'empare de l'individu dont le cerveau n'est pas assez animé par une encéphalisation débile. La respiration ralentie n'absorbe pas assez d'oxigène et d'élémens électriques pour aviver le foyer; et la circulation, languissante par l'insuffisance du rayonnement central cardiaque, ne stimule plus convenablement les fonctions. Aussi elles s'amortissent, et l'arbre animal s'engourdit, se paralyse, se refroidit et se glace, cédant à une mort apparente qui, faute de secours échauffans et électrisans, devient bientôt réelle et absolue.

78. Dans l'hiver, le débouché gastrisant rayonne outre mesure par les muqueuses digestives; et c'est l'abondance de ce rayonnement qui produit l'abondance de la faim, qui est d'autant plus forte que ce rayonnement est lui-même plus intense. De même que c'est l'abondance du feu pneumatisant qui inspire le besoin plus grand de respirer. Ces deux cas s'expliquent par la nécessité de *concentrer* suffisamment ces débouchés par des *obstacles* hygiéniques convenablement et analoguement compressifs. Cette idée est le principe fondamental de la science de la santé et de la stimulation. Aussi les alimens de l'hiver doivent être bien plus abondans, plus compacts, plus refoulans, plus excentriques, plus excitans que dans l'été; afin de plus emprisonner l'expansion gastrisante dont le débouché est plus ouvert et plus irradiant. J'en dirais autant de l'encéphalisation et de la pneumatisation qui rayonnent plus que dans l'été, parce que dans cette dernière saison, le feu général se dissipe outre mesure par tous les pores de la peau si relâchée; et qu'alors les débouchés ont en moins à rayonner ce que l'organe de la transpiration insensible et de la sueur dépense en plus. Tel est donc le mécanisme physiologique de la vie et de son dégagement. Il ne faut que réfléchir sur l'exposé de notre doctrine pour s'en rendre un compte satisfaisant.

79° Concluons cependant de ces derniers paragraphes que la force, que la vigueur de la vie provient d'un certain degré de compression et d'emprisonnement du feu focal, qui le font abondamment diverger par les trois débouchés fondamentaux; tandis que la faiblesse dérive, comme dans l'été et dans les maladies de langueur, de la dépense anormale ou superflue du feu général par des issues différentes et par des jours irréguliers, où se perd, s'évapore, s'exhale le feu vital, comme par des soupapes trop nombreuses et débilitantes.

80° La lumière et l'électricité renforcent les effets du calorique, et produisent les mêmes résultats sur l'économie. Du reste, ils sont comme lui susceptibles de se dissoudre dans le foyer vital qui se les approprie, les décompose, les combine pour en former, par leur sécrétion, un feu animateur plus ardent, plus dense, plus innervant.

81° Quant à l'humidité atmosphérique, elle se combine avec l'air, et par sa dilatation, son harmonie ou sa densité, modifie les quatre mouvemens fondamentaux et les débouchés de la vie dans les mêmes rapports. Dans le premier cas, elle prédispose à la flaccidité des chairs, au gonflement des glandes et des têtes osseuses, aux scrophules, aux catharres, à la nuance lymphatique. Par son absorption outre mesure, le sécrétisme central et les fonctions secondaires languissent et s'énervent. Son harmonie entretient l'enduit des organes et favorise la transpiration, les urines et les selles. Sa densité froide embarrasse la circulation et la respiration, répercute la transpiration, dispose aux collections séreuses et aux inflammations pulmonaires. Mais tous ces effets proviennent toujours, en dernière analyse, de l'*obstacle* trop répercussif, convenable ou insuffisant du feu nerveux concentré trop fortement, ou avec mesure, ou pas assez : les trois considérations capitales de l'hygiène comme de la physiologie.

82° Si des miasmes putrides, des émanations malfaisantes, des odeurs délétères sont attirées et englobées dans la sphère vitale, le sécrétisme organique s'en empare aussi et les brûle et les rayonne. Mais le feu nerveux qui en résulte désordonne bientôt l'économie et produit des fièvres putrides, des maladies pestilentielles dont la communication, par la répétition des mêmes miasmes, détermine les épidémies meurtrières qui déciment parfois les populations.

83° Les saisons, les localités, les climats, par la pureté de l'air, sa rareté, son intensité, par l'excès de lumière, d'électricité, de calorique ou de froid, d'humidité ou de sécheresse, comme par leur harmonie ou leur insuffisance, produisent les mêmes phénomènes que nous avons signalés en expliquant les effets des modificateurs de la pneumatisation. Car ces modificateurs y sont variablement combinés, et agissent en raison multiple de leur composition. Aussi l'organisation humaine varie-t-elle sous les influences du sol et de chaque atmosphère, et acquiert-elle des modes divers de tempérament, de constitutions animales, de force, de faiblesse, d'amélioration, de détérioration, selon leurs effets différens sur les mouvemens de l'expansion pulmonaire et de la peau. C'est à l'observateur à appliquer aux circonstances climatériques, saisonnales et territoriales, nos principes hygiéniques précédemment décrits, pour expliquer toutes les variétés qu'elles présentent. Car l'assimilation *harmonique* des élémens aériens, et leur trop forte *oppression* sur la pneumatisation, ou l'*insuffisance* de leur concentration, sont les seules causes de l'énergie ou de la débilité pulmonaires et cardiaques, ainsi que du tempérament sanguin ; de même que les trois mêmes effets des alimens modifient la gastrisation et le tempérament bilieux, comme nous le verrons.

Cependant on peut en quelque sorte modifier les agens de la respiration par les habitations et les vêtemens, en neutralisant par leurs moyens ce qu'ils peuvent avoir de désharmonique avec l'expansion pneumatisante, qu'on équilibre en se formant une atmosphère particulière artificielle et hygiénique, propre à contrebalancer les influences extérieures, pernicieuses soit en excès ou en insuffisance d'obstacle, soit en nature vénéneuse d'assimilation.

84° *Modificateurs de la gastrisation.* — La gastrisation est la fonction par laquelle le feu nerveux de la sphère focale sécrétante s'échappe et diverge par les ganglions et les plexus abdominaux, pour s'irradier dans leurs membranes muqueuses et viscérales, et se perdre au dehors après avoir traversé leurs pores émanateurs. Le feu gastrisant sort donc par ce débouché de la vie dans l'expansion solaire-mésentérique.

85° Quand le foyer vital s'est réparé et s'est rempli de feu nerveux par la dissolution électrique des alimens du dernier repas, il tend à rayonner ce feu surabondant. Mais comme l'encéphalisation a, pour obstacle permanent, tout le poids suspendu de l'arbre animal ; comme la pneumatisation éprouve toujours la résistance de l'air atmosphérique ; et comme la gastrisation ne ressent aucun refoulement dans la cavité stomacale vide, le feu nerveux tend à irradier et à dépenser sa superfluité par ce dernier débouché trop ouvert et pas assez comprimé. Alors il s'échappe outre mesure par les pores de l'estomac ; et son ardeur et ses bouffées, en contact immédiat avec les radicules des pneumo-gastriques agacées, inspirent au sensorium le sentiment de la faim, qui n'est autre chose que le besoin de concentrer dans une juste mesure cette expansion gastrisante, et de fermer ainsi une soupape trop relâchée, par où le feu focal se ruinerait et s'évaporerait bientôt entièrement.

86° Les alimens sont donc ingérés dans ce but qu'on n'a même pas encore soupçonné jusqu'aujourd'hui. Mais l'action de ces alimens est triple : 1° ou elle est trop faible, et leur obstacle ne *comprime pas assez* l'irradiation gastrisante ; 2° ou elle est harmonique, et alors leur obstacle la *concentre avec mesure ;* 3° ou elle est trop forte, et dans ce dernier cas les alimens introduits *refoulent trop* le feu gastrisant.

87° Si les alimens du repas qu'on vient de faire dans le but d'apaiser la faim, *ne compriment pas assez*, le feu gastrisant continue à s'échapper plus qu'il ne le devrait : alors cette perte appauvrit le foyer, relâche la sphère vitale, et le feu encéphalisant n'impulse ni assez abondamment ni assez vigoureusement l'arbre de relation, ce qui fait languir et se désordonner les fonctions animales. De même le feu pneumatisant moins irradié, en raison de l'ouverture morbide du débouché gastrisant qui dépense trop, pousse avec trop peu d'énergie les poumons expirateurs et le cœur circulateur; ce qui ralentit le cours du sang, affaiblit les fonctions artérielles et nutritives, amortit les quatre mouvemens fondamentaux, atténue les passions, engourdit l'intelligence, atrophie le système musculaire, émousse les organes génitaux. Ces effets se produisent à la longue et détériorent les deux vies organique et animale.

88° Si les alimens *concentrent* avec *harmonie* et convenance le rayonnement gastrisant, le feu général, suffisamment emprisonné dans la sphère focale, s'échappe avec vigueur aux débouchés de l'encéphalisation et de la pneumatisation. Et la continuité de ce régime sain et réparateur entretient l'énergie de l'arbre de relation, aiguise les sens, avive l'intelligence, fortifie la voix et la locomotion, et corrobore l'appareil reproducteur; en même temps que la pneumatisation impulse le jeu pulmonaire et le centre circulatoire avec plénitude et force; ce qui stimule toutes les fonctions artérielles, nourrit et développe les tissus, électrise les organes, et entretient leur élasticité réactive et contractile si propre à purifier les fluides et à favoriser les excrétions.

89° Mais quand les alimens *compriment trop* le feu gastrisant, sa colonne ardente est repoussée trop énergiquement sur les deux autres débouchés encéphalisant et pneumatisant, qui le dérivent avec trop d'impétuosité. Et la persistance de ce régime surexcitant exagère, exalte, emporte les fonctions de l'arbre de relation et de l'appareil pulmo-cardiaque. Ce qui prédispose le cerveau à des irritations latentes vésaniques et apoplectiques, et les nerfs à des affections spasmodiques et aux tremblemens; tandis que la pléthore s'empare de l'arbre circulatoire et engorge les tissus surexcités, hypertrophiés et exposés aux inflammations et aux stases hémorrhoïdales, variqueuses, goutteuses et calculeuses.

90° Mais par quelle vertu les alimens peuvent-ils concentrer insuffisamment, convenablement ou trop fortement l'expansion focale du feu nerveux gastrisant?

Nous savons que la matière est de deux sortes, active et passive ou phloxique et aphloxique; que par ses diverses combinaisons, elle a formé le grand arbre de la Nature, avec son essieu central, ses branches sidérales, ses ramifications solaires et leurs terminaisons planétaires.

Le globe est donc un bourgeon extrême de cet arbre grandiose et sublime. A son tour son composé actif et passif a déroulé les couches minérales et toute la série des métaux, des roches, des terres, des corps simples et combinés. Ces minéraux ont ensuite changé et purifié leurs substances; et par des transformations multiples et incessantes, ont amené la série si admirable et si nombreuse des végétaux. Tandis que les végétaux, par leurs débris fermentescibles, ont fourni les ébauches de l'animalité, qui s'est successivement élevée des classes les plus simples et par conséquent des polypes, aux classes le plus haut placées dans le rameau zoologique. Et ce rameau zoologique a crû avec hiérarchie ascensionnelle et filiative, comme un rameau végétal fournit d'abord des bourgeons, puis des fleurs et ensuite des fruits. Mais de même que ce bourgeon, ces fleurs et ces fruits ne sont que les produits métamorphosés d'une même substance qui se purifie insensiblement; de même le rameau zoologique a passé successivement des polypes, des radiaires, des mollusques et des crustacées, aux poissons, aux reptiles, aux oiseaux, aux mammifères et conséquemment à l'homme. Si donc tout ce déroulement n'est que le produit, continué sans interruption, de la matière minérale changée en végétale assimilatrice, et ensuite en animale assimilatrice encore et plus élaborée, il s'ensuit que cette matière soit minérale, soit végétale, soit animale partout où elle se trouve, n'est, comme la totalité de la Nature, qu'un composé d'atomes actifs ou phloxiques, et d'atomes passifs ou aphloxiques. Mais leurs atomes actifs intégrans, qui se sont formé dans chaque individu un centre d'animation, jouissent tous de l'attraction, du sécrétisme et de l'expansion attachés fatalement à leur essence incréée. Aussi partout où ces atomes se trouveront, soit dans les individus complets et vivants, soit dans leurs parties morcelées, ils jouiront des mêmes propriétés attractive, sécrétante et expansive. Ainsi donc tous les *alimens* animaux, végétaux, comme tous les condimens minéraux, posséderont le pouvoir constitutionnel d'attirer, de sécréter et de rayonner, pouvoir molécularisé en eux, et toujours proportionnel à la somme des atomes actifs intégrans. Ainsi ces alimens varieront d'après cette dose, et leur *expansion excentrique* concentrera à différens degrés l'*expansion excentrique* du feu de la gastrisation. Mais retenons que l'excentricité alimentaire provient de la dissolution intrà-stomacale des atomes actifs de la matière universelle minéralisée, ou végétalisée, ou animalisée. Et que ces atomes actifs chymifiés rayonnent excentriquement dans le ventricule, en refoulant *trop*, ou *convenablement*, ou *pas assez*, l'expansion du feu nerveux de la gastrisation qui, par cette triple propriété, est *violemment concentré*, ou *harmoniquement favorisé*, ou *insuffisamment comprimé*: d'où résultent les effets mentionnés plus haut et provenant d'un régime trop nourrissant, convenable, ou pas assez réparateur.

91° *Modificateurs de la gastrisation trop concentratifs.*—Ces modificateurs comprennent toute la classe des alimens surexcitans, et se composent des viandes noires et lourdes, du gibier trop odorant et huileux, de poissons indigestes, de truffes et de champignons, d'épices aromatiques, de vins méridionaux, de boissons capiteuses comme le café, le thé, les liqueurs, l'eau-de-vie, le punch, etc. Ces alimens ingérés dans l'estomac, déterminent un obstacle trop puissant à l'expansion du feu nerveux gastrisant, qui tend à le cuire, le fondre, l'atténuer, le liquéfier et le vaporiser. Mais ses efforts violens embarrassent la pneumatisation et l'encéphalisation, dont les feux rayonnans respectifs débordent moins par leurs débouchés, et se concentrent dans le travail de la chymification, pour favoriser et rendre plus intense et plutôt vainqueur le feu de la gastrisation. Quand, avec l'aide de la majeure partie du feu général tendu sur l'estomac, le feu gastrisant a brisé l'obstacle alimentaire et l'a fondu, la résolution de cet obstacle en liquide et en vapeurs intrà-digestives, formait naguère un centre violemment excentrique et oppressif d'atomes actifs supérieurs; mais l'abondance du feu gastrisant, après l'avoir saturé entièrement, a commencé à se l'assimiler, et le domine désormais par une expansion plus forte et victorieuse. Aussi charrie-t-il le chyme vers le duodénum et les intestins inférieurs plus ou moins flatulens, tandis que le grand vide focal, pulmonaire et chylifère attire les esprits électro-atomistiques et le liquide lactescent déjà réparateur. La digestion continue tant que des principes actifs susceptibles de nourrir restent dans la masse chymeuse, et elle diminue et finit à mesure que cette masse s'en dépouille; et comme cette privation la rend de plus en plus passive, elle est éconduite progressivement jusqu'au sphincter par le feu gastrisant et intestinal maîtrisateur et enrichi des élémens actifs digestifs, que le foyer sécréteur vient de s'approprier et qu'il rayonne actuellement en lui. On comprend donc quels efforts excentriques de dissolution le feu gastrisant est obligé de faire contre un repas dont les atomes intégrans sont si nombreux, si stimulans, si oppressifs. Cet abus trop prolongé détériore bientôt l'estomac, qui se brûle et se durcit sous la double résistance et du feu vital et des principes électriques des alimens. Chaque fois que l'estomac est vainqueur, la digestion s'opère complètement par la fonte chymeuse, mais non sans dégagement de gaz ascendans et descendans. Mais quand le repas est trop abondant et trop échauffant, et que son excentricité rayonnante l'emporte sur celle du feu nerveux, des angoisses surviennent, des nausées, du malaise, des vertiges annoncent l'effort que le foyer vital opère pour concentrer tout le feu général de l'économie sur la gastrisation, afin d'opérer par ses bonds vitaux, par ses secousses électriques, le rejet de l'obstacle alimentaire si concentratif et si malfaisant, Quand il le peut, il résulte des vomissemens et une indigestion plus ou moins grave, qui entraîne une faiblesse de l'arbre de relation, comme de la vie organique, faiblesse plus ou mois considérable, en rapport avec l'énergie que l'expansion générale du centre sécréteur a déployée pour rester victorieuse, et en rapport avec l'exploitation que la totalité de son feu a subie en se dépensant dans ses réactions excentriques et si irradiantes. Mais s'il ne peut vaincre l'obstacle des matières ingérées dans l'estomac, il meurt apoplectique ou dans les convulsions, par le transport pathologique du feu gastrisant, que l'excentricité alimentaire repousse sur la pneumatisation et sur l'encéphalisation comprimées trop violemment, trop long-temps et trop mécaniquement. Alors surviennent tous les symptômes de l'empoisonnement; car les poisons ne sont que des atomes actifs ou phloxiques trop excentriques, dont l'antagonisme insoluble et supérieur au feu gastrisant, le refoule sur les autres débouchés et sur leurs appareils attenans, en produisant les désordres effrayans qui président à l'agonie d'un empoisonné.

92° *Modificateurs de la gastrisation convenablement concentratifs.*—Ils comprennent tous les alimens propres au régime réparateur; tels sont les viandes faites mais non noires, et en général les substances fibrineuses, glutineuses, féculentes, et l'osmozôme, les oiseaux non excitans, les poissons simplement nutritifs, certains légumes corroborans; et parmi les boissons, le vin mêlé à l'eau, certaines bières et autres préparations non enivrantes. Tous ces alimens combinés et ingérés avec mesure, ne fournissent qu'un *obstacle harmonique* au feu gastrisant. Ce dernier se dissout aisément par son expansion victorieuse, et achève l'œuvre de la digestion sans réactions maladives sur les autres débouchés, et sans exploitation affaiblissante pour le foyer vital. Aussi la continuité de ce régime si avantageux, entretient l'équilibre de l'organisme, fortifie toutes les fonctions fondamentales, et fournit aisément aux dépenses de la vie inférieure et de la vie de relation abondamment réparées, avivées, électrisées et équilibrées.

93° *Modificateurs de la gastrisation pas assez concentratifs.*—Les alimens qui ne compriment pas suffisamment l'expansion gastrisante du feu nerveux, sont les viandes blanches, les légumes herbacés et mucilagineux, les fruits muqueux, les plantes froides, les substances gommeuses et huileuses, le laitage, l'albumine et les boissons acidules. L'habitude de ce régime si peu nutritif nécessite une grande fréquence de repas, pour s'opposer convenablement à la divergence du feu nerveux gastrisant, que ces substances, si peu excentriques et oppressives, n'arrêtent pas assez dans son débouché trop ouvert. Alors le foyer se relâche, n'étant pas assez concentré; son feu s'évapore constamment par le sentiment d'une faim non rassasiée. Et comme l'organisme ne puise dans ce genre d'alimentation que fort peu de principes actifs électro-caloriques, il se débilite bientôt; le sécrétisme fondamental s'appauvrit; l'expansion générale languit; le feu encéphalisant n'innerve qu'avec insuffisance sa greffe de relation, et les fonctions animales sont sans énergie, la pensée comme la locomotion, comme les organes reproducteurs. Le feu pneumatisant, n'impulsant qu'avec faiblesse le centre circulatoire et l'appareil pulmonaire, n'exécute qu'avec lenteur et avec une réaction médiocre les quatre mouvemens fondamentaux de la vie radicale : ce qui amortit les passions de l'individu, détériore le tempérament et amollit l'organisme comme la sensorialité. Tels étaient les peuples lotophages et les philosophes pythagoriciens si impassibles. Tels sont les animaux herbivores qui, s'assimilant peu d'électron et d'atomes actifs, n'en dépensent que fort peu dans leur vie placide et uniforme. Tandis que les carnassiers et les peuples anthropophages se livrent aux passions violentes et cruelles, que leur innervation fondamentale impétueuse et surabondante inspire à leur vie de relation enivrée d'un éther bouillant et si irruptif. Les animaux possèdent donc dans leur nature intégrante la condition de leur mode d'existence, de leurs instincts et de leurs facultés.

94° Les alimens, indépendamment de leurs trois manières d'agir par *concentration exagérée*, ou *harmonique*, ou *insuffisante* du feu gastrisant, jouissent encore de la propriété de fournir au sécrétisme central des principes électro-caloriques réparateurs. Et ces principes sont toujours en raison des atomes actifs qu'ils renferment. Et comme plus il y a d'atomes actifs ingérés dans l'estomac, plus l'obstacle excentrique de leur expansion sur le feu gastrisant est considérable et concentratif : on peut dire que les alimens sont d'autant plus nutritifs, c'est-à-dire, susceptibles d'aviver, de fortifier et d'exalter le foyer vital, qu'ils sont plus susceptibles d'opérer plus d'oppression gastrisante. Voilà pourquoi le régime trop concentratif finit par exagérer le diapason du sécrétisme fondamental; pourquoi l'alimentation suffisante ou harmonique ne l'entretient que dans un état d'excitation convenable et physiologique; et pourquoi le régime privatif ou pas assez concentratif détermine bientôt l'abaissement et la langueur du foyer vital, et conséquemment la faiblesse générale et de la vie inférieure et de la vie de relation.

95° Toute substance susceptible de se mettre en harmonie avec le feu gastrisant est essentiellement alimentaire. Les minéraux, à dissolution trop excentrique, trop oppressive, détérioreraient bientôt l'estomac. Mais je m'étonne qu'une foule de végétaux et d'animaux n'aient pas encore été préparés pour la nourriture habituelle de l'homme, quand je pense qu'on peut dépouiller par l'art culinaire ou la chimie, les végétaux de leur tannin, de leur extractif, de leurs essences, et par conséquent concentrer les principes féculens, muqueux, huileux, acides, etc.; et tandis que parmi les animaux, il n'y a que les vénimeux et les facilement putrescibles qui puissent nuire au feu gastrisant. Mais les souris, les chats, les chiens, les chevaux, les ours, etc., par une préparation antérieure convenable, fourniraient des principes réparateurs abondans et harmoniques à notre estomac, et deviendraient une partie fort utile de notre alimentation. Pourvu que la gastrisation ne soit ni trop ni pas assez concentrée, et que l'obstacle ou modificateur digestif soit de la fibrine, de l'albumine, de la gélatine, de l'osmazôme, de la fécule, du gluten, du mucilage, etc., qu'importe la substance non délétère qui la fournisse: le sécrétisme et ses organes gastriques peuvent s'en accommoder, et par leur combustion vitale, enrichir le foyer rayonnant d'un feu nerveux homogène, physiologique et rendu animateur par l'assimilation des atomes actifs alimentaires qui ont concouru à sa distillation et à son dégagement. Dans les siéges affamans, la nécessité exécute par exception ce que la science enseigne et ce que la pratique devrait rendre habituel.

96° Par nos explications antérieures sur les ingesta, on comprendra maintenant ce qu'Hippocrate voulait dire en n'ordonnant aux convalescens que des alimens plus *faibles* que l'estomac; car s'ils étaient plus *forts*, non-seulement l'estomac s'en trouvait surchargé et pathologiquement affecté; mais la fièvre réapparaissait et avec elle le délire et d'autres symptômes alarmans. Je suis confondu d'admiration en pensant que l'observation mécanique de ce grand homme, et que les faits qu'il rapporte sans pouvoir s'en rendre compte philosophiquement, sont marqués au coin de la justesse et de la vérité; tandis qu'il a fallu vingt-deux siècles pour en arracher le *pourquoi* à la Nature si avare dans la révélation de ses mystères. Oh! il est bien plus facile de raconter et d'écrire ce que l'on voit et ce que l'on entend, que de pénétrer dans les replis des énigmes médicales; que de donner l'interprétation des lois premières de la Nature; et que d'exhiber la cause signifiante de tous les symptômes, le seul but auquel tende l'ambition des pathologistes.

97° Le feu pneumatisant, celui qui se dégage du foyer vital par les ganglions pulmonaires et cardiaques, ainsi que par le réseau pulmonaire qui aboutit aux ramuscules des quatre artères veineuses, au cœur gauche, à tout l'arbre aortique, à toutes ses divisions et à toutes ses terminaisons capillaires les plus insensibles; le feu pneumatisant, dis-je, après ce long trajet, finit son cours excentrique en rayonnant à travers la peau, pour se mettre en contact avec la température extérieure. Mais comme ces irradiations proviennent surtout du feu nerveux dégagé par les membranes des artères et par leurs capillaires terminaux, dans lesquels s'épanouissent les ramuscules les plus extrêmes des filets ganglionnaires, j'ai nommé ailleurs ce dégagement, le débouché de l'*artérialisation*; et cette artérialisation n'est autre chose que la dérivation et l'expansion du feu nerveux à travers toute la trame des vaisseaux, du tissu réticulaire de la peau et de toute la peau elle-même, où il reçoit l'influence de la température externe. Le feu focal trouve donc dans les divers degrés de cette température, des modificateurs propres à favoriser ou à contrarier ses émanations artérialisantes. Ces modificateurs comprennent toute la classe des agens hygiéniques qu'on a nommés applicata, et qui son les habillemens, les cosmétiques, les bains et les soins de propreté.

98° *Applicata ou modificateurs de l'artérialisation.*—Toute leur théorie consiste à *trop concentrer*, à favoriser *convenablement*, ou à laisser échapper avec *surabondance* le feu nerveux artérialisant ou cutané, celui qui s'échappe du foyer vital par l'enveloppe circonférencielle de l'organisme, et qui par son rayonnement hors de cet organisme en marque la température propre.

99° Les habillemens, quand ils sont trop chauds ou qu'ils *compriment trop* mécaniquement, accoutument le corps, dans le premier cas, à se rendre trop sensible aux vicissitudes thermométriques de l'atmosphère ; et dans le second, l'exposent à froisser et à blesser les parties externes et les viscères internes sur lesquels ils s'appliquent. De sorte qu'on les *harmonise* autant que possible pour éviter ces deux effets et celui que nous allons mentionner. Car s'ils sont trop légers et *insuffisans* pour retenir la chaleur focale et la garantir contre l'intensité du froid, le foyer après sa réaction, n'étant pas assez concentré, s'évaporera, dépensera trop de sa température propre, s'affaiblira, et les accidens de congélation, déjà rapportés ci-dessus, pourront survenir et causer la désélectrisation générale et la mort.

100° Les bains produiront les mêmes résultats, en se rappelant que les froids trop *concentratifs*, doivent être extrêmement courts, dans la crainte de congestion, et qu'ils fortifieront ceux dont la peau est trop lâche et laisse trop évaporer de feu nerveux. Les tièdes entretiendront la propreté du derme et le dégagement *convenable* et hygiénique du feu artérialisant ; et les chauds détruiront les *obstacles* à son rayonnement cutané, désobstrueront les tissus réticulaires et sous-muqueux, rappelleront la transpiration insensible, calmeront l'irritation générale, délasseront et inspireront un sentiment de bien-être, dû au rétablissement naguères plus ou moins contrarié de l'expansion artérialisante. Mais leur usage affaiblira, en laissant trop et trop souvent s'ouvrir et se vaporiser le foyer vital, centralement exploité par le trop grand relâchement des pores de la circonférence. Et la mollesse qui en résultera, ressemblera à l'énervation et à la langueur des asiatiques et des habitans des pays chauds, où l'artérialisation déborde et se dépense trop par le derme toujours dilaté.

101° Les cosmétiques, les lotions, onctions, frictions et le massage, n'auront d'autre but que d'établir une rigoureuse propreté, ou de concentrer *plus fortement* ou *plus faiblement* le feu nerveux rayonnant à la surface du corps ; afin d'*harmoniser* sa dépense avec l'état et les besoins du foyer général, soit en déliant les *obstacles* à sa dérivation, soit en en produisant d'artificiels qui puissent l'équilibrer. Mais la combinaison convenable de ces moyens rétentifs, neutres ou relâchans du feu nerveux, entretiendra la propreté, la fraîcheur, la santé par la normalité de la transpiration insensible, que Sanctorius regardait comme la première condition hygiénique, et comme la première cause des maladies par ses altérations.

102° *Excreta de la vie organique.* — Le feu général, selon qu'il s'échappe par des voies différentes, exécute les divers excrétions de la vie organique. Ainsi le rayonnement pneumatisant préside à la perspiration pulmonaire, qui trouve dans les circumfusa ses modificateurs naturels. Le rayonnement gastrisant préside à la perspiration intestinale, qui rencontre dans les ingesta les *obstacles* qui le favorisent ou l'arrêtent, ce qui humecte ou durcit les fèces dont on doit toujours aider la sortie. Le rayonnement artérialisant préside à la transpiration insensible, que le froid ou le chaud extérieurs supprime ou augmente ; mais de plus il préside encore à l'urination, en envoyant dans l'appareil rénal les principes ammoniacaux et alcalins propres à cette fonction, si facilitée par l'aisance de l'artérialisation ou l'expansion du feu à travers les artères, et par la tranquillité apyrétique du sang. Les larmes, la salive, etc., doivent être aussi secondées dans leur écoulement, ainsi que la matière du détritus de tous les organes qui se déssassimile, fond et s'excrète plus ou moins, quand elle est réparée et expulsée par des molécules nutritives nouvelles et plus vitalisées. Toutes ces excrétions doivent s'effectuer constamment pour l'entretien de la santé ; car leur séjour dans leurs réservoirs formerait des stases, des collections, des obstacles pathologiques non-seulement aux humeurs similaires toujours sécretées, mais encore au feu général qui serait arrêté dans un rayonnement local quelconque : ce qui nécessiterait une réaction fébrile du foyer, et des efforts irruptifs du sécrétisme central pour fondre, dissoudre, vaporiser, dissiper et clarifier cet obstacle produit par une excrétion vicieusement supprimée. Favorisons donc ces excrétions et rappelons-nous qu'elles doivent être, sauf les idiosyncrasies et les exceptions particulières, toujours en rapport avec l'âge, le tempérament, le sexe, c'est-à-dire, en raison de la vivacité de l'action et de l'expansion vitales, de la rapidité de la respiration et de la circulation, de la promptitude des digestions, de l'activité de la composition et de la décomposition nutritives, de la facilité avec laquelle le feu général pénètre les pores de la gastrisation, de la pneumatisation et de l'artérialisation, pour s'irradier sans obstacle par eux, en exécutant leurs excrétions respectives et en s'échappant avec elles et sans retour de l'économie. Voilà pourquoi dans la vieillesse, où le foyer s'appauvrit de plus en plus et où l'expansion nerveuse est rare, les excrétions se font avec peine, s'accumulent et ajoutent ainsi aux infirmités de cet âge tardif et malheureux. Il est vrai qu'alors, comme dans la puberté, certaines excrétions se suppléent solidairement; et que lorsqu'un obstacle s'oppose à l'effectuation de l'une d'elles, le feu nerveux refoulé, se reporte sur une autre, et par son surcroît de dérivation inaccoutumée, exalte sa fonction, et lui fait entraîner le tribut que l'excrétion enrayée aurait dû normalement éliminer. Ainsi le froid extérieur, en supprimant la transpiration insensible, peut la reporter sur la pneumatisation et produire la catharre; ou sur la gastrisation et occasionner une diarrhée. De même des boissons trop chaudes porteront à une abondante perspiration pulmonaire et à une sueur fatigante. Le refroidissement des pieds causera le corysa, celui d'un membre le rhumatisme, celui de la tête le mal de dents; mais n'oublions pas que c'est la déviation et l'obstacle du feu nerveux qui produisent *primitivement* ces symptômes; et que la lymphe n'est que *secondairement* arrêtée par son retraît causal nécessaire. Dans le cadavre la lymphe existe; mais le froid n'y produit plus de catharre : parce que le feu nerveux indispensable ne s'y trouve plus, et ne s'accumule plus sur une muqueuse pour exagérer son sécrétisme et sa fonction perspirante.

Le refroidissement des pieds, comme celui de la peau, favorisera aussi l'urination, par la répercussion de la transpiration insensible sur l'appareil rénal. Ce sont deux fonctions solidaires et réciproquement supplémentaires. Aussi devons-nous dans les phlegmasies cutanées favoriser les urines, et dans les inflammations rénales exciter la transpiration. Nous soulagerons ainsi leurs organes fatigués et comprimés d'élémens surnuméraires et de plus en plus engorgeans. L'habitude de fumer, de priser, par l'application si fréquente d'*obstacles* contre le rayonnement du feu nerveux à travers les membranes buccales et nasales, a déterminé un effort plus considérable et plus abondant de ce feu expansif, pour saturer et éliminer ces obstacles tabachiques ; de sorte que le feu organique général s'échappe par là comme par une soupape surnuméraire, comme par un véritable vésicatoire. Le sécrétisme central, par la longue continuité de ce besoin satisfait, s'est tellement accoutumé à dépenser une partie de son feu par ces soupapes surnuméraires, que si l'on suspend de priser ou de fumer, ce feu rayonne inflammatoirement à travers les membranes ; et ne rencontrant plus les obstacles habituels, il se perd en excès par leur vide trop ouvert ; et en pénétrant les nerfs animaux olfactifs et palatins, il agace et tourmente le sensorium, dont l'éther rayonnant a contracté aussi le besoin de dériver par ces membranes et d'être arrêté, comme le feu gris, par les modificateurs tabachiques. Ne rompons donc pas subitement nos habitudes vicieuses ; ce qu'on pourrait faire sans danger, si les moteurs de notre organisme inconscient et mental étaient immatériels ; mais usons avec ménagemens d'une sage et graduelle diminution dans la soustraction des stimulus qui font obstacle à notre expansion ignée et éthérée. Nous finirons, par cette prudente transition, à boucher ainsi les ouvertures superflues et anormales qui exploitent à tort les agens directs de notre foyer vital et de notre sensorialité.

103° *Modificateurs de l'encéphalisation.* — Nous avons ainsi nommé la fonction par laquelle les couches grises corticales du cerveau, après avoir reçu le feu pneumatisant par les carotides, et le feu général du foyer par la continuité cérébrale et épinière du rachis nerveux gris fondamental, *sécrétaient* ce feu nerveux et flambaient, le rayonnaient à travers les parois de la pulpe blanche encéphalique et de relation. Le feu encéphalisant est donc le pivot, le soutien, la flamme nourricière et indispensable sur laquelle repose le tronc sensorial de l'arbre animal. Toutes les fonctions de cet arbre soit sensuelles, soit mentales, soit affectives, soit vocales, soit locomotrices, soit génitales, s'appuyent donc sur le feu encéphalisant, et sont donc susceptibles ou de le *comprimer trop fortement*, ou de le *concentrer convenablement* et harmoniquement avec la vie organique, ou de ne pas le *refouler suffisamment.* Voilà les trois considérations capitales de l'encéphalisation rayonnante, qui alimente et supporte la totalité de l'arbre animal, exalté avec son exagération, tempéré avec sa modération, affaibli avec sa débilitation ; comme une greffe avec le tronc qui lui envoie sa sève, comme une girouette sous le vent qui l'agite. Les parties de l'arbre animal sont donc les véritables modificateurs de l'encéphalisation ou du feu nerveux flambant par les couches grises corticales.

104° L'arbre de relation, qui pèse et oscille sur le feu de l'encéphalisation, se compose 1° des névrilèmes des sens soit organiques comme les pneumo-gastriques, siége des besoins viscéraux, soit animaux comme la vue, l'ouïe, l'odorat, le goût et le tact; 2° du tronc mental à quatre ventricules tapissés par la pulpe sensoriale, consciente et siége du *moi*, et susceptible de se crisper et de se dilater volontairement ou de l'être passivement par les impressions passionnantes; 3° de la soupape vocale; 4° de la tige épinière dont les ramifications musculaires, sous les crispations ou dilatations mentales, exécutent la locomotion; 5° de l'appareil de la reproduction attenant aux extrémités de la tige épinière, par des névrilèmes intermédiaires; comme les fruits qui doivent multiplier l'espèce d'un végétal, sont attachés à ce végétal par des ramuscules également intermédiaires. Tel est l'ensemble des organes fonctionnels de la vie de relation. Nous ne sommes animalement que cela, et toutes nos sensations, nos pensées, nos déterminations, nos passions, nos arts, nos inventions, notre langage articulé, nos mouvemens, notre volupté, sont renfermés dans les diverses parties respectives de cet arbre à pulpe nerveuse blanche, ou s'exécutent en lui, ou dérivent de lui.

105° Cet arbre, par les sens, *attire* soit le feu nerveux encéphalisant, soit les impondérables de l'atmosphère, pour en former les élémens de l'éther, qui le gonfle dans toute l'étendue de son canal interne et de toutes les divisions de ses névrilèmes. Le tronc mental *secrète* et confectionne cet éther ballonnant; et les ramifications épinières et musculaires le *rayonnent*, le dépensent à l'état de secousses locomotives électriques, torpilliennes; tandis que l'appareil générateur l'éjacule à l'état liquide et bouillonnant.

106° L'éther éprouve une oscillation, un mouvement de va et de vient des racines antérieures sensuelles aux branches postérieures locomotives, en traversant la pulpe mentale et troncale, qui par ses crispations et ses dilatations, détermine cette oscillation éthérée, soit en l'accumulant aux sens pour l'avertissement des agens physiques, soit en le concentrant dans son foyer sensorial, pour l'effectuation de la pensée, soit en le précipitant dans les névrilèmes du mouvement, pour l'exécution des actes volontaires. Ainsi les sens attirent, le tronc sécrète, les branches musculaires dépensent. Voilà l'ordre général qui n'empêche pas chaque organe, comme chaque tissu d'organe, d'attirer, de sécréter et de dépenser l'éther soit pour sa fonction spéciale, soit pour sa nutrition particulière. Mais retenons que tout l'arbre animal, comme une girouette est mue par le vent, pèse et oscille sur le feu de l'encéphalisation, son pivot; et que par conséquent il ne se passe pas un phénomène dans la moindre partie de cet arbre, qui ne retentisse, soit ostensiblement, soit sourdement sur ce feu tensif et vitalisateur si impressionnable; retenons encore que les fonctions animales, sur ce feu flambant, agissent soit en *comprimant trop* son expansion ou sa flambance, son synonyme, soit en la *concentrant convenablement*, soit en ne la *refoulant pas assez*.

107° *Signes que l'encéphalisation est trop ou pas assez comprimée.*—Nous avons vu dans l'anatomie et la physiologie, que la pulpe mentale, tronc de l'arbre blanc de relation, jouissait de la spontanéité, c'est-à-dire, de la faculté de se crisper et de se dilater sur la pulpe grise qui l'enveloppe et qu'elle comprime dans ses crispations, ou qu'elle ouvre et qu'elle relâche dans ses dilatations. Mais si la pulpe grise est ainsi comprimée et ouverte; comme elle rayonne le feu nerveux encéphalisant, et comme elle reçoit le feu nerveux et le sang de la pneumatisation, il s'ensuit que sa compression fermera le débouché de l'encéphalisation et s'opposera au dégagement du feu pneumatisant des carotides et à la sécrétion du sang carotidien; de même que sa dilatation offrira un passage trop facile et trop large au feu de l'encéphalisation, ainsi qu'au feu pneumatisant et au sang des carotides. Dans le premier cas, l'encéphalisation et la pneumatisation carotidienne comprimées, seront refoulées du débouché encéphalisant, sur le cœur et les poumons entravés et embarrassés, et sur la gastrisation engorgée. D'où résulteront l'oppression, l'angoisse, la dyspnée, les soupirs, les palpitations, une circulation plus ou moins agitée, dont la continuation pourrait occasionner une pulmonie chronique. D'un autre côté, le feu nerveux précipité dans la gastrisation, y causera aussi des désordres pathologiques, tels que chaleur inaccoutumée au creux de l'estomac, dyspepsie, gastrite, saburres, hépatite latente, jaunisse commençante, hypocondrie, constipation, hémorrhoïdes. Dans le second cas, l'encéphalisation et la pneumatisation carotidienne dilatées, offriront une ouverture trop large au feu encéphalisant et pneumatisant carotidien, qui seront trop aisément éthérisés et qui s'échapperont avec trop de facilité et d'abondance dans le canal quadriventriculaire et épinier de l'arbre animal; d'où résulteront, pour ce dernier, des sens avivés, une pensée rapide, des accès d'hilarité, des gestes très-mobiles et très-significatifs, etc.; tandis que pour la vie organique, la respiration sera grande, le cœur énergique, la circulation pleine et ondoyante; et la gastrisation aisément rayonnante, dilatera les viscères abdominaux convenablement électrisés et normalement fonctionnans.

108° La pulpe mentale influence donc la vie fondamentale et ses débouchés, et ses appareils, par ses crispations ou ses dilatations soit volontaires et spontanées, soit involontaires et passivement passionnées, comme dans la terreur, la fureur, le remords, le désespoir, etc., comme nous l'avons déjà expliqué. Mais n'oublions jamais que les secousses morales, quelque petites qu'elles soient, agissent toujours inévitablement sur le foyer radical, par le lien de l'encéphalisation et de la pneumatisation carotidienne; de même que la moindre agitation pathologique viscérale se fait sentir sur le tronc mental et locomoteur par les mêmes points de liaison. Le cœur oscille donc comprimé ou dilaté, sous les variations mentales; de même que la pulpe sensoriale et pensante oscille, comprimée ou dilatée, sous les mouvemens désordonnés du feu focal et cardiaque pneumatisant et du feu encéphalisant. Cette observation est d'une importance capitale pour l'explication de l'hygiène de l'arbre de relation, qui prend toutes les nuances de la vie viscérale, ou qui lui imprime les siennes. Ce sont deux réactions réciproques et toujours en présence : l'une pousse l'autre ou en est poussée inévitablement.

109° *Arbre de relation.* — Son hygiène consiste dans l'exécution normale de l'attraction, du sécrétisme et de l'expansion de la pulpe nerveuse blanche, propres 1° à puiser, dans le feu encéphalisant et dans le feu pneumatisant carotidien, les élémens de l'éther qui ballonne tout le canal sensorio-locomoteur; 2° à le sécréter convenablement, de manière que ce canal en soit complétement saturé; et 3° à le dépenser par les fonctions qui lui appartiennent, et à l'iradier par ses débouchés, sans refoulement comme sans raréfaction trop prononcés de leurs modificateurs.

110° Nous avons divisé l'arbre de relation dans ses parties naturelles, qui sont les sens, le tronc mental et volontaire, la tige et les ramifications vocales et locomotives, l'appareil reproducteur, et le feuillage enveloppant, la peau où s'exerce le tact protecteur. Nous suivrons le même ordre dans nos explications hygiéniques.

111° *Sens.* — Ils sont de plusieurs sortes. 1° Les racines animales *entièrement viscérales*, les pneumo-gastriques, par l'oscillation de leur éther intrà-névrilématique du sensorium aux membranes muqueuses et réciproquement, avertissent le moi des besoins de boire, de manger, de respirer, etc. Quand leur éther rayonne avec harmonie et convenance, ils remplissent leurs fonctions de moniteurs avec hygiène. Mais sont-ils trop concentrés, comme lorsque les poumons sont en contact avec des gaz méphitiques, et l'estomac avec des alimens nuisibles? ils font éprouver au sensorium un malaise affreux qui l'entraîne à chercher un air pur, et à se débarrasser du fardeau gastrique par des vomissemens élastiques et pressans. Les extrémités membraneuses des pneumo-gastriques ne sont-elles pas assez concentrées par des modificateurs trop rares? la respiration devient plus avide, et l'estomac déroule les échos de la faim, les borborygmes du besoin de nourriture, dus à l'expansion et à l'ampliation des muqueuses pas assez comprimées. Etablissez donc une harmonie convenable entre les excitans et les racines animo-viscérales.

112° 2° Les sens du goût et de l'odorat sont les racines animales *demi-viscérales*, parce qu'ils agissent dans le but de nourrir les deux vies et de les protéger contre les ingesta malfaisans qui pourraient les aborder sans leur indispensable discernement. Aussi selon que les odeurs et les saveurs concentrent et refoulent trop leur éther rayonnant, le cerveau les repousse et les hait; tandis qu'il appète celles qui les chatouillent, les agacent, les flattent, et tend à s'approprier leurs substances avantageuses, bienfaisantes et réparatrices.

113° 3° Les sens de la vue et de l'ouïe sont les racines animales *purement sensoriales*, et comme le disait Platon, les sens de l'âme. Aussi faut-il que leurs modificateurs, qui vont frapper presque immédiatement la pulpe consciente, soient en rapport salutaire et harmonique avec sa délicatesse et son expansion éthérée: sans cette précaution, ils la tueraient, la paralyseraient, ou du moins ils oblitéreraient ces deux portes de l'âme, et causeraient la cécité et la surdité. Une lumière et un son trop compressifs refouleraient l'éther avec impétuosité et amèneraient ces deux résultats par leur trop grande intensité ou leur trop longue persistance. Une lumière et un son trop faibles, trop raréfians feraient dépenser l'éther outre mesure par les yeux et l'oreille interne, et occasionneraient tôt ou tard l'affaiblissement de la vue et de l'ouïe. Ménageons donc et mesurons donc bien nos sensations; et proportionnons autant que possible notre affectibilité mentale ou notre sensorialité, avec les agens hygiéniques qui doivent la frapper; car nous risquerions de perdre à jamais les liens de communications qui établissent les rapports si heureux de notre intelligence, de notre moi, de notre pulpe consciente, avec les objets si aimables du monde physique.

113° bis. 4° Le tact est le sens général de l'arbre de relation et l'apanage de la peau, son enveloppe circonférencielle, qui l'exerce au moyen de l'éther débordant. Comme la vue et l'ouïe, il établit des rapports entre les corps extérieurs et l'âme; pourtant il n'appartient pas aux racines animales, mais aux terminaisons restiformes des nerfs ramusculaires épanouis dans le derme.

114° Quoique les racines animales tout-à-fait viscérales, les pneumo-gastriques et les racines demi-sensoriales et demi-viscérales, l'odorat et le goût fournissent aussi des impressions et des idées à l'âme pensante; pourtant ce sont les racines tout-à-fait sensoriales, la vue et l'ouïe ainsi que le tact général, qui lui en procurent le plus grand nombre et qui meublent l'intelligence. Celle-ci puise, par leur aide et leur intermédiaire, les élémens de l'esprit, de la mémoire et de l'imagination, dans les sensations extérieures. Et ces sensations proviennent du choc des corps dont les émanations électriques passent par les canaux optiques, acoustiques et tactiles, en impulsant l'éther contre la pulpe mentale; et cette dernière, en embrassant l'ondulation éthérée qui lui arrive, et en réagissant sur elle, la convertit en notion, en idée à demeure, dont l'accumulation devient la matière et la somme fluide et spiritueuse des acquisitions sensoriales. Et cette somme de notions éthérées, grumelées, reste à demeure sous la pulpe mentale, et fait partie intégrante et constitutionnelle de l'arbre de relation, pour servir à ses jouissances, à sa sûreté, à ses délibérations et à ses démonstrations.

115° Les sens sont involontaires dans les nerfs qui en sont le siége : sinon l'optique pourrait se crisper sans le secours des paupières; l'olfactif sans la fermeture des narines, etc. Et les pneumo-gastriques rejeteraient, au gré du moi, les substances ou nuisibles ou superflues des poumons et de l'estomac. Mais pourtant les nerfs sensuels rayonnent l'éther, et dans la proportion de la force et de l'abondance avec lesquelles il stimule et gonfle le canal de relation. De là les divers degrés de la pénétration et de la fixité du regard, de l'ardeur de la physionomie, de la chaleur des sens, de l'avidité gastronomique et des autres passions attachées aux racines animales.

116° Si les nerfs des sens sont involontaires, ils n'en sont pas moins ballonnés par l'éther qui s'irradie excentriquement par eux, en avant, sur les côtés et en bas. La volonté ne commence qu'au corps calleux et ne peut s'exercer que sur les ramifications du tronc et de la tige de relation; elle agit surtout en arrière et sur les nerfs musculaires, pour dériver l'éther par les spasmes et les secousses de la locomotion et de la voix. Ainsi les nerfs moteurs des yeux, des oreilles, du visage, du cou, de la voix, du thorax, des membres supérieurs et inférieurs, de l'abdomen, des sphincters, etc., dérivent et dépensent l'éther ballonnant, sous les crispations et les dilatations de la pulpe mentale et volontaire. Les sens apportent les impressions; le tronc sensorial les prépare dans ses ventricules et les expulse par ses déterminations; le cervelet les précipite secondairement dans la tige épinière et dans ses divisions; et les derniers ramuscules les secouent et les évaporent au dehors par les vibrations fibrillaires des muscles, quand les organes génitaux ne les excrètent pas à l'état médullaire et spermatique.

117° L'âme est l'état conscient et sensorial de la pulpe calleuse. Cette pulpe tamise le feu gris encéphalisant, le sécrète et le transforme en éther, son agent volontaire et moteur. Elle le comprime et le fait rayonner par tous les névrilèmes de son arbre, soit sensuels, soit vocaux, soit musculaires, soit reproducteurs. Plus l'âme est énergique, est grande en dimension, forte en épaisseur, brûlante en substance, expansive en excentricité, plus elle lance au loin son éther, en répandant son influence sur un plus vaste horizon. Voilà comme Homère s'est fait une atmosphère de gloire tellement grandiose qu'elle pénètre, sature et domine les siècles; comment Broussais a surgi sur les célébrités de son époque; comment Napoléon a rempli l'Europe de la terreur et de l'éclat de son nom. Les influences éthérées de ces grands hommes soulèvent les autres *sensorium*, les maîtrisent, les dominent, agissent sur leur cœur, sur leur volonté, avec la même immédiatité et le même mécanisme que les vents enflent les voiles, que la vapeur impulse une machine; seulement la cause en est éthérée et l'effet aussi; mais que la puissance est différente de la résistance, quoique de même nature !

118° *Tronc mental.* — La partie blanche de l'encéphale est le tronc de l'arbre de relation. La cavité des ventricules supérieurs est la capsule, l'oreillette de l'âme ; le ventricule moyen est sa communication auriculo-ventriculaire, et la cavité du cervelet est le ventricule proprement dit de l'encéphale. Les parois des ventricules latéraux sont tapissées par la plus grande masse de pulpe blanche ; et cette pulpe est sentante, est consciente en nature, en essence ; je l'ai pour ce motif appelée mentale. Elle est spontanée, volontaire et motrice, et communique ses déterminations au cervelet, son adjudant, qui se crispe sur l'éther et l'impulse plus ou moins violemment dans la tige épinière et sur ses terminaisons musculaires. L'éther déborde et se dépense par ses crispations répétées ; et quand il est déficient, l'arbre animal affaissé et fatigué éprouve de la faiblesse ; ce qui le fait peser plus ou moins passivement sur l'encéphalisation et la pneumatisation carotidienne ainsi concentrées et comprimées. Mais la pulpe mentale ne se crispe pas seulement sur son éther ballonnant pour opérer la voix et la locomotion, elle se courbe aussi sur les impressions adventives comme sur les sensations idéeuses à demeure, pour opérer les actes de l'entendement, de la pensée, du jugement, du raisonnement, de la mémoire, de la réflexion et de l'imagination. Ces fonctions demandent de sa part un travail plus ou moins pénible et d'autant plus fatigant que le sujet en est plus ardu et que la continuité en est plus longue. Ce qui dépense l'éther animal, épuise la pulpe mentale, l'énerve, l'affaisse et avec elle tout l'arbre de relation lui-même et sa faculté volontaire et locomotive. Car la volonté vit d'éther et la locomotion aussi. Des veilles studieuses trop opiniâtres dessèchent la vie sensoriale, l'irritent, l'affaiblissent et la font peser inertement sur l'encéphalisation et la pneumatisation carotidienne comprimées. Ainsi les modificateurs de l'âme, comme les arts et les sciences, refoulent l'expansion mentale, concentrent l'expansion éthérée ; celles-ci, à leur tour, modifient analoguement l'encéphalisation et la pneumatisation carotidienne et conséquemment les poumons, le cœur, le foyer central, la gastrisation et les viscères abdominaux. Tel est l'enchaînement d'influences immédiates et médiates. Voilà comme le physique agit sur le moral. Mettez donc les *obstacles* sensoriaux en rapport avec la pulpe mentale ; celle-ci le sera avec les débouchés de la vie inférieure, et tout sera en harmonie, sans trop grande oppression, sans trop large raréfaction. Et tout se dégagera , se sécrétera et fonctionnera avec normalité et hygiène. Rappelons-nous donc que les travaux de la vie sensoriale épuisent et usent comme ceux de la vie radicale; et que les efforts de la première se font toujours inévitablement ressentir sur la seconde.

119° L'âme animale n'agit pas seulement sur ses idées à demeure et sur celles qu'elle acquiert, mais encore sur les irradiations viscérales encéphalisantes, pneumatisantes et gastrisantes de la vie inférieure si impétueusement réactive. Quand les objets externes, susceptibles de refouler violemment l'éther au centre phrénique, ont trop fortement conprimé les feux encéphalisant et pneumatisant sur la sphère centrale du foyer, alors trop entraîné dans l'expansion gastrisante, il résulte une réaction élastique de la gastrisation, de la sphère centrale, de la pneumatisation carotidienne et de l'encéphalisation sur la pulpe mentale et sur son éther : ce qui la porte à des actes désordonnés et affectifs appelés passions. Et ces passions concentratives varient depuis la peine, le chagrin, la frayeur, la terreur, la jalousie, la honte, le déshonneur, le remords (selon les causes), jusqu'à la rougeur pudibonde, la fuite, l'envie, la colère, la fureur, le désespoir, le meurtre, le suicide (selon les effets). L'âme supérieure est donc ballottée et l'encéphalisation aussi par les causes affectives, qui pénètrent ainsi jusqu'au foyer vital et à la gastrisation. Elle l'est encore bien plus par l'excentricité électriquement réactive de ceux-ci sur son éther et sur sa pulpe, qui est emportée à des actes désordonnés et orageux consécutifs à ces affreuses réactions. Dans la joie il y a au contraire dilatation animale et ensuite organique; et cette joie prend toutes les nuances du bonheur, depuis la simple satisfaction et l'admiration, jusqu'aux trépignemens, à l'hilarité, aux éclats les plus bruyans et à la plus grande détente de l'âme en extase ou en volupté. Mais alors il n'y a pas suffisante concentration dans les modificateurs; et les effets peuvent n'en être pas moins funestes, puisqu'ils ont occasionné des joies subitement mortelles et des monomanies gaies plus ou moins réfractaires. Ces exemples tendent donc à vous démontrer la nécessité d'harmoniser les modificateurs de l'âme et de son éther avec leur énergie, avec leur capacité d'expansion et leur possibilité de concentration; de manière à ne pas outrepasser ces deux limites, sinon il en surviendrait des maladies et des résultats malheureux. Et cette observation est faite autant pour les travaux de l'esprit que pour les mouvemens affectifs du moi. Ce qui nous fait induire que les limites de notre âme sont fort bornées, et que la condition de la vie inférieure est excessivement limitée; puisque nous l'abrégeons et que nous l'usons tous les jours, par cela même que nous attirons, que nous sécrétons, que nous rayonnons; et que, pendant ces actes, notre foyer s'entoure d'organes endurcissans qui doivent le circonscrire, l'enrayer et finalement l'éteindre,

120° Le tronc mental, ou la pulpe sensoriale, consciente et volontaire, dans l'état de sérénité et de normalité de l'âme, domine toutes ses opérations. Excitée par les modificateurs sensuels, elle est *attentive* à leurs *sensations*, qu'elle transforme en *idées* en les embrassant. De plus en les retenant à demeure, sous formes nerveusement spiritueuses, elle en constitue l'*esprit* ou la somme fluide des sensations onduleuses idéalisées. Chaque partie de l'esprit, représentée devant le miroir mental, est un souvenir, un acte de *mémoire*. Deux idées rassemblées pour en extraire la convenance ou la disconvenance, forment un *jugement*. Et la pulpe sensoriale *raisonne*, quand elle réunit plusieurs jugemens pour en déduire une conséquence finale. Tandis qu'elle *imagine*, lorsqu'elle combine une foule d'idées ou de parties d'idées, pour composer des images et des tableaux qui ne sont point dans la Nature physique, mais seulement métaphysiquement dans la capsule mentale. (Le mot métaphysique est synonyme d'inventriculaire; car ce qui n'est pas dans la Nature est dans le cerveau de l'homme.)

121° Selon que la pulpe volontaire s'exerce sur les perceptions, sur les jugemens, sur les rapports, sur les images, sur les délibérations, elle prend plusieurs inflexions, dont l'habitude, en se contractant, fait bomber le cerveau sous les crispations de ces diverses fonctions. De là résultent les protubérances indicatrices des facultés phrénologiques, sculptées de la même manière chez les individus doués des mêmes dispositions sensoriales, et enclins aux mêmes travaux intellectuels. L'âme forte et réfléchie, en se courbant avec ardeur et énergie sur la somme fluide des idées nerveuses à demeure et sur l'éther ballonnant, par la fréquence de la méditation, fait saillir les bosses perceptives et antérieures des sens, fait surgir les éminences du jugement, de la causalité, de l'idéalité, etc. La pulpe mentale a un jeu tout-à-fait mécanique dans ses œuvres physiologiques; et les effets crâniens sont les écrits qu'elle trace matériellement par les crispations et les dilatations de sa substance nerveuse. Selon que les protubérances phrénologiques apparaissent déjà dans le jeune âge, vous pourrez donc à votre gré les favoriser ou les entraver par les occupations que vous imposerez à la pulpe mentale obéissante, et vous ferez ainsi surgir les facultés que vous encouragerez : sûrs d'obtenir une prépondérance signalée soit des perceptions, de l'esprit, du jugement, soit de la mémoire, de l'imagination, de la fermeté volontaire.

122° Sachons bien qu'il n'existe qu'un organe mental unique, exécuteur des facultés intellectueuses, comme le jouet passif des mouvemens affectifs de l'âme. Nous allons définir les uns et les autres pour mieux le faire comprendre.

123° Une irradiation électrique des corps refoule l'ondulation éthérée qui gonfle chaque névrilème des sens, et la pousse jusqu'à la pulpe mentale unique. Celle-ci sous l'impression physique se livre à l'attention, et enveloppe, embrasse l'ondulation éthérée dans sa double capsule ventriculaire, et perçoit la notion du corps sensationnant dont elle a *l'idée*. Plusieurs idées soit viscérales, soit gustatives, olfactives, soit tactiles, soit auditives ou oculaires, à demeure dans le cerveau sous la pulpe mentale, constituent la matière ou les élémens de l'esprit. En se remettant en contact avec une ou plusieurs d'elles entières, elle fait de la *mémoire ;* en les comparant, elle *juge ;* en les combinant en totalité ou en parties pour en créer de nouvelles, elle *imagine*. C'est donc toujours le même facteur, la pulpe sensoriale ; et le même instrument, l'ondulation éthérée sensationnante et devenue idée à demeure, par son embrassement sous la crispation doublement ventriculaire.

124° Prouvons également l'unité de la pulpe consciente, pour les divers sentimens de l'âme. Le *moi*, c'est l'état sensorial de la pulpe blanche calleuse, c'est la sensibilité mentale en nature, en substance ainsi organifiée. Il est, dans la normalité, ni crispé ni trop dilaté. Sa pulpe attire, sécrète et rayonne, il est vrai ; et quand le rayonnement se fait avec aisance et sans concentration, il y a *bien être*, l'état ordinaire de veille de l'homme bien portant. Vivre et penser sont donc un bien. Ceux qui le nient souffrent et sont opprimés, soit au moral, soit au physique. L'habitude du bien être ou d'une expansion aisée, donne une grande puissance de rayonner à la pulpe sensoriale presque toujours épanouie. Cet épanouissement est l'état excentrique de *bienveillance*, symptomatisée par des yeux doux, un regard affectueux, des traits dilatés, des joues rosées et arrondies, une bouche souriante, une voix flatteuse, des gestes attirans, une habitude générale qui fait plaisir. La bienveillance n'est pas une entité, une faculté, un sentiment à part ou émané de la pulpe et hors d'elle; mais c'est un état d'elle-même ainsi dilatée, épanouie, rayonnante. Elle est plus en expansion que dans son premier degré, l'état normal et comme neutre du moi. La pulpe mentale éprouve autant de sentimens différens qu'elle prend de phases dans ses dilatations comme dans ses crispations. C'est comme le thermomètre qui marque autant de degrés de raréfaction et de condensation qu'il éprouve de degrés de chaud et de froid. Les sentimens ne sont donc pas des effets détachés, des essences à part, mais bien une disposition inhérente et substancielle de la pulpe sensoriale ou relâchée ou contractée. Continuons notre énumération. La *joie* n'est que l'état de la pulpe mentale dans une dilatation supérieure encore à celle de la bienveillance. La *jouissance* est encore une expansion plus forte. Et la volupté génératrice est le point extrême et possible de son ampliation, de son épanouissement et de la dépense excentrique de son éther. Si elle se développait dans des dimensions qui surpassassent ce terme, elle mourerait; elle se paralyserait sous l'envolement complet de cet éther qui l'avive, la sature, entretient son sécrétisme et le ballonnement salutaire de sa sphère, qui met sa pulpe à l'abri du contact des agens physiques foudroyans, par les ondulations intermédiaires et protectrices des névrilèmes des sens. Si ces névrilèmes étaient vides d'éther défensif, l'électron des modificateurs se ruerait en eux pour la tuer, éteindre ses rayons éthérisans et briser son sécrétisme sensorialisant.

125° Il est encore diverses degrés d'expansion, comme la pitié, la compassion, la prétention, la fierté, l'orgueil, le mépris. Mais à un état de dilatation de la pulpe mentale sous un éther plus ou moins abondant, impétueux et gonflant, il s'allie une comparaison de cet état d'excentricité si ardente, si exhubérante, avec l'état piteux et humble, c'est-à-dire, si resserré, si concentré du misérable dont l'éther débile inspire, soulève ces sentimens hautains et supérieurs. Une âme nerveuse n'obtient donc un avantage sur une autre que par son expansion plus vaste. Celle qui englobe l'autre dans son rayon intellectuel ou volontaire, est inévitablement fière et orgueilleuse; tandis que l'autre englobée et resserrée, est honteuse, envieuse, jalouse, haineuse, circonspecte, craintive, peinée, chagrine, pleureuse, colère, furieuse. Tous ces degrés marquent les divers états de concentration de l'âme qui éprouve ces divers sentimens. La pulpe est repliée sur elle-même; la physionomie, la voix, les gestes, l'habitude témoignent du degré d'avilissement et de compression ou de réaction que subit la sensorialité, sous l'influence éthérée de l'auteur orgueilleux trop rayonnant et trop excentrique. Dans l'envie et la haine, l'éther est concentré; et la réaction couve et se prépare. Mais dans la colère, dans la fureur et la vengeance, la pulpe si long-temps crispée sourdement, se rue avec violence sur son éther ballonnant, et le lance avec transports et orage sur les yeux étincelans, sur la voix menaçante, sur les membres frappans, sur l'habitude générale crispée, violemment tendue et sculptée. De là les effets de la haine et de la réaction. La pulpe dans sa crispation colérique, éprouve la résistance de l'encéphalisation et de la pneumatisation cardiaque si comprimée; et dans la violence de son sécrétisme enflammé et de son rayonnement si impétueux, elle décharge péniblement son éther à travers peu de névrilèmes, mais qu'elle crispe vigoureusement, qu'elle bande avec effort pour porter des coups plus prompts et plus assurés. Retenons donc que les sentimens de l'âme sont de deux sortes, resserrans ou dilatans; et que tous les actes sentimentaux et locomoteurs ne peuvent s'opérer sans l'éther, qui diverge du cerveau avec autant de diffusion, de rapidité et d'élasticité que les fluides lumineux et caloriques s'irradient du soleil. Il est entendu que dans ces états si divers et si opposés de la pulpe sensoriale, la vie inférieure, son foyer, sa sphère, ses débouchés et les fonctions attachées aux principaux appareils, suivent les mêmes compressions et les mêmes relâchemens; de même que dans leurs maladies, ils impriment les oscillations viscérales à la vie de relation. J'ai dit que les réactions des deux vies étaient réciproques, quelle que soit celle qui ait l'initiative: cette lumière médicale éclaircira bien des problèmes de diagnostic.

126° Il existe bien d'autres états de l'âme animale, qui tiennent au degré d'activité de sa substance plus ou moins électrisée par l'encéphalisation et plus ou moins éthérisée par son propre sécrétisme. Ainsi la pulpe mentale froide en nature est ordinairement inepte, peu sensible, apathique, paresseuse, indifférente, assoupie, patiente, tempérante, peu désireuse. Tandis que la pulpe mentale, échauffée par une température forte, et stimulée par un éther exhubérant et provocateur, est vive, ardente, cupide, impatiente, intempérante, passionnée, excessivement volontaire. Mais ces qualités sont des états substanciels et moléculaires, ne l'oublions pas.

127° De plus on peut la considérer sous le rapport de l'énergie de sa trempe et de la vigueur sollicitante de ses idées. Quand ces idées à demeure la dominent, la maîtrisent et l'emportent, elle devient passive et se courbe sous elles ; d'où résultent la peur, la circonspection, l'anxiété, l'angoisse, la perplexité, le remords, la nostalgie, le rêve, le somnambulisme, la panique, l'originalité, l'esprit de saillies, l'imitation involontaire, la vénération, la colère, etc. La pulpe mentale est-elle au contraire supérieure à l'agacement de ses idées, elle est espérante, ferme, discrète, judicieuse, imaginative, fière, courageuse, méprisante, etc. Ce sont des états dus aux réactions réciproques de la pulpe sensoriale et de ses idées, ou de ses impressions affectives mises actuellement en rapports soit par contact primitif, soit seulement par souvenir. Et dans ces états sensoriaux il y a toujours concentration ou expansion de la pulpe mentale qui, en se resserrant ou se dilalant sur elle-même et en elle-même, refoule ou relâche l'encéphalisation et la pneumatisation carotidienne: ce qui oppresse ou facilite consécutivement et la respiration, et la circulation cardiaque, et la sphère focale dont le feu nerveux s'enfonce dans la gastrisation ou s'en échappe aisément, selon la compression ou le rayonnement de l'encéphalisation et de la pulpe sensoriale premièrement entravée ou favorisée dans son expansion éthérée, idéeuse ou sentimentale.

128° Toutes les autres opérations soit de l'intelligence soit des passions, impriment toujours leur cachet d'obstacle, de fermeture ou d'ouverture sur l'encéphalisation, et ne sont que des *modes* divers d'actions de la pulpe mentale sur ses idées, ou sur ses affections. Tels sont les prétendus penchans instinctifs, les sentimens et les facultés sensitives, perceptives et réflectives, définis par les expressions d'alimentivité, d'érotisme, de philogéniture, d'habitativité, d'attachement, de courage, de destructivité, de sécrétivité, d'ambition, de constructivité, d'amour-propre, d'approbativité, de circonspection, de bonté, de vénération, de fermeté, de justice, d'espérance, de merveillosité, d'idéalité, d'esprit de saillies, d'imitation, de la vue, de l'ouïe, du goût, de l'odorat, du toucher, de l'individualité, de la configuration, de l'étendue, de la résistance, du coloris, des localités, du calcul, de l'ordre, de l'éventualité, du temps, de la mélodie, du langage, de la comparaison et de la causalité.

129° Oui, je le répète, ces penchans, ces sentimens et ces diverses facultés proviennent des actes de la pulpe mentale sur ses impressions, sur ses idées et sur ses mouvemens affectifs ; et je traduis ceux-ci par les secousses qui sont assez pénétrantes pour agiter la vie fondamentale, et provoquer ses réactions encéphalisantes et pneumatisantes sur la sensorialité. Ces modes et ces actes ne sont pas des entités à part, mais des états de la pulpe consciente ainsi agissante, ainsi modifiée par ses idées et ses sensations physiques et ses impressions viscérales. Et la pulpe prend ses nuances concentratives et expansives soit intellectuelles, soit délibérantes et volontaires, soit affectives et passionnées, sous l'irritation, la stimulation, l'obstacle contrariant ou bienfaisant de ces idées et de ces affections qu'elle maîtrise ou qui la dominent ; ce qui la rend active sur elles, ou passive de leurs impulsions. Ces résultats d'activité ou de passivité sensoriales, seront donc en raison de la faiblesse mentale et de l'énergie des idées et des mouvemens affectifs, ou inversement, selon la nature froide ou chaude, inerte ou électrique de leurs substances nerveuses respectives. On sent donc que l'habitude influencera les rapports de la pulpe et de ses idées et de ses sentimens ; que la faiblesse d'y céder constamment amènera sa débilité, son impuissance et l'irrésolution de sa volonté. Tandis qu'à force de s'opposer à leur stimulus incessant, la pulpe sensoriale deviendra énergique, sereine, judicieuse, ferme, courageuse, maîtrisante, fortement volontaire ; en un mot, elle dominera tout ce qui l'impressionne : idées, penchans, sentimens, passions, secousses viscérales. Elle les neutralisera, s'opposera à leurs efforts élastiques, à la tendance de leur pouvoir renversant ou asservissant pour sa liberté et son discernement : ce qui exige en effet une certaine vigueur de la sensorialité et un affranchissement complet de toute passion dominante et fascinante.

130° Voilà ce que l'hygiène réclame pour acquérir de la force de caractère soit sur les impressions idéeuses internes, intra-cérébrales, soit sur les sensations physiques, soit sur les perceptions morales constrictives. Et par là vous ne serez pas exposés aux vésanies, à l'aveuglement des passions cupides et hautaines, aux vertiges de la peur et de la colère, aux fureurs de la destruction, aux angoisses déchirantes du remords, aux irrésolutions si déplorables de la volonté, à la faiblesse de la nostalgie, aux transports de la jalousie, au venin fermentescible de l'envie et de la haine, etc. Vous vous dominerez moralement vous et les autres; et du haut de son firmament, votre intelligence divine verra passer les passions de la terre comme les ruisseaux et les fleuves, en pensant qu'ils doivent inévitablement se perdre les uns et les autres dans l'Océan de l'oubli et de l'éternité.

131° La fréquence ou l'habitude de la domination ou de l'asservissement de la pulpe sensoriale sur ou sous ses impressions internes ou externes, la portant à des crispations ou à des dilatations nécessaires à ces deux états d'activité ou de passivité, marqueront sur le crâne les inflexions de la pulpe blanche cérébrale, et y détermineront des protubérances et des enfoncemens qui les feront reconnaître. Depuis l'enfance l'âme prend des dispositions semblables de concentration ou d'expansion, et les écrit sur la table interne de son enveloppe, par les secousses que sa pulpe encéphalique lui imprime. Et comme elle se dilate ou se crispe en différens sens, selon ses sensations et ses réactions sur elles : voilà comme le cerveau a pris les configurations phrénologiques dus à ses différens sens d'inflexions. Aussi quand vous reconnaissez dans l'adolescence des dispositions avantageuses, favorisez-les et contrariez celles qui prouveraient une mauvaise tendance de la sensorialité et une faiblesse d'action sur ou sous ses idées et ses sentimens. Tel est le mécanisme des lois de l'âme, de la pulpe consciente ou mentale.

132° La pulpe mentale ardente et qui sécrète beaucoup d'éther, en est gonflée et tend à le rayonner avec le plus d'expansion possible. Et quand elle rencontre des obstacles physiques et moraux, son irritabilité s'enflamme, son impatience la brûle, sa susceptibilité l'emporte, et sa compression sur l'encéphalisation et sur la pneumatisation cardiaque détermine soudain les réactions viscérales de l'amour-propre blessé, de l'emportement, de la colère, etc. Alors elle précipite avec violence son éther dans les nerfs optiques, à la physionomie plus fière, aux regards plus menaçans, à la voix plus énergique, à la locomotion plus exaltée; en même temps que sa pensée et son imagination travaillent, s'allument et fournissent un débordement d'idées provoquantes et injurieuses. Tout l'arbre animal est donc en fermentation sous le sécrétisme désordonné du tronc mental. Celui-ci impulse alors son éther avec violence dans tout le canal et tous les névrilèmes de la vie de relation, qui le dépensent outre mesure, comme il est distillé, par toutes les voies possibles d'émanation. C'est donc dans les passions impétueuses que l'âme dépense le plus d'éther, son agent. Mais dans le calme et la normalité de la pulpe sensoriale, cette dépense s'effectue doucement et sans secousses par les fonctions des sens, par les opérations de l'intelligence et de la volonté, par les actes vocaux et locomoteurs, par les vibrations voluptueuses et par la sensibilité de la peau, l'enveloppe animale circonférencielle où s'exerce le tact général.

133° Selon que vous favorisez ou que vous entravez l'action de ces diverses parties de l'arbre de relation, vous développez ou vous rabougrissez les constitutions qui y sont attachées. De là le perfectionnement des sens des artistes, la suprématie comparative des penseurs, le brillant de l'imagination des poètes, la suavité de la voix des chanteurs, la force musculaire des bras des boulangers et des bûcherons, la grosseur du dos des portefaix, la vigueur des jambes des chasseurs et des danseurs, l'exaltation génitale des libertins. Et tous pourtant ne font qu'attirer, sécréter et dépenser l'éther dans et par les fonctions sensoriales qu'ils aiment le plus à exercer, et dont la grande fréquence d'action augmente le volume et exagère l'activité, aux dépens des autres plus ou moins amoindries et débilitées par leur désœuvrement et leur incapacité. Choisissez donc pour vous ou vos jeunes élèves, le genre d'occupations et de jouissances sensoriales que vous préférez pour le présent et pour l'avenir ; et vous acquerrerez pour leur satisfaction toute la facilité et toute la disposition possible, par le développement salutaire de l'organe, de la fonction et de la constitution désirés.

134° N'oublions pourtant pas que la fatigue des sens use l'éther et affaiblit le moi ; que l'abus de la pensée le relâche et le dessèche ; que trop d'exercice vocal détend et énerve la pulpe mentale ; que le harassement de la locomotion ne s'opère que par celui de l'organe sensorial ; que la dépense trop fréquente du sperme épuise et la substance pensante et le tronc et la tige et les rameaux de l'arbre animal, qui se consument, se déséthérisent et se paralysent. Aussi doit-on mettre les modificateurs de ces fonctions en *harmonie* avec elles ; afin que ne les *comprimant* ou ne les *ouvrant* pas trop, ils ne resserrent ou ne relâchent pas trop les soupapes focales de l'encéphalisation et de la pneumatisation carotidienne, les pivots sur lesquels repose la vie sensoriale, qui exploite, mine et tue l'organique par leur intermédiaire oscillant.

135° *Quelques définitions et explications.*—La gloire, c'est le rayonnement éthéré le plus excentrique et la plus grande dilatation que puisse opérer une pulpe mentale. Elle englobe et concentre toutes les autres imaginations, par ses effets réels, méritoires et justes. L'amour-propre et la fierté sont des expansions bien moindres d'une pulpe sensoriale par rapport à d'autres, qu'un sécrétisme individuel exhubérant, ou que des motifs particuliers faux ou vrais représentent comme moins rayonnantes à l'orgueilleux ordinairement abusé. Dans ces deux cas il y a toujours dilatation excessive du cœur sous l'expansion volontaire ou spontanée de la pulpe mentale.

136° L'envie, comme la haine, la jalousie, est la concentration sensoriale sous l'effet plus excentrique du rayonnement éthéré de celui qui la cause.

Le remords, c'est l'oppression de l'âme, sous une idée enflammée qui la domine et la torture. Dans ces deux cas il y a toujours resserrement pulmonaire et cardiaque sous le refoulement de l'encéphalisation et de la pneumatisation carotidienne.

137° La colère comme la fureur, la vengeance, le meurtre, est 1° la concentration violente de la pulpe mentale humiliée et blessée, qui enfonce son éther concentratif sur le foyer fondamental compromis; et 2° la réaction de ce foyer sur la pulpe sensoriale entraînée impulsivement et pathologiquement, par son feu nerveux irruptif, aux actes convulsifs et spasmodiques de ces passions aveugles et si dangereuses.

138° L'amour du jeu n'est qu'une oppression de l'âme desséchée, ardente et avide qui voudrait se livrer promptement, avec le bien d'autrui, à des expansions orgueilleuses et splandides. Ici il y a oscillation extrêmement mobile de refoulement et de rayonnement sensoriaux alternatifs selon les chances du jeu. Et ces alternatives influencent analoguement les mouvemens fondamentaux, détériorent les viscères et usent la vie.

139° L'amour est l'expansion d'une âme et d'un cœur pubères, sous les émanations pénétrantes et fermentatives d'un objet aimable et électrisant. Favorisé, il ouvre l'encéphalisation, dilate et fait palpiter le cœur; mais malheureux, il produit les effets concentratifs de l'envie, de la jalousie, du désespoir, du meurtre.

140° La honte, la peur et la terreur sont des concentrations sensoriales et éthérées et ensuite viscérales, à différens degrés.

141° L'espérance, la sérénité, la joie, l'admiration, les transports sont des expansions mentales et éthérées et ensuite viscérales à des extensions diverses.

142° Les convulsions sont des crispations que la pulpe consciente n'ordonne et ne maîtrise pas.

143° La voix et un geste sont des effets calculés et désirés de la pression sensoriale sur son éther, dont elle fait dériver électriquement une ondulation plus ou moins abondante et rapide par les nerfs laryngiens ou certains névrilèmes locomoteurs.

Les cris sont des secousses répétées de dérivations vocales.

144° Les exercices gymnastiques sont des dépenses plus ou moins mesurées d'éther par des appareils musculaires différens, et dans des milieux ou avec des moyens divers, pour opérer les actes de la marche, de la course, du saut, de la danse, de la natation, de l'escrime, de la chasse, de l'équitation, de la voiture, de la navigation. Quand ils sont poussés à l'extrême, ils exploitent et usent l'arbre sensorio-locomoteur, en diminuant son agent éthéré, en fatiguant son sécrétisme, en énervant sa force irradiante. D'un autre côté, ils forcent trop le foyer vital qui en éprouve l'inévitable retentissement; ils débilitent les viscères et compriment les débouchés. Il faut donc que ces exercices soient pris avec une certaine modération, pour maintenir la vie de relation et la vie organique dans un état convenable d'énergie et de disposition normales, propres à des dépenses éventuelles que les circonstances peuvent nécessiter.

145° La veille, c'est l'état de l'âme amimale en rapport avec ses modificateurs, soit concentratifs, soit harmoniques, soit trop favorisans.

146° Le repos de l'esprit, c'est l'inactivité de la pulpe mentale sur ses impressions ou sur ses sensations devenues idées et restées à demeure.

Le repos du corps, c'est l'absence de crispations ou de dilatations de la sensorialité sur la tige locomotrice et sur ses terminaisons musculaires.

147° Le sommeil n'est autre chose que la fermeture complète de la pulpe mentale soustraite à ses excitans par la fatigue et la pénurie ou l'épuisement de l'éther. Dans cet état, elle sécrète toujours pour le réparer, mais elle n'agit plus ni sur ses impressions : les sens sont oblitérés; ni sur l'esprit, à moins de rêves; ni sur la locomotion, à moins de somnambulisme. Pour que le sensorium veille, il lui faut le contact immédiat et doublement indispensable et de ses idées nerveuses à demeure et des modificateurs externes qui l'impressionnent : ce qui s'opère au moyen du ballonnement d'un éther abondant et agaçant. Trop de sommeil relâche et énerve l'arbre animal ; tandis que l'exercice soit du corps, soit de l'esprit, entretient sa vigueur, aiguise ses facultés et affermit ses constitutions sensuelle, mentale, motrice et génitale.

CHAPITRE VI.

RÈGLES DE L'HYGIÈNE.

148° *Généralités.*—Ces règles consistent à faire exécuter à chaque appareil, à chaque organe, à chaque tissu ses fonctions vitales, non seulement par rapport aux solides et aux fluides internes, ce qui est du ressort de la physiologie ; mais encore par rapport aux modificateurs externes, ce qui fait partie de l'hygiène. Il existe alors *harmonie* entre les facultés physiologiques et les *obstacles* stimulateurs et alimentaires. Mais si ces derniers *compriment trop* ou *pas assez* les irradiations du feu nerveux, il en résulte des désordres qui sont du ressort de la pathologie. On conçoit que dans le choc si fréquent et si imprévu des agens physiques, et dans le tourbillon si agité des émotions sociales, la vie organique et celle de relation doivent souvent se désordonner sous leurs influences trop *concentratives* ou trop *raréfiantes.*

149° *Hygiène du sécrétisme.*—Quand on considère l'homme dans sa nature, on sent qu'il est *organisé* par un assemblage de substances *actives* ou phloxiques et *passives* ou aphloxiques ; et qu'il est *animé* par les *lois* électriques d'*activité.* Ces lois sont l'attraction, le sécrétisme et l'expansion de l'appareil vital nerveux gris encéphalo-rachidien. Le *sécrétisme* est l'état passager des *atomes actifs* qui le constituent : c'est le mouvement combustif de la vie et sa condition première. Il faut donc veiller à ce que ces atomes actifs soient en nombre suffisant pour exécuter cet acte primordial, et à un diapazon convenablement élevé ; afin que le feu nerveux sécrété soit assez considérable pour vivifier et électriser la totalité de l'organisme ; sinon sa rareté paralyserait les tissus, déterminerait des œdèmes et des collections entravantes et apoplectiques.

150° *Hygiène de l'attraction.*—Si les atomes actifs encéphalo-rachidiens sont dans une condensation convenable à la masse du corps à innerver, leur *attraction* s'exercera avec plénititude au centre focal. Mais il faudra aussi que les grands vides alimentaires qui s'abouchent à ce foyer, soient toujours libres et dégagés, afin de faciliter constamment l'abord et des alimens, et du chyle, et de l'air, et du sang noir qu'il artérialise avec l'oxigène et son feu pénétrant. Toute entrave dans ces fonctions capitales empêche et annule la vie, je veux dire, détruit et éteint le mouvement sécréteur fondamental. De plus il est encore indispensable que les élémens externes réparateurs comme les fluides physiologiques qui abordent la vie, soient purs et dans une force atomistique *harmonieuse* avec le degré *d'activité* des atomes électriques du foyer sécréteur encéphalo-gris rachidien et de ses annexes ganglionnaires. On voit donc quelles sont les conditions premières de l'hygiène transcendautalement considérée.

151° *Hygiène de l'expansion.*—Si après l'acte radical du *sécrétisme*, le feu nerveux qui en résulte et qui forme la sphère focale, ne *rayonnait* pas dans toute sa plénitude à travers les débouchés, et tous les appareils, et tous les organes, et toutes les trames; les obstacles soit physiques, soit physiologiques à sa divergence normalement incoercible, le refouleraient, le concentreraient sur le foyer combustif central, enrayeraient ce dernier, l'étoufferaient et le tueraient. Et comme il est le phénomène primordial et conditionnel de la vie, tout se détraquerait, se désorganiserait; et la mort ou la désélectrisation générale en serait la condition fatale et inévitable.

152° Il faut donc que la sphère vitale possède 1° un abord propice d'*attraction* et d'alimentation; 2° un mouvement *sécréteur* convenablement élevé et toujours favorisé; et 3° une sortie suffisante et jamais entravée pour l'expansion de son feu nerveux animateur.

153° *Hygiène des débouchés.*—Nous avons vu que le feu nerveux général avait une tendance excentriquement rayonnante. Mais son rayonnement en s'échappant par les débouchés de la pneumatisation, de la gastrisation, de l'encéphalisation, de l'artérialisatisn et des excrétions, rencontre les *obstacles* physiques ou les modificateurs externes qui agissent tous soit en le refoulant *trop*, soit en le concentrant avec *harmonie*, soit en ne le comprimant *pas assez*. Dans le premier cas, il est entravé sur le foyer; dans le second, il se dégage avec mesure et santé; et dans le troisième, il se dépense avec trop d'abondance et une trop grande déperdition, ce qui appauvrit et détend la sphère vitale et réactive. Equilibrez donc la pression des agens hygiéniques avec l'expansion nerveuse centrale.

154° Mais ces agens hygièniques ne jouissent pas seulement de la faculté excentrique de comprimer trop, convenablement ou insuffisamment le rayonnement focal par les trois débouchés : faculté qui est due à leurs atomes actifs ou phloxiques intégrans, à la fois attractifs, sécréteurs et rayonnans comme tous ceux de l'Univers; ils possèdent encore le pouvoir de se dissoudre dans la sphère vitale, dans le torrent sécréteur primordial. Et par conséquent leur dissolution qui devient alimentaire, peut-être exhubérante, convenable ou insuffisante. Dans le premier cas, il existe pléthore nerveuse, il y a saturation du foyer et de tout l'organisme par le phlox ou le feu nerveux. Si l'on nomme température l'état de chaleur du corps, la température sera excessive et brûlante : alors le feu nerveux débordera avec une extrême puissance et une superfluité maladive. Dans le second cas, si la dissolution des modificateurs dans le foyer est harmonique et convenable à son sécrétisme et à son entretien, il y aura santé et vigueur, et toutes les fonctions se rempliront avec plénitude, régularité et force. Mais dans le troisième cas, celui où les agens hygièniques ne se décomposeront pas suffisamment dans le centre combustif vital, le sécrétisme fondamental non réparé se ralentira, sa sphère nerveuse se raréfiera, le phlox ou le feu rayonnant ne sera plus assez dense, assez abondant ; et l'économie relâchée et peu animée, se débilitera graduellement par une température décroissante, jusqu'à l'extinction finale, si les pertes électriques ne sont pas convenablement entretenues et renouvelées. Portez donc votre supputation mentale sur la mesure et le degré, dans lesquels il est nécessaire d'aviver et d'entretenir constamment le foyer sécréteur et la sphère saturante du feu nerveux, sous peine de faiblesse, de langueur et de mort prématurée.

155° *Hygiène de la gastrisation.*—Les modificateurs alimentaires, pressant sur le feu nerveux rayonnant par les membranes gastro-intestinales, peuvent le concentrer trop, convenablement ou pas assez, comme nous l'avons vu déjà. 1° Une compression trop forte, opposant une résistance trop grande et trop soutenue à l'expansion gastrisante, refoule le feu nerveux qui tend à déborder par là, sur les débouchés de la pneumatisation, de l'encéphalisation et même de l'artérialisation. De là une foule de conséquences pour chacun d'eux. Pour l'artérialisation, la perspiration cutanée est accrue. Pour l'encéphalisation, les couches grises sont trop saturées de feu nerveux, sont trop tendues et sécrètent trop; ce qui réagit morbidement sur le tronc mental et l'arbre de relation. Pour la pneumatisation, le feu cardiaque s'échappe avec trop d'impétuosité, gonfle l'arbre artériel, accélère la respiration et la circulation, et fait ressentir son action surélectrisante à l'encéphale par les carotides, et à tout l'organisme par les autres ramifications de l'aorte. La persistance de ce régime produira le tempérament bilieux avec ses caractères organiques et sensoriaux.

2° Une compression harmonique des modificateurs contre les parois gastrisantes ne causera aucune réaction sur les autres débouchés, entretiendra au contraire leur équilibre respectif, maintiendra la santé et le bien-être général.

3° Mais une compression insuffisante, en ouvrant trop les pores de la gastrisation, fera dépenser le feu nerveux avec trop d'abondance par leur relâchement exhubérant, détendra et épuisera le foyer central, débandera l'encéphalisation et la pneumatisation, et occasionnera une langueur générale par la pénurie et l'évaporation du feu nerveux insuffisamment emprisonné. D'où résulteront les signes de débilité organique et animale, et l'affaiblissement progressif.

156° Il est entendu que la dissolution superflue des alimens dans le foyer, produira la pléthore sanguine et nerveuse ainsi qu'une température exaltée et morbide; tandis que leur dissolution harmonique maintiendra l'équilibre des forces; et que leur dissolution insuffisante affaiblira l'économie.

Combinez donc convenablement les atomes actifs et passifs ou phloxiques et aphloxiques des alimens et des boissons, de manière à obtenir un rhythme sécréteur convenable et un degré hygiénique d'expansion gastrisante, si vous voulez éviter les tristes effets de l'exagération bilieuse ou de l'émaciation desséchante.

157° Ainsi le tempérament gastrisant exalté se modifiera par la nourriture soit harmonique, soit insuffisamment concentrative. Tandis que le tempérament gastrisant appauvri se corroborera par une nourriture vivement stimulante, ce qui veut dire fortement comprimante et riche en dissolution atomistique électrique ou phloxique.

158° *Hygiène de la pneumatisation.*—Les modificateurs respirables, en pressant sur le feu nerveux rayonnant par les réseaux expirateurs et par les quatre artères veineuses du cœur gauche, peuvent le concentrer trop, convenablement ou pas assez.

1° Une compression trop forte, opposant une résistance trop grande et trop soutenue à l'expansion pneumatisante, refoule le feu nerveux qui tend à déborder par là, sur les débouchés de la gastrisation et de l'encéphalisation surélectrisés et pathologiquement menacés.

2° Une compression harmonique des obstacles aériens entretiendra la santé et l'énergie de l'organisme, et ne faussera pas la dérivation naturelle du feu nerveux par les autres débouchés normalement rayonnans.

3° Mais une compression insuffisante, en ouvrant trop les pores de la pneumatisation, fera précipiter en elle tout le feu focal, causera une angoisse inexprimable et des hémorrhagies dangereuses; tandis que les autres débouchés se relâcheront et que le foyer sécréteur et l'organisme s'affaibliront par le défaut d'emprisonnement du feu animateur.

159° La dissolution superflue d'un air vif et pur dans la combustion vitale, produira la pléthore sanguine et nerveuse, ainsi qu'une température exaltée et menaçante. Sa dissolution harmonique maintiendra la force et l'alacrité. Mais la dissolution insuffisante appauvrira la vie organique, la rendra chétive et végétante; et toutes les fonctions et le foyer sécréteur lui-même languiront, s'affaibliront et n'animeront qu'une existence rabougrie, étiolée et traînante. Combinez donc convenablement les atomes actifs et passifs des élémens respirables, c'est-à dire, choisissez un climat propre à obtenir un rhythme sécréteur convenable et un degré hygiénique d'expansion pneumatisante, si vous voulez éviter les conséquences inflammatoires ou subinflammatoires de l'exagération sanguine, ou de la dégénération lymphatique.

160° Ainsi le tempérament pneumatisant exalté s'améliorera par une atmosphère soit harmonique, soit insuffisamment concentrative et peu électrisée. Tandis que le tempérament pneumatisant appauvri se fortifiera dans un air échauffé et lumineux, c'est-à-dire, fortement comprimant et riche en dissolution atomistique combustible et vivifiante.

161° *Hygiène de l'encéphalisation.* —Les modificateurs sensoriaux, autrement dits, les actes intellectuels et les émotions morales, en pressant sur le feu nerveux qui déborde par les couches grises encéphalisantes, peuvent le comprimer trop énergiquement, ou avec harmonie ou insuffisamment.

1° Une concentration trop forte refoule le feu nerveux encéphalisant sur les deux autres débouchés pneumatisant et gastrisant, et conséquemment sur les poumons gênés, sur le cœur enrayé, sur les viscères abdominaux sur-irrités. Ce qui produit une foule de symptômes et de lésions pathologiques. Mais comme ces organes réagissent et reprécipitent avec violence le feu surabondant qui les pénètre, dans le débouché encéphalisant et dans ses couches grises sécrétantes, il en résulte un surcroît d'action de leur part; ce qui cause tôt ou tard le tempérament nerveux et son irritabilité maladive organique et animale.

2° Une concentration harmonique de l'encéphalisation n'influencera les autres débouchés que dans des rapports convenables, propres à entretenir la santé générale et l'exécution facile de toutes les fonctions particulières. Alors la vie animale est dans un état de sérénité et de satisfaction complète; et la vie radicale n'est troublée par aucun obstacle à l'expansion centrale.

3° Mais une concentration trop faible de l'encéphalisation par la pulpe sensoriale et les excitations de son intelligence et de sa volonté, donnent trop d'empire au débouché encéphalisant, qui s'ouvre outre mesure et fait déborder le feu général avec exhubérance, par ses pores dilatés et par la pneumatisation qu'il relâche et qu'il favorise trop. Alors le sang pneumatisant et le feu ascendant, n'éprouvant pas assez d'obstacles, se précipitent outre mesure vers la tête, enivrent la pulpe grise exagérée, et emportent dans la réaction aveugle des passions, la pulpe mentale faible et aisément maîtrisée par ses penchans et ses émotions. L'individu est pauvre d'esprit, crédule, irrésolu, craintif ou colère, selon l'énergie de ses viscères pectoraux et abdominaux par rapport à la trempe moins résistante de la pulpe sensoriale. Si l'âme dépensait trop de sa substance, soit par les actes de l'intelligence, soit par les émotions morales, soit par les fatigues musculaires ou les pertes du plaisir, elle s'affaiblirait, elle se relâcherait. Et commme sa texture amollie n'offrirait pas un obstacle dense et assez ferme aux feux et aux sangs encéphalisans et pneumatisans carotidiens, ceux-ci se rueraient sur elle et la menaceraient d'apoplexie ou de transports ou de convulsions. Combinez donc les travaux de l'entendement et les réactions de la volonté, de manière à corroborer le tissu de votre âme et à la faire résister aux chocs des passions, aux attaques morales de vos semblables, à leurs influences sensoriales pénétrantes, et vous parviendrez graduellement à fortifier votre arbre de relation et votre pulpe mentale, de manière à vous maintenir avec honneur, dignité, énergie dans le cercle social que vous aurez circonscrit par votre irradiation excentrique, savante, volontaire et toujours éthérée.

162° Le tempérament encéphalisant ou nerveux trop exalté se modifiera avec facilité par des impressions morales douces et bienveillantes, par des rapports aimables, par des occupations gaies et peu appliquantes, par des dépenses animales peu coûteuses, peu épuisantes. Ce qui ouvrira l'encéphalisation et la pneumatisation, et donnera un libre cours aux esprits organiques. Tandis que la substance encéphalisante trop froide aura besoin d'être secouée par des sensations fortes, par des travaux sérieux et attachans, par des émotions violentes, par des affections passionnées, par des exercices électrisans, par des désirs constans et des espérances brillantes. Bientôt les pores encéphalisans se boucheront, les couches grises s'exalteront; leurs réactions sur le cœur et les poumons avivront le sécrétisme fondamental, exhausseront le diapason de sa combustion focale, de la fabrication de son feu; et tout l'organisme plus électrisé, plus innervé, montera le ton et de la vitalité radicale, et de la vitalité sensoriale; et l'individu sera heureusement et admirablement modifié dans son arbre animal devenu plus expansif et plus heureux.

163° *Hygiène de l'artérialisation.* — Les modificateurs des saisons et des climats, en pressant sur le feu nerveux qui s'échappe par le derme, peuvent le comprimer trop fortement, convenablement ou pas assez.

1° Une concentration trop forte par le froid refoule ce feu nerveux soit sur l'encéphalisation qu'il exalte, soit sur la gastrisation qu'il avive, soit sur la pneumatisation qu'il stimule énergiquement; et prédispose leurs viscères respectifs à des engorgemens et à des inflammations plus ou moins dangereuses.

2° Une concentration harmonique entre le froid et le chaud, entretient la régularité générale des fonctions, et l'énergie de l'arbre organique et de l'arbre animal.

3° Mais une concentration trop faible du feu artérialisant par une exhubérance de calorique ambiant, fait déborder la chaleur vital outre mesure par les pores du derme. De sorte que les autres débouchés sont relâchés, que la sphère focale est détendue, que le sécrétisme inférieur lui-même s'énerve et s'épuise par l'évaporation trop dispendieuse du feu nerveux général. De là cette mollesse de l'été, cette langueur asiatique, cette impuissance physique et morale des hommes exposés sans cesse aux influences usantes de ces modificateurs artérialisans.

Combinez donc ces modificateurs de manière à maintenir les pores cutanés dans une occlusion salutaire, et propre à emprisonner suffisamment le feu nerveux, et à le réserver pour électriser et fortifier les autres fonctions, et surtout celles qui reposent sur les trois débouchés fondamentaux.

164° Les circumfusa influencent puissamment les tempéramens organiques et conséquemment les constitutions animales. L'intensité de la chaleur et de la lumière amaigrissent; leur équilibre avive et fortifie. La sécheresse tend la fibre motrice; mais l'humidité la relâche, et accumule dans l'organisme une masse d'eau qui neutralise le feu nerveux, qui sature les solides et les fluides, et qui finit par déterminer la nuance lymphatique du tempérament et la nature molle et apathique du caractère. C'est au médecin à corriger ces modifications vicieuses et par le changement de localité, et par le régime, et par l'exercice, et par les bains et les frictions. Tôt ou tard il fera revenir le tempérament au type primitif qu'il avait perdu.

165° *Hygiène des excrétions organiques.*—Le sécrétisme central est ordinairement au même diapason combustif. Le feu nerveux est irradié toujours à peu près dans la même mesure. Le sang rouge lui-même est limité dans ses proportions à peu près constantes, comme le sang noir et la lymphe. Le sécrétisme focal absorbe donc du sang rouge une partie nécessaire à son alimentation journalière et à la fabrication de son feu, pour la dépense générale. Ce sang rouge modifié par le foyer, en est une excrétion incandescente; et ce qu'il ne s'est pas approprié, se rend dans les appareils attractifs divers, pour l'effectuation des autres fonctions. Si donc le sang rouge était trop abondant dans les canaux, il boucherait les pores de l'artérialisation, et peserait trop fortement et sur le feu artérialisant qui transpire à travers les tuniques vasculaires, et sur le feu pneumatisant, celui qui rayonne par le réseau pulmonaire, directement lié aux capillaires des quatre artères veineuses du cœur gauche, de la même manière que le placenta est uni à l'artère ombilicale du fœtus. Il faut donc que la première excrétion du foyer, ce sang rouge, soit dans une proportion et d'une nature convenables. Le sang noir à son tour ne doit pas être plus abondant qu'il ne faut, sous peine d'embarrasser le vestibule pulmonaire immédiat de la vie, de peser sur l'expansion artérialisante et d'entraver la circulation. Il est un produit de l'excrétion de tous les capillaires artériels viscéralisés, qui ont pompé dans le sang rouge tous les élémens du calorique et de l'oxigène de l'hématose et de la pneumatisation. La lymphe doit aussi se trouver en mesure harmonique, sous peine d'atténuer l'effet électrisant et vivifiant du feu nerveux, par sa saturation impropre et énervante. Elle est le produit de la désassimilation des tissus, ou de l'excrétion des capillaires veineux pulmonaires, hépatiques, et des exhalans de toutes les parties de l'économie. Le sang rouge est le milieu du feu nerveux qui le transporte avec lui. Le sang noir est la première transformation du sang rouge qui s'est dépouillé du feu animateur; et la lymphe en est la seconde métamorphose.

166° Faites donc en sorte que la qualité et la quantité des fluides organiques soient toujours en rapport avec la puissance d'attraction, de sécrétisme et d'expansion, si vous voulez maintenir la santé dans des conditions solides de persistance. Si le sang rouge et le noir qui s'artérialise, étaient insuffisans, les viscères s'atrophieraient, les fonctions languiraient, le sécrétisme focal s'amortirait, la vie sensoriale s'éteindrait, et tout finirait par dépérir, s'émacier et se refroidir. Sans la lymphe qui lubrifie tous les rouages, tous les organes, il y aurait un dessèchement général morbide qui occasionnerait des adhérences dangereuses. Ce dessèchement prédisposerait aux inflammations latentes, à l'hectisie chronique, et même à l'exaltation fébrile aigüe et à la désordonnation rapide du sécrétisme fondamental, qui emporterait bientôt l'arbre de relation dans ses écarts pathologiques.

167° C'est le feu général de l'expansion central qui préside aux excrétions diverses, en s'unissant avec le feu local constitutionnel aux organes. Cette expansion du feu nerveux fondamental, trouvant un obstacle humoral dans chaque viscère sécréteur particulier, le fond, le cuit, le vaporise et le transforme en liquide éliminable, récrémentitiel ou non résorbable. Cest par cette action dissolvante de tous les liquides obstaculaires, que le feu général maintient l'organisme dans un état parfait de purification. Voilà comme les humeurs du foie, de la rate, du pancréas et des reins sont fabriquées et poussées hors de l'économie. Voilà comme les ingesta malfaisans avalés par hazard, comme les gaz délétères et les miasmes infectes respirés malgré soi, sont éliminés du corps par la seule force expansive et purifiante du feu général. Mais si ses irradiations fondantes n'étaient pas assez intenses; si l'organisme était affaibli dans son sécrétisme fondamental et dans ses fonctions premières, ces corps nuisibles, n'étant pas suffisamment maîtrisés et chassés, pourraient aborder le foyer, le détraquer, le désordonner, et produire ces affections ataxiques et adynamiques qui font le désespoir du médecin par l'exhaussement exhorbitant et irréductible du diapason de la vie, emportée sans frein par ses efforts réactifs impuissans et mortels.

168° Le feu général préside donc à toutes les excrétions, à la transpiration insensible, à la perspiration pulmonaire, à la tamisation intestinale, à la distillation urinaire, etc. Si des obstacles s'opposent à leur effectuation, soudain le feu nerveux arrêté dans son essort naturel, se rue sur d'autres voies et d'autres appareils éliminateurs qu'il excite, irrite et enflamme parfois. Voilà pourquoi la constipation embarrasse la tête : le feu gastrisant entravé aux intestins, réagit sur l'encéphalisation qu'il sature trop. Voilà pourquoi la fatigue des travaux de l'esprit constipe : le feu encéphalisant comprimé par les crispations mentales trop soutenues, réagit sur la gastrisation et la tend et l'échauffe. Voilà pourquoi la sueur, arrêtée par un obstacle refroidissant aux pores artérialisans du derme, se répercute sur la pneumatisation menacée de pleurésie ou de catharre; ou sur la gastrisation qui peut se phlogoser; ou sur la partie artérialisante qui préside aux fonctions des reins, et occasionner une excitation réno-vésicale. Au contraire une de ces excrétions est-elle favorisée, les autres diminuent d'action; parce que le feu nerveux général tend toujours à s'échapper et à s'éventer par le débouché et les soupapes les plus libres et les plus dégagés. Mais cette ouverture, quand elle est trop large ou trop longtemps pratiquée, dépense trop le feu nerveux, ce qui relâche l'expansion générale, affaiblit le sécrétisme inférieur, énerve l'arbre de rélation, et fait tomber toutes les fonctions organiques et animales dans une langueur et un dépérissement analogues aux effets consomptifs des maladies chroniques les plus graves.

169° L'hygiène des excrétions consiste donc à n'ouvrir les voies d'évacuation qu'avec une certaine réserve, que dans une exacte mesure, celle qui préside à la normalité et à l'exigence de la physiologie : sinon l'excès de leur sortie affaiblirait trop le sécrétisme vital; et l'excès de leur rétention l'exagérerait maladivement, et il en résulterait, dans les deux cas, des phénomènes malheureux et destructeurs pour l'organisme.

170° *Hygiène des tempéramens.* — Elle ressort de celle des débouchés et n'en est qu'une conséquence directe. Le foyer sécrète et rayonne son feu orbiculairement et divergemment dans toutes les directions. Arrêté par la pulpe mentale à l'encéphalisation, ce feu s'est concentré et s'est condensé dans les couches corticales encéphalisantes, dans la proportion de la résistance qu'il a subie; et c'est sa prédominance locale qui a modifié l'organisme par le tempérament nerveux. Aussi c'est dans ce mode physiologique de santé que ce feu flamboie avec plus d'abondance par l'encéphalisation. Vous exagérerez encore cette disposition par des dépenses trop épuisantes des organes générateurs, par des actes intellectuels trop opiniâtrement soutenus, par des émotions morales trop vives et trop répétées. Tandis que vous l'affaiblirez par la privation de ces ébranlemens vicieux et de ces compressions excitantes, par le repos des fonctions de relation, le calme de l'âme, l'exercice, les bains, un air frais, tous modificateurs propres à faciliter l'expansion encéphalisante, sans la stimuler ni la désordonner.

171° Le feu focal qui s'échappe par la pneumatisation, traverse le réseau pulmonaire central qui s'abouche aux capillaires des quatre artères veineuses, pénètre dans ces quatre artères, se précipite dans l'oreillette et le ventricule gauches; et de là il se rend dans l'arbre aortique et toutes ses divisions, pour être transporté à tous les organes et notamment au cerveau et à la vie animale, par les carotides, et aux ganglions abdominaux et à tout le système du sympathique, par les ramifications artérielles descendantes. Si le sang rouge éprouvait souvent de la résistance et des obstacles, le feu et lui seraient trop fréquemment refoulés sur l'expansion pneumatisante et hypertrophieraient et exalteraient les appareils qui les récèlent et les dégagent, par leur trop long séjour et leur stimulation inévitable. C'est sur ces appareils pneumatisans que repose le tempérament sanguin, quand ils sont prédominans. Et comme tout acte organique ou animal a pour but de concentrer ou de favoriser l'expansion du feu nerveux et du sang rouge; tout dans l'économie tend à produire des entraves à cette expansion. Aussi exagérerez-vous le tempérament sanguin par des passions violentes et colériques, par une gymnastique habituelle, par des occupations gaies, par un air vif et pur, par une atmosphère lumineuse et peu échauffée, par une alimentation forte et électrique. Taudis que vous l'affaiblirez par une patience évangélique, par une humilité impassible, par la tolérance de toutes les atteintes morales, par un sommeil énervant, par une paresse engraissante, par un air humide et chaud, par un climat sombre et triste, par une alimentation aqueuse et végétale. En ne faisant entrer que peu de phlox universel dans le corps, le foyer s'affaiblit, les ressorts se détendent, les fonctions languissent, la vie de relation s'énerve et se relâche; et tout l'organisme penche vers la débilité, l'apathie et l'impuissance.

172° Le feu nerveux qui s'échappe par les appareils de la gastrisation, les a modifiés d'après l'énergie ou la faiblesse avec lesquelles il les a saturés et pénétrés. Quand il sort par eux avec plus d'abondance qu'aux autres débouchés, il a donné le cachet et l'impulsion du tempérament bilieux à l'organisme. Et ce tempérament s'exagérera par les émotions morales les plus violentes et les plus impétueuses; parce que sous les crispations mentales répétées, le feu nerveux se précipitera sur la gastrisation après avoir traversé le foyer sécréteur encéphalo-rachidien, et subira la réaction ardente des organes abdominaux trop concentrés et trop souvent surélectrisés. Alors ces organes gastriques s'hypertrophieront et s'exalteront, par l'habitude réactionnaire de leurs tissus devenus plus susceptibles et plus enivrés du feu nerveux constitutionnel. Que la stimulation vienne du dedans, de la pulpe mentale passionnée, ou du dehors, d'une alimentation surexcitante; c'est indifférent: le tempérament bilieux n'en prendra pas moins une prépondérance maladive. Aussi l'abus des liqueurs fortes, des viandes de haut goût, des mets épicés, etc., épuisant la résistance du feu nerveux gastrisant, le dompte, le refoule, l'empêche de protéger l'estomac par son expansion défensive. Alors ces substances plus concentratives que le gaster, se le disputent, le corrodent, le minent, l'usent. La membrane digestive subissant deux efforts, celui du feu gastrisant excentrique, et celui du feu atomistique alimentaire concentrique, se durcit sous cette double résistance, se carnifie, devient squirreuse, et s'ulcère même par la répétition de ces causes délétères et mordantes. Au contraire vous diminuerez indirectement l'empire du tempérament bilieux en concentrant avec mesure l'expansion des débouchés encéphalisant et pneumatisant, et en provoquant leurs réactions fortifiantes; tandis que vous l'atténuerez directement en facilitant le rayonnement gastrisant par une alimentation végétale, par des viandes non faites (qui contiennent peu de feu nerveux constitutionnel), par des boissons acides et aqueuses, en un mot par des substances qui renferment peu d'atomes actifs ou phloxiques, et par conséquent incapables de refouler, par leur excentricité presque nulle, l'excentricité du feu nerveux stomacal qui doit toujours être supérieure.

173° Pour modifier un tempérament, il faut le concours convenable de tous les agens hygiéniques qui peuvent influencer l'économie. Tous portent sur un point quelconque du corps, et en dernière analyse sur un des débouchés du feu nerveux focal. Leur action est de comprimer ce feu soit avec trop de force, soit avec mesure, soit avec insuffisance. La compression trop forte lance le feu nerveux dans toutes les profondeurs de l'organisme et dans tous les autres débouchés. Ceux-ci réagissent contre l'obstacle agresseur, et par conséquent contre le débouché qu'il a trop pénétré. Et leur réaction respective est toujours en raison directe de la prépondérance tempéramentale. Voilà pourquoi le nerveux réagit par de l'irritabilité, par des spasmes et des convulsions; pourquoi le sanguin riposte par la fièvre, des inflammations, des saillies, de la gaîté ou une colère fugace; pourquoi le bilieux résout les obstacles par des évacuations, par des injures, une colère terrible ou une haine concentrée et opiniâtre. Il est donc nécessaire, pour bonifier le tempérament, d'apprécier l'action relative de tous les modificateurs hygiéniques, afin de bien évaluer la mesure de leur obstacle et le degré d'action et de réaction que l'élasticité vitale produira pour les supporter ou les vaincre. Le médecin qui sera parvenu à ce tact médical et à cette estimation philosophique, lira bien profondément dans les mystères de la physiologie et de la pathologie.

174° *Hygiène de la vie organique.* — Ainsi pour nous résumer, le sécrétisme radical de la pulpe grise encéphalo-rachidienne, doit s'exécuter avec une vigueur et à un diapason convenables. L'attraction doit attirer des alimens avec mesure, et l'expansion s'exécuter avec plénitude et sans entrave, d'abord dans toutes les parties grises ganglionnaires et dans toutes leurs divisions les plus extrêmes, et ensuite aux débouchés de l'encéphalisation pour la vie animale; de la pneumatisation pour l'arbre artériel et ses transformations veineuses et lymphatiques, ainsi que pour les viscères attenans; de la gastrisation pour l'appareil alimentaire, pour la circulation de la veine porte et pour leurs organes dépendans; de l'artérialisation pour les circumfusa qui influencent la peau et le rayonnement cutané du feu nerveux.

Les modificateurs physiologiques, les solides et les fluides internes, et les modificateurs hygiéniques, les solides et les fluides externes, ne concentreront ni trop ni pas assez, mais avec *har-*

monie, la divergence soit générale soit locale du feu nerveux du centre vital ou des tissus viscéraux. Avec ces conditions aucune réaction focale et fébrile ne s'opérera, aucune réaction partielle et inflammatoire ne s'effectuera, et les fonctions focales se rempliront avec convenance, normalité et force. La santé s'affermira, la vie se corroborera; et son aisance, sa plénitude et sa liberté se réfléchiront sur la vie animale facile, énergique et contente. Si au contraire des obstacles entravaient l'expansion soit générale, soit partielle; des désordres plus ou moins orageux, plus ou moins graves surgiraient de ces atteintes malheureuses. Trop de compression produirait une violente réaction pyrétique du sécrétisme central et de sa sphère irruptive. Des appareils ou des organes recevraient les secousses de son feu dérivateur; et les inflammations les plus dangereuses en seraient les conséquences immédiates. Pas assez de concentration de la part des modificateurs, ferait évaporer le feu de la sphère focale; et le sécrétisme pas assez stimulé et opprimé se relâcherait, se ralentirait, s'affaiblirait par la perte de son atmosphère : ce qui amènerait d'abord une langueur générale et bientôt après une réaction désordonnante du centre, qui s'emporterait avec violence, et se livrerait aux écarts brûlans de l'ataxie et de l'adynamie, en produisant, par transport sur la vie animale, tous les symptômes inévitablement coïncidens de la manie, du délire, de la stupeur et de l'apoplexie.

Une stimulation trop forte sur un seul organe, concentrant outre mesure le feu constitutionnel et le feu général qui divergent par sa texture, provoquerait bientôt leur réaction locale, par les phases diverses de l'excitation, de l'irritation, de l'inflammation des fibres de l'organe; phases dues aux différens degrés des efforts défensifs de l'élasticité des deux feux nerveux. Et ces efforts, produisant la réaction sympathique ou plutôt immédiatement propagée de l'expansion focale, la désordonnent et l'exagèrent fébrilement et occasionnent des troubles pathologiques extraordinaires, pour vaincre la cause primitivement locale de cet ensemble de symptômes et d'efforts. Mais une compression insuffisante des modificateurs sur un organe partiel, ne produit d'abord pas un concours aussi nombreux de résistances physiologiques. L'organe s'affaiblit seulement et reste long-temps inférieur à sa température et à son élasticité ordinaire; ensuite il s'engorge lymphatiquement, puis veineusement, et finit par s'altérer d'une manière inflammatoire vive ou obscure, en excitant des réactions centrales prononcées ou lentes ; et dans ce dernier cas, la chronicité s'empare du tissu qui se dénature, se déforme et se gangrène.

175° *Hygiène de la vie de relation.* — Si la vie organique est faible, la vie animale le sera aussi, parce que cette dernière est supportée, nourrie, électrisée, innervée par la première. Si la vie organique est forte, l'arbre sensorio-locomoteur sera énergique dans toutes ses parties. De plus si le tempérament sanguin domine, la pulpe grise primitive, étant saturée par un électron surabondant et vif, aura formé une pulpe blanche animale vigoureuse et mobile ; ce qui aura réfléchi sa nature sanguine sur l'essence intrinsèque de l'arbre de relation. Si c'est le bilieux qui l'emporte, le sang âtre et brûlant qui aura formé la pulpe grise radicale de ses élémens amers, ardens et violemment tendus, l'aura disposée à organiser une pulpe blanche congénitale ou acquise qui participe à ces qualités bilieuses ; et tout l'arbre animal sera bilieux dans sa substance comme dans ses fonctions plus opiniâtres et plus impétueuses. Si au contraire le tempérament nerveux ou l'encéphalisation domine, l'abondance de l'innervation grise cérébrale saturant, enivrant, surélectrisant une pulpe mentale et locomotive qu'elle a formée et qu'elle nourrit et vivifie sans cesse, lui imprimera le cachet de sa nature nerveuse, irritable, spasmodique ; et tout l'arbre animal revêtira ce caractère tempéramental. La vie de relation sera donc en nature sanguine, bilieuse ou nervense, ce que la fera sa procréatrice et sa nourrice, la vie organique. Mais quelle que soit la nuance tempéramentale ; que l'arbre animal soit sanguin, bilieux ou nerveux comme son auteur la vie radicale ; une fois caractérisé et nuancé, cet arbre s'alimente du feu gris encéphalisant, que sa pulpe mentale et motrice sécrète pour le transformer en éther, son agent immédiat. De sorte que la substance nerveuse blanche ou de relation, doit *attirer* le feu nerveux pour le sécréter ; doit le *sécréter* pour l'éthériser et s'en saturer ; et doit le *rayonner* pour établir des rapports de défense et d'excitation soit avec ses agens physiques ou moraux externes qu'elle repousse sans cesse, soit avec les irradiations viscérales internes sur lesquelles elle s'appuie compressivement, comme une greffe sur sa nouvelle tige.

Pour que la vie animale se maintienne en santé, il faut l'exécution entière de ces trois conditions capitales : son attraction, son sécrétisme éthéré et son expansion. Il faut aussi que le feu encéphalisant des couches grises enivre et électrise la pulpe blanche cérébrale. En conséquence il est indispensable que le sang des carotides se répande avec plénitude et force dans les couches grises, pour qu'elles y puisent abondamment l'électron nerveux de la pneumatisation. Il faut donc aussi que cette pneumatisation soit vigoureuse et intense, et enfin que le foyer central lui-même soit énergique et à un diapason élevé dans son sécrétisme combustif, comme dans l'ardeur de son expansion vivifiante. On voit comme tout s'enchaîne du centre à la circonférence dans les deux arbres superposés organique et animal; comme les fonctions primordiales qui servent de base doivent être fortes pour soutenir les secondaires; et comme les secondaires doivent être puissantes pour supporter les tertiaires, et ainsi de suite: c'est-à-dire, comme le foyer doit effectuer ses lois peur faire remplir avec exactitude, vigueur et harmonie, celles de ses débouchés pneumatisant, gastrisant et encéphalisant, siége des tempéramens sanguin, bilieux et nerveux et des appareils qu'ils supportent; comme l'encéphalisation doit être énergique pour soutenir, nourrir et électriser l'arbre animal; comme la pneumatisation doit être intense pour vivifier la respiration et la circulation et animer leurs viscères dépendans, en même temps que porter son tribut alimentaire et innervant aux couches grises encéphalisantes; et comme enfin la gastrisation doit rayonner abondamment pour vivifier et saturer l'appareil gastro-intestinal et faire exécuter ses fonctions.

176° *Hygiène des constitutions animales.* — Le tempérament organique et animal étant donné, quel qu'il soit, nerveux, sanguin ou bilieux, le feu nerveux qui en résulte va nourrir et vivifier l'arbre animal, dont la pulpe blanche constituante le transforme en éther. Cet éther développe, grossit sa substance, accroît ses dimensions, gonfle son canal médullaire dans toute sa continuité, et rayonne impétueusement à travers toutes ses terminaisons extrêmes et finales, soit par les racines des sens viscéraux, demi-viscéraux et animaux, soit par le tronc mental et ses actes penseurs et volontaires, soit par les crispations motrices et les décharges vocales et musculaires, soit par l'appareil générateur, soit par l'enveloppe du derme où s'exécute le tact soit encore par les névrilèmes blancs qui entourent les sphincters et les méats. Figurez-vous donc bien cette atmosphère immense de l'éther rayonnant d'un homme qui se met en rapport de compression, d'une part avec la vie organique, et d'une autre part avec les modificateurs physiques et avec les éthers opposans et plus ou moins répulsifs des autres hommes ou des animaux. Et bien plus la pulpe sensorio-locomotive est forte et vive : plus cet éther est abondant, impétueux et excentrique. De là les effets éblouissans des regards d'un homme de génie, surtout quand il est inspiré, ou d'un furienx, d'un colère. De là l'effet imposant des dignitaires accoutumés à la domination, des cerveaux larges et savans, de ceux qui ont une volonté ferme et les moyens sociaux de l'exécuter. De là ces efforts musculaires des athlètes indomptables, dont les travaux étonnent. De là l'étendue de l'organe vocal, chez ceux qui peuvent aisément rayonner par ses fibres nerveuses une dose extraordinaire d'éther, dont il leur est loisible de moduler la dérivation lente ou vive, forte ou faible, aiguë ou grave. Enfin de là les dépenses surprenantes du fluide voluptueux, chez les hommes privilégiés pour qui elles ne coûtent presque rien.

L'exercice de ces diverses fonctions et l'habitude de les remplir et de les exploiter ont développé relativement leurs appareils exécuteurs : ce qui a fait prédominer les constitutions animales qui y sont respectivement attachées. Voilà pourquoi chez les artistes, les sens dominent ; chez les penseurs, le cerveau ; chez les gouverneurs, la volonté ; chez les chanteurs, la voix ; chez les manœuvres, les membres ; chez les voluptueux, les organes générateurs. Ce qui a provoqué la prépondérance de la constitution ou sensuelle, ou mentale, ou épinière, ou génitale. Ces diverses parties, comprimées souvent par les obstacles de leurs modificateurs respectifs, ont réagi par des irradiations éthérées plus fortes : ce qui a hypertrophié (physiologiquement parlant) leurs textures et surexcité leurs facultés, la cause de leur prééminence constitutionnante. Vous augmenterez ces supériorités partielles, en favorisant les mêmes travaux qui les ont produites ; tandis que vous les diminuerez, en portant sur d'autres organes les excitations des modificateurs et les occupations et les jouissances mentales. Les plus remués prédomineront toujours ; les moins agités s'affaibliront et s'atrophieront (toujours physiologiquement parlant) ; et de leur équilibre général de jeu et de fonctions, résultera l'harmonie des constitutions animales. Voilà le principe fondamental de l'éducation. Mais on fait peu de cas dans la société de cette harmonie des parties de l'arbre de relation. Pour s'y maintenir, il faut dominer en une fonction quelconque. Choisissez donc de bonne heure celle qui vous offre le plus d'avantage et vous promet un avenir plus heureux ; en l'exerçant sans cesse, vous arriverez certainement à une supériorité incontestable, surtout si vous possédiez les conditions organiques et animales d'un foyer radical ardent et d'une éthérisation mentale privilégiée, sans lesquels on reste dans l'obscurité, sous l'éclipse de ceux qui, jouissant de ces propriétés natives, rayonnent si puissament et si facilement, sur leurs contemporains étonnés, les émanations si excentriques de leur éther si pénétrant et si glorieux.

177° *Hygiène des âges.*—A la naissance le sécrétisme focal est très-débile; son attraction ne s'exerce que légèrement, et son expansion est peu dense. La sphère du feu nerveux général n'est opprimée que par un modificateur énergique, l'impulsion de l'air qui s'effectue comme dans les autres âges. Aussi le feu pneumatisant est refoulé avec violence au centre vital, dont l'élasticité réagit en le pricipitant vigoureusement avec le sang rouge dans l'arbre circulatoire. De là l'extrême rapidité de la circulation de la première enfance. Et comme le feu nerveux et le sang carotidiens ne sont pas concentrés par les impressions et les actes sensoriaux, alors à peu près nuls, la pneumatisation céphalique n'essuie pas d'obstacle; et tout son tribut sert à augmenter le volume des couches grises encéphalisantes et à développer et à fortifier l'arbre de relation. Comme l'expansion du feu organique est alors très-faible, on pense que les modificateurs cérébraux ne doivent refouler que très-légèrement la pneumatisation : ce qui s'effectue par l'impuissance mentale. De même le feu qui rayonne par la gastrisation, étant rare et peu énergique, on sent combien les alimens doivent être légers et peu excentriques, pour ne pas le renfoncer pathogiquement sur son foyer. Aussi faut-il d'abord donner à l'enfant le colostrum de la mère, puis après une nourrice dont le lait s'éloigne un peu de la naissance de l'enfant, sinon son lait trop épais révolterait l'estomac du nourrisson qui le rejetterait en grumeaux indigestes. En un mot, il faut toujours proportionner les modificateurs soit gastriques, soit encéphaliques, au degré de rayonnement du feu gastrisant et encéphalisant. Quant à l'air qui opprime alternativement l'irradiation pneumatisante, il fait exception et se trouve toujours le même, parce qu'il est le balancier de la vie, le premier stimulateur du sécrétisme qu'il entretient et alimente d'une manière continue et nécessaire. Et sa fonction est permanente et conditionnelle de la vie radicale; tandis que la gastrisante et l'encéphalisante sont temporaires, et divisées par la rémission de la digestion et du sommeil. Aussi la respiration est-elle l'intermédiaire qui met en contact indispensable le modificateur vital, l'air atmosphérique, avec la combustion focale, qui ne peut s'en passer sans s'éteindre. Depuis le premier instant de la vie jusqu'à la mort, ce stimulus, cet obstacle compressif est toujours le même, et s'exerce d'une manière absolue et invariable; il n'y a que la réaction de l'expansion centrale qui diffère selon les âges, selon l'accroissement et la diminution de l'élasticité, de l'abondance et de la rareté du feu nerveux sécrété, les causes directes et de la fréquence et de la rapidité de la respiration et de la circulation dans l'enfance et la jeunesse; et de leur lenteur et de leur faiblesse dans la décrépitude.

178° Le rayonnement gastrisant, variant aussi en intensité et en plénitude depuis la naissance jusqu'à la mort, et même depuis le degré de santé jusqu'à l'exaltation la plus forte des maladies stomacales, on doit opposer à ce rayonnement gastrisant, une nourriture qui soit en rapport d'énergie avec lui, tout en ayant soin qu'elle lui soit toujours inférieure, afin qu'il puisse physiologiquement l'atténuer, la dissoudre, la liquéfier, la digérer et la chylifier. C'est en raison de ce principe que l'aliment d'abord séreux et purement lacté et aphloxique dans les premiers mois de la vie, devient liquide au sévrage, puis de plus en plus solide, fibrineux et phloxique à mesure que l'enfant se développe; tandis que dans la jeunesse et l'âge mûr, on peut se permettre des excès de table extraordinaires ne boissons enivrantes et en mets échauffans, qui alors peuvent compromettre la vie sans la tuer, mais qui certainement refouleraient mortellement la gastrisation débile de la première enfance. Dans la vieillesse cette gastrisation s'affaiblissant de plus en plus, a besoin de nouveaux ménagemens et d'une nourriture relative à cette faiblesse reparaissante. Voilà pourquoi l'intempérance et la gastronomie occasionnent si souvent des indigestions et des apoplexies funestes, chez les vieillards qui s'y adonnent si inconsidérément.

179° L'encéphalisation est le rayonnement du feu nerveux à travers les couches grises cérébrales, pour flamber dans l'arbre de relation et le vivifier, lui faire sécréter son éther et entretenir par lui la sensorialité et la faculté locomotrice. Ce rayonnement encéphalisant, n'éprouvant presque pas d'obstacle dans l'enfant naissant, s'effectue avec aisance, sans jamais presser ni déranger la pneumatisation : ce qui explique la mobilité si extrême de la circulation. Mais à mesure que le cerveau blanc se consolide, que la sensorialité et la locomotion s'exercent, que les émotions surviennent, les crispations mentales oppriment l'expansion cardiaque et pneumatisante, et entravent la circulation, qui perd graduellement sa rapidité primitive et prend un rhythme progressivement plus fort. La respiration en est modifiée; et l'énergie générale, celle du sécrétisme radical et de ses trois débouchés fondamentaux, s'en accroît d'autant plus qu'on avance dans la jeunesse, tandis qu'elle s'affaiblit, après l'âge mûr, d'autant plus que l'homme marche vers la décrépitude et la mort naturelle. Ce qui s'explique par la résistance que le feu encéphalisant éprouve par l'exercice, le développement et la puissance successifs de la substance et des fonctions mentales, qui pèsent sur lui et se réfléchissent avec lui, d'abord sur la pneumatisation et la gastrisation surexitées et fortifiées, et ensuite sur le sécrétisme central forcé de redoubler de vigueur et d'expansion vitale défensive. Que si vous affectiez la sensorialité enfantine des émotions et des passions de la virilité, vous enfonceriez le feu encéphalisant trop fortement sur le foyer combustif radical, et vous le tueriez par un coup soudain, ou lentement par cette répétition détériorante et coupable.

180° Il faut donc mesurer les passions, les habitudes et les travaux de l'arbre animal, sur le degré d'énergie de l'encéphalisation et du sécrétisme focal, toujours réactif sous peine d'extinction. Ce qu'on doit faire dans tous les âges, dans l'enfance comme dans la jeunesse, dans la virilité comme dans la vieillesse; car le vieillard moralement affaibli, redevient aussi sensible aux procédés, et a besoin d'aussi grands ménagemens que l'enfant, puisqu'il retourne dans son dépérissement progressif vers cette phase de la vie où l'imbécillité l'attend, avant que le néant du fœtus s'empare de son moi paralysé et déséthérisé.

181° Si nous considérons l'arbre animal par rapport à ses âges particuliers, nous dirons, comme dans nos prolégomènes, que les sensations sont surtout les produits de l'enfance et constituent le matériel de l'esprit et de la mémoire futurs; que la substance mentale se forme, s'agrandit et se durcit insensiblement jusqu'à la maturité, en acquérant de plus en plus l'aptitude intellectuelle et la fermeté volontaire; que la voix prend tout son volume dans la jeunesse; que l'appareil épinier et musculaire se complète jusqu'à l'âge mûr; que les organes génitaux précoces chez les uns, plus tardifs chez les autres, commencent à s'exercer à la puberté, pour tarir plus ou moins vite à l'âge de retour. Chacune de ces fonctions, attachées à certaines parties de l'arbre de relation, a sa période d'apparition et son mode de vigueur ; ce qui caractérise les constitutions animales. Il serait donc imprudent de dévancer la Nature et de hâter le développement d'un bourgeon qui n'est pas préparé à surgir. De même quand une fonction commence à poindre, ne la forcez pas tout d'un coup à des travaux fatigans et trop durs pour elle. Faites son éducation avec sagesse ; développez-la avec mesure, augmentez progressivement son énergie ; et vous la conduirez ainsi à des résultats surprenans. Mais si elle prédomine, n'oubliez jamais que c'est au détriment des autres qui s'appauvrissent ; et que sa supériorité doit amener plus tôt l'inaptitude de ces autres à exécuter leurs actes. Car le sécrétisme de l'éther est compté dans son produit, comme le feu nerveux ; et sa dispensation, en favorisant une partie animale, ne peut que préjudicier à celles qu'il est accoutumé à dédaigner. Voilà, pour faire des applications, comment l'occupation seule des sens amortit l'intelligence ; comment l'exercice seul de la mémoire engourdit l'imagination ; comment la prédominance de cette dernière affaiblit le jugement et mobilise la volonté ; comment l'habitude exclusive des exercices musculaires hébête l'esprit ; comment l'abus des plaisirs de l'amour énerve l'âme et consume le corps, surtout quand ils sont prématurés, etc. C'est sur ces principes qu'on doit fonder le système d'une bonne éducation.

182° *Hygiène des sexes.* — Quand nous avons traité dans la physiologie et à l'article des âges, du développement successif des débouchés et des appareils de la vie organique, nous avons expliqué pourquoi les couches grises corticales avaient le plus d'action dans l'enfance ; la pneumatisation beaucoup plus de vigueur dans la jeunesse, et la gastrisation beaucoup plus d'ardeur dans la maturité. Nous avons fait entrevoir aussi la raison de la coïncidence constante qui existe entre la force ou la faiblesse de la vie radicale et l'énergie ou la débilité de l'arbre de relation ; et par conséquent pourquoi les sens et les perceptions dominaient jusqu'à l'adolescence ; pourquoi la pensée et la locomotion l'emportaient jusqu'à l'âge adulte : c'est parce que le feu nerveux et le sang artériel se rendaient avec plus d'impétuosité et d'abondance dans les appareils organiques et animaux qui surgissent et s'exaltent dans les diverses périodes de la vie. Mais lorsque le sécrétisme inférieur a acquis une énergie suffisante ;

lorsque l'encéphalisation, la pneumatisation et la gastrisation se sont développées convenablement, l'arbre nerveux gris organique déroule, à son sommet, des ganglions nouveaux et un appareil dessiné déjà dans le fœtus, perfectionné dans l'enfance et qui, à l'adolescence, va commencer ses fonctions reproductrices. De même quand l'arbre animal a complété les sens, suffisamment fortifié la sensorialité et la locomotion, il envoie son éther dans l'appareil génital de relation, qu'il perfectionne et prépare aux nouvelles fonctions génératrices. De sorte que les deux arbres gris et blanc développent chacun une espèce de pousse nouvelle, analogue à la fleur d'un végétal; et tout le superflu de la nutrition s'y rend, afin d'activer leurs sécrétismes propres et de faciliter l'expansion de leurs produits susceptibles de renouveler l'espèce. Aussi les deux appareils ganglionnaire et de relation destinés à la reproduction, correspondent-ils organiquement et animalement dans leurs rapports respectifs de croissance, dans leurs travaux fraternels, et dans leurs fonctions à but commun. Tous les deux apparaissent en même temps par la coïncidence que la vie radicale impose à la vie animale sa greffe; tous les deux grossissent et s'activent simultanément, en suivant la progression du développement pubère de l'homme.

183° Les ganglions, leurs ramuscules terminaux et les organes du sommet de l'arbre nerveux gris et constitutifs de l'appareil générateur radical, sécrètent et rayonnent. Le feu nerveux résultant achève et fortifie cet appareil à l'aide du sang rouge. Quand il est complet le feu nerveux toujours sécrété et alors exhubérant, impose à l'organisme sa superfluité. Cette superfluité, chez la femme, se fait jour par la muqueuse utérine, se répand en elle, sort par sa trame; et sa présence entraîne inflammatoirement du sang artériel dans ses capillaires, et produit la première apparition des règles, qui annoncent l'aptitude, la possibilité et l'époque printanière de la conception. Il faut favoriser l'écoulement de la menstruation de manière à dégager ce feu nerveux et ce sang rouge superflus; sinon leur rétention dans l'économie occasionnerait des désordres pathologiques graves, marqués par l'exaltation du sécrétisme focal, par la plénitude nerveuse, par la pléthore sanguine et leurs conséquences funestes. Mais pour favoriser cette excrétion, on doit suivre avec prudence les lois hygiéniques qu'inspire notre doctrine; c'est-à-dire que vous ne devez ouvrir les voies au feu nerveux et au sang utérins qu'avec une certaine mesure, qu'avec *harmonie*. Si vous *comprimez trop* ces fluides, ils rentreront et resteront dans le corps; si *vous ne les* concentrez pas assez, ils sortiront avec trop d'abondance et causeront des hémorragies et une faiblesse consécutives. N'oubliez donc jamais ces principes fondamentaux d'hygiène et de thérapeutique.

184° Quand la première perte menstruelle s'est effectuée, l'économie est soulagée de la dose de feu nerveux et de sang rouge superflus. Alors le sécrétisme focal et ses trois débouchés, et l'appareil ganglionnaire génital (qui est son quatrième débouché et le sommital ou le floral), continuent à brûler les alimens de tous les jours, à refaire du feu nerveux et du sang, et à en reconstituer une dose surabondante avec le surplus de la nutrition de l'économie. Ce qui amène une nouvelle fluxion comme inflammatoire de feu nerveux et de sang rouge sur la muqueuse utérine, et ce qui produit une nouvelle menstruation. Le laps nécessaire à cette perte et à sa réparation, est variable selon la force de la vie organique, de son tempérament, de l'ardeur du foyer, de la facilité et de l'énergie des fonctions assimilatrices: ce qui cause une périodicité relative à ces conditions. On sent donc ce qu'est la périodicité: une excrétion de fluides superflus, qu'un certain nombre de repas et d'élaborations doit réparer et que l'organisme surchargé rejette pouren former de nouveaux et l'en débarasser encore. Si l'intermittence est variable chez les divers individus; c'est que les fonctions élaboratrices, leur rhythme et les alimens ne sont pas les mêmes en force; et si elle est égale chez le même sujet, c'est que ces fonctions agissent presque toujours semblablement, avec le même degré de sécrétisme, et sur une nourriture qui leur est facile de faire assimiler aux organes. Et quand ces organes, à qui il ne faut qu'une dose limitée d'alimens par jour, sont repus; l'économie à la fin de ce jour possède du superflu: ce superflu quotidien s'ajoute ensemble, concentre l'expansion générale, remplit les canaux; et au bout de vingt-quatre à vingt-six jours fait sentir sa présence oppressive au foyer central qui réagit sur lui, le pousse au débouché floral de l'appareil sommital de la génération, et l'excrète par les phénomènes menstruels.

185° Chez l'homme le feu nerveux et le sang surabondent aussi: mais il n'y a pas d'issue hémorrhagique; ils engorgent l'économie, allument les sens, exaltent l'imagination, embrasent l'arbre animal par leur rétention et leur emprisonnement. Aussi se précipitent-ils avec ardeur à leur destination, je veux dire aux testicules; ils les échauffent, provoquent leur sécrétisme trop nourricier, et les font réagir sur l'encéphale qui tend à s'en débarasser par le plaisir.

186° En même temps que la vie organique se complétait par ces fonctions génito-radicales nouvelles, la vie animale montait à la même hauteur et recevait son complément de développement et d'énergie. Le sécrétisme de l'éther devenait exhubérant et dépassait les besoins éthérisans des fonctions des sens, de la pulpe mentale et de l'appareil locomoteur. Alors son superflu tendait à se créer un débouché nouveau par la pousse florale et fructiforme des organes génitaux. L'éther condensé perçait leur double filière ovarienne ou testiculaire, et cherchait à se faire jour par la première éjaculation si convulsive de la volupté. Cette excrétion amenant une détente générale de l'arbre de relation, produit une faiblesse causée par la perte d'une dose d'éther qui ne ballonne plus avec superfluité les fonctions animales : aussi faut-il un certain laps de nutrition et de réparation pour en produire une nouvelle dose surabondante, qui agaçant encore les ovaires ou les testicules, sollicite une nouvelle jouissance et une nouvelle déperdition : ce qui revient périodiquement et à remittences plus ou moins éloignées, selon la débilité ou l'énergie de la vie fondamentale et la faiblesse ou la vigueur ordinairement coïncidente de la vie de relation. Mais cette excrétion finale de la semence éthérée, le produit du superflu de toutes les élaborations, doit-être éliminée dans une juste mesure, sinon sa rétention ou sa trop grande émission occasionneraient des maladies graves, comme des vésanies, des convulsions, la consomption dorsale, etc. Appliquez donc encore ici nos lois d'hygiène philosophique, qui consistent à ouvrir *convenablement* les voies des débouchés de l'éther et du feu nerveux, sans trop les concentrer sur leur sécrétisme distillateur et fabricateur, par leur séjour pathogénique dans l'organisme ; et sans trop multiplier les occasions et les moyens de leur trop fréquente déperdition.

187° *Hygiène des habitudes, de l'hérédité et des idiosyncrasies.*—Le feu de la vie est tous les jours à peu près au même degré de combustion, et distillé dans la même mesure. Les appareils et les organes le dépensent à peu près dans les mêmes proportions, pour remplir leurs actes physiologiques. De même le sécrétisme de l'éther est presque constamment au même diapason, et cet éther est rayonné quotidiennement dans la même abondance. Or lorsqu'un organe, lorsqu'une fonction s'exagère momentanément, soit dans l'arbre radical, soit dans l'animal, le feu nerveux ou l'éther sont exploités et dégagés plus que de coutume; et les centres sécréteurs s'exaltent et rayonnent plus que dans la normalité. La continuation de cette exaltation et de cette dépense superflue, amènent tôt ou tard la prédominance hypertrophique et fonctionnelle de l'appareil ou de l'organe siége des phénomènes. Voilà comme, à la longue, les tempéramens organiques et les constitutions animales prédominent; voilà comme certains viscères, certains rameaux nerveux, ou certains sens deviennent irritables et susceptibles, et produisent les idiosyncrasies et les goûts particuliers les plus bizarres. Et ces prédominances générales ou spéciales, acquises par l'habitude ou par hérédité, sont susceptibles de s'annuler de la même manière qu'on peut les susciter. La loi hygiénique consiste à diminuer de plus en plus le modificateur qui concentre trop le rayonnement nerveux ou éthéré de l'organe et de la fonction, et de l'affaiblir progressivement, d'atténuer sa compression, et d'ouvrir petit à petit les pores sur lesquels il pèse en obstacle refoulateur. Par ce moyen vous débilitez graduellement le tempérament, ou la constitution ou le viscère que vous croyez exagéré; et vous l'amenez ainsi à une action physiologique plus en équilibre avec le reste de l'économie. Si au contraire vous soupçonnez une partie trop faible; vous la fortifierez progressivement et sans danger, en lui opposant des modificateurs hygiéniques de plus en plus concentratifs qui, sollicitant une réaction de plus en plus énergique non seulement de cette partie, mais du sécrétisme focal, les feront monter l'une et l'autre à un degré d'action et de vigueur, propres à opérer la prédominance désirée et docilement progressive. L'habitude n'est donc que la continuité de la même stimulation sur une trame organique ou animale, et de la même réaction défensive non seulement de la trame, mais encore des deux sécrétismes inférieur et de relation, ou phloxique et éthéré. Cette continuité des deux résistances hygiéniques et physiologiques, développe l'organe et la fonction; mais pour que les deux vies ne s'en affectent pas morbidement, il faut que la vigueur qu'on veut imprimer soit insensiblement progressive, ce qui s'effectue à l'aide des puissances *obstaculaires* extérieures, qu doivent être de plus en plus comprimantes ou graduellement supérieures en excentricité. De même que pour affaiblir, vous exposeriez les deux vies à se détendre et se désordonner, si vous le faisiez tout d'un coup, au lieu de soumettre l'organe et la fonction à débiliter, à des modificateurs de moins en moins concentratifs et toujours de plus en plus relâchans. Par ces deux moyens ascensionnels, et descensionnels vous imposerez ou vous ferez perdre aux appareils et aux fonctions, les prédominances générales et locales, ou les habitudes, les idiosyncrasies, les dispositions héréditaires qui vous paraîtront désirables ou désavantageuses ; et vous commanderez ainsi à votre organisme, en lui imprimant des modifications nouvelles propres à maintenir une santé bien équilibrée et difficile à émouvoir, l'objet le plus désirable de l'hygiène.

188° *Hygiène des professions.*—Toutes les occupations sociales de l'homme reposent sur les différentes fonctions des parties de l'arbre animal. Les unes exercent et fatiguent plus ou moins les sens, le cerveau, la mœlle épinière, la voix, le système musculaire et les organes du plaisir. Ces fonctions exploitent donc à divers degrés l'éther sensorial, et accélèrent et épuisent plus ou moins le sécrétisme cérébral de cet éther. Aussi doivent-elles s'exécuter avec mesure et régularité, pour l'hygiène de la vie animale. Parmi les divers organes de l'arbre de relation il en est qui, outre les efforts exigés par le genre de leurs travaux, sont encore froissés par le contact d'agens percussifs et oppresseurs : ce qui les prédispose à des maladies. Aussi faut-il toujours proportionner leurs obstacles modificateurs à leur résistance et à leur énergie. Mais de plus chaque profession, quoi qu'agissant immédiatement sur l'arbre sensorio-locomoteur, ne porte pas moins son impression indirecte et puissante sur la vie organique, par la voie des débouchés encéphalisant, pneumatisant et gastrisant ; par ce que les occupations humaines ne peuvent s'effectuer sans crispations et sans dilatations mentales, ce qui influence le cœur ; sans nécessiter une atmosphère particulière, ce qui stimule la respiration et le foyer combustif ; sans exiger une nourriture relative à l'aisance que ces occupations procurent, ce qui modifie la gastrisation. Les professions remuent donc les principaux rayonnemens nerveux du sécrétisme central ; elles agissent donc en dernière analyse sur lui, et sur les appareils tempéramentaux, et sur leurs organes particuliers. Il est donc de la plus grande importance que l'encéphalisation n'en soit pas lésée par une crispabilité et une dilatabilité morales dangereuses ; que la pneumatisation n'en soit pas altérée par des émanations putrides, métalliques, poudreuses si malfaisantes ; que la gastrisation n'en soit pas affectée par des alimens indigestes affaiblissans. En maintenant l'organisme et ses principaux débouchés dans ces conditions secondaires, le sécrétisme primordial persistera lui-même dans une force et un rhythme salutaires ; et son expansion abondante et énergique résistera à toutes les exploitations organiques et à toutes les dépenses animales, que les occupations sociales peuvent exiger pour le bien-être et la prospérité des travailleurs. La loi de l'hygiène qu'ils peuvent invoquer ici, consiste à faire en sorte 1° que les centres sécréteurs du feu nerveux et de l'éther ne soient ni exagérés ni ralentis, mais se maintiennent dans leur harmonie physiologique ; 2° que les organes soit de l'arbre organique, soit de l'arbre animal, ne soient ni trop ni pas assez concentrés par les modificateurs, mais dans une convenance exacte ; 3° que les agens hygiéniques, susceptibles de se dissoudre dans les foyers sécréteurs du feu nerveux et de l'éther, ne soient ni assez abondans, et surtout pas viciés, mais dans une proportion et une pureté propres à leur élaboration et à leur assimilation.

En observant ces règles générales, on est sûr de conserver toujours une santé florissante. Mais la plupart des professions sont-elles compatibles avec les lois de l'hygiène ! La philosophie et la science du bien public doivent s'efforcer de les associer et d'aplanir autant que possible les obstacles qui s'y opposent.

189° *Récapitulation.*—Dans la physiologie anatomique, nous avons démontré ce qu'était la vie organique : un assemblage plus ou moins considérable d'atomes actifs universels, concentrés dans le système nerveux gris, dans ses dépendances ganglionnaires, dans leurs terminaisons nerveuses et dans les viscères attenans à ces terminaisons fibrifiées et organifiées.

Ces atomes actifs universels ont continué, dans l'arbre nerveux gris et ses dépendances viscérales, les lois primordiales et incréées, matérialisées et incarnées dans leur nature. Aussi comme eux, le tronc gris encéphalo-rachidien attire, sécrète et rayonne. Et tant que ces fonctions suprêmes s'exercent, la vie se maintient. Le feu nerveux qui s'irradie de la sphère vitale combustive, toujours entretenue et réparée par les alimens et la respiration, s'échappe par les trois débouchés primordiaux ou les soupapes immédiates au foyer de la vie. Et ces débouchés sont 1° l'encéphalisation, où le feu nerveux flamboie pour vivifier et électriser l'arbre blanc de relation ; 2° la pneumatisation, par où il se dépense pour animer l'appareil respiratoire et circulatoire, chargé de le transporter à toutes les parties ganglionnaires et à tous les viscères, afin de renouveler leur vitalité en la nourrissant; et 3° la gastrisation, par où le feu nerveux s'échappe, afin de préparer les alimens, de les pénétrer, de commencer leur assimilation en les subordonnant à sa force, en détruisant leur cohésion et en les assujettissant passivement aux attractions, aux sécrétismes et aux expansions du foyer général et des appareils et des organes intermédiaires qui doivent les y conduire ou les en éloigner. Nous avons exprimé que la prédominance de l'un de ces débouchés constituait le tempérament individuel, soit nerveux pour la prépondérance encéphalisante, soit sanguin pour la supériorité pneumatisante, soit bilieux pour la suractivité gastrisante. De plus nous avons établi les conditions hygiéniques propres à maintenir la vie organique dans sa régularité physiologique, 1° par la persistance d'une attraction focale suffisante et énergique; 2° par le maintien du sécrétisme dans une ardeur et à un diapason convenablement élevés; 3° par une puissance et une intensité d'expansion incoërcible. Ces trois lois d'attraction, de sécrétisme et de rayonnement ne doivent pas seulement s'exécuter avec plénitude et satisfaction dans le centre vital, mais encore dans les débouchés fondamentaux, dans les appareils principaux sur lesquels siègent les tempéramens, dans tous les viscères dépendans de ces appareils, en un mot dans toutes les parties, les trames et les appendices des arbres nerveux gris, artériel, veineux et lymphatique: ce qui constitue tout l'ensemble de la vie organique. 1° Si l'attraction était interrompue soit dans le foyer, soit dans un organe intermédiairement ou circonférenciellement posé, les fluides ne les aborderaient plus; et ils s'atrophieraient, se sécheraient, se paralyseraient. 2° Si le sécrétisme central ou les partiels ne s'exécutaient plus, la désélectrisation générale ou les particulières surviendraient, et la mort avec elles. 3° Si l'expansion du feu nerveux vital ou local était enrayée dans son essor excentrique, elle étoufferait la combustion focale ou les sécrétismes individuels et provoquerait des réactions totales ou spéciales, qui désordonneraient la vie radicale entière et morbifieraient les organes en particulier.

D'un autre côté, j'ai enseigné comment on pouvait maintenir l'intégrité et l'harmonie de ces lois organiques admirables. J'ai démontré 1° que la combustion focale ou toutes les petites combustions ganglionnaires et texturales partielles ne pouvaient s'entretenir que par des excitans; 2° que ces excitans devaient se mettre en rapports immédiats soit avec le foyer, soit avec d'autres parties du corps ; 3° que ces excitans composés comme tout ce qui est matière (et il n'y a que matière dans le monde), d'atomes phloxiques et aphloxiques, ne peuvent posséder d'autres propriétés que celles qui les caractérisent, c'est-à-dire, l'attraction, le sécrétisme et l'expansion ; 4° que par conséquent cette attraction, ce sécrétisme et cette expansion des excitans devaient être opposés à l'attraction, au sécrétisme et à l'expansion de la vie entière ou des parties de la vie. On conçoit donc que la force phloxique des modificateurs lutte contre la force phloxique ou vitale par leur double *excentricité* expansive. 1° Quand les modificateurs sont moins énergiques en pression irradiante que le foyer vital, son feu divergent l'emporte ; il se dépense sans entrave et tend à s'épuiser. 2° Quand les modificateurs sont égaux en action convergente à la réaction définitive et excentrique du feu nerveux focal, il existe harmonie de stimulation ; et l'expansion vitale convenablement arrêtée par un obstacle équilibrant, ne se dégage plus outre mesure et avec affaiblissement pour le corps, mais elle rayonne avec aisance et seulement dans le rapport nécessaire avec la santé. 3° Mais si les modificateurs hygiéniques sont plus excentriques que l'irradiation du feu central, ils la compriment trop violemment, l'empêchent de se dériver, la refoulent au contraire au foyer combustif ; et en la contraignant de séjourner contre nature dans la sphère radicale embarrassée, ils l'étouffent, la forcent à des réactions désordonnantes, pour se frayer une issue pathologique souvent mortelle, par où la vie trop ouverte s'envole avec son feu nerveux totalement évaporé. Quel que soit le lieu où vous appliquez vos modificateurs, que ce soit aux débouchés ou sur les organes partiels de la vie inférieure, faites donc en sorte de conserver l'équilibre de leur action réciproquement excentrique et répulsive, et proportionnez les agens hygiéniques aux parties vitales, en donnant toujours un certain degré de supériorité aux dernières, afin que leur expansion ne rencontre jamais d'obstacle à sa dépense et ne soit jamais refoulée sur le centre général ou sur les petits foyers ganglionnaires, qui se révolteraient contre cette compression vicieuse et morbifique. Ces considérations applicables aux circumfusa, aux injecta, aux applicata comme aux excreta, doivent non seulement s'adresser aux tempéramens, aux âges, aux sexes, aux idiosyncrasies, mais encore à toutes les nuances des modificateurs possibles de la vitalité générale ou partielle, qui ne supporte aucun obstacle supérieur à son rayonnement nerveux.

Les modificateurs ont encore une autre propriété ; c'est leur dissolution dans le torrent vital, quand leur excentricité, plus faible que l'expansion du foyer, en est passive et fait subir aux élémens absorbables les effets de l'attraction centrale. Alors le sécrétisme s'en empare, les atténue, les divise, les distille et les rayonne en feu nerveux défensif et excentrique, et en fluides plus ou moins impropres à la combustion. Selon que les agens hygiéniques solubles vitalement, renferment plus ou moins d'atomes actifs ou phloxiques universels, ils sont susceptibles de fournir au foyer une somme plus ou moins considérable d'élémens ignés, propres à se faire assimiler par le sécrétisme radical, et à se faire convertir en feu nerveux vital. Ce qui nous conduit à cette triple observation : 1° si le foyer est trop abondant, trop embrasé et saturé de feu superflu, vous vous garderez bien de jeter dans le foyer déjà surélectrisé, de nouvelles substances incendiaires ; au contraire vous en incorporerez de froides, de passives, de neutralisantes qui, s'emparant du feu nerveux surabondant, le satureront, l'affaibliront et l'élimineront, en en soulageant l'économie surchargée ; 2° si la vie est en équilibre et dans une force de sécrétisme combustif compatible avec la santé, vous n'introduirez dans les voies attractives, que des modificateurs solubles peu riches en atomes électriques, et seulement dans un rapport propre à maintenir l'énergie actuelle ; 3° mais si la combustion vitale est appauvrie et débilitée, si elle languit faute de matériaux réparateurs ; ingérez des substances digestives et respirables fortement imprégnées d'atomes caloriques et électrisateurs. Avec leur secours, le sécrétisme enivré et stimulé montera au diapason convenable, sécrétera avec puissance, gonflera sa sphère de feu nerveux, irradiera son expansion avec une énergie nouvelle ; et le foyer ravivé et surélectrisé manifestera tous les signes de la force et de la célérité, par une pneumatisation vigoureuse, une gastrisation ardente et une encéphalisation échauffée. Voilà la vie organique.

Nous savons 1° que l'arbre nerveux blanc et toutes ses dépendances sensuelles, mentales, spino-musculaires et génitales reposent, comme une greffe, sur la vie inférieure ; 2° que l'encéphalisation ou flambance du feu nerveux organique à travers les couches grises cérébrales, est le lien des deux arbres, et le moyen de support et d'aliment pour la vie animale ; 3° que le tronc sensorial, composé des couches cérébrales blanches, happe et s'approprie ce feu nerveux, pour se grossir lui-même et développer et alimenter toutes ses parties conscientes, volontaires et motrices; 4° que produit congénital de la vie inférieure, sa substance d'une nature plus épurée, jouit comme son auteur d'une attraction, d'un sécrétisme et d'une expansion appropriés; 5° que transformant le feu gris en éther par son sécrétisme, le tronc mental le rayonne dans tout le canal de son arbre locomoteur; 6° que cet éther est son agent particulier, commme le feu gris est celui de la vie radicale; 7° qu'on ne peut confondre ces deux fluides, puisque l'un est calorique et aveugle, et que l'autre est d'une nature phosphorescente, et sensible quand il correspond immédiatement avec la pulpe sensoriale; 8° que par conséquent on ne peut pas confondre ensemble la température du corps, insentie la plupart du temps, avec la sensibilité qu'on éprouve au centre phrénique dans la peur, aux plexus de la poitrine dans la joie, et aux extrémités névrilématiques des sens et des sphincters en rapports avec leurs excitans; 9° que ces deux états d'inconscience et de conscience sont dus à des fluides non encore théorisés, et que ma doctrine seule a révélés dans leur source, leur fabrication, leur dépense, leur renouvellement et toutes leurs lois. Le centre sensorial est le foyer distillateur de l'éther. Il en ballonne l'arbre animal, et s'en entoure comme d'une sphère protectrice. Par cette sphère éminemment excentrique, il oppose son expansion éthérée non seulement à l'expansion du feu nerveux organique, mais encore à l'excentricité des modificateurs intellectuels et moraux. L'opposition au feu vital s'opère principalement sur le feu encéphalisant, que les crispations et dilatations mentales concentrent ou relâchent avec une oscillation excessivement mobile, qui fait varier la pneumatisation avec la même inconstance. De plus elle s'effectue encore à toutes les extrémités des névrilèmes blancs en contact avec une partie quelconque de la vie radicale, et spécialement aux muqueuses des sens et des ouvertures excrétoires, aux membranes respirables et digestives, aux faisceaux musculaires dont le resserrement ou l'ampliation comprime ou favorise le feu et le sang artérialisant; à la peau où le froid et le chaud refoule ou dilate le calorique des réseaux fibrineux et lymphatiques souscutanés. Ainsi nous devons considérer les deux foyers sécréteurs, organique et animal, comme en opposition constante, par la réactivité mutuelle et incessante du feu nerveux et de l'éther leurs agens. Le feu l'emporte-t-il en excentricité, il se rue sur la vie sensorio-locomotive et l'entraîne dans ses désordres. L'éther domine-t-il au contraire, il comprime la vie viscérale et la maîtrise, l'émotionne et la livre aux réactions aveugles des passions. L'hygiène comme la médecine morale consiste ici à maintenir le rapport harmonieux des deux influences expansives, de manière à conserver l'équilibre des deux foyers constitutifs de notre double existence. La vie organique ne doit jamais être exaltée pour la liberté de la vie intelligente ; la vie intelligente ne doit pas exercer un empire arbitraire et permanent sur la radicale, elle la tuerait par une compression consomptive. Il faut varier leur maîtrisation réciproque, laisser de temps en temps reposer leur prédominance, et les faire passer tour-à-tour aux avantages de la suprématie. C'est le moyen de leur donner le plus de vigueur, et de leur imprimer une résistance plus étendue et plus facilement victorieuse contre les agressions physiques et morales éventuelles et pathologiques.

La sphère éthérée n'impose pas seulement son excentricité au feu nerveux viscéral sur lequel elle s'appuie d'une part ; mais elle tend aussi le rayon de sa divergence contre ses propres modificateurs. Et ces modificateurs sont les expansions des éthers de toutes les autres sensorialités. Ainsi un homme en présence d'un autre enfonce son éther dans les yeux de l'autre et soulève son sensorium. Voilà deux irradiations en présence, comme deux réflecteurs cuivreux mis en opposition. Le rayonnement éthéré le plus fort pénètre l'autre et le domine, le magnétise et le fascine. Le corps calleux du passif se fléchit sous la tension éthérée du corps calleux actif et victorieux. Voilà comme les hommes s'envoient réciproquement des sympathies ou des antipathies, selon que leurs émanations influençantes ouvrent ou resserrent la pneumatisation et le cœur, dilatent ou crispent la sensorialité ou la pulpe mentale. Quand les deux influences sont en équilibre par suite de leur égalité de nature et de puissance, il en résulte l'affection et une stimulation qui fait plaisir et qu'on aime à rencontrer. Mais sitôt que l'un des deux éthers en présence prend de la domination, les deux amis sont bien près de se quitter, par l'effet physique de leur deux rayonnemens devenus inégaux : le plus faible ne peut que jalouser l'autre. Si vous voulez conserver l'attachement de vos proches, la bienveillance de vos protecteurs, la considération de vos concitoyens, hommes de mérite et supérieurs, maintenez vous à leur niveau, ménagez votre éther, raccourcissez le rayonnement de vos idées et l'excentricité de votre pouvoir sensorial ; courbe toi, Sixte-Quint ! tais-toi, Jean-Jacques ! on ne te comprendra pas. Pauvres, humiliez-vous devant les riches ; petits, devant les grands, etc., etc. Et pourtant dans les forêts, la vigueur virtuelle d'un gland pousse le chêne futur au sommet de la futaie qui ombrageait et entravait son adolescence. L'homme de génie écarte aussi les oppressions sociales qui s'opposent à son rayonnement excentrique, et pose dans le monde avec honneur et vénération, en se drapant de sa science, de son imagination et de sa volonté énergique et dissolvante. Il se fait une vaste sphère présente, et une sphère future encore plus vaste ; puisque les noms d'Homère et d'Hippocrate écrasent encore les générations contemporaines sous leurs irradiations éthérées si glorieuses, après avoir pourtant traversé tant de siècles dévorans.

Les effets du regard de l'homme ne sont pas l'unique apanage des yeux ; toutes les parties de l'arbre animal capables d'irradier de l'éther avec une certaine intensité, sont susceptibles des mêmes impressions excentriques, comme la voix, la figure, la prestance, le geste qui sont d'autant plus significatifs qu'ils rayonnent plus d'éther. Et les actes produits par une certaine sensorialité, fussent-ils écrits, peints, sculptés, n'en font par moins ressentir même après sa mort, des effets analogues à ceux qu'elle exécutait pendant son exercice. Parce que son éther s'est combiné et condensé de telle et telle manière dans les signes tracés ; et que l'arrangement particulier de ces signes, ont la propriété de dégager des atomes actifs semblables à leur auteur. Voilà pourquoi la lecture de certaines œuvres, l'admiration de certains tableaux font éprouver les impressions fortes des inventeurs, et décèlent toujours leur génie qui se répercute en vous, qui se réfléchit sur votre pulpe mentale maîtrisée, en extase, et tendue même sur votre vie radicale qu'émeut votre encéphalisation malgré vous bouleversée. L'ambassadeur qui portait aux ennemis un oiseau, une souris et une grenouille avec des flèches, pour annoncer les intentions de son gouvernement, savait l'effet hiéroglyfique que ces symboles produiraient sur leur imagination. Mais cet effet ne peut être qu'indirect et médiat. Admettez donc l'éther comme conducteur de ces opérations sensoriales maintenant si bien démontrées et si connues. Ainsi combinez tous vos moyens émanateurs de l'éther de manière à ce qu'il ne perce pas trop, si vous voulez vous soustraire à l'envie, à la haine et à l'injustice des autres. « Si tu veux être heureux, cache ta vie, disait Epicure, » c'est un moyen sûr, mais c'est le bonheur de l'obscurité et de l'étiolement. Si tu veux être glorieux, montre ta vie, dirai-je à mon tour! Pose toi dans la société comme le soleil dans l'espace, et tu deviendras grand par dessus tout; et tu domineras les siècles, puisque ton éther, enfant d'une évolution de la Nature universelle, planera aussi long-temps qu'il y aura sur la terre des intelligences pour t'admirer.

N'oublions pas que dans ces efforts d'ambition, l'éther se dissipe avec excès; que le sécrétisme sensorial s'exalte outre mesure par la tension de l'imagination et des actes nécessaires aux succès des passions; que l'expansion déborde avec une superfluité maladive; que souvent le cerveau s'évente, s'épuise et s'enflamme avant le résultat désiré. Aussi que d'essors arrêtés avant d'avoir fourni leur carrière! Que de génies étouffés et morts avant l'entier développement de leur célébrité! La pulpe mentale ne peut s'élever que par ses forces virtuelles et les privilèges de sa vie organique. Elle ne dépasse jamais ses conditions premières. Heureux ceux qu'elles favorisent et permettent de s'élancer dans le domaine de la gloire : leur nature constitutionnelle les a bien favorisés; aussi s'environnent-ils d'une auréole qui leur était en quelque sorte prédestinée par la nature même de leurs forces physiologiques natives. Malheur à ceux qui n'ont pas hérité de cette puissance facultative! ils sècheront dans le labeur; ils s'éteindront dans les bornes mêmes du cercle étroit qui circonscrit leur vitalité et leur sensorialité trop avares. Mesurez donc avec exactitude la possibilité de dépenser votre éther sans vous épuiser. Supputez le degré de rayonnement qu'il est susceptible d'embrasser, si vous ne voulez tomber comme Icare dans son vol audacieux et vous exposer aux corbeaux de la critique, aux vautours de la méchanceté.

Nous avons expliqué comment les fonctions de relations réparaient l'éther par leur alimentation, à l'aide du feu nerveux encéphalisant et du sang carotidien. Nous avons démontré comment les actes de la sensorialité consumaient cet éther par les sensations, par la pensée, l'imagination, la volonté, la voix, les mouvemens musculaires, les organes générateurs, par les irradiations éthérées incessantes au travers de la peau, au travers des névrilèmes blancs, et notamment de ceux qui terminent les pneumogastriques, les nerfs respirateurs, les filets des sphincters et tous les cordons divergens qui le font déborder avec une puissance si excentrique contre les modificateurs internes ou viscéraux, et tous les agens externes moraux et sociaux. L'éther se perd et rayonne immensément en tous sens, comme le feu organique, comme le calorique et la lumière du soleil; c'est une émission étonnante et incessante que l'alimentation et le sécrétisme de la sensorialité doivent entretenir et renouveller. Aussi rapellerai-je finalement l'importance de la ménager pour la force et la virtualité de la vie animale, qui ne peut remplir une fonction, exécuter un acte sensationneux, intellectueux, volontaire, moteur, voluptueux ou passionné, sans en décharger un bond, une bouffée, une ondulation, une secousse comme la torpille, en un mot sans en subir une perte quelconque due au degré d'énergie de ses crispations ou de ses dilatations : ce qui s'effectue à tous les instans de la veille; ce qui s'opère à tous les momens du sommeil, mais infiniment moins, et ce qui doit nous inviter à l'économiser et à proportionner notre tendance, notre but et nos efforts à nos forces de rayonnement, de dépense et de réparation éthérés, qui sont toujours en raison directe de l'énergie du tempérament organique, de la constitution mentale, de l'âge, du sexe, et des dispositions héréditaires ou acquises.

FIN DE L'HYGIÈNE OU DE LA DEUXIÈME PARTIE.

TROISIÈME PARTIE.

PATHOLOGIE GÉNÉRALE.

UN MOT.

Tous nos écrits antérieurs ont eu pour but de nous amener à la pathologie. Et c'est pour cette dernière science que nous avons traité de la nature des choses, des lois suprêmes et universelles, des forces qui meuvent la matière générale du Grand-Etre et de notre planète, ainsi que du fluide nerveux animateur de l'homme et le résumé quintessenciel de l'activité phloxique primordiale et incréée. Sans doute pour arriver à exprimer un système entièrement neuf, il a fallu recourir aux nécessités du néologisme. Comment publier des mystères aussi profonds et si peu soupçonnés sans les vêtir de mots étrangers empreints des mêmes caractères? Le reproche qu'on nous a fait d'en abuser, ne provient que du croassement des esprits faibles et à courte vue : ils ne songent pas à ce qu'entraînent le courant de la composition, et les élans d'une imagination turgide et qu'échauffent les inspirations de l'éternelle vérité. Si l'aigle n'a pas le cri du hibou, si le lion rugit et si la couleuvre siffle, n'est-il plus permis à certains cerveaux, de signifier leurs conceptions électrisantes avec le feu qui les dévore, plutôt qu'avec la pâleur mentale des crétins hébêtés et engourdis.

CONSIDÉRATIONS GÉNÉRALES.

Tous les hommes supérieurs au vulgaire, et qui se sont efforcés de pénétrer le secret de la Nature, n'ont vu dans cette Nature que des causes et des effets. Les effets seuls sensibles leur ont fait supposer une force productive qu'ils ont dénommée diversement. Mais malgré cette variété d'imaginations et d'hypothèses, ils n'en ont pas moins conçu l'inévitable nécessité d'un principe. Pour les uns, c'était le feu, la terre ou l'eau; pour les autres, l'air et l'éther; des troisièmes inventaient les mots orgaôn, facultés occultes, énormôn, principe vital, sensibilité, âme immatérielle, puissance spirituelle, etc. Ce sont autant d'erreurs. Voici l'unique vérité qui récapitule notre doctrine générale. « Il n'existe que des atomes. Parmi eux, les uns agissent sur les autres qui subissent leur influence. Voilà le premier mystère qui révèle tout. Parmi les atomes les uns sont donc actifs ou phloxiques, et les autres passifs ou aphloxiques. La collection totale des actifs est l'âme fluide et matérielle du monde. Si on la dénomme, on lui donnera l'expression abstraite d'activité, ou concrète de phlox. La réunion complète des atomes passifs, est la matière que l'activité travaille. Faites-en une abstraction, vous la nommerez passivité; n'en faites point, ce sera l'aphlox. Réunissez les atomes actifs et les atomes passifs du monde dans votre intuition: vous vous figurerez la totalité des matériaux élémentaires de la Nature: car il n'y a que cela. De plus leurs deux abstractions, l'activité et la passivité, ou leurs deux réalités, le phlox et l'aphlox seront les seuls principes fondamentaux de toute théorie philosophique. »

Ces vérités ne sont pas imaginaires : observez, étudiez, expérimentez; vous vous en convaincrez, et sur tous les corps de la Nature les uns par rapport aux autres, et sur vous-même relativement à eux. Tout n'est qu'activité et passivité, tout n'est qu'influençant et influencé, tout n'est que phlox et aphlox.

Nous avons donc un *principe* suprême, organisateur de l'Univers: c'est l'ensemble des atomes actifs increéés. Quel bonheur que la possession tant désirée d'un principe! Quel phanal consolant pour les intelligences avides du vrai et de la science de la Nature! Si ce principe n'avait pas une base d'action, un objet pour s'exercer, il deviendrait inutile. Aussi la passivité ou l'ensemble des atomes aphloxiques, est son aliment et son moyen. Mais pour bien établir les rapports entre le principe agissant et le moyen qu'il modifie, il faut connaître les lois de ce principe universel.

Les atomes actifs dans leur état absolu sont tous semblables, considérés individuellement et abstraits les uns des autres; tandis que réunis ils forment la grande âme fluide de la Nature, le phlox. Tous *attirent*, *brûlent* ou *sécrètent* (son synonyme), et *rayonnent* ou irradient. L'attraction est incontestable à la matière active. Un mathématicien s'est immortalisé en appliquant ce principe secondaire à la théorie du monde. Mais il n'a étayé son édifice que d'un côté, il croulera!.... Le sécrétisme, vérité capitale et transcendante que je proclame le premier, est le pouvoir suprême qui métamorphose la matière. C'est par lui que les êtres s'organisent et s'animent. C'est lui qui change et gradue leurs textures. C'est lui qui fabrique le granit, la chaux et l'argile dans la terre; qui construit les tissus ligneux, foliacé, floral et fructueux d'un végétal. C'est lui qui façonne la pulpe nerveuse, la fibrine, la gélatine, l'albumine et la substance osseuse de l'animal. Et tout cela en raison de la somme, de la combinaison, de la pureté et du degré de combustion du phlox ou des atomes actifs intégrans, et de la somme, du mélange, du triage et de la soumission de l'aphlox ou des atomes passifs assimilés. Le sécrétisme, enfant des atomes actifs, est donc l'acte suprême, la force occulte entrevue par les alchimistes, le pouvoir général et divinisé comme la grande *Cause* de la création des êtres matériels. Arrêtez-vous là, philosophes! méditez, expérimentez; et vous verrez si le sécrétisme ou la force métamorphosante des atomes actifs est une chimère, un produit du délire, de l'ambition ou de l'erreur.

Les atomes actifs, quel que soit leur nombre, *attirent* une certaine somme d'atomes passifs, et les brûlent, les *sécrètent* en raison réciproque de l'activité des premiers et de la résistance des seconds. Ils s'en assimilent une partie qu'ils concentrent, qu'ils concrètent; et *rayonnent*, éloignent, expulsent les autres. Voilà les trois lois uniques de la formation, de l'ordre et de l'entretien de l'Univers en général, comme de tous les êtres en particulier. Nous avons ébauché le système total de la Nature à la fin de notre physiologie: nous n'y reviendrons pas, nous nous contenterons de rappeler que dans chaque organisation soit astrale ou planétaire, soit cristalline, végétale ou animale, il existe 1° un noyau central d'activité, c'est-à-dire, d'une portion du phlox, de l'âme fluide universelle qui vivifie l'être, et 2° un feu rayonnant sans cesse renouvelé au centre par le sécrétisme intégrant, qui puise dans la sphère entourante des matériaux nourriciers propres à son accroissement, à son summum de force ou à sa décroissance physiologique. Car l'Univers et tous les individus qui le composent, sont animés et entretenus par la physiologie trinitaire de la totalité et des parties des atomes actifs, constitutifs de l'âme fluide de la Nature générale.

Nous partirons de ces vérités primordiales, pour fonder les principes de notre pathologie, qui ne sera qu'une conséquence sévèrement déduite des faits exposés dans notre anatomie, notre physiologie et notre hygiène philosophiques.

CHAPITRE PREMIER.

DE L'APPAREIL VITAL.

Une certaine somme de phlox ou d'atomes actifs, ayant traversé l'immense série des évolutions astrales, planétaires, minérales, végétales et animales, s'est condensé et quintessenciée finalement dans les organes générateurs, qui en composent l'embryon de l'homme. Ces atomes actifs ont joui des propriétés attachées à leur nature, et par conséquent de l'attraction, du sécrétisme et de l'expansion. Dans l'utérus ils ont donc composé un foyer individuel d'absorption sanguine, de triage assimilateur et d'excrétion. A l'aide de ce physiologisme permanent et progressif, les principes atomistiques d'activité ont ébauché les parties grises du cerveau, du cervelet et de la moelle épinière. J'appelle cette tige nerveuse de nature ganglionnaire, *arbre vital ;* parce que c'est dans son essence à la fois attirante, sécrétante et irradiante, que consiste la vie; puisque vivre n'est autre chose qu'attirer, sécréter et rayonner une certaine somme d'atomes passifs, soumis harmoniquement à une certaine dose d'activité. La partie grise du rachis de l'homme est donc la matière, la substance de la vie. Et cette vie s'entretient tant que les lois intégrantes d'attraction, de sécrétisme et de rayonnement, sont en équilibre et en relation exacte avec les modificateurs physiologiques et hygiéniques.

La substance grise du cerveau et du cervelet s'appellera le pivot vital; celle de la moelle épinière, la tige vitale; et leur ensemble, l'arbre vital. Cet ensemble par l'attraction intégrante; *appète* des alimens; par sa force atomistique, il les *sécrète*, par l'énergie de sa combustion, il les *rayonne* en feu nerveux, l'agent phloxique vital, électrisateur et animateur de l'organisme, qui est disposé pour le renouveler le plus long-temps et le plus abondamment possible.

Le feu vital tend donc à rayonner de toutes les parties de l'arbre fondamental, en formant une sphère orbiculaire analogue aux émanations du soleil. Mais cet arbre est entouré en tous sens par la substance nerveuse blanche, matrice de la vie sensoriale, ou par des membranes emprisonnantes. Et la substance blanche et ces membranes ne transmettent pas le feu gris. De sorte que le feu gris fortement comprimé au cerveau, au pivot vital, suit un cours descendant, dans le sens de la décroissance de la tige vitale. Qu'on n'oublie pas cette particularité importante qui indique la tendance excentrique et de haut en bas du feu animateur.

Mais l'arbre vital n'a pas qu'une tige, il a encore des branches. Trente et un filets gris s'en détachent de chaque côté, et se rendent à de petits ganglions voisins qu'on peut appeler primitifs. De ces ganglions partent des filets qui se divisent en une foule de ramifications de plus en plus décroissantes, pour se perdre dans les organes et en former le canevas, la trame. A ces ganglions primitifs sont annexées, par des filets, deux masses de ganglions secondaires qui jouent un grand rôle dans l'organisme. La première masse est à la poitrine et comprend les ganglions, les plexus et les nerfs pulmonaires, cardiaques, etc., et toutes leurs terminaisons. La seconde est à l'abdomen et se compose de tous les ganglions et plexus solaires, sémi-lunaires, mésentériques, hypogastriques, etc., avec toutes leurs divisions les plus ténues.

Il faut considérer ces deux massifs de ramifications nerveuses de l'arbre vital, comme les deux dépendances immédiates et comme les deux débouchés de son feu nerveux. Nous le ferons entrevoir en disant que tout l'appareil pneumo-circulatoire est greffé sur les filets des ganglions de la poitrine, et que tout l'appareil digestif est enté sur les filets des ganglions et des plexus du ventre. Ainsi l'arbre vital, par ses atomes intégrans, attire l'air dans l'inspiration; le rachis le sécrète et le rayonne par les ganglions et les nerfs gris abdominaux. Les viscères de ceux-ci le rejettent à travers le rachis dans les ganglions et nerfs gris de la poitrine, pour l'expiration rayonnante. D'un autre côté l'arbre vital attire des alimens et des boissons par l'intermède de l'estomac; il les sécrète aux diverses hauteurs des fonctions préparatoires, et finalement dans son foyer: et il les rayonne alors dans sa plénitude. Ces actions physiologiques m'ont conduit à formuler ainsi les quatre mouvemens fondamentaux du feu vital: « Attraction de la respiration alternative avec l'expansion solaire-mésentérique (ou des ganglions solaires et mésentériques), et la concentration solaire mésentérique alternative avec l'expansion pulmonaire, ou des ganglions cardiaques et pulmonaires. » C'est le feu nerveux qui produit ces phénomènes, en traversant les organes viscéraux et l'arbre vital lui-même. Et son intermittence incessante est due à la persistance périodique de la pression de l'air atmosphérique, qui refoule l'expansion du feu nerveux pulmonaire, et au stimulus des ingesta gastriques réparateurs, qui répercute le feu gastrisant.

Le feu vital s'échappe donc de son arbre distillateur pas deux voies : 1° par les ganglions et les viscères de la poitrine, et 2° par les ganglions et les viscères du ventre. J'ai nommé celle-ci la gastrisation, et l'autre la pneumatisation. Par ces deux dénominations on doit entendre des dégagemens de feu nerveux vital qui, comme un cône large et intense de rayons solaires perçant l'œil d'un volet, se rendent dans leur appareil respectif pour pénétrer les organes, les saturer, les échauffer, les électriser et les animer. Le feu pneumatisant est donc la source de la vivification de l'appareil pulmo-circulatoire, comme le feu gastrisant est celle de la vitalisation de l'appareil digestif.

Ces lois étaient inconnues ; elles sont pourtant capitales. Comment donc faire du diagnostic et surtout de la thérapeutique sans leur inspiration ! Aussi nous guideront-elles dans la promulgation de notre doctrine curative future.

L'appareil vital, outre son pivot encéphalique et sa tige nerveuse grise rachidienne, possède deux masses de branches, l'une pectorale, et l'autre abdominale. Ce sont, comme nous venons de l'exprimer, tous les ganglions, les plexus, les filets et les terminaisons des nerfs gris qui occupent les deux grandes cavités, et qui surgissent des rameaux latéraux et immédiats de la tige vitale. Figurez vous intuitivement l'ensemble de leurs branchages et de leurs ramifications finales respectives, et considérez-les comme des appendices de l'appareil vital primitif. A ces branchages et à ses ramifications insensibles, fixez maintenant l'origine des appareils secondaires pneumo-circulatoires et digestifs greffés sur eux, et vous aurez le complément de l'appareil vital, avec ses dépendances respiratoires et circulatoires et ses dépendances abdominales. Car les réseaux des nerfs gris de la poitrine constituent 1° le canevas des poumons, des quatre artères veineuses du cœur gauche, de l'aorte, de ses divisions extrêmes, des capillaires artériels terminaux et du système musculaire de relation ; 2° ils constituent encore le canevas des capillaires veineux originels, des ramuscules, des rameaux, des branches des veines, des deux racines caves, du cœur droit et de la veine artérieuse pulmonaire ; 3° ils forment aussi la trame des capillaires originels des lymphatiques, de leurs ramuscules, rameaux, branches, tiges (réservoir de Pecquet et grande lymphatique droite), de leurs excréteurs, des membranes séreuses, etc. De même les réseaux des nerfs gris de l'abdomen constituent le canevas de l'estomac et des intestins, du foie et de la rate, des tuniques musculaires non soumises à la volonté, etc.

De sorte que les appareils secondaires pneumo-circulatoires et digestifs ne sont que la continuation des dernières divisions nerveuses grises de l'appareil vital, plus ou moins encroûtées de fibrine, d'albumine et de gélatine sécrétées, assimilées et organisées par le feu animateur. Aussi ces appareils de conséquences ne font que continuer les lois primordiales, et n'ont été fabriqués que pour leur exécution. Le siége intégrant des lois vitales est dans le tronc vital nerveux gris encéphalo-rachidien. Le rachis osseux lui sert de sanctuaire et de défense. Ses lois consistent dans l'acte de sécréter, de la part des atomes actifs qui composent la moelle grise. Vivre c'est sécréter. Mais la substance vitale ne pourrait sécréter si elle n'attirait; et elle étoufferait sous le poids des matériaux absorbés, si elle ne rayonnait ses produits. La vie attire donc et dépense. C'est pour ce double but que les deux appareils pectoral et abdominal ont été construits. Le foyer vital absorbe de l'air par les poumons et la peau, et des alimens par l'estomac et les intestins. Il s'est établi des passages propres à transporter à l'appareil vital, ces substances élaborées progressivement. Le point de réunion est surtout au poumon, qui est comme la fournaise vitale, la dernière bouche du foyer. Là il y a absorption complète; il y a contact immédiat avec le feu vital rachidien. Ce contact est immédiatement suivi du sécrétisme, de la sublimation des élémens attirés. Cette sublimation se réduit à deux sortes de produits: l'un est fluide et incandescent, c'est le sang rouge; l'autre est le feu nerveux animateur, qui rougit et plastifie ce sang qu'il artérialise et échauffe complètement. Aussitôt après le sécrétisme, la sphère vitale trop pleine irradie ce feu avec une extrême violence par la fournaise vitale, et l'expulse impétueusement dans le cœur gauche et les poumons: voilà ce qui exécute et fait varier si singulièrement la respiration et la circulation, selon son abondance de fabrication et selon la résistance que les obstacles pathologiques opposent à sa sortie.

Tout dans l'économie doit donc avoir pour fonction finale de contribuer à l'aisance et à la normalité de ces trois lois capitales de l'appareil vital: l'attraction, le sécrétisme et l'expansion. Les autres appareils tertiaires des glandes, des excrétions, etc., ne sont que des fonctions lointaines propres à dériver les scories et les résidus aphloxiques des substances d'où à été soutiré le feu ou le phlox vital. Si leur régularité est indispensable, c'est que la rétention de ces résidus dans l'organisme entraverait le rayonnement du feu vital, qui doit incessamment diverger et se dépenser; et que cette entrave morbifique désordonnerait, étoufferait, éteindrait le sécrétisme focal. Aussi doit-il exister dans les organes, les appareils, les fonctions soit tertiaires, soit secondaires ou primitifs, un absolutisme incessant d'attraction, de sécrétisme et d'expansion. Ce qui veut dire que les pores viscéraux, que les trames, les canaux, les conduits doivent toujours aspirer et transpirer, pour que la santé se maintienne; puisque celle-ci n'est basée que sur l'harmonie conditionnelle de la réparation, de la fabrication et de la dépense du feu nerveux encéphalo-rachidien, l'unique agent animateur. Ce feu a deux sources de réparation et de dépense, qui sont alternatives : 1° à l'appareil pulmonaire qui aspire et expire, et 2° à l'appareil abdominal qui absorbe et rejette. Pour la poitrine, le feu nerveux s'échappe par le fournaise vitale dans le réseau rouge et expirateur des poumons et dans le cœur gauche, après avoir traversé l'intermédiaire des nerfs gris, des plexus et ganglions immédiats à la tige vitale encéphalo-rachidienne. Cette expansion a été nommée précédemment l'acte de la *pneumatisation*. Pour l'abdomen, le feu nerveux se dégage de la même tige vitale, dans les ganglions, plexus et nerfs gris, qui se perdent à travers les viscères digestifs dont il constituent la trame. C'est l'acte de la *gastrisation*, qui s'effectue avec une extrême ardeur surtout dans la coction alimentaire et dans les inflammations stomacales. La pneumatisation est alternative avec la gastrisation : ce sont deux expansions intermittentes suspendues par le balancement de l'air atmosphérique qui, pendant l'aspiration, enfonce le feu nerveux dans la gastrisation; tandis que la réaction viscérale de cette dernière le refoule dans la pneumatisation, pendant l'expiration. Ces quatre mouvemens fondamentaux sont très-intelligibles, et expliquent le phénomène de la dilatation et du resserrement alternatifs des poumons, des intestins et même du cerveau.

Ceux qui comprendront ces principes capitaux récapitulatoires de notre doctrine, s'initieront aisément aux lois de notre pathologie et de notre thérapeutique fondées sur eux. Tel est l'ensemble de la vie radicale. La manière dont le sécrétisme de l'arbre vital s'opère, s'appelle tempérament. Il est fort, si le sécrétisme est vigoureux; s'il est exécuté par des atomes actifs nombreux et ardens ; s'il est réparé par des alimens corroborans et facilement élaborés. Tandis qu'il est faible dans la supposition contraire. Mais ce tempérament est modifié aussi d'après les appareils secondaires pectoral ou abdominal.

Si le premier apporte plus d'alimens à la combustion focale que le second, il est sanguin; il est bilieux dans l'autre hypothèse. Mais si l'arbre vital reçoit des secousses trop violentes et trop habituelles de l'organe sensorial, le tempérament devient nerveux, et le feu animateur est excessivement élastique et très-enflammant.

CHAPITRE II.

DE L'APPAREIL SENSORIAL.

La fibrine, l'albumine et la gélatine qui constituent les viscères, sont le résultat de l'élaboration de la matière aphloxique alimentaire, changée en tissus par le sécrétisme organisateur et par son agent phloxique électrisateur. Mais il y a un autre produit, dernier terme de la purification et de la décomposition du feu nerveux et de la pulpe grise vitale : c'est la substance blanche siége de la sensorialité et de la vie de relation. Toute sa masse a été distillée dans l'appareil osseux encéphalo-rachidien ; et poussée en haut par la pulpe grise, elle s'est condensée dans le crâne pour constituer le cerveau, la protubérance et le cervelet ainsi que leurs filets adhérens ; et elle s'est prolongée par la moelle blanche épinière, dorsale et lombaire, en fournissant tous les filets collatéraux et extrêmes. De sorte que cette substance nerveuse blanche est anatomiquement un arbre avec ses racines, son tronc, sa tige, ses branches, ses ramifications finales et ses fruits reproducteurs. Tandis que, physiologiquement, elle est une quintessence susceptible de sentir avec douleur et plaisir (*corps calleux*) ; de recevoir par les *sens* des impressions qu'elle sent et transforme en idées ; de plier, de désunir et de recombiner ses idées ; de vouloir les exécuter ; de mouvoir les névrilèmes objets de son intention (cervelet) ; de fabriquer un éther, l'agent immédiat de sa faculté sentante et mouvante ; de le dépenser par les secousses vocales et musculaires ; et d'en constituer une liqueur odorante comme le cerveau, et susceptible de renouveler l'espèce dans un plaisir voluptueux (organes génitaux). L'hygiène de la vie animale pour être parfaite exige : 1° que la substance blanche sécrète convenablement son éther ; 2° qu'elle le répare et le dépense sans obstacle. Sa force de sécrétisme est la constitution animale, qui varie selon les développemens des parties de l'arbre sensorio-locomoteur. Aussi cette constitution peut être sensuelle, mentale, motrice ou génitale. De plus la perfection de l'organisme consiste dans l'harmonie la plus complète entre l'appareil vital, ou l'arbre inférieur nerveux gris siége du tempérament, et l'appareil de relation, ou l'arbre supérieur nerveux blanc siége de la constitution. Quoique le rapport soit ordinairement le même, parce que le supérieur est toujous le produit congénital et viager de l'inférieur, cependant il n'est pas sans exemple que l'un soit plus énergique que l'autre et inversement : parce que les deux vies s'influencent réciproquement. La radicale envoie son feu nerveux à la sensoriale par les terminaisons des artères carotides. Et selon que le cœur est impulsé plus ou moins vigoureusement par le foyer sécréteur, il impulse plus ou moins impétueusement le cerveau, que cette exagération échauffe et fait souvent délirer. D'un autre côté la sensoriale envoie son éther à la radicale par les émotions morales de la colère, de la terreur, de la joie, de l'amour et de la haine, à travers les pneumo-gastriques. Et ces bonds d'éther suffisent à concentrer le feu nerveux dans le cœur, et à comprimer plus ou moins morbifiquement l'expansion incessante et indipensable du foyer vivificateur. On conçoit donc la nécessité d'harmonie, d'équilibre et de modération dans les influences réciproques des deux sécrétismes fondamental et sensorial. On doit tout faire pour les maintenir ainsi, et tout tenter pour les rétablir dans ces conditions hygiéniques, quand il est survenu un désordre et une déviation. N'oubliez jamais non plus que la vie sensoriale est greffée sur l'organique ; qu'elle en tire son origine, sa nature, son alimentation ; et qu'elle mourrait sans son appui et sa sustentation. De même si l'arbre vital ou nerveux gris n'essuyait pas la résistance de l'arbre sensorio-locomoteur ; le feu nerveux n'éprouvant plus d'obstacle aux couches grises, s'évaporerait bientôt, et s'épuiserait totalement à travers le débouché que j'ai nommé encéphalisation, ou celui par lequel il anime l'arbre sensorial en flambant en lui et en se transformant en éther quintessencié. Mais c'est assez de ces conditions avant-courrières de notre pathologie, puisque le lecteur peut consulter, sur ces sujets simplement énoncés, notre physiologie et notre hygiène. Passons à exquisser les bases de cette pathologie, le but principal de nos travaux, et tâchons d'en faire saisir l'esprit, qui ressort également du *causalisme* de la Nature et se fonde sur lui.

CHAPITRE III.

IDÉE DE LA MALADIE.

La condition absolue de la santé, c'est la persistance du sécrétisme vital dans son appareil primitif, comme dans les secondaires, comme dans les moindres viscères de ces derniers. Il faut que tous concourent à son entretien et à sa réparation, par leur assistance générale, et en favorisant toujours l'attraction, la combustion et l'expansion focales, ainsi que toutes les spéciales, je veux parler de celles attachées à la trame de tous les tissus quels qu'ils soient : car tous attirent des élémens assimilables; tous les sécrètent et tous rayonnent le feu nerveux qu'ils transmettent en nature, en même temps qu'ils excrètent des molécules ou des fluides désassimilables, ou plus ou moins résorbables et susceptibles d'être éliminés. La santé consiste dans cette triple condition harmonique, et peut se formuler par la fabrication facile et abondante du feu nerveux, et par son irradiation sans entrave à travers toutes les textures viscérales. La maladie sera donc un trouble focal ou partiel, causé par un obstacle à la dépense divergente du feu animateur. Mais comme les organes qui le rayonnent, sont plus ou moins éloignés du foyer, on comprend que la gravité de la maladie augmentera en raison du voisinage focal et de l'importance et de l'étendue des viscères entravans. Si l'obstacle est immédiat à l'arbre vital et à ses trois débouchés encéphalisant, pneumatisant et gastrisant, le sécrétisme central sera ménacé d'être étouffé, et la maladie sera excessivement dangereuse. Voilà pourquoi l'exagération du sécrétisme des membranes artérielles, de la pie mère encéphalique et rachidienne, est si souvent funeste. La combustion maladive des tuniques et des faisceaux musculaires, des membranes séreuses, des tendons, des cartilages et des os, présentent moins de chances malheureuses, parce que peu imbus de feu nerveux, et chargés d'en conduire et d'en dériver dans une petite proportion, ces tissus montent rarement à un diapason phlogistique très-grave, et sont plus susceptibles d'être abaissés au rhythme de la santé.

On peut donc abstractivement considérer les tissus, depuis le centre vital jusqu'aux dernières ramifications des diverses parties de l'arbre organique, comme formant une espèce d'échelle descendante, dont les parties sont de moins en moins animalisées à mesure que la fibrine, l'albumine, la gélatine et le phosphate calcaire entrent davantage dans leur composition, où ils saturent et neutralisent le feu nerveux intégrant et de moins en moins abondant et divergent.

La combustion focale s'entretient par son équilibre d'attraction et de dépense. Le feu rayonne et se perd excentriquement par tous les débouchés, par tous les organes, par tous les pores. S'il rencontre des obstacles soit hygiéniques, soit physiologiques, il en résulte une réflexion de ses rayons éminemment élastiques qui, ne pouvant vaincre l'entrave pathologique, refluent sur les ganglions immédiats et de là sur le foyer embarrassé. Alors ce foyer sécréteur concentré anormalement s'exalte, exagère sa combustion ; et sa sphère réagit avec une violence proportionnelle à l'obstacle refoulateur. De sorte qu'il résulte de cette réaction, deux sortes de phénomènes : les centraux, ceux de la sphère de l'appareil vital, et les locaux, ceux de l'organe entravant. Les premiers se caractérisent par un surcroît du sécrétisme vital électrisateur, si violemment divergent contre l'obstacle : ce qui produit la fièvre, annoncée par la chaleur qui surabonde à travers toutes les parties nerveuses grises, et qui s'échappe avec une extrême ardeur 1° par la pneumatisation, la cause des symptômes pulmonaires et circulatoires ; 2° par l'encéphalisation, la cause des symptômes sensoriaux et moteurs ; 3° par la gastrisation, la cause des symptômes gastro-intestinaux. Les phénomènes locaux consistent dans la tension des irradiations focales du feu nerveux, qui cherche à dompter les parties entravantes, à traverser les pores obstrués. Et ces efforts produisent l'exagération du sécrétisme du viscère siége de l'entrave. Ce sécrétisme s'élève jusqu'à l'inflammation ; et en concentrant localement une surabondance d'atomes actifs, y produit une attraction, une combustion et une irradiation bien supérieures à la normalité, ce qui cause la tumescence, la chaleur, la rougeur de la trame enflammée, et la douleur quand des filets sensoriaux sont englobés dans cette sphère pathologique partielle, qui oppose ses rayonnemens individuels et sa rébellion aux tentatives conservatrices des irradiations focales.

Dans ce peu de mots, nous apprenons que la cause de la

maladie est un *obstacle* au rayonnement du feu nerveux ; que son premier effet est de troubler le foyer et de l'exalter par le phénomène de la *fièvre* ; que le second est de produire l'exagération sécrétoire du lieu entravé , exagération qu'on a nommée *inflammation*. Mais nous ne devons pas oublier que cette inflammation est due à l'accumulation des atomes électro-caloriques de l'agent vital , et au travail universellement transformateur que leur activité phloxique produit sur des fluides vicieusement attirés , qu'elle métamorphose , dissout et excrète : d'où résultent les diverses éliminations critiques de toutes les phlogoses.

Ainsi plus l'entrave sera considérable et plus son voisinage sera rapproché du foyer , plus la fièvre sera vive. Plus le tissu sera saturé de feu nerveux , plus il sera inflammable. Et conséquemment les viscères seront d'autant plus modifiés qu'ils seront plus fibrineux et moins albumineux , gélatineux et osseux.

Nous n'avons plus d'énigmes médicales actuellement. Nous possédons un agent animateur : le feu intégrant au rachis nerveux gris. Nous connaissons ce qu'est la vie : un travail combustif ou sécréteur que ce feu exécute , et par lequel il irradie un fluide impondérable électro-calorique. Nous savons ce qu'est la maladie : un obstacle ; comment surviennent et la fièvre et l'inflammation ; et nous induisons que cette dernière modifie et transforme les tissus et les humeurs , d'après les proportions du feu qui anime ses différens siéges. Que ces principes sont plus satisfaisans pour la raison , que ces dénominations métaphysiques d'irritations , d'excitabilité , de propriétés vitales et d'archées ! Nous n'avons à diriger qu'un fluide électro-calorique ; et nous n'avons qu'à régulariser les lois compréhensibles de sa composition , de son entretien et de sa dépense. Et comme il est le produit d'une combustion , d'un sécrétisme , le travail universel de toute matière active ou phloxique en rapport conditionnellement organique avec une certaine dose de matière passive ou aphloxique ; nous pouvons appliquer à la médecine les moyens si simples et en même temps si sublimes que le causalisme primordial de le Nature emploie dans tous les degrés de la hiérarchie des êtres , pour leur croissance comme pour leur dépérissement , en ajoutant des élémens actifs au feu animateur , ou en le saturant de passifs : mais n'anticipons pas sur la thérapeutique.

CHAPITRE IV.

DE LA FIÈVRE.

On ne peut faire un pas en pathologie, sans avoir sans cesse pour guide la connaissance du phénomène de la vie. Rappelons à quoi il se réduit. Le rachis nerveux gris d'un animal en santé est comme un charbon incandescent. Tant qu'ils est incandescent, il brûle l'oxigène et s'entretient. Tous ses atomes sont chauds, rouges et sécrètent le feu. Une fois qu'il est éteint, le calorique a disparu et le travail sécréteur a cessé. Ainsi l'incandescence du charbon était due à un fluide en travail, opérateur et entreteneur du feu fixe. De même le rachis vivant est imprégné d'un feu électro-nerveux, qui sature ses atomes intégrans, et entretient le travail que j'ai nommé vital; lequel travail cesse par l'évaporation plus ou moins complète du feu animateur; et le rachis n'est plus qu'une pulpe cadavérique, analogue au charbon éteint et refroidi. La vie n'est pas seulement un feu, mais elle est le résultat d'un travail, d'un sécrétisme de la part des atomes actifs rachidiens; et le feu nerveux n'est que l'effet de l'arbre vital constitué similairement. Ainsi la vie est une combustion. Ses lois consistent 1° à attirer des élémens d'entretien; 2° à se les assimiler par un sécrétisme décomposant; et 3° à en rayonner une partie en agent électro-calorique, vivificateur de toutes les textures de l'organisme, qu'il enivre pour exécuter leurs fonctions de sécrétisme et d'excrétion, à l'aide de l'élasticité attachée à ses molécules impondérables. Cette combustion encéphalo-rachidienne a une sphère immensément divergente. Cette sphère est emprisonnée par des organes compressifs. Trois débouchés permettent à son feu de s'échapper et de se dépenser : 1° l'encéphalisation ou la dose de feu nerveux qui flambe à travers les couches grises corticales du cerveau et qui s'y livre à une excentricité extrêmement considérable, afin de s'opposer à l'impression trop creusante et trop crispante des émotions morales; 2° la pneumatisation ou la dose de feu nerveux qui s'échappe de la sphère vitale par les poumons, pour produire l'expiration et refouler l'agression de l'air, et par le cœur pour exécuter la circulation; 3° la gastrisation ou la dose de feu nerveux qui s'irradie du foyer vital par les ganglions et les nerfs phréniques, pour résister à la stimulation compressive des alimens, et les cuire, les atténuer, les maîtriser par l'acte de la digestion.

Voilà donc les trois voies par où le feu vital rencontre les obstacles hygiéniques, et par où il est influencé le plus souvent; quoiqu'il puisse aussi ressentir dans les canaux artériels et veineux, l'action d'un sang trop consistant ou trop fluide, et à la peau, l'effet concentratif du froid ou expansif de la chaleur : ce qui fera le sujet des maladies de l'*artérialisation*. (Voyez la physiologie et l'hygiène.) Pour le moment nous ne nous occupons que des trois débouchés fondamentaux.

Nous avons vu que le feu nerveux de la sphère focale rencontre les obstacles hygiéniques, 1° sur toute l'étendue des surfaces digestives; 2° sur toutes les parties de la muqueuse pulmonaire; 3° sur tous les compartimens des couches grises cérébrales, qu'agitent les opérations intellectueuses, les émotions morales, après avoir ébranlé d'abord la substance blanche sensoriale qui lui réflète ses impressions. Or, le mode d'action des obstacles ou des excitans hygiéniques et moraux, s'effectue par agression, par contact. Mais 1° ce contact peut être trop fort, trop oppressif; et alors il refoule le feu nerveux dans la sphère focale qui s'en trouve gênée, étouffée. 2° Ce contact au contraire peut être trop faible et insuffisant; et alors le feu nerveux trop favorisé dans sa sortie, se dépense plus qu'il ne faut; et la sphère vitale est trop dilatée, affaissée. Ce qui nous inspire, en passant, ce principe de thérapeutique : qu'on remédie au premier inconvénient par les substances qui produisent le second, et à ce dernier, par celles qui engendrent le premier : c'est-à-dire, qu'on raréfiera, qu'on concentrera les débouchés, selon que l'expansion du feu nerveux y sera entravée ou trop favorisée. Mais pour arriver à la fièvre, le sujet de ce paragraphe, nous dirons que si la constance ou l'instantanéité des stimulations trop fortes, trop concentratives, referment une grande quantité de pores par où le feu nerveux doit normalement se dégager; ce feu refoulé sur la sphère vitale, l'enraye et l'embarrasse. Et cette sphère en raison de son élasticité expansive et très-peu compressible, le reporte du débouché morbifiquement oblitéré sur les deux autres, pour en dériver le superflu. Mais ces derniers, en réagissant par des spasmes appropriés, s'oblitèrent aussi plus ou moins, et s'unissent à l'autre pour comprimer trinitairement la sphère vitale toujours sécrétante, et qui accumule de plus en plus son feu dans l'étendue du rayon qui sépare son centre combustif des obstacles en révolte. De sorte que les débouchés l'étouffent, la compriment, et qu'elle est mécaniquement forcée de diriger son feu et de le tendre violemment contre le point pathologique originellement cause de tout ce désordre. Aussi comme le débouché du cœur est le plus large et la porte du sanctuaire de la vie, est-ce dans le cœur qu'elle darde le plus de feu nerveux. Cet effet primitif de la fièvre produit tous les autres secondaires et dépendans de la saturation du sang rouge par le feu pneumatisant. Mais les symptômes de l'appareil digestif proviennent de la dérivation exaltée du feu nerveux, par le débouché, les ganglions, les plexus et les nerfs de la gastrisation. De même que tous les symptômes cérébraux physiques et moraux, ou locomoteurs et sensoriaux, résultent de l'exhubérance et de la violence avec lesquelles le feu nerveux est impulsé à travers les couches grises de l'encéphalisation. Il faudra donc, dans les maladies fébriles, rapporter tous les phénomènes apparens à l'impétuosité et à l'abondance du feu nerveux qui les exécute dans les régions respectives à chaque débouché. Que l'obstacle morbifique frappe l'un ou l'autre, c'est indifférent pour le phénomène de la fièvre, qui est un et toujours le même vitalement et centralement considéré; puisqu'elle n'est autre chose que l'oscillation et l'effort de réaction de la sphère focale pleine, comprimée et entravée dans sa dérivation. Si ce phénomène est unique, on a donc eu tort d'admettre des ordres, des genres et des espèces de fièvres. Les dénominations *inflammatoire*, *bilieuse*, *ataxique*, ne doivent que désigner ou le siége primitif de l'obstacle pathogénique, ou le lieu de réaction de la sphère vitale. Et cette sphère rebondit toujours sur un des trois appareils secondaires : c'est-à-dire, sur le pectoral, ou sur l'abdominal, ou sur celui de relation qui est annexé à la vie fondamentale comme les deux autres, et qui, comme eux, en suit servilement les impulsions et en réverbère mécaniquement et passivement les effets. C'est beaucoup d'être parvenu au résultat philosophique de faire considérer l'âme animale comme incarnée à un organe pulpeux, girouette versatile de l'impulsion instinctive et primitive de l'âme inférieure, ou plutôt de l'appareil de la vie radicale, qui l'entraîne dans ses écarts maladifs. On ne peut croire combien la médecine doit progresser à la lueur de cette profonde quoique humiliante vérité.

L'arbre fondamental, les appareils circulatoire, respiratoire, digestif, tous les viscères, toutes les trames sont saturés d'un fluide électro-calorique animateur, de même qu'une barre échauffée est saturée de feu dans tous ses atomes. De plus toutes les parties organiques travaillent, sécrètent, conduisent et dépensent ce feu vital. De sorte que quand ses irradiations sont entravées, il reste en surabondance dans la sphère centrale, qui se désordonne par sa vicieuse compression, et produit le phénomène de la pyrexie qui lui est essentiel; puisque la fièvre est l'oscillation de la sphère vitale, qui réagit pour vaincre les obstacles phlogistiques opposés à sa dérivation. Telle est donc sa *nature* identique à la vie, à son appareil sécréteur encéphalo-rachidien.

La fièvre est toujours un effet d'un obstacle morbifique, d'une atteinte quelconque à l'expansion du feu nerveux. La vie, par caprice ou par spontanéité, ne peut jamais devenir pyrétique sans cause. Et cette cause est mécanique, puisqu'elle n'est qu'une impulsion de l'agent vital sous un modificateur hygiénique ou physiologique quelconque, qui s'opposant aux irradiations électro-nerveuses, les fait refouler sur le centre focal qu'elles embarrassent, entravent et désordonnent.

On a donc eu tort de dire les *fièvres*, puisqu'il n'y a qu'un mode fébrile; puisque cet état n'appartient qu'à un siége unique; puisque le phénomène est toujours le même, c'est-à-dire, offrant une compression plus ou moins forte de la sphère vitale combustive et phlogistique, et une réaction expansive de cette dernière sur les obstacles pathologiques. La fièvre est toujours la même en nature, en essence: ce qui produit les symptômes divers, et ce qui a inspiré des fièvres gastrique, inflammatoire, cérébrale, exanthématique, bilieuse, colliquative, dyssentérique, etc. Mais avant les effets symptômatiques, la fièvre existait, de même qu'avant la fièvre, la cause maladive l'avait provoquée par son agression contraire à la vie. C'est pourquoi si la bile est vomie, si le cœur impulse avec violence, si le cerveau délire, si la diarrhée ou la dyssenterie surviennent, si des vésicules surgissent, il ne faut pas dire dans le cours d'une fièvre, ce serait une expression vicieuse, mais pendant que le foyer vital est fébrile et en désarroi; ces désordres symptômatiques n'expriment que le *lieu* par où le feu vital décharge sa superfluité, et la *dose* que les obstacles pathologiques forcent de séjourner morbidement dans la sphère contractée.

D'un autre côté, quand le sécrétisme est entravé, ou il meurt comme dans la strangulation, l'asphyxie, l'apoplexie; ou il lutte avec une violence excessive, en exagérant extraordinairement son diapason sécréteur, en dardant avec une surabondance extrême son agent défenseur. D'où résultent, selon les degrés auxquels peut s'élever le thermomètre vital, les expressions significatives de bénigne, d'adynamique, d'ataxique, de pestilentielle. Car ces dénominations n'indiquent que le degré de force de la pyrexie vitale, qui imprime le cachet de sa violence variable sur des organes ou des appareils passifs de ses décharges.

Si l'on dit fièvre éphémère, aigüe, chronique, hectique, c'est exprimer le temps que le foyer réactif emploie à vaincre les obstacles pathologiques, au moyen de ses rayonnemens défensifs et fondans. Quand leur solution arrive, on appelle la fièvre *critique ;* mais il ne faut jamais oublier que c'est la sphère vitale qui opère la crise, qui juge elle-même le mal, et le fond, le sécrète, le cuit (Hipp.), et l'élimine par des excrétions qu'on appela aussi critiques sans plus de raison. Le mot fièvre hectique pronostique assez une fin mortelle dans le marasme. Mais c'est dire simplement que le foyer vital impuissant succombera dans ses luttes thérapeutiques, et s'affaiblira d'abord insensiblement pour finalement s'éteindre.

Un problême beaucoup plus intéressant que les considérations précédentes, c'est la continuité et l'intermittence de la fièvre. Pourtant la continuité n'est que la persistance de l'obstacle, qui résiste à la tension répétée du feu nerveux focal trop abondant et trop comprimé. Tandis que l'intermittence est causée par une déperdition excessive de feu nerveux, de la part de la sphère vitale ardemment exploitée pendant l'accès. S'il ne reste plus assez de feu nerveux pour la ballonner, et faire sentir à la divergence incessante et obsolue de ses rayons, le refoulement concentratif de l'obstacle pathologique : alors la rémission survient et dure tout le temps nécessaire à la distillation, au sécrétisme, à la fabrication du feu vital dans une proportion telle d'abondance que, dans son expansion excentrique nouvelle, il soit refoulé sur le foyer par les obstacles pyrétogéniques. Alors ce rayonnement concentre le rayon de la sphère focale, qui se désordonne et réagit par les symptômes divers de son état fébrile, toujours caractérisé par l'étendue et la gravité du lieu obstaculé.

Si la réparation du foyer épuisé s'opère à des intervalles inégaux, il y a rémission ; si c'est dans des temps égaux, avec absence de pyrexie, il y a intermittence. Comme le foyer vital est un chez le même individu ; comme l'obstacle est toujours le même aussi :

i ls'ensuit que la dépense du foyer pour vaincrel'obstacle, est journellement ou biquotidiennement la même; et il est rationnel de penser que le temps propre à réparer cette dépense de feu nerveux tensif, sera également proportionnel. C'est pourquoi l'accès reparaît après la réparation pour disparaître encore après la dépense, et se renouveler ensuite, par une succession d'intermittences suffisantes à résoudre l'obstacle temporaire qui cause cette nécessité de réaction pyrétique et focale. Ces obstacles imposent des efforts violents et une dépense fort exploitante à la vie organique. Et nous allons expliquer l'intermittence de cette vie radicale par un exemple frappant que nous fournira la vie sensorio-locomotive. Supposez un prisonnier. L'espoir et l'ardeur de fuir lui font imaginer de percer un mur avec une barre de fer. Chaque jour il se met à l'œuvre, et s'épuise en efforts pour vaincre l'*obstacle* à sa délivrance. Il arrive chaque jour qu'il ne peut plus travailler et qu'il tombe de fatigue et de sommeil. Son éther évaporé a besoin d'alimens et d'un certain nombre d'heures pour se réparer. Quand il se réveil frais et vigoureux, il reprend sa barre et se fatigue, s'efforce et s'épuise encore ce jour-là : puis il mange et se rendort pour renouveler son éther et ses forces. Le lendemain à la même heure et après le retour de son énergie, mêmes travaux, même espérance, et toujours même fatigue et même besoin de refaire sa vigueur et son éther musculaire. L'obstacle s'use petit à petit et finit par être résolu et vaincu, et le prisonnier s'évade. Et bien pour la vie organique, le prisonnier, c'est le feu nerveux ; le mur, c'est l'obstacle morbifique ; la fièvre, c'est l'effort réactionnaire de la sphère focale. Le sommeil, c'est l'intermission ; l'accès, c'est le retour de la plénitude vitale et l'effort d'irruption pour résoudre le mal, pour ouvrir les pores crispés et oblitérés, qui s'opposent à l'expansion normale du feu animateur. Après des temps égaux de réparation, il y a des temps égaux de dépense. Voilà tout le secret de l'intermittence des fièvres et de toutes les périodicités aussi faciles à expliquer. Si les accès étaient irréguliers, c'est que la réparation se ferait plus ou moins promptement et que les dépenses seraient plus ou moins considérables, selon l'abondance ou la rareté si variables des excrétions, qui produisent toujours un vide à remplacer. Car tous ces phénomènes doivent entrer en ligne de compte pour apprécier tous les changemens possibles du foyer sécréteur à l'état maintenant si bien compris de la pyrexie.

Si nous nous résumons sur la fièvre, nous conclurons 1° que

c'est un état réactif et comprimé de l'appareil vital, siége du sécrétisme fondamental du feu animateur; 2° que ses nuances symptômatiques sont dues au lieu et au degré de violence de sa réaction; 3° que ses rémissions, comme sa périodicité, proviennent d'abord de l'épuisement du feu défensif, et ensuite de sa réparation au moyen des humeurs résorbées, ou des molécules médicamenteuses assimilées et calorifiées, ou des alimens, de l'oxigène et des impondérables incorporés. En conséquence les troubles fébriles de l'appareil pneumo-circulatoire, seront dus à l'expansion pneumatisante du feu nerveux, transporté vicieusement dans les poumons, dans le cœur et dans la tige et les ramifications aortiques. Les mouvemens morbides et pyrétiques de l'appareil abdominal, dériveront de la tension de l'expansion gastrisante, qui se ruera dans les organes digestifs pour opérer les vomissemens, l'extrême chaleur, la diarrhée, la dyssenterie, la fuliginosité, etc. Tandis que les désordres pyrétiques de la vie sensorio-locomotive, devront êtres attribués et à l'impulsion du sang carotidien, et surtout aux efforts irruptifs du feu gris comprimé dans les couches grises encéphaliques; d'où naîtront le délire, l'ataxie, les convulsions, la fureur, ou la stupeur, le coma, l'insensibilité. Ces appareils secondaires sont donc passifs des impulsions primitives de l'appareil principal de la vie et de son feu excentrique, exhubérant et fébrilement comprimé. Avec ces données, tous les problèmes de la pyrexie se délieront sans peine, et le diagnostic deviendra plus lucide et plus assuré. Une remarque à faire avant de terminer ce sujet: c'est que l'oppression violente des stimulus n'est pas l'unique cause de la fièvre; elle est aussi quelquefois due à la privation d'une concentration suffisante. Alors le feu vital sortant avec trop d'abondance par des pores trop ouverts, non-seulement échauffe ces pores et les enflamme, ce qui les referme bientôt, mais contraint encore le foyer à sécréter davantage pour maintenir l'agression des fluides humoraux qui, éprouvant moins de résistance par la soustraction anormale d'une dose inaccoutumée de feu nerveux, tendent à se précipiter sur le foyer, sollicités par son vide attractif, et impulsés par l'élasticité toujours compressive de l'air. Aussi la pyrexie est-elle due à cette double cause, quoique la dernière soit extrêmement rare. Et dans cette circonstance du défaut de concentration des stimulus, on le guérira aisément par l'addition ménagée de modificateurs suffisans pour fermer convenablement les pores trop dilatés, et pour balancer harmoniquement l'expansion générale de la sphère électro-vitale.

CHAPITRE V.

DE L'INFLAMMATION.

La vie est une source constante de phlox, de feu nerveux, qui s'en échappe excentriquement à travers les organes, pour s'opposer aux impressions refoulantes des stimulateurs. Quand ces derniers ne concentrent pas assez le feu vital, il déborde outremesure. Quand ils le compriment suffisamment, il en résulte la santé. Quand ils le refoulent trop, le feu nerveux focal et le local réagissent pour détruire l'oppression. Ces trois états peuvent ainsi se formuler: concentration insuffisante, normale ou trop forte. La concentration trop forte indique que l'organe qui en est le siége, est l'aboutissant de deux forces en opposition, 1° de l'agression d'un modificateur morbide, et 2° de la réaction pathologique du feu nerveux divergent. Sous cette double cause l'organe est opprimé. D'abord son feu nerveux intégrant se révolte, exalte son sécrétisme et s'enflamme. Son mouvement exagéré attire beaucoup d'élémens phlogistiqnes et s'entoure de fluides passifs à sécréter; ce qui forme une sphère pathologique, qui oppose encore un plus grand obstacle à l'expansion générale. Cette expansion dirige ses efforts et son feu sur le lieu entravé, et y produit les symptômes caractéristiques de la phlogose: 1° la chaleur est causée par le feu intégrant à l'organe enflammé, par celui que son sécrétisme révolté dégage, et par le tribut que le foyer général y transporte pour le réprimer; 2° la tumeur est dûe à l'accumulation des fluides pondérables qui y sont entraînés par les atomes actifs de la phlegmasie, comme les graves par l'attraction terrestre; 3° la rougeur provient de la coloration du sang rouge absorbé par le sécrétisme inflammatoirement exalté; 4° la tension résulte de l'effort que les irradiations centrales et locales du feu nerveux exécutent pour résoudre les obstacles à leur entière liberté; 5° la douleur naît de la compression de quelques filets nerveux de relation englobés dans le travail phlogistique, dont ils rapportent les désordres compromettans au sensorium, pour qu'il avise aux moyens de les régulariser. Ainsi dans toute inflammation on ne doit voir qu'un agent, le phlox ou feu nerveux intrinsèque à l'organe, et le phlox ou feu nerveux rayonnant du foyer. Ce feu provient de deux sécrétismes, qui s'exagèrent réciproquement en se renvoyant leurs irradiations antagonistes.

Quand la phlogose est forte, elle exploite à son profit une somme de sang artériel suffisante, dans certain cas, pour appauvrir le foyer, ou seulement un appareil, ou même un organe isolé. De plus empêchant l'expansion de la sphère vitale, elle l'étouffe, la désordonne et produit la fièvre. Cette fièvre transporte le superflu du feu concentré, d'un débouché sur un autre. Ce qui occasionne des réactions prétendues sympathiques, tandis qu'elles ne sont qu'un effet de la continuité des décharges électriques : car toute sympathie ne doit être envisagée que sous cet unique aspect. Si l'inflammation locale n'engendre pas la fièvre, c'est qu'elle n'est pas assez puissante pour entraver un grand courant de feu nerveux, et troubler la sphère focale. Néanmoins dans les deux cas, elle l'influence toujours quelque faiblement que ce soit. C'est ainsi que le sécrétisme vital s'exalte le plus souvent, ce qui accroît la chaleur générale. Cette chaleur surgissant par la fournaise focale, par le cœur, accélère le mouvement circulatoire, qui est toujours en rapport avec elle, parce qu'elle en est la cause immédiate. Toutes les sécrétions secondaires en sont augmentées ; la nutrition s'altère, et le corps maigrit par la rapidité du mouvement décompositeur, sous l'embrâsement d'un feu exhubérant.

Avant que l'inflammation combustive d'un organe se déclare, il y a un état de spasme, de tension et de révolte du feu nerveux général et local. On a récemment appelé cet état *irritation*, et l'on a considéré le fait comme le produit d'une abstraction, d'une entité chimérique, d'un être personnel qui ne tire son existence et son entretien de rien. Mais l'irritation, l'inflammation, comme la combustion, sont dues à un agent électro-calorique ; et chaque fois qu'on se sert de dénominations semblables, on ne doit jamais oublier qu'on fait de la métaphysique ; tandis que dans la thérapeutique on doit avoir affaire à un fluide neutralisable et à un degré de sécrétisme phlogistique atténuable. Si le phénomène de l'irritation et de l'inflammation revêt diverses phases, s'il est susceptible d'augmentation et de diminution : reléguons donc les expressions abstraites dans le domaine des chimères, avec les forces occultes et intuitives des physiologistes de tous les âges ; et employons des mots positifs comme le phlox, le moteur de la santé et des maladies.

Ce phlox, le feu nerveux, différencie les tissus d'après sa quantité intégrante. C'est pourquoi il donne aux organes la faculté de le transporter et de s'enflammer, en raison de sa dose constituante. Voilà pourquoi la phlegmasie est variable comme les tissus, tant dans ses phénomènes commençans et dans son état d'intensité, que dans sa terminaison et dans ses produits sécrétés. C'est dire que toute inflammation parcourt trois périodes : l'une de concentration et de formation ; la seconde de sécrétisme et de coction, et la troisième d'expansion et de crise. La première est causée par un modificateur trop oppressif, qui a refoulé une colonne de feu nerveux soit seulement sur l'organe, soit sur le foyer général. Dans le premier cas l'organe seul se révolte et s'enflamme par la réaction défensive de son feu nerveux intégrant, qui provoque un sécrétisme exagéré, cause d'une espèce de fièvre locale. Dans le second cas, l'atteinte centrale suscite une réaction générale, cause d'une pyrexie proportionnelle à l'obstacle à vaincre. Cet obstacle est dû au contact du modificateur nuisible et à l'opposition simultanée du feu nerveux. Ce choc appelle des fluides dans les entrailles de l'organe affecté. Ces fluides entravent le rayonnement du feu nerveux, des pores et de la trame de cet organe. Et cet étouffement, cette gêne exalte le sécrétisme inhérent, et augmente la chaleur locale. Cette chaleur partielle, unie aux afflux de la générale apportée dans le sang artériel, s'efforce de saturer l'antique humeur peccante, de cuire le fluide entravant, de fondre les matières obstruantes. Et quand la dissolution a eu lieu, quand les molécules nuisibles attirées par le stimulus du feu enflammant, sont résolues, atténuées, annihilées, rendues passives, le feu nerveux vainqueur et désormais sans obstacles, les pousse soit par le tissu cellulaire, soit par des vaisseaux appropriés, dans les appareils éliminateurs, qui les congédient et les excrètent de l'organisme. Ce travail curatif s'opère à différens degrés, depuis la résolution la plus simple et la plus imperceptible, jusqu'à la suppuration la plus patente et la plus dangereuse. Mais dans tous les cas, c'est toujours l'acte sécréteur et fondant du feu nerveux qui préside à cette physiologie suprême. Hippocrate, Stahl et certains expectans modernes avaient pour système de laisser parcourir intégralement ces périodes successives ; mais ils méritent l'apostrophe d'Asclépiade qui les accuse de ne faire que méditer sur la mort. On a tort de compter sur l'autocratie de la Nature pour guérir les maladies. C'est même un crime de ne pas apporter un remède toujours possible : puisqu'il ne s'agit que d'enlever l'obstacle, ou au moins de le dimnuer, de l'annuler ; ce qu'on doit et ce que l'on peut toujours tenter, afin d'affaiblir et de réprimer le mouvement sécréteur morbide, soit partiel, soit général, et de l'empêcher de s'emporter d'une manière irrésistible et inextinguible, la cause des morts aigües.

Quand le feu nerveux général et le partiel n'ont pu vaincre l'obstacle humoral, apporté par le stimulus originel de la maladie, et quand ils out lutté fort long-temps et en vain pour le résoudre, ils ont fini par endurcir l'organe ou par l'ulcérer : d'où résultent les affections chroniques les plus malheureuses. Et comme le feu s'est frayé un cours de dérivation ailleurs, il en résulte souvent une altération, une dégénérescence des tissus que sa privation transforme en squirre, cancer, grangrène, ou en matières suiffeuses, tuberculeuses, encéphaloïdes, cartilagineuses, pierreuses, etc. De sorte que ces organes dénaturés dans leur texture, n'apportant plus le tribut de leurs fonctions à la physiologie générale, mais opposant au contraire un obstacle constant à la dérivation du feu nerveux, finissent par exploiter, miner, épuiser et faire languir le sécrétisme focal, qui se consume dans l'étisie et l'impossibilité d'une complète et suffisaute réparation, la cause des morts chroniques.

Aussi toutes les altérations pathologiques et que l'autopsie révèle, doivent toujours être attribuées à la tension des rayons nerveux et ignés de la vie, qui cuisent, endurcissent, pervertissent, accélèrent, font pourrir les solides et les fluides, par la permanence de leurs efforts impuissans. L'agent de tous les phénomènes morbides et physiologiques est donc toujours le même. Il est toujours matériel et mesurable au thermomètre. Son abondance embrase l'organisme et le plonge dans l'adynamie ; sa rareté, liée à la faiblesse du sécrétisme vital qui le fabrique, refroidit le corps ; et son absence le cadavérise. Aussi le but fondamental de la thérapeutique est-il de le régulariser dans sa source, le diapason focal ; de maintenir le feu animateur dans un degré convenable d'abondance et de vigueur ; de lui faciliter ses voies de dérivation ; de dissiper tous les obstacles hygiéniques ou physiologiques qui pourraient s'opposer à son expansion et provoquer des révoltes pathologiques. Voilà le véritable esprit de la science médicale. Voilà la base et la cause de notre doctrine et de nos innovations frondeuses. S'est-on jamais figuré ces problèmes depuis l'enfance de l'art ? a-t-on même seulement posé ces questions ? s'est-on dit que la cause de la vie était un sécrétisme, un travail atomistique, producteur d'un feu électro-nerveux vivificateur des tissus ? a-t-on songé à maintenir cette combustion dans un rhythme harmonique convenable ? a-t-on pensé à neutraliser, à saturer, à dissiper, à annuler le feu exhubéraut, ou à l'aviver, le fortifier, l'exalter quand il était trop rare et insuffisant? a-t-on imaginé de lui ouvrir des voies, quand il était trop emprisonné, et à resserrer ses débouchés quand il se dépensait outre mesure? La physique, la chimie et la physiologie ne viennent-elles pas se résoudre en une science nouvelle, quoique générale, celle du sécrétisme de la Nature et du rayonnement des feux électro-animateurs. Notre philosophie est donc bien supérieure aux autres doctrines, puisqu'elle dérive du *Causalisme universel.* La médecine moderne qui s'est superbement dénommée physiologique, n'a pris ses principes métaphysiques que dans l'imagination, en rêvant seulement aux phénomènes de l'homme. Mais l'homme n'est lui-même que l'enfant de la Nature, et l'effet des lois générales qui ont présidé au déroulement hiérarchique des êtres. Nous sommes donc remonté beaucoup plus haut que nos prédécesseurs, pour nos explications transcendantes, puisque nous les avons extraites des causes premières du monde; ce qui justifie suffisamment le titre en apparence prétentieux de *Causalisme médical*, que nous donnons à notre doctrine. Que d'autres plus excentriques que nous tentent de dépasser ce *nec plus ultrà*; je suis persuadé qu'ils ne trouveront plus que du vide, l'erreur, la nuit, l'abstraction ou la fourberie, les sentiers tortueux de la folie ou de l'ambition.

CHAPITRE VI.

LA MALADIE DOIT ÊTRE ÉTUDIÉE PLUS ENCORE DANS SON INFLUENCE GÉNÉRALE, QUE DANS SA LOCALE.

Lorsqu'un stimulus trop puissant arrête morbidement une colonne de feu divergent, les rayons concentrés de ce dernier se condensent contre l'obstacle, et surélectrisent l'organe par leur rétention anormale. Cette rétention est un noyau inflammatoire qui s'entoure de sang et de lymphe, fluides qui oppriment davantage encore et l'irradiation du foyer général, et l'irradiation nerveuse de l'organe local entravé. De sorte que cet organe se phlogose, que son sécrétisme s'accélère, que son stimulus trop violent entraîne dans sa sphère des fluides passifs trop engorgeurs : ce qui forme un vaste obstacle à l'expansion du feu général. Voilà la maladie considérée partiellement et localement. Le feu de l'organe sature les fluides, tend à les fondre, à les sécréter, à les résoudre et à les éliminer, comme les phlegmons les plus simples qui ne troublent pas le foyer vital. Mais il est rare que les maladies les plus minimes s'emprisonnent et se jugent dans un isolement aussi complet. Leur sort est constamment d'agir sur la vie fondamentale elle-même.

L'organe obstaculé par le stimulus morbifique, et suractivé dans son sécrétisme, s'engorgeant de plus en plus de fluides attirés par le travail sécréteur révolté, oppose une barrière plus large et plus dense au rayonnement du feu nerveux général, qui s'accumule sans cesse avec le sang ronge contre les pores arrêtans. Mais retenu dans son cours par l'obstacle maladif, il est tendu, bandé, comprimé entre deux forces, 1° entre le foyer qui l'irradie d'une manière permanente, obligatoire et incoercible, et 2° entre l'obstacle pathologique qui n'est qu'accidentel, temporaire et anormal. Plus la résistance de l'obstacle est forte, plus son influence sur le foyer vital est considérable, plus il l'enraye, plus il le comprime, l'étouffe et le désordonne, par la pyrexie et des décharges violentes sur les débouchés fondamentaux, ou sur l'organe affecté primitivement et cause de cette révolte. Telle est la marche que suivent les maladies. Elles atteignent toujours plus ou moins clandestinement le sécrétisme focal; et leur tendance est de l'entraîner, de le déranger, de le compromettre, en exhaussant son diapason combustif, sous une compression toujours funeste par l'oscillation qu'elle produit dans les fonctions générales, et par l'impossibilité toujours menaçante de ne pouvoir rémédier aux désordres éventuels, que provoquent parfois des causes inaperçues et imprévues. Ces causes peuvent être ou la résistance des solides trop irritables, ou le transport apoplectique des fluides trop abondans, sous l'effort du feu électro-animateur, qui cherche à se dériver, à s'harmoniser et à frayer une voie suffisante d'élimination, à la combustion vitale trop concentrée. —Tel est le point de vue sous lequel on doit toujours considérer la maladie dans sa marche et sa terminaison possible. Voilà ce qu'il faut toujours empêcher. Et l'on parviendra à borner ses influences sur le foyer fondamental, par l'observation minutieuse et l'étude incessante des trois débouchés suprêmes. Les symptômes céphaliques indiqueront que la maladie réagit sur l'encéphalisation, par l'intermède du courant vital électro-calorique. L'accélération de la respiration, de la circulation et l'accroissement de la chaleur signifieront que la maladie transporte sympathiquement, ou mieux impulsivement et par continuité, le feu vital exhubérant ou trop comprimé, sur l'appareil de la pneumatisation. Tandis que l'ensemble des symptômes digestifs exprimera que l'action morbide dirige l'agent vivificateur sur la gastrisation exaltée. Nous indiquerons dans la thérapeutique les moyens d'empêcher cette tendance ordinaire et fatale de toutes les maladies. Nous avons voulu seulement indiquer ici la nécessité de la prévoir, afin de mieux l'enrayer. Si les organes avait une existence propre, indépendante et isolée du foyer, leur influence pathologique centrale n'aurait jamais lieu ; mais de même qu'ils retirent du foyer et le feu excentrique qui les anime, et le sang qui les nourrit et les développe, de même ils lui renvoyent les impressions excentriques et entravantes des stimulus morbifiques.

CHAPITRE VII.

TRIPLE FORME DES MALADIES.

Toute maladie est due à un stimulus ou trop fort ou trop faible, parce que s'il est convenable, il est hygiénique. S'il est trop fort, il concentre le feu nerveux et empêche son expansion. La maladie est donc concentrative. (*Strictum* ou phloxie accumulation de phlox.) S'il est trop faible, il favorise trop la dépense du feu nerveux. La maladie est donc expansive. (Laxum ou aphloxie, raréfaction de phlox.) 1° Si l'on abandonne la maladie concentrative à elle-même, il faut que le feu nerveux soit local, soit général cuise, fonde, résolve, atténue, liquéfie, en un mot sécrète les fluides attirés, pour les sublimer, les vaporiser, les éliminer et les excréter. Cette maladie revêt trois formes dans son cours naturel d'expectation. La première ou *crudité*, se caractérise par l'accumulation attractive de fluides engorgeurs. La seconde, *coction*, se manifeste par le sécrétisme résolutif de l'obstacle entravant. La troisième apparaît par la *crise* dégorgeante des humeurs fondues, vaporisées et éliminées. Telles sont les trois formes morbides et leurs causes. 2° Si nous parlons maintenant du mode *expansif* des maladies, nous dirons que les stimulus physiologiques ou hygiéniques étant insuffisans, et clarifiant les pores par où le feu nerveux doit s'échapper, ce feu se dépensera outre mesure par leur ouverture favorisante ; alors son expansion surabondante deviendra pour ces pores et pour l'organe lui-même, un stimulus exhubérant cause d'un fluxus humoral analogue ; ce qui changera bientôt la maladie d'expansive en concentrative, pour revêtir les trois formes indiquées préalablement, et le triple caractère général des périodes morbides. De sorte que tout praticien, en abordant un malade, ne doit jamais songer qu'à détruire les obstacles aux irradiations du feu nerveux ; ce qui s'opère par trois moyens : 1° soit en empêchant ou en atténuant le travail de la concentration, que cause le modificateur morbique ; 2° soit en favorisant son sécrétisme, sa coction, sa résolution ; 3° soit en aidant la crise et l'élimination excrétoire des humeurs pathologiques domptées, résolues et saturées du feu nerveux vainqueur. Ces phénomènes de la marche de toute maladie, abandonnée à elle-même dans son cours éventuellement et possiblement funeste autant qu'heureux, ont été observés de temps immémorial, enregistrés par Hippocrate, ravivés par Bordeu, et expliqués dans leur cause et dans leur jeu par notre doctrine. Ne pas y croire, ce serait se refuser au témoignage des siècles, au positif de l'observation et à la lucidité du rationnalisme. Aussi nous ne nous y appuyerons pas plus long-temps : tout en rappelant que les maladies tirent toujours leur origine ou d'une attraction trop faible ou trop forte, ou d'un sécrétisme trop languissant ou trop exalté, ou d'une expansion trop empêchée ou trop facilitée. Mais n'oublions jamais qu'on modifie ces lois vitales, en modifiant les atomes actifs électro-nerveux qui les exécutent par leur essence identique et conditionnelle de leur manifestation ; puisque c'est la substance même des atomes animateurs qui est, dans l'homme, attirante, sécrétante et irradiante comme ceux qui vivifient et organisent le grand arbre de l'Univers, d'où ils ont été déroulés généalogiquement.

CHAPITRE VIII.

CADRE NOSOLOGIQUE.

La vie consiste dans l'attraction, le sécrétisme et l'expansion du foyer de l'appareil fondamental nerveux gris encéphalo-rachidien. La santé repose sur la normalité de ces trois actes primordiaux, et sur la régularité de l'attraction, du sécrétisme et de l'expansion sans entrave des trois appareils secondaires, et de tous les autres moins importans, et de tous les organes et de tous les tissus. Et quoique tout s'influence, dans l'organisme, par le consensus général actif et réactif, qu'établit le feu nerveux si mobilement concentrique et excentrique sous l'effort de la sphère vitale et des modificateurs externes, nous n'en diviserons pas moins les maladies de la vie organique par classes distinctes. La première comprendra celles de l'appareil pneumatisant. La seconde renfermera celles de l'appareil gastrisant. La troisième celles de l'appareil encéphalisant. La quatrième celles de l'appareil artérialisant. Nous admettrons de plus une cinquième classe, qui traitera des maladies consécutives à un état d'exaltation chronique soit du sécrétisme primordial lui-même, soit seulement des débouchés fondamentaux.

La seconde série pathologique s'occupera des affections de la vie sensorio-locomotive. La première classe embrassera les lésions des sens; la seconde ceux du tronc encéphalique penseur, voulant, passionné et moteur. La troisième classe des maladies de relation, contiendra les lésions de la tige épinière, de ses rameaux et de leurs annexes musculaires. La quatrième renfermera les anomalies morbides des organes génitaux, qui sont les fruits reproducteurs de l'arbre animal. La cinquième traitera des divers sentimens de douleur du derme, l'enveloppe tactile et protectrice générale de la vie supérieure.

CHAPITRE IX.

ENTRAINEMENT PASSIF ET CONSÉCUTIF DE LA VIE SENSORIO-LOCOMCTIVE DANS LES DÉSORDRES PATHOLOGIQUES DE LA VIE INFÉRIEURE.

Une vérité que je voudrais bien imprimer dans l'esprit des praticiens, c'est que l'arbre animal n'est qu'une greffe de l'arbre organique, et qu'il subit tous les mouvemens que ce dernier lui impose. Emprisonnés dans les couches grises encéphalisantes, impulsés par le sang et le feu carotidiens et par la flambance expansive de l'encéphalisation, le cerveau siége sensorial, et le cervelet siége moteur, sont animés par le fluide du sécrétisme focal, et subissent son ralentissement et son exaltation morbides. Aussi quand la sphère fondamentale est opprimée par les entraves des débouchés et des appareils soit primaires, soit secondaires, elle se rue sur l'encéphale par les transports du feu encéphalisant et du sang et du feu pneumatisans intrà-carotidiens. De sorte qu'elle en est poussée, échauffée outre mesure, surélectrisée et passivement entraînée, comme le cœur et le sang artériel le sont dans la fièvre et toute exagération pathologique de la pneumatisation ; comme l'estomac, les intestins, le foie, le pancréas et la rate sont surinnervés dans les inflammations de la gastrisation, qui fait jaillir leurs fluides, spasmodiquement vomis par sa violence élastique et si irritable, je veux dire si peu compressible.

La vie de relation n'est donc qu'une véritable girouette, qui puise sa mobilité maladive dans les impulsions désordonnantes de la vie inférieure ; de même qu'elle tire sa source d'entretien physiologique dans les irradiations régulières de cette même vie fondamentale. Supprimez le sécrétisme focal : 1° plus d'encéphalisation, et par conséquent plus d'animation de l'arbre sensorial et moteur ; 2° plus de pneumatisation, et le cœur a cessé de battre, et les carotides n'alimentent plus le sensorium et le cervelet ; 3° plus de gastrisation, et l'appareil digestif se désélectrise et se glace. Les trois débouchés reçoivent leur feu vivificateur de la même source centrale ; et quand l'un est supprimé, les deux autres cessent du même coup, parce que l'irradiation excentrique du foyer est générale, orbiculaire, incessante, mécanique, aveugle et ne peut se partager exclusivement. Les appareils entés sur l'une des soupapes ou sur l'un des débouchés primaires, se ressentent consécutivement, passivement de la force ou de la faiblesse avec lesquelles le feu qui les nourrit et les vivifie, rayonne par le débouché respectif qui les supporte. Aussi indiquent-ils tous autant l'un que l'autre par leurs écarts morbides, la violence ou la débilité de l'irradiation focale, et la vigueur, l'exaltation ou la pauvreté et la faiblesse de la combustion vitale. Dans cet article je n'ai voulu appliquer cette servitude qu'à l'appareil sensorio-moteur, pour le faire considérer comme l'esclave absolu et la girouette passive de la pathologie comme de la physiologie de la vie fondamentale : pourtant l'on doit également regarder les appareils pneumatisant et gastrisant comme aussi dépendans de la vie inférieure, qui les emporte automatiquement dans ses transports d'exhubérance ou d'affaissement ; ce qu'on réconnaît aux symptômes que ces appareils réverbèrent inévitablement.

Ainsi pour spécifier : 1° la douleur, les cris, le delire, les convulsions, la stupeur, l'insensibilité, quand elles ne seront pas idiopathiques, c'est-à-dire, primitives à la substance nerveuse blanche de la vie de relation, ce qui est excessivement rare, devront être attribués aux effets impulsifs des transports orageux de l'*encéphalisation*, ou de la pneumatisation carotidienne, et même de la gastrisation lorsqu'elle est entravée et qu'elle réagit avec violence, dans son mouvement alternatif de concentration solaire-mésentérique; 2° l'impétuosité du cœur, ses battemens violens, sa faiblesse, ses irrégularités, l'excès de chaleur, l'ardeur générale, la force ou la débilité des artères, et toutes les irrégularités de la respiration et de la circulation, indiqueront la manière dont le foyer irradiera son agent vital et pneumatisant; 3° la rougeur, la sécheresse, la chaleur, la fuliginosité, et les spasmes de la langue et du conduit alimentaire, signifieront comment le feu central s'échappe par le débouché gastrisant. Et ces trois cas exprimeront ensemble comme séparément, que c'est le rhythme pathologique et même le degré actuel du diapason vital, qui ne peut se manifester à la fois affaibli à l'encéphalisation, modéré à la pneumatisation et violent à la gastrisation; puisque, je le répète, son expansion est une, identique en nature et en source, simultanée, orbiculaire, excentrique et incessante. Aussi l'indication de son exagération ou de sa faiblesse dans un des débouchés, entraînera nécessairement la même similitude de situation du foyer, qui ne fait qu'imprimer son mode et son reflet sur les appareils qu'il électrise avec son feu qui les supporte, les anime et les tient organisés dans leurs rapports. Si les débouchés sont les représentans esclaves de la vie, et emportés par son agent, à plus forte raison les appareils, qui sont greffés sur ces débouchés serviles, seront-ils plus automatiques encore. Or l'appareil de relation est de ce nombre : considérez-le donc finalement comme réfléchissant passivement et consécutivement, dans ses écarts morbides ainsi que dans ses manifestations physiologiques, et l'essence et le mode et le trouble et l'exaltation et la normalité et la langueur du foyer sécréteur de la vie fondamentale.

CHAPITRE X.

ÉTIOLOGIE.

La cause des maladies consiste dans l'*obstacle* trop fort ou trop faible que le feu nerveux et l'éther rencontrent dans leur expansion physiologique. Que cet obstacle soit de nature sensoriale, comme les impressions intellectueuses et morales, qui refoulent ou favorisent trop l'éther et le feu de l'encéphalisation; qu'il soit physique, comme l'atmosphère ambiante et les modificateurs digestifs, qui concentrent ou clarifient trop le feu nerveux de la pneumatisation et de la gastrisation, le mode morbifique est le même : il en résulte des maladies par causes *externes*. Et l'on doit ranger dans ces causes les vices spécifiques de la petite vérole, de la syphilis et de toutes les affections contagieuses. Mais l'obstacle peut être aussi physiologique, c'est-à-dire, provenir de la pléthore sanguine ou nerveuse ou lymphatique. Et alors la surabondance des fluides sur les canaux ou sur les viscères et sur les tissus, engendre la réaction expansive du feu nerveux qu'ils dégagent. Ce qui opprime et révolte leur sécrétisme intégrant, l'exalte, l'enflamme et le pousse à diriger ses irradiations morbides sur le centre général compromis. Qu'on ne dise pas que parmi les causes *internes* se trouvent les écrouelles, le scorbut, la goutte et la phthisie : ces modifications de l'organisme sont déjà morbides par elles-mêmes, quelque larvées qu'elles soient, et réclament un traitement curatif approprié. Ces maladies ordinairement héréditaires proviennent : 1° de la faiblesse ou de l'excitation soit du sécrétisme général, soit de certains appareils particuliers ; et 2° des dispositions transmissibles que les lésions organiques des parens impriment au germe embryonaire. Non-seulement les fluides de l'enfant naissant sont altérés, mais encore les solides ; et de plus le mode du sécrétisme vital et l'action des esprits viscéraux et partiels, sont dénaturés ou dérangés : considération fondamentale qui l'emporte encore sur les désordres des solides et des fluides, tout-à-fait consécutifs à ce mode et à cette action pathologiques primitifs.

Les *âges* sont des causes de maladies : 1° parce qu'ils sont caractérisés par la prédominance de l'encéphalisation dans l'enfance, de la pneumatisation dans la jeunesse, de la gastrisation dans l'âge mûr ; et 2° parce que le rayonnement de ces débouchés rencontre à ses divers périodes plus d'opposition, plus d'obstacles, ce qui refoule plus fréquemment l'expansion de l'agent vital sur sa source entravée.—Les *sexes*, par les modifications et les besoins organiques et sensoriaux que nécessitent les dépenses génitales, occasionnent plus ou moins de désordres pathologiques, soit à l'époque des premières émotions, soit dans le cours de la jeunesse, soit à la disparition des facultés procréatrices, la cause de certaines révolutions physiques et morales.

Les *tempéramens*, en reportant toute la vitalité et son agent rayonnant sur les appareils qui les caractérisent, exposent les individus aux maladies encéphalisantes, ou pneumatisantes, ou gastrisantes, selon le débouché dominateur ; parce que plus attractif, plus expansif et plus vigoureusement fonctionnel que les autres, ce débouché rencontre plus d'obstacles à vaincre, absorbe plus d'alimens à élaborer, et par conséquent reçoit plus de feu nerveux à irradier,

Les *professions*, en fatiguant davantage un des trois appareils secondaires, en offrant une resistance plus fréquente à un, ou à plusieurs des débouchés fondamentaux, les menacent de maladies plus nombreuses. Aussi faut-il autant que possible les équilibrer avec la force tempéramentale ou organique, et avec la force sensoriale ou la constitution.

On a raconnu aussi des causes *prédisposantes*, celles qui préparent les maladies, et des *occasionnelles*, celles qui les déterminent. Mais les premières agissent toujours d'une manière positive quoique lente et presque inaperçue ; et c'est leur continuité qui, finissant par opprimer les organes à un certain degré, les révolte soudain ou à la longue, et occasionne l'exaltation aigüe ou chronique d'une action organique partielle ou du sécrétisme général.

Les causes agissent morbidement de trois manières : par *concentration* trop forte, ou par *dissolution* nutritive, ou par *raréfaction*. 1° La concentration trop forte refoule le feu nerveux soit d'un organe simple, soit du foyer ; et il en résulte une exaltation réactive soit locale, soit générale. Cette exaltation varie dans ses degrés d'excitation, d'irritation, d'inflammation : je l'appelle sur-sécrétisme, ou mieux phloxie leur synonyme et leur explication. Quelquefois l'action organique est au-dessous du ton normal, alors on la dénomme sous-sécrétisme ou aphloxie. 2° La dissolution physiologique des modificateurs morbifiques s'opère par leur absorption, leur assimilation vitale plus ou moins complète, et par leur localisation pathologique. Ainsi les élémens aériens du goître, de la phthisie crétacée, des typhus, les élémens alimentaires de la goutte, des calculs, les élémens éthérés de la folie partielle, du remords, de la démonomanie, de la colère, entrent par les trois débouchés pneumatisant, gastrisant, encéphalisant, sont dissous et modifiés par les actes des appareils respectifs, et pénètrent les tissus intimes irrités, concentrés, qui s'en débarrassent, ou les déposent en fongosités, en amas tophacés, en tubercules pierreux, en humeur arthritique, en calculs, en phlegmons ou en pléthores veineuse, bilieuse, rateleuse, pancréatique, parotidienne, scrophuleuse ; ou les dégagent en virus rabique, syphilitique, typhoïdien, pestilentiel, ou en décharges électro-éthérées, causes d'épilepsie, de fureur ou de fanatismes imitatifs. 3° La raréfaction des modificateurs morbifiques provient de ce qu'ils ne concentrent pas assez le feu rayonnant, et de ce qu'ils le laissent trop s'évaporer : la cause de l'affaiblissement de la sphère focale, qui réagit bientôt sur l'organe partiel qu'elle enflamme par la surabondance d'expansion qu'il reçoit ; ce qui ferme et crispe ses pores, exalte son sécrétisme, et produit sa phlogose aigüe plus ou moins dangereuse. Voilà les trois modes uniques de l'action des causes pathologiques. On conçoit donc que la thérapeutique y puisera trois modes tout-à-fait relatifs d'opérations médicamenteuses. 1° Dans la concentration, elle s'efforcera de détruire l'obstacle aux rayonnemens du feu vital partiel et général. 2° Dans la dissolution d'élémens nuisibles, elle tendra à les neutraliser, à les éliminer, à en dépurer les fluides. 3° Dans la raréfaction des modificateurs, elle opposera des moyens hygiéniques et pharmaceutiques propres à resserrer les pores, à tonifier les tissus et à établir un obstacle convenable à la dépense épuisante du feu local et général. Nous développerons plus tard les moyens d'obtenir ces trois résultats si évidemment rationnels, et d'affaiblir le sur-sécrétisme ou phloxie, et de fortifier le sous-sécrétisme ou aphloxie. Avant de quitter l'étiologie, rappelons que toutes les causes pathologiques ne peuvent porter que sur les trois débouchés fondamentaux de l'encéphalisation, de la pneumatisation et de le gastrisation, et sur le dérivatif de la pneumatisation, je veux dire, le débouché de l'artérialisation. Tous les stimulus morbifiques soit trop concentratifs, soit à dissolution nuisible, soit trop raréfians, attaquent en définitive ces débouchés, ou dans leur source ou dans les organes plus ou moins extrêmes qu'ils supportent. En conséquence ces considérations multiples devront concourir puissamment au diagnostic, en dirigeant l'investigation du praticien sur les excitans ou de la surface mentale et motrice, ou de la surface pulmonaire et circulatoire, ou de la surface alimentaire, ou de la surface cutanée, les seules voies par où pénètrent les causes morales et physiques des maladies.

CHAPITRE XI.

SYMPTOMATOLOGIE ET SÉMÉIOLOGIE

On appelle *symptôme* tout phénomène morbide apparent, et *signe* l'induction qu'on en tire pour caractériser une maladie.

Les symptômes et les signes sont locaux ou généraux. Les premiers désignent l'organe originellement ou consécutivement malade; c'est-à-dire, celui sur lequel la cause morbifique à porté d'abord, et celui sur lequel s'est dirigée la réaction focale ensuite. Les symptômes généraux annoncent l'état central de la vie, et les divers modes de fonctions de l'attraction, du sécrétisme et de l'expansion qui la constituent. Aussi les symptômes généraux sont bien plus importans que les partiels, parce que c'est par eux seuls qu'on peut évaluer séméiologiquement le degré de compromission de la vie, l'imminence de mort ou l'espoir d'un prompt retour à la santé. Pourtant les locaux ne doivent certes pas être négligés, puisqu'ils servent à faire reconnaître la nature, le dégré et le danger de la lésion d'un organe, et par conséquent de son influence morbide sur le foyer central.

Les principaux symptômes et signes généraux se tirent de l'encéphalisation, de la pneumatisation et de la gastrisation, et par conséquent des quatre mouvemens fondamentaux du feu libre, exécuteur de l'attraction pulmonaire presque simultanée avec l'expansion solaire-mésentérique, toutes deux alternatives avec la concentration solaire-mésentérique presque simultanée avec l'expansion pulmonaire. La chaleur organique, toujours en rapport avec l'irradiation pneumatisante qui la fournit, présente aussi des symptômes caractéristiques de la combustion fondamentale. Ainsi, 1° le délire, la stupeur, le coma annonceront que l'encéphalisation est concentrée; 2° la rapidité, la petitesse, la gêne de la respiration, ainsi que la vîtesse, la dureté, la vibrance du pouls, indiqueront que la pneumatisation est opprimée; 3° la douleur de l'estomac et des entrailles, leur réaction, le vomissement et la diarrhée exprimeront que la gastrisation est refoulée. Ces symptômes commencent par une cause pathologique, dans leur débouché respectif qui est originellement lésé. Mais nous avons vu que lorsqu'un débouché était violemment concentré, il transportait impulsivement son feu nerveux entravé dans ses quatre mouvemens vitaux, sur un ou sur les deux autres débouchés à la fois. Ce qui emprisonnait la sphère vitale, étouffait son sécrétisme et son expansion, et la portait aux réactions violentes et critiques, qui apparaissent si souvent dans les maladies aiguës. Ainsi le transport et les convulsions pour l'encéphalisation; l'étouffement, la fièvre, l'hémorrhagie pour la pneumatisation; l'ardeur, la fuliginosité, le vomissement, la diarrhée fétide pour la gastrisation: voilà les signes généraux des désordres du foyer vital. Mais les symptômes particuliers annoncent où se portent les diverses décharges générales. Tantôt c'est une région du cerveau comprimée, ou un délire monomane, ou la convulsion et la paralysie d'un membre, ou une douleur circonscrite, ou une inflammation limitée de l'arachnoïde, pour l'encéphalisation. Tantôt c'est l'oppression et l'engorgement d'un poumon, ou un aflux de chaleur locale, ou une hémorrhagie partielle, ou une sueur bornée, pour la pneumatisation. Tantôt c'est une douleur fixe dans une région abdominale, ou un vomissement particulier, une diarrhée séreuse, muqueuse, une tumeur, un abcès, pour la gastrisation.

D'un autre côté si vous n'aviez que des symptômes spéciaux, ce serait un signe que la lésion locale n'est pas assez intense pour intéresser ostensiblement le foyer vital; et tout en atténuant cette lésion, vous n'en surveilleriez pas moins attentivement le centre général dans ses fonctions fondamentales. Si au contraire vous ne reconnaissiez que des symptômes généraux sans symptômes partiels, croyez qu'un organe ou qu'un débouché est affecté soit dans son attraction, soit dans son sécrétisme, soit dans son expansion physiologiques; et livrez-vous à une scrupuleuse investigation diagnostique, vous en trouverez certainement la cause sur les surfaces des trois grands appareils de l'encéphalisation, de la pneumatisation, de la gastrisation, ou dans un de leurs viscères ou dans l'appareil circonférenciel artérialisant.

Dans notre pathologie descriptive ultérieure, nous lierons les symptômes à leurs explications séméiologiques, puisque notre doctrine du *Causalisme* n'a d'autre but que d'expliquer le *pourquoi* et le *comment* de toutes les opérations soit physiologiques, soit morbides, soit thérapeutiques de notre organisme.

CHAPITRE XII.

ALTÉRATIONS PATHOLOGIQUES.

S'il n'existe qu'un agent vital producteur de tous les actes physiologiques et pathologiques, c'est à lui qu'on doit attribuer les altérations organiques, qui surviennent pendant le cours de la vie et que l'on constate après la mort. Le feu si faible dans l'embryon, en raison du petit nombre d'atomes phloxiques ou actifs, qui président alors au mouvement sécréteur fondamental, s'accroît de plus en plus par l'accumulation de ces atomes et l'énergie de ce sécrétisme, et fluidifie les liquides, solidifie les solides, organise tout, anime tout, et exécute toutes les fonctions soit générales, soit particulières. Aussi quand il éprouve des résistances prolongées, il endurcit les organes, les pervertit, les dénature, les squirrifie, les fait suppurer, les grangrène, en changeant à la fois la structure et la composition et des solides et des fluides. Tantôt il se fait des jours caverneux en usant, en trouant les textures. Tantôt il se dérive électriquement par des décharges violentes, causes de sécrétions colliquatives. Dans certaines circonstances, son action lente, mais persitante, hypertrophie les fibres viscérales, les fait végéter, en produisant des fongus, des polypes, des cartilaginations, des ossifications; et c'est avec les fluides de composition, ou avec les détritus de désassimilation, qu'il exécute ces phénomènes insolites et qu'il construit ces tissus anormaux. Une fois formés, ces tissus morbides surnuméraires entravent l'action expansive des organes voisins, qui se révoltent et réagissent enfin sur le foyer général : d'où résultent bien vîte des désordres graves et plus ou moins prochainement mortels. Alors l'autopsie découvre toutes ces altérations récentes ou anciennes, auxquelles on attribue la terminaison fatale; tandis qu'elle n'est due qu'à l'influence du feu nerveux concentrique et excentrique, sur la sphère vitale qui le sécrète, qui se désordonne sous les entraves étouffantes opposées à son rayonnement nécessaire, et qui s'éteint quand ce feu nerveux, n'essuyant pas un obstacle physiologique convenable, s'évapore et s'évente trop copieusement.

CHAPITRE XIII.

RÈGNE MÉDICAL DU PHLOXISME, OU DOCTRINE DU FEU VITAL. SA SUPÉRIORITÉ SUR LES THÉORIES SOLIDIQUES ET HUMORALES.

D'après les antécédens, nous pouvons donc conclure que, si tous les problêmes de la science de la Nature et de notre art se résolvent par un agent unique, le phlox universel, l'activité des atomes et le feu vital qui en dérive; la doctrine de ce feu vital l'emportera victorieusement sur les théories anciennes et modernes des humeurs et des solides. Dans notre physiologie, nous avons vu les organes concrétés et les fluides se composer par cet agent suprême. Intégré dans l'appareil fondamental sécréteur, il en rayonne comme d'une source focale ; et ses rayons, dans leur excentricité défensive, rencontrent les obstacles hygiéniques de l'air, des alimens et de la pulpe sensorio-motrice, qui ont déterminé le jeu de ses quatre mouvemens fondamentaux doublement alternatifs, et la cause des fonctions capitales de l'encéphalisation, de la pneumatisation et de la gastrisation. Notre hygiène nous a démontré l'entretien de ce feu flambant, par des alimens combustibles ; tandis que les substances comburées résultantes sont ou éliminées excrémentitiellement de l'économie, ou y restent à demeure, pour constituer la substance absolue et structurale des organes et des appareils. Notre pathologie elle-même s'explique par les désordres que ce feu provoque dans les fonctions générales et dans les actions organiques partielles, lorsqu'il rencontre ou des stimulus trop puissans à vaincre, ou des élémens dissolubles et assimilables nuisibles, ou des obstacles insuffisans à comprimer son évaporation incessamment divergente. Nous verrons dans notre thérapeutique, que les curations s'obtiendront principalement, soit en diminuant ou en exaltant les sécrétismes généraux et partiels, fabricateurs de ce feu, soit en le raréfiant ou en l'accumulant, soit en favorisant ou en contrariant son expansion trop forte ou trop faible, soit en le saturant, le neutralisant, l'annulant, etc., etc. Tous ces principes sont donc conséquens. Quel est donc le système sur le sang, sur la bile, sur la lymphe, qui soit aussi concluant et aussi bien coordonné ! Comment a-t-on pu théoriser des fluides aussi peu importans, aussi inactifs, aussi crasses, aussi passifs, et négliger la chaleur du corps, qui se lie si identiquement avec la force de la vie, avec sa faiblesse, avec la mort. Dans le cadavre les liquides et les solides existent : pourquoi donc ne fonctionneraient-ils pas ? C'est que le fluide animateur n'est plus ; que le sécrétisme général et les partiels qui le distillent, sont éteints, arrêtés, enrayés, désélectrisés, glacés. Dans une paralysie les solides et les liquides sont intacts ; pourquoi donc l'immobilité et l'insensibilité ? Rappelez l'éther moteur, vous aurez la faculté sensoriale et locomotive. Liez l'artère qui nourrit et le nerf ganglionnaire qui vivifie un viscère, le froid de la mort s'en emparera, malgré les fibres solides et les liquides constituans de l'organe ; parce que le feu nerveux ne le traversera plus, ne le saturera plus, ne l'élastifiera plus de ses atomes électro-animateurs. Dans la syncope, tous les solides et les liquides sont intacts en nature ; et pourtant il y a une cessation complète de l'action des poumons, du cœur, du cerveau et des muscles, c'est-à-dire, des solides et des fluides. Pourquoi ? c'est parce que le sécrétisme focal est subitement et momentanément interrompu. Réveillez-le par des essences, des stimulans, des frictions pénétrantes : soudain il ouvrira les trois sources de la vie, les trois soupapes du foyer vivificateur ; et la colonne de feu nerveux pneumatisant se ruera dans les poumons et le cœur, et se transportera dans tous les rouages soit solides, soit liquides pour les animer, les électriser, les saturer, les mouvoir et les faire fonctionner. Ne me parlez donc plus de solides, d'humeurs, ni de théories empruntées d'eux. Ce sont des idées surannées qui doivent s'évanouir désormais, pour céder leur place au phlox, l'agent vivificateur et organisateur de notre économie. Les expressions et les systèmes métaphysiques de la tonicité, du spasme, de l'excitabilité, des propriétés vitales et de l'irritation, leur arrière-fille, doivent-être aussi relégués avec les forces occultes du moyen-âge, et avec toutes les explications scholastiques des cloîtres. Elles ont trop duré pour l'hygiène publique. Je leur pose ma doctrine en digue brisante. Le genre humain ne doit plus désormais admettre de principes scientifiques puisés dans l'abstraction, dans l'intuition ; parce que c'est l'effet du cerveau lui-même qu'il érigerait en cause, et que cet effet cause est une folle erreur. Si une abstraction gouvernait la vie, il faudrait la soigner par des moyens analogues à elle : alors quelle folie ! Nous n'avons affaire, dans notre doctrine médicale, qu'à un gaz qui est une force, qu'à un phlox, un feu dimensionnel susceptible d'être affaibli, augmenté, annulé et dans sa source sécrétante et dans son essence même. Ce gaz impondérable, l'agent caché de l'Univers, est donc plus accessible à nos moyens thérapeutiques que les causes spirituelles et chimériques de Van Helmont, de Stahl et de Bichat. C'est donc une pensée consolante que je présente à la postérité ; résultat satisfaisant, retiré de l'étude de la Nature uni erselle et de notre organisme, qui m'ont inspiré cette mémor ble découverte et cette éternelle vérité !

CHAPITRE XIV.

APERÇUS GÉNÉRAUX.

L'arbre nerveux gris encéphalo-rachidien, avec ses dépendances ganglionnaires et ramusculaires de la poitrine et de l'abdomen, est l'appareil vital. Quand il est énergique dans l'abondance et la vigueur de ses atomes, comme dans le diapason de son sécrétisme primordial, la *vie* est puissante et forte. Le feu nerveux, distillé avec ardeur et intensité rayonne impétueusement: 1° à l'encéphalisation contre les *obstacles* intellectueux et moraux; 2° à la pneumatisation contre les modificateurs aériens; et 3° à la gastrisation contre les stimulans alimentaires. Le refoulement périodique du feu nerveux général, par les concentrations atmosphériques et alimentaires, a determiné les quatre mouvemens fondamentaux de l'attraction pulmonaire simultanée avec l'expansion solaire-mésentérique, et de la concentration solaire-mésentérique simultanée avec l'expansion pulmonaire. Quand la vie est forte, ces quatre mouvemens sont énergiquement cadencés, et impulsent le feu général à travers la tige vitale nerveuse grise rachidienne, jusqu'au pivot vital, le tronc nerveux gris cérébro-cérébelleux, où il rencontre en obstacle physiologique, la greffe mentale et tout l'arbre de relation. Si donc la vie primordiale est vigoureuse et renferme les conditions antérieures: 1° l'appareil sensorio-moteur sera fort, vivement électrisé par l'encéphalisation; 2° l'appareil pectoral sera robuste, puissamment animé par la pneumatisation; 3° l'appareil abdominal sera énergique, ardemment vivifié par la gastrisation. Mais si le feu vital flambe et rayonne avec une suractivité élective et expulsive par un des trois débouchés, l'organisme se modifiera en revêtant le cachet des tempéramens. Si le feu général encéphalise trop, il en résultera le tempérament nerveux; s'il pneumatise trop, il en naîtra le tempérament sanguin; s'il gastrise trop, il surviendra le tempérament bilieux. Au lieu de ces expressions impropres, nerveux, sanguin, bilieux, qui servent à caractériser les trois principaux modes de la vie, on devrait se servir de dénominations tirées de leur *cause*, le feu nerveux, et dire: tempérament encéphalisant, tempérament pneumatisant, tempérament gastrisant. 1° Dans le tempérament encéphalisant, le feu général, qui flamboie par les couches grises corticales, et qui impulse avec force et ardeur le tronc mental et moteur, se joint avec le feu général, qui rayonne par les artères carotides internes et vertébrales, pour animer, électriser, enivrer ardemment l'arbre de relation et imprimer à ses fonctions un cachet d'énergie et de violence. 2° Le feu général, qui s'irradie avec tant de puissance par la pneumatisation et le cœur gauche, se précipite dans l'arbre circulatoire avec intensité, et vivifie et fortifie les rouages artériels, plastifie, c'est-à-dire, fibrinifie et échauffe le sang rouge, qui porte ses élémens animateurs et nourriciers à tout l'appareil pectoral et à tous les viscères du corps. 3° Le feu gastrisant, qui rayonne avec tant d'abondance et de tension dans les viscères du ventre, électrise et vivifie avec force leurs fonctions alimentaires et réparatrices. Ainsi pour nous résumer, plus le sécrétisme focal est combustif, abondant et aisé, plus la vie est forte. Plus l'un des débouchés rayonne, plus le tempérament est dessiné. Plus le feu abonde, plus l'agent vital est animateur et susceptible d'enflammer; parce qu'il s'oppose d'autant plus facilement et impétueusement aux obstacles soit physiologiques ou internes, soit hygiéniques ou externes. Envisagez maintenant le contraire de ces conditions primitives de la vie, et vous aurez l'idée de la faiblesse focale et de la débilité du tempérament. Mais continuons toujours le sujet de la force vitale, parce qu'en se représentant l'état opposé, on aura toujours facilement l'induction des causes de langueur et d'affaiblissement.

Si donc le feu ardemment fabriqué au foyer s'élance avec impétuosité dans les trois débouchés fondamentaux, il faut qu'il y rencontre des obstacles physiologiques appropriés, c'est-à-dire, des modificateurs en rapport avec sa force. S'il sont trop puissans, ils concentreront le feu nerveux; s'ils sont trop faibles, ils le dépenseront outre mesure. Aussi, 1° l'homme doué du tempérament nerveux, possède-t-il ordinairement, par complément, une pulpe mentale vivace, un esprit et une imagination actifs, et une mobilité excessive, qui arrête suffisamment le feu nerveux encéphalisant dans son essor focal si excentrique. 2° Le sanguin jouit ordinairement d'un sang pléthorique et plastique, dont la colonne dense et serrée, arrête avec une oppression suffisante, l'élan impétueux du feu pneumatisant. 3° Le bilieux trouve dans ses viscères abdominaux ardens et à trames résistantes, une force d'opposition propre à comprimer, avec équilibre et rapport, l'irradiation brûlante et si considérable de la gastrisation. Enlevez, dénaturez, endurcissez ou trouez ces organes intermédiaires, qui facilitent ou suspendent physiologiquement l'expansion du feu nerveux focal, vous comprimerez ou vous clarifierez trop la vie, la sphère combustive; et par conséquent vous condenserez ou vous raréfierez trop le feu nerveux son agent; et il en résultera des maladies. 4° Voilà comment un esprit et une imagination exaltés par la science, par des lectures de romans, par des recherches problématiques trop ardues, ou trop agités par des passions fortes et des émotions morales répétées, tombent souvent dans la manie, dans le délire, dans la mélancolie, dans la démence, dans les convulsions, ou perdent les sens de la vue, de l'ouïe, de la reproduction ; ou gagent des inflammations cérébrales, cérébelleuses, méningées, etc. 2° Voilà comment un sang trop abondant, trop épais, trop brûlé, trop enflammé, je veux dire saturé de feu nerveux, en opprimant la pneumatisation, détermine des cardites, des artérites, des hypertrophies du cœur, des palpitations, des éblouissemens, des hémorrhagies, des inflammations. 3° Voilà pourquoi un système hépatique et digestif trop chaud, trop avide et trop souvent congesté d'alimens brûlans, fibrineux, vineux et alcooliques, est fréquemment menacé de gastrites violentes, de coliques, d'inflammations abdominales graves, d'ulcérations, etc.

Il faut donc que les excitans hygiéniques soient en harmonie de vigueur opposante, avec le rayonnement nerveux de leur débouché respectif. Voilà pourquoi celui qui possède un arbre vital extraordinairement robuste, et par conséquent un sécrétisme focal violent, consommera plus de stimulans sensoriaux et moteurs, aériens et gastriques, que l'homme affecté d'un appareil vital débile. Dans le regard seul, dans la force de rayonnement de l'œil, on peut préjuger de l'énergie primordiale d'un individu et de son feu nerveux. Du reste on corroborera son jugement, par la vigueur de la respiration et l'avidité digestive qui se trahissent aisément chez un homme doué d'une vie et d'une organisation supérieures. Chaque individu possède un mode de sécrétisme fondamental différent : l'un plus ou moins faible, l'autre assez convenable, un troisième plus ou moins ardent et robuste. Cette base primordiale de notre existence, ce cachet de la tige vitale nerveuse grise encéphalo-rachidienne, pourrait recevoir la dénomination vulgaire de *constitution ;* mais on lui ajouterait l'épithète d'*organique* pour la spécifier et la différencier de la *constitution animale*, démarquée par la prédominance totale de l'arbre de relation ou par la suprématie partielle d'un de ses appareils, soit des sens, soit de l'encéphale, du rachis, ou des organes reproducteurs. Dans la force sécrétante vitale, trois choses sont indispensables pour sa normalité physiologique : 1° son sécrétisme radical sans entrave ; 2° son attraction absolue ; 3° sa dépense favorisée et cadencée. Tout ce qui enrayera ces trois lois premières de l'homme, le morbifiera. Il y aura donc des maladies d'attraction, de sécrétisme et d'expansion. Donnons un exemple de ces trois genres à la fois généraux et locaux d'affections.

1° *Exemples pathologiques de l'attraction générale.*—Quand la croissance est trop rapide, quand on est épuisé par une hémorrhagie, par des plaisirs de l'amour trop répétés, par des convulsions périodiques, par des travaux accablans, par des écoulemens desséchans, par des vers parasites, le foyer devient avide d'alimens : d'où résultent à différens degrés, l'appétit, la gloutonnerie, la boulimie. Mais l'attraction générale peut être entravée soit par des gaz impropres à la vie (asphyxie), soit par l'eau (submersion), soit par la strangulation, soit par une tumeur, un corps étranger qui bouche l'œsophage, soit faute de nourriture. Voilà pour l'air et les alimens. Mais de plus les ramifications finales de la veine artérieuse qui continue le cœur droit, peuvent être oblitérées en partie, tuberculeusement ou inflammatoirement ; des cartilaginations peuvent remplir les cavités droites ; leurs orifices peuvent être rétrécis ; les veines et l'organe hépatique peuvent être oblitérés ; les conduits de la veine porte aussi ; les derniers ramuscules des artérioles abdominales peuvent être obstrués, engorgés, enrayés : alors il en résultera des stases lymphatiques, l'ascite, une lenteur circulatoire telle, qu'elle empêchera le foyer attractif pulmonaire de se réparer et de se comprimer suffisamment, des maladies de langueur surviendront, une émanation chronique se manifestera, et le dépérissement progressif du sécrétisme finira par mettre un terme à l'existence.

2° *Exemples pathologiques du sécrétisme général.*—Le symptôme *fièvre* indique que le foyer combustif est exalté ; l'*adynamie* qu'il est incendié ; l'ataxie désordonné ; la pléthore trop fortifié ; la santé régularisé ; le scorbut débilité ; l'étisie épuisé ; la mort désélectrisé.

3° *Exemples morbides de l'état expansif général.*—Le délire, les convulsions, les soubresauts, la fureur, la colère, sont des symptômes encéphalisans qui expriment que le rayonnement du foyer est exhubérant. Les hémorrhagies actives des poumons et des autres voies, la chaleur fébrile, la rapidité du pouls, la sueur, sont des symptômes pneumatisans qui indiquent que le foyer dépense trop. Les sécrétions copieuses de l'abdomen, l'ardeur extrême des voies digestives, sont des symptômes gastrisans qui signifient que le foyer trop plein et trop comprimé déborde expansivement par les plexus solaires-mésentériques et tous ceux de l'abdomen.

Voulons-nous des exemples d'altérations locales de l'attraction, du sécrétisme et de l'élasticité du feu nerveux intégré dans la texture des organes? Nous verrons 1° que dans le début de toutes les phlegmasies, les fluides, attirés par le stimulus du feu local devenu superflu, engorgent la partie exaltée; 2° que le sécrétisme exercé par ce feu local sur ces fluides engorgeurs, les pénètre ensuite, les sature, les cuit, les fond, les atténue, les vaporise et les élimine soit par délitescence, soit par résolution, soit par suppuration, soit par gangrène, les divers signes et degrés du sécrétisme local; 3° l'expansion pathologique survient après le phénomène de la sécrétion critique, et s'annonce par les diverses excrétions qui indiquent que l'agent vital, après avoir maîtrisé le spasme inflammatoire et après avoir saturé, neutralisé et fondu l'obstacle humoral compressif, chasse définitivement ce dernier de l'endroit où des stimulus morbides l'avaient vicieusement sollicité. Toutes les maladies ne possèdent que ces trois périodes : ou elles commencent et se caractérisent par une attraction pathologique, ou elles ont duré quelque temps, et l'obstacle est en état de coction par le sécrétisme, ou elles finissent, et l'expansion dissipe la cause humorale de l'affection; ce qui fait rentrer l'action organique locale dans sa normalité fonctionnelle primitive.

CHAPITRE XV.

PRINCIPES CAPITAUX.

De ces divers aperçus, nous pouvons extraire des vérités que nous proclamerons éternelles, et qui ont été la plupart ignorées depuis l'origine de l'art.

1° La vie générale est la faculté qu'a l'arbre fondamental nerveux gris, d'attirer, de sécréter et de rayonner.

2° La vie partielle est due aux trois mêmes fonctions intégrées dans les atomes qui constituent les différens viscères.

3° Le sécrétisme soit général, soit local, peut s'exalter comme s'affaiblir. Je nomme ces deux états l'un : hypersécrétisme ou mieux *phloxie ;* l'autre hyposécrétisme ou mieux *aphloxie.* Ce n'est ni le strictum ni le laxum de Thémison qui considérait les tissus physiquement relâchés ou constringés comme des cuirs.

Ce n'est pas même la sthénie et l'asthénie de Brown, ni la surinflammation et la subinflammation de Broussais, parce que l'excitabilité du célèbre Écossais, comme l'irritabilité de l'illustre Français, étaient des causes spirituelles et métaphysiques. Tandis que la nôtre est le *phlox*, est la chaleur du corps, qui s'accumule et s'évente si vîte, et qui est toujours directement liée à l'état de la vie, c'est-à-dire, au travail physiologique des atomes actifs constituans, à la fois attractifs, sécréteurs et expansifs.

4° Le produit de la vie est le feu animateur et organisateur. Cette double qualification renferme implicitement l'idée que la vie a précédé l'organisation, et qu'un organe n'agit que parce qu'il possède, infusé en lui, l'élément du feu vital qui l'échauffe, l'électrise et le rend *élastique* ou tonique (Stahl), ou sensible (Bichat), aux stimulans soit pathologiques, soit hygiéniques.

5° Mais comme la tonicité et la sensibilité étaient les filles de l'immatérialité, nous les rayons de la science, et nous adoptons le terme énergiquement expressif d'*élasticité*, pour exprimer, quoique, hélas! métaphysiquement, la force réactionnaire et plastique du feu nerveux.

6° L'entrave aux trois fonctions capitales de la vie soit générale, soit locale, l'attraction, le sécrétisme et l'expansion, produit des maladies.

7° La surabondance du feu nerveux général ou local, sa déficience, son accumulation, son excès de tension sous des fluides engorgeurs, ou son excès de relâchement par leur pénurie ou leur absence, sont les causes ordinaires des lésions et des altérations pathologiques.

8° Le *phlox*, le feu nerveux ou la chaleur organique n'est pas une chimère, une invention, un être abstrait; puisqu'il est sensible au thermomètre, et même à la main du diagnosticien; puisqu'il est toujours en rapport avec la circulation, parce qu'il l'impulse du foyer pulmonaire vital à la circonférence cutanée, à travers les artères. Il diverge toujours et ne retourne pas; c'est la cause de la dérubéfaction du sang des veines, qui n'en entraînent qu'une faible partie.

9° Nous avons parlé de l'*éther* ou l'agent de la vie animale. Cet agent n'est pas une entité métaphysique: c'est un fluide qui est trop bandé et trop emprisonné dans les convulsions; qui s'accumule dans les douleurs; qui dilate les organes dans le chatouillement; qui s'insinue et s'incruste dans les cicatrices récentes, en produisant un prurit proportionnel à sa présence et à son action, etc., etc. L'éther diffère donc, en matière et en effet, du phlox, du feu nerveux. Ce sont donc deux agens élastiques à part, et fluides, c'est-à-dire, matériels. Admettez donc leur théorisation pour expliquer les phénomènes de notre double organisme. Et j'entends par théorisation, l'explication de leur double source, de leur double nature, de leur double force, et de leurs doubles effets : puisque le phlox, le feu nerveux anime et organise la vie inférieure et la supérieure, et que l'éther sensorialise et meut la vie animale, et soulève parfois la vie organique.

Une fois pour toutes et pour tout le cours ultérieur des siècles, ne mettez donc plus ces vérités éternelles en problêmes. Sinon les systémateurs futurs ne feront que se répéter et pivoter autour de ce code médical absolu et impérissable. Vous les verrez biaiser dans leurs inventions nouvelles, et torturer les langues, afin de trouver des expressions presque équivalentes en idées, pour désigner des causes vitales tout-à-fait semblables, mais qu'ils modifieront par le travail de leur cerveau fiévreux, et qu'il feront miroiter en caméléons à leur génération contemporaine abusée. Mettez-vous en garde contre une crédulité funeste, si elle doit faire rétrograder ou stationner la science, et surtout si elle doit dénaturer l'esprit et le but de la thérapeutique. Car voici les seuls vrais principes de toute curation.

1° Abaisser à sa normalité le diapason du sécrétisme soit général, soit local, quand il est exalté.

2° Le fortifier quand il est au-dessous de l'état hygiénique.

3° Saturer le phlox, le feu nerveux en excès, le neutraliser par des boissons tempérantes, aphloxiques, négatives, qui l'absorbent et l'entraînent dans leurs excrétions.

4° L'accumuler quand il est déficient, au moyen du vin, des stimulans, des épices et du régime fortifiant, dont les élémens électro-caloriques ou phloxiques se dissolvent dans le foyer vital, qui les décompose pour en trier et sécréter l'agent animateur.

5° Détruire les entraves au rayonnement du feu nerveux soit général soit local trop tendu et trop bandé, en diminuant les engorgemens des grands canaux et des capillaires, ou des trames viscérales trop remplis et trop fermés.

6° Opposer des barrières hygiéniques et physiologiques à ce feu nerveux, c'est-à-dire, le concentrer par des moyens appropriés quand il se dépense trop, quand il s'évapore trop soit par les grands vaisseaux, soit par les capillaires, soit par les pores viscéraux trop vides et trop ouverts.

Ces six propositions reviennent à recommander de favoriser l'attraction, le sécrétisme et l'expansion soit du foyer général, soit des organes particuliers.

La vie sensoriale sera soumise aux mêmes lois : 1° en abaissant le sécrétisme trop exalté de l'éther ; 2° en l'élevant s'il est affaibli ; 3° en facilitant sa sortie lorsqu'il est comprimé ; 4° en le concentrant suffisamment quand il s'évapore trop ; 5° en le diminuant dans sa surabondance ; et 6° en l'accumulant dans sa déficience. Est-il rien de plus clair et de plus facile à exécuter que ces principes médicaux ? Combien leur ignorance a été jusqu'au jourd'hui fatale à l'humanité : quand notre art, enrichi par leur découverte, aurait pu arrêter les altérations pathologiques si souvent mortelles, que le feu nerveux et l'éther enrayés déterminent par leur défense impulsive !

CHAPITRE XVI.

COMMENT LE FEU NERVEUX PRODUIT LES MALADIES ET LES DIVERSES ALTÉRATIONS ORGANIQUES, ET COMMENT L'ÉTHER CAUSE LES AFFECTIONS ANIMALES.

L'*excitation* physiologique est l'accumulation du feu nerveux en plus grande abondance que dans l'état normal, et son sécrétisme général et local est légèrement augmenté. Dans l'*irritation*, le sécrétisme est plus exalté, et le feu nerveux trop abondant. L'*inflammation* se caractérise par le degré le plus élevé du sécrétisme anormal, et de la plus intense effervescence du feu nerveux. La *fièvre* est la réaction du foyer vital, contre les irradiations concentratives locales qui entravent et répercutent le feu rayonnant. L'*hémorrhagie* est l'écoulement du sang, opéré par l'impétuosité et l'excès du feu nerveux intrà-vasculaire, qui entraîne le fluide et s'échappe avec lui, en rompant les spongioles capillaires : c'est l'hémorrhagie active ou phloxique. La passive, l'aphloxique provient de la pénurie du feu nerveux, qui ne bande et ne tend plus suffisamment la colonne sanguine : alors le sang trop délié suinte par les pores relâchés ; et sa perte continue l'affaiblissement général, et précède l'hydropisie ordinairement consécutive. L'*hydropisie* ou collection d'eau dans une poche séreuse, est occasionnée par un épaississement chronique de la membrane contenante, qui ne peut tamiser ni sécréter cette eau par ses pores oblitérés et souvent désélectrisés. L'*épaississement*, l'endurcissement proviennent d'un hypersécrétisme local, dont la vive attraction originelle a déterminé l'afflux de fluides engorgeurs, que le feu nerveux central a cherché long-temps à fondre et à résoudre, à cuire et à éliminer. Quand ses efforts ont été chroniques et impuissans, leur continuité sur l'organe entravé et résistant, a exposé sa trame entre deux forces, l'une générale, et c'est l'irradiation défensive du foyer; l'autre locale, et c'est l'irradiation défensive du viscère. De sorte que ces deux forces antagonistes ont comme tanné le tissu, comme feutré. C'est de là que peuvent résulter non-seulement l'endurcissement et ses degrés spéciaux, l'hépatisation, la splénisation, etc., mais encore l'oblitération, et de plus l'atrophie et l'hypertrophie, la fibrination, la cartilagination, l'ossification, la pétrification, la réduction en corne etc. L'*atrophie* survient par la désélectrisation ou l'absence du feu nerveux dans un organe, ou du moins par la diminution de son sécrétisme local, et par l'entrave de son attraction dont les ouvertures sont oblitérées: alors ne recevant que peu de molécules nutritives, il maigrit et languit. L'*hypertrophie* est due à une excitation irritative peu différente du rhythme physiologique, et amenée insensiblement et depuis long-temps par des obstacles obscurs à l'expansion de l'organe. De sorte que ses filets nerveux intégrans, éprouvant une résistance ainsi caractérisée, augmentent d'énergie en sécrétisme et en expansion défensive, ce qui active sa nutrition et sa fonction, assez souvent sans déterminer de réaction pyrétique générale ni locale. La *fibrination* est la conséquence de l'hypertrophie avec des élémens sanguins purs; la *cartilagination* avec des principes albumineux et gélatineux; l'*ossification* avec des molécules phosphatées; la *pétrification* et la *cornification* avec des substances analogues, que le sécrétisme général a vicieusement décomposées, et que la nutrition locale s'est morbidement assimilées en les organifiant.

La *névrose* est ou organique ou animale. L'*organique* comprend toutes les maladies et tous les phénomènes morbides de la vie radicale; puisqu'ils sont tous produits, 1° par le sécrétisme général et local diminué ou exalté, en s'exerçant sur des matériaux insolites et pathologiques qui le pervertissent; 2° par le feu nerveux général ou local en défaut ou en excès, en travaillant sur des fluides impropres avec lesquels il dénature les tissus. La *névrose animale* embrasse toutes les affections de l'arbre de relation, qui sont dues soit à l'affaiblissement ou à l'exagération de l'attraction, du sécrétisme et de l'expansion de l'arbre sensorio-moteur, soit à la pénurie ou à la surabondance de l'éther.

Ainsi toutes les irritations et toutes les inflammations soit aiguës, soit chroniques, toutes les altérations quelconques de forme, de structure, de tissus, de composition, de mode fonctionnel, en un mot toutes les affections morbides sont des névroses; puisqu'elles sont dues au sécrétisme et à son agent le feu nerveux, l'unique principe animateur, organisateur, désorganisateur, modificateur et destructeur de l'organisme. C'est lui qui produit la *délitescence* des inflammations, en vaporisant par sa force sublimante les fluides phlogosans. Il cause leur *résolution* en les fondant et en les éliminant. Il détermine les *métastases* ou en transportant les entraves sur d'autres viscères, ou en déchargeant sympathiquement ses irradiations enrayées ailleurs. La *gangrène* survient, quand son accumulation dans l'état aigu a été trop ardente, trop intense sur un tissu; de sorte qu'il l'a décomposé, qu'il a désagrégé ses parties, et détruit le rapport physiologique des élémens. Alors ceux-ci n'obéissant plus aux lois du sécrétisme local, se putréfient, et se séparent parfois heureusement, sous l'influence circonscrivante et éliminatrice des parties voisines saines et réactionnaires. L'*ulcération* et la *suppuration* résultent de l'exaltation sécrétante d'un tissu engorgé, que le feu nerveux interne troue dans ses efforts excentriques, en emportant les fluides morbides changés en pus par son action saturante, dissolvante et dénaturante. En général toute excrétion fétide du corps suppose beaucoup de feu nerveux intégré en elle; surtout quand elle provient d'un tissu altéré ou tombant en putrilage, comme la sanie, l'ichor. Le *squirre*, le *cancer*, l'*encéphaloïde* sont des effets de la perversion des tissus par les divers degrés de l'inflammation chronique. Le feu nerveux local, à force d'avoir cuit, endurci un organe ou une partie d'organe, l'a décoloré, jauni, racorni, en fondant ses tissus les uns dans les autres, et en les changeant en une masse homogène, grisâtre, lardacée susceptible de se tenir encore en cohésion, tant que le feu nerveux lie ses molécules entre elles. Mais cette masse se ramollit, se fond, se liquéfie aussitôt que la désassimilation s'en empare, que le feu nerveux s'en évapore; et les molécules comme gangrénées s'écartent; les tissus désorganisés tombent en putrilage, s'ulcèrent et suppurent avec une insupportable fétidité. Quelques vésicules, détachées de masses stéatomateuses ou carcinomateuses et entraînées par l'absorption, sont susceptibles d'être déposées en *hydatides* agglomérées ou en granulations *tuberculeuses* dans d'autres organes. Et ces productions étrangères à l'organe, se conduisent comme les matières originelles dont elles émanent, c'est-à-dire, qu'elles restent crues plus ou moins long-temps, et qu'elles se ramollissent et se fondent aussi par l'effet intime de leur décomposition, sous l'évaporation finale de leur feu nerveux intégrant plus ou moins promptement désassimilable. Les *vers* sont dus à des lambeaux filamenteux des menbranes muqueuses abdominales, ou à des rudimens muciformes qui s'organisent spontanément avec des élémens de fibres et de feu nerveux constituant. Ces parasites sont l'effet des détritus excrétoires, et sont favorisés dans leur développement par une certaine chaleur phlegmasique et une disposition muqueuse particulière. Cette pensée n'infirme pas la possibilité de l'introduction alimentaire de leurs germes, et leur grossissement extraordinaire sous l'intensité de la température intestinale bien plus élevée que leur milieu habituel.

Nous avons dit que toutes les maladies étaient nerveuses, puisque le feu nerveux les effectuait par ses désordres en quantité, en tension et en dérivation, et par son influence sur les fluides et les solides divers qu'il entraîne et dénature multiplement. Aussi les prétendues névroses organiques s'expliquent-elles aussi aisément que les affections et les altérations antécédentes; de même que les névroses animales se comprennent très-bien par les perversions de l'éther. Ainsi le *spasme* de l'*œsophage* est dû à une plénitude cérébrale qui concentre trop l'éther dans les ramifications nerveuses œsophagiennes. La *cardialgie* est une compression de l'éther opérée dans les filets pneumo-gastriques de la région douloureuse, par des ingesta ou des fluides intégrans trop engorgeurs. Les *lipothymies* qui en résultent proviennent de ce que le feu nerveux se concentre définitivement dans les plexus solaires-mésentériques, et abandonne trop long-temps les plexus pneumo-cardiaques : ce qui menace de suspendre l'action de la respiration et du cœur. La *pyrosis* est produite par l'entrave que le feu nerveux rayonnant à travers les ganglions solaires-mésentériques ou abdominaux, éprouve dans les dernières trames muqueuses et viscérales engorgées, ce qui l'empêche de s'évaporer complètement par elles : alors il est forcé de remonter comme pour la boule hystérique, et il tend à s'échapper par les fibres de l'estomac, sinon il s'élève dans l'œsophage et jusqu'à la gorge, où sa présence accumulée donne la sensation d'un fér chaud. L'*anorexie* survient quand les pores de l'estomac sont entravés soit inflammatoirement, soit par des ingesta récens, soit par des excrétions embarrassantes. La *boulimie* est due à l'obstacle que le feu rayonnant par la série ganglionnaire abdominale, éprouve dans le canal digestif; tandis que l'estomac étant sain, est obligé de le dériver en plus grande quantité que de coutume, ce qui le rend excessivement attractif. L'estomac pourrait être également malade dans quelques régions partielles; mais sitôt que le feu de la gastrisation s'échappe outre mesure, la *faim* qui est liée à sa trop grande évaporation par ses pores, s'accroît en proportion: de même que la *soif* est d'autant plus grande, que la pneumatisation s'irradie davantage par les pores pharyngiens. La faim est donc le sens de la gastrisation, et la soif celui de la pneumatisation, dont le feu nerveux respectif avertit le sensorium, en agaçant trop l'éther qui rayonne par les nerfs de relation enchevêtrés anatomiquement dans les organes où siégent ces besoins. Le *vomissement spasmodique* de l'estomac provient de la plénitude ignée des ganglions abdominaux et de la trop grande énergie de l'expansion gastrisante. Aussitôt que la bile coule dans l'estomac, elle y est attirée par l'excès d'attraction de la concentration solaire-mésentérique: il en résulte un spasme violent qui rejette avec élasticité les matières trop oppressives pour le rayonnement si susceptible du feu nerveux.

La *dyspepsie* est une digestion imparfaite, occasionnée par l'entrave que le feu nerveux gastrisant éprouve à traverser les pores gastro-intestinaux plus ou moins oblitérés: ce qui fait rendre souvent les alimens presque tels qu'on les a pris, comme dans la lientérie. Le *pica* est une dépravation de l'appétit occasionnée par une tension et une intensité anormales de feu gastrisant, qui agacent les nerfs digestifs de relation et inspirent au sensorium l'appétence de substances bizarres, par lesquelles il espère saturer et neutraliser son feu gastro-intestinal morbide. Les *coliques* névralgiques proviennent de la compression des nerfs sensoriaux du colon par des ingesta malfaisans. Celles qui surviennent dans la colite résultent de l'oppression des mêmes nerfs par le feu gastrisant lui-même, qui s'y précipite violemment et inflammatoirement: ce qui occasionne une sécrétion mucoso-séreuse surabondante et épuisante, surtout quand c'est une diarrhée colliquative produite par la décharge critique du feu nerveux général qui, enrayé à la pneumatisation par une fonte tuberculeuse, se dérive symptômatiquement par la gastrisation supplémentaire.

Il me paraît superflu de répéter que la glossite, la pharyngite, l'œsophagite, la gastrite, l'entérite, l'hépatite, la splénite, la pancréatite, la péritonite, la métrite, la vaginite, la néphrite, la cystite, etc., sont produites par les obstacles que le feu nerveux de la gastrisation éprouve dans leurs viscères respectifs, et que par conséquent l'agent des *phlegmasies* est toujours le même que celui des névroses radicales, puisque c'est l'unique moteur et animateur de toutes les parties de l'organisme soit sain, soit malade. Passons maintenant aux affections de la pneumatisation.

Le coryza, la laryngite, la bronchite, la pneumonie, la cardite, l'artérite, la phlébite, la péricadite, la pleurésie, etc., sont des inflammations également effectuées par le refoulement du feu pneumatisant, qui a pour condition indispensable de rayonner sans obstacles à travers les trames de l'appareil pneumo-cardiaque et de toutes ses dépendances. L'opposition que ce feu pneumatisant rencontre dans la trachée produit les quintes convulsives de la *coqueluche*; dans les poumons ou les cavités du cœur, c'est l'*asthme*. Si l'entrave pulmonaire de la pneumatisation est complète, il en résulte l'*asphyxie*. Si le feu pneumatisant ne peut s'échapper du foyer vital, c'est la *syncope*. S'il en sort avec surabondance et impétuosité, il produit les *palpitations* nerveuses. S'il rencontre des obstacles membraneuses larges et chroniques, comme des obstrutions abdominales; s'il éprouve des résistances viscérales importantes et anciennes, comme des poumons hépatisés, engorgés; s'il essuie un refoulement dans le voisinage des gros vaisseaux, il en naît des dilatations anévrismales, par l'effort continu qu'il oppose aux antagonismes morbides trop persistans. L'*aphonie* est l'oppression de l'éther dans les névrilèmes pectoraux de relation, et quelquefois leur paralysie. Le *cauchemar* vient aussi d'une gène des pneumogastriques du cœur et des poumons, par une compression sanguine nocturne.

Les maladies de l'encéphalisation dérivent de l'exaltation des sécrétismes viscéraux partiels, sous les obstacles du feu encéphalisant, ou sous son accumulation non suffisamment arrêtée. Ainsi la cérébrite est la phlogose des parties grises corticales, et la myélite de celles de la moelle. La pie mère, l'arachnoïde et la dure mère ont aussi leur inflammation particulière. L'*apo-*

plexie est une hémorrhagie cérébrale, ou bien l'effet instantané d'une paralysie complète du tronc sensorio-moteur, sous l'effet d'une impression morale violente, ou seulement par la suite de la déséthérisation progressive de la vieillesse et avant-courrière de la mort naturelle: c'est l'apoplexie nerveuse. Les symptômes cérébraux de l'hypochondrie, de la mélancolie, de la manie, de l'hystérie sont tout-à-fait dépendans des entraves que le feu nerveux général éprouve, soit isolément à l'encéphalisation, à la pneumatisation, à la gastrisation, soit dans les plexus spermatiques, soit simultanément dans plusieurs de ces débouchés. Ces affections sont toujours accompagnées plus ou moins d'un hypersécrétisme fondamental, d'inflammations sourdes de l'estomac, des intestins, du foie, de plénitude de la rate, des rameaux de la veine porte, de l'organe biliaire, d'obstructions des capillaires intestinaux et des pores mésentériques, d'engorgement vaginal et rénal. Le sang artériel passe difficilement de ses terminaisons finales dans les origines des veines. Et le feu nerveux gastrisant, éprouvant de la résistance dans son expansion abdominale, se rejette dans le débouché du cœur et des poumons, en y produisant des palpitations, de la dyspnée, des soupirs, et surtout dans le débouché de l'encéphalisation, en exaltant la pulpe mentale, en exagérant ses fonctions intellectuelles, affectives et motrices, en comprimant le cerveau leur organe exécutif. Alors ce cerveau comprimé et ballonné d'un éther exhubérant, le dépense avec gêne et malaise par les désordres de l'imagination, par des frayeurs ou des emportemens ridicules, par des mouvemens automatiques incompris, par des plaintes inappréciées, et par tous les symptômes physiques et moraux de ces affections malheureuses. Je dis symptômes physiques, parce que l'éther ballonnant et si excentrique, réagit à son tour sur la flambance encéphalisante, et y repousse le feu nerveux général dans le débouché de la pneumatisation ainsi que dans celui de la gastrisation : ce qui entretient et même exaspère ces maladies, et produit les accès périodiques qui viennent assaillir les hypochondriaques et les maniaques, quand leur éther, d'abord épuisé pour la manifestation de leurs symptômes morbides, s'est renouvellé et trop accumulé intrà cérébralement, et a besoin de dépenser son superflu pathologique. Ce superflu se comprend aisément, quand on pense que dans ces affections, le feu général entravé inférieurement, a une tendance incessante à se dériver par l'encéphalisation, source naturelle et alors si abondante du sécrétisme éthéré. Voilà pourquoi tous ces malades et les bilieux ont ordinairement de l'esprit et de puissantes facultés mentales. Mais nous arrivons aux névroses spéciales de l'arbre de relation.

Racines sensuelles.— L'*aberration de la vue* est causée par la compression plus ou moins instantanée et répétée des nerfs optiques, sous la pléthore encéphalique ou une trop grande ampliation cérébrale. La *diplopie* est la différence de tension et de force éthérée des deux nerfs optiques, dont l'un est plus affaibli que l'autre. Dans l'*héméralopie*, l'éther est insuffisant pour transmettre la vue des objets; ou le cerveau chez les personnes tristes, s'affaisse au crépuscule sur ses lobes antérieurs, ce qui comprime l'origine des nerfs visuels. Tandis que dans la *nyctalopie*, l'éther est tellement abondant et crispant, qu'il transmet les objets les moins éclairés. L'*amaurose* est la paralysie de la rétine ou de son nerf qui ne conduisent plus d'éther; de même que la *surdité* est celle du nerf acoustique; tandis que son excès de sensibilité et ses *impressions fallaces* proviennent ou de l'excès de dérivation de l'éther par l'organe de l'audition, ou parfois d'une pléthore locale plus ou moins compressive, ou même d'une autre affection voisine.

Tronc mental et moteur.—Quand le stimulus de l'éther est trop ardent, et que le sécrétisme sensorial est exagéré, il en résulte la *folie* et la disposition aux convulsions. La *démence* est l'effet d'un ramollissément cérébral et de la faiblesse de la pulpe mentale et motrice. L'*idiotisme*, quand il est congénital, est dû à un corps calleux très étroit, débile et comprimé; et quand il succède à l'épilepsie, il résulte soit d'un épanchement, soit d'un fongus oblitérateur, soit de la désélectrisation, de la déséthérisation et de la déphosphorescence, autrement dit de la paralysie d'une ou de plusieurs parties de l'encéphale. Le *somnambutisme* est la faculté que possède un homme endormi, de rêvasser, d'exercer ses facultés intuitives et locomotives, quoique ses sens soient complètement fermés aux impressions du dehors et aux excitations des modificateurs. Le cervelet dans cette affection se crispe pourtant avec mesure sur son éther ballonnant, superflu et trop stimulant. Mais dans l'*épilepsie*, dans le *tétanos* et les autres *convulsions*, ses crispations sont forcées, automatiques et désordonnées; et sont dues à la réaction des parois ventriculaires de l'encéphale contre un éther surabondant, trop compressif et trop violemment excentrique. L'accès ne s'apaise que lorsqu'il est dérivé et dépensé dans une proportion suffisante au jeu normal des organes de la pensée et du mouvement, ou bien lorsque ses efforts défensifs ont débarrassé critiquement l'encéphale d'un épanchement apoplectiforme sanguin, séreux ou purulent.

Tige épinière et rameaux.—Les *convulsions* peuvent avoir leur cause et leur siége dans la moëlle épinière blanche, aussi bien que dans l'encéphale. Mais elles naissent toujours de la contraction plus ou moins violente des parties encéphalo-médullaires sur l'éther, impétueusement expulsé dans les névrilèmes et au dehors par des secousses électro-éthérées, comme celles de la torpille. Les *névralgies* locales résultent de la crispation de l'éther accumulé ou entravé dans les filets nerveux qui en sont le siége. La *paralysie* est son absence et provient de la compression du nerf, de sa section, ou de sa déséthérisation. L'*hémiplégie* frappe une moitié latérale du corps ; ce qui prouve que le cerveau a deux jets d'éther, opérés par les deux faisceaux latéraux de la moëlle et par leurs branches correspondantes. Et la *paraplégie* est la paralysie de toutes les parties sous-diaphragmatiques. Ce qui prouve 1° que l'expansion éthérée descend du cerveau à la queue de cheval ; 2° qu'elle ne monte pas de l'extrémité caudale de la moëlle vers le cerveau ; car si la moëlle en était la source, le cerveau en serait la terminaison et par conséquent ne pourrait recevoir le produit d'une source tarie. 3° Dans la paraplégie il y a déséthérisation de la partie blanche inférieure de la moëlle épinière : aussi ses branches et ses rameaux décroissans et correspondans sont paralysées comme elle. La peau sous-diaphragmatique, les nerfs des membres pelviens, les filets des sphincters de l'urination et de la défécation ne transmettent plus l'éther qui pouvait les mouvoir et avertir le sensorium de leurs besoins respectifs. 4° Comme les fonctions internes ou organiques s'effectuent partout et avec intégrité, je suis en droit d'en conclure que le principe qui meut et éthérise les nerfs de relation de la partie inférieure, n'est pas le même que celui qui anime, meut, électrise les nerfs de la vie fondamentale dans sa région sous-diaphragmatique : sinon il y aurait paralysie correspondante et simultanée. J'ai donc eu raison de différencier ces deux principes si évidemment distincts et isolés, et de nommer *éther* l'agent sensorialisant de l'arbre animal, et *feu nerveux* ou phlox, l'agent vivificateur de l'arbre radical.

Appareil sommital générateur.—Je le qualifie de sommital,

afin qu'il rappelle sa position physiologiquement plus élevée sur l'arbre de relation, et ses rapports de fonctions et de but, 1° avec les sens qui absorbent des alimens sensoriaux appropriés ; 2° avec le cerveau qui les élabore en éther ; 3° avec le cervelet qui dépense cet éther ; 4° avec la tige épinière qui le conduit ; 5° avec ses branches et ses rameaux qui le transmettent à l'état impondérable ; tandis que l'appareil terminal générateur, intuitivement considéré au sommet comme les fruits des arbres, dérive cet éther à l'état saturé, médullaire et devenu prolifique intrà-testiculairement, par son intime combinaison avec les élémens nerveux gris, fibrineux, albumineux et gélatineux de l'arbre organique. L'*anaphrodisie* est l'absence des désirs vénériens, occasionnée par la fatigue des deux nerfs testiculaires, par l'épuisement de la partie inférieure de la moëlle et par la faiblesse du sécrétisme éthéré général. Le *priapisme* est l'effet du contraire, c'est-à-dire, de la plénitude éthérée générale ou morbidement locale : c'est comme une tension automatique sans désir du coït. Il s'accompagne souvent de *dyspermatie*, occasionnée le plus souvent par la contraction trop forte du membre viril. Mais dans le *satyriasis* et la *nymphomanie*, non seulement le sécrétisme de l'éther est exagéré et morbidement abondant, ce qui dispose les individus à l'aliénation et à la fureur ; mais encore les plexus spermatiques et leurs annexes sont dans un état d'exaltation pathologique : ce qui attire l'éther dans l'appareil reproducteur, facilite sa fréquente réparation, entretient son ardeur, et provoque ses incessantes stimulations mentales et voluptueuses.

Derme.—Je l'ai nommé *feuillage enveloppant* de l'arbre de relation, parce que les derniers ramuscules nerveux blancs se terminent et s'épanouissent comme les feuilles des arbres, pour constituer sa trame, en s'enchevêtrant avec les derniers capillaires artériels et exhalans, et avec les premiers capillaires veineux et absorbans.

On peut considérer comme des névroses toutes les espèces de douleurs qui l'affectent, depuis le chatouillement, la démangeaison, le fourmillement, le prurit, l'élancement, jusqu'aux douleurs les plus diverses et les plus vives causées par la brûlure, la vésication, les dartres, la dilacération, la meurtrissure, etc.

PATHOLOGIE SPÉCIALE.

CHAPITRE XVII.

DES FIÈVRES.

1°. Nous avons vu antérieurement que la fièvre était le signe de la réaction de l'appareil vital et de la tension de son feu nerveux contre des *obstacles* oppresseurs. Aucune fièvre n'est essentielle, si on la considère comme primitive; parce que dans ce sens elle surviendrait sans cause : c'est dire que toute pyrexie est symptômatique d'une affection locale. Mais le phénomène pyrétique tient à l'essence même de l'arbre vital nerveux gris; et n'est autre chose que le mouvement d'oscillation et de rayonnement de son feu, bandé et crispé par la sphère focale contre les atteintes phlegmasiques partielles. Que la cause morbifique porte sur le cerveau, sur les poumons ou sur un viscère abdominal, le phénomène en nature est toujours le même, et ne varie qu'en mode dans ses effets défensifs encéphalisans, pneumatisans et gastrisans. Voilà ce qui diversifie les actes cérébraux, le rhythme de la respiration, de la chaleur, du pouls, et les symptômes gastriques. Mais dans les trois cas, la pyrexie se caractérise toujours par l'accélération du cœur et du pouls, par l'accroissement de la chaleur, par un malaise sensorial, par un trouble plus ou moins grand des fonctions capitales et des fonctions secondaires. Ces désordres diffèrent selon la nature de la cause et le siége de l'organe affecté, et résultent des diverses réactions centrales toujours proportionnelles aux atteintes concentratives. En étudiant les maladies fébriles nous devons donc leur sacrifier l'état pyrétique général, et l'englober dans leur examen et leur description, puisqu'il n'est que leur effet. Le mot fièvre jusqu'à présent n'était qu'une abstraction de l'esprit; maintenant il indiquera l'ensemble des symptômes morbides occasionnés par un seul agent, le feu nerveux dévoyé, et par un seul travail, le sécrétisme vital contrarié et déréglé. Mais le feu et le sécrétisme se désordonnent en raison des obstacles phlegmasiques qu'ils rencontrent localement : aussi allons-nous procéder à la description abrégée des causes pyrétiques, en énumérant succinctement les maladies partielles qui déterminent le malaise général de l'appareil vital, appelé *fièvre*.

2° Quand un refroidissement a reporté la lymphe transpirante sur une partie de l'appareil pneumatisant, quand la pléthore, la suppression d'une hémorrhagie ou un mouvement de colère, ont comprimé beaucoup trop le feu de la pneumatisation; ce feu concentré anormalement sur le foyer, a déterminé sa réaction fébrile, qui le refoule défensivement et avec violence contre la cause primitivement oppressive, en produisant les symptômes caractéristiques de l'état maladif, que l'ontologie avait appelé *fièvre inflammatoire*. Ces symptômes sont: horripilation ou tremblement au début; parce que le feu nerveux est opprimé et refoulé sur l'appareil vital. Mais bientôt le foyer sécréteur réagit et le relance dans le débouché de la pneumatisation avec le sang artériel; d'où résultent: respiration génée, battement du cœur énergique, pouls dur et plein, menace de congestion dans les trois cavités splanchniques, face rouge et gonflée, peau chaude et halitueuse. L'appareil de relation est consécutivement opprimé: d'où vertige, lassitude, lipothymie, insomnie, douleurs vagues, etc. L'appareil digestif éprouve sympathiquement du malaise: d'où soif, bouche pâteuse, nausées, vomissement, constipation, ardeur abdominale. Les effets encéphalisans et gastrisans proviennent de ce que l'expansion pyrétique est générale; et de ce que le feu comprimé à la pneumatisation, cherche, par réaction, à se dépenser simultanément par les trois débouchés; mais comme ceux de l'encéphalisation et de la gastrisation sont sains, ils résistent énergiquement à l'irruption focale; ils la compriment et la forcent à se dégager par la pneumatisation originellement lésée: ce qui produit les symptômes dominans propres à son appareil. Mais si dans les efforts de réaction générale, un des deux débouchés encéphalisant et gastrisant était plus fort que l'autre, plus résistant au feu nerveux expansif, le supérieur, par sa contraction plus énergique, s'unirait à la résistance pathologique pneumatisante cause de la pyrexie; et avec son concours lui ouvrirait une voie morbide: ce qui occasionnerait ou des symptômes abdominaux surnuméraires, si l'encéphalisation dominait, ou des symptômes cérébraux, si la gastrisation l'emportait. Voilà pourquoi Forestus a reconnu une fièvre inflammatoire ardente, et d'autres une fièvre inflammatoire ataxique.

3° Quand les modificateurs alimentaires ont trop concentré le feu nerveux qui s'échappe par les muqueuses de la gastrisation, ou quand les viscères hépatique, splénique et pancréatique, ont déversé trop abondamment sur elles les produits de leur sécrétisme respectif; le feu gastrisant, vicieusement refoulé sur le foyer, provoque sa réaction pyrétique violente: d'où résultent symptômatiquement les phénomènes caractéristiques de la *fièvre bilieuse*, tels que anorexie avec dégoût, bouche amère, son enduit jaunâtre, rapport, nausées, vomissemens verdâtres, douleur épigastrique, flatuosités, coliques, diarrhée bilieuse. La réaction focale sur l'encéphalisation produit la céphalalgie surorbitaire, des vertiges, le tintement d'oreilles, l'obscurcissement de la vue, l'anxiété, l'agitation, des lassitudes spontanées. Et la réaction focale sur la pneumatisation cause la fréquence, la petitesse, la dureté du pouls, et une chaleur âcre et brûlante.

4° Quand un individu débile et épuisé est prédisposé à une pyrexie bilieuse, et qu'il est saisi par le froid, il survient deux réactions focales: la première contre les causes qui ont affecté la gastrisation, et la seconde contre l'influence atmosphérique qui a concentré le débouché de l'artérialisation, c'est-à-dire, les pores transpirateurs du derme. Alors il en résulte la *fièvre* dite *muqueuse* ainsi caractérisée : (*a*) pour la gastrisation : anorexie sans dégoût, bouche pâteuse, enduit blanchâtre de la langue, aphtes, salivation, nausées, vomissemens visqueux, digestion pénible, fluosités, coliques obscures, déjections muqueuses. (*b*) Pour l'encéphalisation : découragement, langueur générale, somnolence, morosité, céphalalgie orbito-frontale ou occipitale, douleurs contusives dans les membres. (*c*) Pour la pneumatisation : pouls faible, mou, peu fréquent. (*d*) Pour l'artérialisation : horripialtion, peau décolorée, chaleur modérée entremêlée de froid, petites sueurs aigres, éruptions fugaces variées.

5° On voit que dans cette fièvre la réaction du foyer n'est pas violente, parce que la concentration digestive n'est pas elle-même très-intense, et qu'elle est due le plus ordinairement à la simple répercussion de la transpiration et du feu nerveux artérialisant, sur des muqueuses digestives déjà surexcitées. Mais nous savons que les obstacles lymphatiques, étant plus éloignés des voies de dérivation du foyer, que les obstacles fibrineux et nerveux attenans immédiatement aux débouchés fondamentaux, n'offrent pas une grande résistance à l'expansion de l'agent vital. C'est pourquoi, peu refoulé sur le centre focal, cet agent le violente peu, et produit seulement les petites réactions muqueuses, que l'on découvre diagnostiquement dans la salivation, les vomissemens, les déjections et les éruptions lymphatiques diverses.

6° Quand les causes concentratives, qui produisent l'état pyrétique général, ont porté à la gastrisation une atteinte plus dangereuse encore que dans la fièvre bilieuse et muqueuse, il en résulte une réaction de la sphère focale extraordinairement intense et brûlante, d'où proviennent les désordres malheureux de l'état appelé *adynamique ;* état qui n'est qu'un surcroît d'aggravation des symptômes de la vie, trop profondément et trop largement opprimée. Cette oppression dont on rencontre des traces dans tous les viscères de l'abdomen, refoulant le feu gastrisant sur le foyer vital, et repoussant consécutivement le feu général dans les autres débouchés, amène les caractères suivans : (*a*) pour la gastrisation : haleine puante, langue, gencives, parois de la bouche noires et sèches, enduit fuligineux qui semble tapisser tout le canal alimentaire, vomissement ou diarrhée fétides et noirs, météorisme douloureux. Ces symptômes, comme les suivans, sont dus à l'exagération extrême du diapason sécréteur vital, qui produit et irradie avec une extrême violence, le feu nerveux alors sur-animateur et incendiaire. Accumulé et tendu contre les obstacles gastriques, il brûle, dessèche et noircit les muqueuses, il les durcit, les corrode, les troue. C'est leur ulcération, consécutive à tous les efforts critiques, qui cause le météorisme, parce que le feu nerveux général s'est fait un jour mortel à travers les trames membraneuses : alors il les gonfle, les ballonne. Mais comme il se dissipe outre mesure, il appauvrit les autres débouchés qui avaient auparavant donné des signes de surexcitation défensive, et qui maintenant tombent dans un collapsus voisin de l'extinction. Ainsi (*b*), pour la pneumatisation : le pouls qui avait été d'abord fort, dur, grand et fréquent, devient bientôt mou, petit, faible et vite, et près du terme, tremblant, inégal et déprimé.

7° Les hémorrhagies, qui paraissaient actives dans le principe, deviennent aussi passives à la fin. Le sang, qui avait une consistance et une odeur ordinaires, quoique couenneux, devient fétide, putrescible, peu coagulable, séreux. Le feu nerveux qui s'infuse en lui et le sature, produit ces divers états, selon qu'il y est plus ou moins intégré. A dose forte, il rend le sang trop plastique, trop fibrineux. A dose plus considérable, il le rend couenneux. A dose exagérée, il le putréfie, le décompose, dissocie ses principes et le gangrène. Quand le feu nerveux est insuffisant, il rend le sang trop liquide, séreux. Plus insuffisant encore, il cause le scorbut. Quand le sécrétisme général et les partiels sont désordonnés, ils dénaturent le sang et l'infestent des élémens scrophuleux, tuberculeux, etc. Mais plus tard, nous expliquerons ces faits ;

continuons la description de l'état *adynamique* du foyer. (*c*) Pour l'encéphalisation : anéantissement complet de l'arbre de relation, parce que le feu général épuisé, ne rayonne plus assez par le débouché sensorio-moteur, pour aviver sa flambance et électriser la greffe des fonctions animales. Aussi remarque-t-on : sens obscurcis ou abolis, œil terne et chassieux, stupeur, coma, langue tremblante, parole impossible ou brève, voix altérée, face affaissée, prostration absolue de l'appareil musculaire; et par suite de l'impuissance sensoriale et du tarissement de son éther : déglutition difficile, urines et selles involontaires, paralysies diverses. Quelquefois quand le foyer vital se ravive, et quand son feu se répare par intervalles, les yeux redeviennent rouges, hagards, brillans même; le sensorium se livre à des idées incohérentes, est en proie à un délire taciturne et manifeste des soubresauts. Enfin (*d*) l'artérialisation trahit les réactions focales, par une sueur froide, visqueuse, colliquative, fétide et partielle ou générale. Parfois de ecchymoses, des pétéchies noires, l'ictère, des parotides, des escarres gangréneuses, des émanations cadavéreuses viennent terminer la scène et annoncer l'épuisement progressif du foyer sécréteur, les désordres irrémédiables de l'agent vital, la décomposition des solides et des fluides, et la mort prochaine et inévitable.

8° Quand des veilles opiniâtres, des plaisirs épuisans, des travaux d'esprit trop long-temps soutenus, ou des émotions morales impétueuses ont porté sur l'encéphalisation et l'ont morbidement refoulée sur le foyer, celui-ci réagit fébrilement sur le point concentré, et l'enflamme en se désordonnant et en produisant les symptômes caractéristiques de l'état pyrétique vital, compliqué des troubles encéphalisans, je veux dire, *ataxiques*, ou propres à ce débouché et à l'appareil qu'il supporte, l'arbre de relation.

Les caractères *ataxiques* varient extraordinairement, et passent souvent et irrégulièrement d'un colapsus complet à une violence marquée, selon que le feu général est épuisé ou que, surabondant, il se rue dans les débouchés, et surtout dans l'encéphalisant, où il détermine les traits distinctifs de l'état sensorio-moteur et ataxique que nous signalons. Ainsi 1° quand le feu général est rare, (*a*) la pneumatisation produit le frisson et l'horripilation, la faiblesse du pouls, sa lenteur, sa dépression, la gêne et la lenteur de la respiration, la rareté de la salivation et des urines. (*b*) La gastrisation montre : langue tremblante et sèche, déglutition difficile, abdomen plus ou moins douloureux. (*c*) L'encéphalisation manifeste : céphalalgie, indifférence, tristesse, langueur, délire tranquille, assoupissement, œil terne, ouïe obtuse, peau insensible, sopor, aphonie ou voix plaintive, prostration ou tremblement. Et (*d*) l'artérialisation présente peau froide et sueur molle. Mais 2° quand le sécrétisme général est fort et que le feu vital est en excès, les symptômes deviennent violens. (*a*) Pour la pneumatisation, respiration fréquente, grande, entrecoupée; pouls fréquent, grand, fort, irrégulier; salivation écumante, urines copieuses. (*b*) Pour l'artérialisation: peau variablement chaude et sensible; sueur augmentée, visqueuse, partielle ou générale. (*c*) Pour la gastrisation : spasme de l'œsophage, phlegmasies abdominales, météorisme. (*d*) Pour l'encéphalisation (et ses caractères sont pathognomoniques): yeux errans, vifs, étincelans; vue, ouïe, odorat, tact exaltés, irritabilité extrême; voix aigue et bruyante, vociférations, réponses dures et brusques; anxiété, désespoir; délire furieux, quelquefois gai, insomnie, soubresauts des tendons, convulsions, tétanos. Enfin le dernier trait de cette maladie, je le répète, est une extrême irrégularité dans sa marche, et une alternative extraordinaire dans les symptômes de surexcitation et d'épuisement.

9° Mais n'oublions pas que les symptômes sensorio-moteurs sont produits, dans le colapsus, par une flambance encéphalisante trop rare et impuissante; ce qui prive l'arbre animal d'une dose suffisante d'éther; tandis que dans l'état d'exaltation, le feu nerveux encéphalisant et le carotidien se ruent dans la sphère de relation, la plénifient, exagèrent son sécrétisme qui les transforme péniblement; et l'éther surabondant et impétueux tend à déborder outre mesure et avec une tension extrême : ce qui effectue l'exaltation des sens, le désordre mental, les convulsions et parfois l'hydrophobie.

10° Nous avons déclaré en principe, que la pyrexie était un état réactif général, c'est-à-dire, un effet de la défense du foyer contre les obstacles oppresseurs, qu'il s'efforce d'éloigner et de résoudre, à l'aide de l'agent vital, son feu nerveux. Or ces obstacles ne peuvent concentrer et étouffer le feu rayonnant qu'aux trois débouchés : c'est pourquoi tout état fébrile ne peut offrir que trois caractères: 1° l'encéphalisant anciennement *ataxique*, le pneumatisant avant nous *inflammatoire*, et le gastrisant ou *bilieux*. Voilà les triples symptômes possibles de la triple réaction focale. N'inventez donc pas des mots pour décrire des maladies chimériques diverses, quand ce n'est que l'état de la vie qu'il faut évaluer et diagnostiquer, et dans son affaissement, et dans son exaltation, et dans les écarts irréguliers de son feu réactionnaire. Ce précepte est si vrai, que, quelle que soit la cause morbifique de la pyrexie focale, et quel que soit le débouché préalablement frappé par elle, la réaction du foyer varie tellement chez les individus, que les inflammations encéphalisantes, pneumatisantes et gastrisantes, ou autrement dit, les fièvres ataxique, inflammatoire et bilieuse, se changent, selon que le feu vital est transporté plus furieusement du débouché d'abord morbide, sur un autre, qui s'affecte consécutivement bien plus gravement que le premier : ce qui a fait donner à la prétendue fièvre nouvelle une dénomination tirée des symptômes actuels les plus saillans. On sent donc dans quelle erreur on est tombé, et de quels meurtres involontaires les praticiens se sont rendus coupables, en prodiguant des antispasmodiques et des toniques, c'est-à-dire, des remèdes si violemment concentratifs, dans l'ataxie et l'adynamie. Ce qui contribuait à opprimer davantage le feu vital, à étouffer le foyer sécréteur, et à incendier tout l'organisme. Aussi n'était-il pas étonnant de rencontrer, à l'autopsie, des membranes fuligineuses, brûlées, coriaces et corrodées ; des cancers partiels, des gonflemens énormes, des collections viscérales de pus, des gangrènes diverses.

11° C'est pourquoi nous tirerons cette conséquence pathologique, qui se déduit si naturellement de nos principes physiologiques et de la connaissance des quatre mouvemens fondamentaux du feu nerveux : que les concentrations abdominales doivent engendrer des inflammations cérébrales ; et que les cérébrales en produiront des pulmonaires et des gastriques ; et que les pulmonaires occasionneront des gastriques et des cérébrales ; ou en d'autres termes, que la fièvre bilieuse peut devenir en même temps ataxique et inflammatoire ; que la cérébrale peut devenir inflammatoire et adynamique ; et que l'inflammatoire peut devenir adynamique et ataxique : ce que j'ai vu et vérifié un grand nombre de fois. Aussi je proclame ces lois comme des vérités incontestables et faciles à constater. Oui, toute inflammation locale d'un appareil attenant à un débouché fondamental quelconque, peut engendrer une réaction pyrétique focale telle qu'elle prenne les caractères des prétendues fièvres signalées, et paraître soit inflammatoire, soit bilieuse, soit muqueuse, soit adynamique, soit ataxique.

12° *La fièvre pestilentielle*, dans ses variétés de typhus des armées, de fièvre jaune et de peste, est due à des miasmes absorbés, violemment concentratifs pour l'appareil abdominal, et impétueusement oppressifs pour la sphère vitale. Aussi sa réaction ardente se caractérise-t-elle par une pyrexie extraordinaire, par des transports orageux de feu nerveux, qui peuvent enflammer partiellement les viscères des trois débouchés à la fois. Mais la réaction vitale suit son mode accoutumé; et la concentration gastrisante produit d'abord la concentration pneumatisante, qui signale la première période; ensuite ces deux concentrations réunies engendrent la concentration encéphalisante, qui distingue la deuxième période; enfin les trois concentrations une fois opérées, déterminent ensemble l'adynamie, qui constitue la troisième période. 1° Période inflammatoire ou pneumatisante: pouls plein et fréquent, face animée, céphalalgie par cause sanguine, angine, péripneumonie, peau brûlante, pétéchies. 2° Période ataxique ou encéphalisante: délire, tremblement, carphologie, soubresauts, prostration, stupeur, sens obscurcis, exacerbations variées et collapsus consécutifs, crises diverses, parotides, bubons, charbons. 3° Période adynamique ou état d'affaissement et d'incendie du sécrétisme vital: ces symptômes gastriques, plus ou moins déguisés pendant le cours des réactions antérieures, reprennent une plus grande intensité par l'oblitération successive antérieure des deux débouchés pneumatisant et encéphalisant: déglutition pénible, langue fuligineuse, ventre douloureux à la pression et ballonné, hoquets, ictère, dyssenterie putride.

13° Selon que les miasmes sont plus ou moins délétères et pénétrans, selon qu'ils sont plus ou moins vite absorbés et décomposés par les fonctions et le sécrétisme vital, les symptômes sont plus ou moins violens, plus ou moins rapides dans leur cours; ils sont même parfois intervertis dans leurs périodes pneumatisante, encéphalisante et gastrisante, ce qui est favorisé aussi par la prédominance du tempérament et de l'âge.

14° Quant à la chaleur ardente, aux ecchymoses, aux parotides, bubons et charbons, ils sont les produits du sécrétisme vital en travail sur des miasmes putrides: aussi ne peut-il fabriquer qu'un feu âcre et altéré, un sang corrompu, une lymphe viciée et contagieuse; et des escharres charbonneuses. La lymphe recuite et si nuisible, est promptement éliminée du système circulatoire dans le lymphatique, où elle enflamme et engorge les glandes et les ganglions : ce qui produit les parotides et les bubons suppurans, dérivatifs et parfois purificateurs.

15° On appelle *fièvre hectique*, un état de pyrexie générale continue, et progressivement affaiblissante et émaciante jusqu'au terme fatal, marqué par l'extinction graduelle et finale du sécrétisme fondamental de la vie. Comme le sécrétisme focal doit cesser tôt ou tard par la mort naturelle, cette mort s'accompagne toujours d'une fièvre hectique quelconque. La vie même, dans son état de santé, peut être considérée comme une hectique continue, qui conduit l'homme à son dernier soupir. Mais cette hectique est physiologique et l'effet régulier des lois atomistiques de l'organisme. C'est pourquoi nous n'attribuons pas la décadence progressive du vieillard décrépit et son annéantissement imperceptible, à la fièvre hectique. Nous ne réservons ce mot qu'à une décomposition anormale, rapide et manifeste de nos fonctions, et à un affaissement marasmatique, menaçant et bientôt funeste. Cette langueur graduelle de notre existence malade, est due à la faiblesse et à l'épuisement du sécrétisme vital qui se ralentit de plus en plus, de même qu'une lampe privée d'huile s'obscurcit progressivement, jusqu'à ce qu'elle s'éteigne et faute d'alimens combustibles et faute de principe comburant. C'est ainsi que l'appareil vital, l'arbre nerveux gris, s'affaisse insensiblement, sous l'évaporation épuisante de ses atomes actifs intégrans, qui deviennent enfin insuffisans et pour attirer des élémens de réparation par l'aspiration pulmonaire et digestive, et pour le rayonner par l'expansion pneumatisante, gastrisante et encéphalisante, les triples sources et les triples issues fondamentales de l'animation des fonctions et des appareils secondaires. Aussi cette fin prématurée, cette extinction rapide et anticipée du sécrétisme primordial, provient-elle d'une exploitation antérieure, trop forte et trop épuisante de la sphère vitale et de son foyer rayonnant, par des maladies précédentes qui l'ont fatigué, miné, ruiné et dans sa source suprême, et dans ses principaux débouchés, et dans les organes même, les délégués subalternes de ses actes vivificateurs et dépensiers. Quand ces tristes effets ont eu lieu, l'hectisie, c'est-à-dire, un mouvement défensif de réaction permanente et impuissante contre les obstacles pathologiques invincibles, s'empare du sécrétisme focal, qui s'use, s'épuise et s'éteint à la peine, dans ses efforts inutiles, entravés mortellement, et bientôt brisés et anéantis. Aussi la fièvre hectique se caractérise-t-elle par les symptômes réactionnaires des trois débouchés, et par leur affaiblissement progressif. (*a*) Pour la pneumatisation : respiration pénible au moindre exercice, toux après les repas et vers la nuit, pouls petit, vite, se durcissant le soir, pyrexie lente et continue. (*b*) Pour la gastrisation : appétit inconstant, sécheresse de la bouche, soif ardente, digestion pénible et incomplète, constipation bientôt suivie de diarrhée colliquative. (*c*) Ponr l'artérialisation : chaleur incommode, irrégulièrement répartie surtout dans les redoublemens nocturnes, et plus marquée à la peaume des mains et à la plante des pieds ; tantôt sèche et aride, tantôt s'accompagnant de sueur abondante au front, au cou, au sternum, à l'épigastre ; œdème des extrémités inférieures. (*d*) Pour l'encéphalisation : affaiblissement graduel, lassitude articulaire, fatigue prompte, atrophie musculaire, marasme continuel, chute des cheveux, mort avec intégrité mentale.

16° Ces symptômes démontrent le peu d'énergie du sécrétisme vital, et l'impuissance de son feu défensif, qui n'est pas irradié assez impétueusement, par le foyer épuisé, sur les obstacles chroniques trop supérieurs. Aussi tout, dans cette décadence insensible, trahit-il l'état de dépérissement et d'extinction prochaine de la lampe focale ruinée, desséchée et bientôt entièrement paralysée. Toutes les fois que la mort arrive avec intégrité des facultés intellectuelles, on peut dire que le feu encéphalisant tari dans sa source, n'impulse plus et n'anime plus suffisamment le moi, l'étoile sensoriale, qui se désélectrise de plus en plus pour bientôt s'obscurcir à jamais. On peut conclure conséquemment aussi que le feu pneumatisant tari dans sa source pectorale, va bientôt abandonner le cœur, et arrêter le principal mobile des fonctions organiques secondaires. Enfin par la même raison, le feu gastrisant ne rayonnera bientôt plus son influence vivifiante aux viscères digestifs, qui vont s'enrayer, se paralyser et se glacer par son absence. La vie avait débuté par une progression inverse, le sécrétisme embryonnaire avait commencé à poindre dans l'utérus, pour se développer insensiblement, afin d'arriver à la complète maturité de l'adulte. Mais dans la vieillesse et dans l'hectisie, il redescend le cercle de la vie, et s'appauvrit de plus en plus jusqu'au terme mortel, où ses élémens actifs se séparent et s'évaporent finalement, pour ne plus sécréter dans le même organisme, et ne jamais reproduire la même identité d'existence et radicale et sensoriale.

CHAPITRE XVIII.

DES PHLEGMASIES.

17° Si nous avons défini l'*inflammation*, l'exaltation vicieuse du sécrétisme d'un organe ou de son action vitale partielle, sous l'influence des obstacles pathologiques au rayonnement de son feu nerveux, on peut dire aussi que la pyrexie est également une inflammation de l'arbre fondamental, puisqu'elle consiste dans l'exaltation générale de l'appareil vital, sous l'influence des inflammations particulières, qui font obstacle à la dérivation du feu nerveux focal. La fièvre, dans ce sens, serait donc un phénomène vital essentiel, c'est-à-dire, appartenant à la substance même de la pulpe grise, siége de la combustion sécrétante primordiale. Aussi les réactions fébriles deviennent parfois si impétueuses sur les débouchés, qu'elles masquent bientôt la cause inflammatoire locale qui leur a donné naissance, pour développer des symptômes bien plus graves, qui ne feraient pas même souvent soupçonner, au médecin consultant appelé le dernier, l'origine bénigne d'une maladie devenue excessivement dangereuse. Ce préambule, qui fait considérer la *fièvre* comme un état phlegmasique de l'appareil vital, puisqu'alors cet appareil est exalté dans son sécrétisme et ses irradiations brûlantes, ne doit pas empêcher qu'on admette l'inflammation propre du tissu même de l'arbre fondamental nerveux gris. Des praticiens ont déjà même mentionné ces maladies obscures, en traitant soit de la cérébrite, de la myélite et de la ganglionnite, soit de la phlogose des menbranes séreuses, qui recouvrent les diverses parties de cet arbre radical, et sous les noms d'arachnitis et de spinitis. L'inflammation de la partie grise de l'encéphale et de la moelle, est la phlogose même du tronc vital, de l'appareil sécréteur primordial. Cette affection est excessivement rare primitivement, en raison de l'impossibilité, pour les excitans morbifiques, d'arriver immédiatement au siége focal. Aussi cette inflammation de la pulpe même de l'arbre vital, ne survient jamais que médiatement, c'est-à-dire, quand les causes pathologiques ont traversé les autres tissus, et ont déjà pénétré la série viscérale des fonctions préparatoires. C'est ainsi que des coups, des blessures, une insolation violente, la foudre, une terreur extraordinaire, un accès de joie violent et imprévu, ont tué, ont paralysé, ont désélectrisé le tronc sécréteur vital. C'est encore ainsi que les poisons subtils, l'acide prussique, les élémens aériens du choléra, les venins des animaux les plus dangereux, arrivent au foyer et le désorganisent, le brisent et l'étouffent, toutefois après avoir subi une dissolution préalable et plus ou moins rapide par les trois débouchés ou portes de la vie.

18° Dans cet état phlegmasique du tronc vital, le sécrétisme radical est à un diapason extraordinaire de combustion. La tension de son feu défensif et exhubérant est excessive. Tout l'organisme est incendié. Les trois débouchés sont en proie à des désordres violens. La greffe de relation, emportée par la phlogose, se livre à des écarts affreux et bientôt épuisans pour son éther. Le délire, des vociférations, des douleurs atroces, des convulsions et des crampes horribles et tétaniques, la secouent un instant et la paralysent apoplectiquement. L'appareil pulmo-cardiaque est embrasé comme le foyer et déborde son feu avec une vitesse et une superfluité destructrices. Les organes digestifs brûlés rejettent des excrétions bouillonnantes, fétides et empoisonnées. Parfois des pétéchies, des escharres, des tumeurs glandulaires surgissent à la peau. En un mot, dans les malheureuses affections inflammatoires du tronc ou des branches de l'arbre sécréteur de l'agent vital, toutes les parties du corps s'incendient, se disloquent, se putréfient, si la mort ne vient pas enrayer auparavant cet envahissement hideux.

19° Ce tableau indique que nous embrassons, dans les nuances de la phlegmasie de l'appareil vital, et le choléra, et la peste, et la fièvre jaune, et le typhus, et les états adynamique et ataxique. Alors le sécrétisme focal est exalté et embrasé et son feu est surabondant. Tandis que dans les inflammations chroniques, comme les hydropisies, l'hectisie, et toutes les affections trop long-temps épuisantes, le sécrétisme vital est miné et affaibli, et ne peut que languir et se paralyser de plus en plus, pour bientôt s'éteindre et s'arrêter.

20° Les parties nerveuses grises de l'arbre radical peuvent donc s'enflammer dans leur tronc encéphalo-rachidien, comme dans leurs branches, leurs ganglions et leurs ramuscules pectoraux et abdominaux, attenans aux deux débouchés pneumatisant et gastrisant greffés respectivement sur eux. Quant à leurs enveloppes séreuses et surtout à l'arachnoïde spinale, leur phlogose se caractérise par une vive douleur cérébrale ou le long du rachis, par l'oppression des deux vies organique et animale, quelquefois par l'hydrophobie et la rigidité tétanique.

21° Les parties de l'arbre animal peuvent aussi s'enflammer. Quoique essentiellement éthérées et d'une autre nature que la pulpe vitale qui est plutôt essentiellement ignée, elles sont pourtant susceptibles de se phlogoser et de s'exalter dans leur substance sui-généris. Et cette phlogose survient soit directement, par les émotions morales et les travaux intellectuels excessifs, comme dans la manie et l'aliénation vive où elle est aiguë; soit médiatement, par les transports ou les surexcitations trop continues de l'encéphalisation, comme dans le délire où cette phlogose est encore aiguë, et comme dans la mélancolie, l'hypochondrie et la démence où cette phlogose est plutôt chronique. Ainsi l'état inflammatoire mental accompagne toujours l'état phlegmasique de l'encéphalisation : aussi à l'ouverture du cadavre de ceux qui ont succombé à un accès de fureur, à la folie aiguë, à l'épilepsie, à l'ataxie, trouve-t-on ordinairement la pulpe grise corticale plus dure et gorgée de sang et parfois de pus; et la pulpe blanche plus ferme et plus injectée. Les vaisseaux veineux encéphaliques sont saillans, pleins et comme cordés, de même que les radicules des deux azigos dans l'inflammation de la moelle grise. Tandis que dans les phlegmasies cérébrales chroniques, la pulpe grise est plus lâche et moins engorgée, et la pulpe blanche très-ramollie et moins saturée. Dans toute maladie mortelle, il y a donc eu constamment atteinte phlegmasique aiguë ou chronique et de l'arbre radical lui-même, et de l'arbre de relation, qui est toujours entraîné passivement dans les désordres vitaux, dont il subit et trahit les caractères.

22° C'est à cette double idée fondamentale que j'ai voulu amener les physiologistes et les pathologistes, afin de ne faire considérer les maladies viscérales, que comme des atteintes tout-à-fait secondaires et toujours préparatoires de trouble focal, qui n'occasionne la mort que par la désorganisation, l'inflammation, les écarts ou l'épuisement et l'extinction du sécrétisme vital lui-même. Après ces préliminaires, nous pouvons passer à l'explication générale des phlegmasies des trois autres débouchés.

23° L'inflammation de l'arbre fondamental ou nerveux gris est : l'exaltation phlogistique du sécrétisme vital. La pyrexie centrale n'est autre chose que l'expansion extraordinaire du feu général, comprimé par des obstacles partiels. Les organes en particulier peuvent également se phlogoser, et le rayonnement exhubérant de leur feu spécial produit aussi une fièvre locale réactionnaire. La nature de l'inflammation est donc l'essence même du tissu nerveux. Son élément est le phlox ou le feu vital constituant. Sa cause est un obstacle compressif. Son effet est une irradiation défensive exagérée. Son but est de fondre, de cuire, d'éliminer l'entrave solide ou humorale morbifique. Sa fin arrive par délitescence, résolution, métastase; ou ses conséquences sont l'induration, l'ulcération, la suppuration, le squirre, la gangrène, c'est-à-dire, la perversion et la dénaturation des solides et des fluides compromis par l'acte et dans la sphère inflammatoires. Ces altérations sont aiguës lorsque le foyer phlegmasique local ou général parvient promptement à vaincre les obstacles à l'expansion de l'agent vital; et chronique quand il ne les dompte qu'à la longue, ou même quand il s'épuise en efforts impuissans. Mais nous savons que dans cette dernière hypothèse, le sécrétisme central est ménacé de langueur, d'hectisie et de mort.

24° Dans les concentrations inflammatoires aiguës, le foyer vital est d'autant plus exposé à s'incendier, 1° que les organes phlogosés s'approchent plus de la nature nerveuse; 2° qu'ils doivent rayonner plus de feu animateur; 3° qu'ils sont plus voisins du centre combustif; 4° qu'ils remplissent des fonctions plus importantes; 5° qu'ils sont eux-mêmes en contact et en rapports avec des viscères principaux et annexes aux débouchés fondamentaux

25° Mais quelle que soit la nature nerveuse, fibrineuse ou gélatineuse du tissu phlogosé, son inflammation se caractérise toujours 1° par la chaleur, l'indice de la présence inévitable du phlox, du feu nerveux qui la constitue; 2° par la tumeur, le signe de l'accumulation intéraréolaire des liquides, esclaves passifs du feu, comme l'ombre suit le corps, comme les graves tombent au centre de la terre; 3° par la rougeur, l'effet de la coloration du sang artériel convoqué.

26° La douleur n'est pas un symptôme organique; elle réverbère l'atteinte sympathique ou plutôt connexe, des ramuscules de l'arbre de relation, englobés dans la sphère inflammatoire et comprimés par les humeurs entravantes, ou brûlés par l'agent phlogistique lui-même. La douleur donc se rapporte à la vie sensoriale qui éprouve le reflet compromettant de la phlegmasie locale. Mais cette douleur, en crispant la pulpe mentale et son éther, comprime l'encéphalisation, suspend le cours du sang carotidien, et par contre-coup spasmodifie le cœur et prolonge la systole ; ce qui ferme trop la pneumatisation et augmente les obstacles à l'expansion du feu nerveux focal, entravé dans ses quatre mouvemens fondamentaux. Alors il se rue où il peut, et dans la gastrisation qu'il embrase, et dans l'encéphalisation qu'il désordonne, et dans la pneumatisation qu'il force. D'où résultent les transports réactionnaires si violens du foyer vital contre les douleurs graves, malheureux effets des phlegmasies trop menaçantes.

27° La pulsation des artères, dans le lieu phlogosé, est un phénomène assez ordinaire, et dépend d'une quantité plus grande de feu dans les parois des vaisseaux, alors trop saturés par l'agent vital ; ce qui les rend plus élastiques, plus sensibles à l'abord du sang.

28° Les hémorrhagies surviennent fréquemment pendant la période de l'acuité, et s'effectuent le plus ordinairement dans le voisinage phlegmasique, ou par le débouché sur lequel les mouvemens fondamentaux se transportent avec le plus de violence. C'est l'épistaxis pour l'encéphalisation, l'hémoptysie pour la pneumatisation, et l'hématémèse, la dyssenterie, les hémorrhoïdes pour la gastrisation. Les hémorrhagies locales surgissent ou par sécrétion sanglante de l'organe, ou par rupture des artérioles, sous l'influence de la saturation trop intense ou de l'impulsion trop vive du feu nerveux intégrant ou circulant, c'est-à-dire, local ou général.

29° Tels sont les symptômes généraux de l'inflammation locale. Quant aux particuliers, ils se caractérisent 1° par les diverses nuances soit de chaleur, soit de tumeur, soit de coloration, soit de douleur ; 2° par le trouble des fonctions viscérales partielles ; 3° par les espèces d'irradiations réfléchies sur le foyer ; 4° par les genres de réactions que le centre vital opère sur le lieu et sur le voisinage phlogosés ; 5° par les altérations qui surviennent ; 6° par les excrétions changées ; 7° par les épiphénomènes accidentels ; 8° par les indications diverses de la pulpe mentale, etc.

30° On a divisé les phlegmasies en muqueuses, séreuses, parenchymateuses, musculaires, etc., selon les trames. Mais l'inflammation les attaque d'une manière uniforme. Comme le feu nerveux rayonne par ces différens viscères, et comme les obstacles entravent son rayonnement, il est arrêté dans ces diverses textures, où il produit une phlogose caractérisée par les traits que nous venons de mentionner, et qui varient encore 1° en raison de la substance même du viscère ; 2° en raison de l'étendue de l'entrave au rayonnement vital ; 3° en raison des fonctions générales et partielles empêchées consécutivement ; 4° en raison de la somme de sang absorbé phlegmasiquement ; 5° en raison de l'importance physiologique de la partie organique oblitérée.

31° Les muqueuses et les séreuses enflammées s'injectent et se dessèchent dans les premiers jours ; ensuite elles s'humectent des produits de leur sécrétisme propre, qui est augmenté et qui transude des excrétions altérées muciformes, albuminiformes ou puriformes. Ensuite si la résolution ne s'opère pas, elles durcissent et leurs fluides s'épaississent. Les muqueuses ont des voies aisées pour éliminer leur mucus ; aussi ce mucus ne se transforme-t-il pas en fausses membranes, comme telle est la tendance de l'albumine vicieuse sécrétée par la plèvre, le péritoine et l'arachnoïde. Les viscères, dans leur ampliation, étendent le fluide sur la poche séreuse, qui le dessèche et le concrète par son ardeur ; et la fausse membrane se constitue, en établissant fréquemment des adhérences organiques.

32° Une autre conséquence de la phlegmasie chronique des séreuses est de former des collections aqueuses, toujours placées entre elles et les viscères internes qu'elles recouvrent. Aussi quand l'arachnoïde, la plèvre, le péritoine sont trouvés épaissis, vous rencontrerez ordinairement une collection aqueuse entre l'arachnoïde et la pie-mère ou dans les ventricules, entre la plèvre et le poumon correspondant, entre le péritoine et les intestins. Cette particularité d'anatomie pathologique nous éclaire étonnamment sur la fonction des séreuses. Ce sont des trames tertiaires, je veux dire, albumineuses et non fibrineuses et nerveuses, destinées à tamiser, à sécréter la lymphe du sang artériel, qui se consomme dans et pour les trois grandes fonctions splanchniques de l'encéphalisation, de la pneumatisation et de la gastrisation, c'est-à-dire, pour la confection du feu qui s'échappe respectivement par ces trois débouchés. Les viscères encéphalisans, pneumatisans et gastrisans, dans leur expansion et leur ampliation propres, rayonnent l'agent vital excentriquement ainsi que la lymphe qu'il sature et vaporise, et qu'il s'efforce d'irradier et d'entraîner jusqu'aux voies de la perspiration insensible, soit externe ou cutanée, soit interne ou muqueuse. (Je dois dire en passant que la pie-mère est la muqueuse du cerveau, comme la membrane des bronches est celle de la poitrine, et la digestive celle de l'abdomen.) Le cours de la lymphe est donc excentrique ou divergent du centre même des débouchés. Si donc elle est entravée dans son cours par des obstacles chroniques et insolubles, elle s'arrêtera à ces obstacles; et son arrivée incessante la fera déposer en gouttelettes d'abord, et ensuite en collection contre la partie oblitérée de la séreuse. C'est donc par *exosmose* et non par *endosmose* que la lymphe est rayonnée et vaporisée. Si elle venait de la peau ou de la circonférence, pour se rendre aux trois foyers des débouchés; quand les séreuses seraient enflammées et épaissies, la lymphe stagnerait entre les parois aponévrotiques ou périosseuses des enveloppes musculaires ou osseuses des trois cavités splanchniques, et entre la partie externe de la séreuse indurée et phlogosée: ce qui n'a lieu que dans les cas exceptionnels et accidentels de perforation. Donc la vaporisation de la lymphe des membranes séreuses est excentrique et non concentrique. C'est une vérité de plus que nous ajoutons à la science médicale.

33° Il est une particularité que nous devons mentionner ici, au sujet de la collection séreuse que l'on trouve dans les ventricules cérébraux. Cette hydropisie est une erreur de lieu, et ne survient jamais que dans l'apoplexie séreuse, le carus et à la mort. La lymphe devrait toujours se rencontrer entre les feuillets de l'arachnoïde et la pie-mère, ou du moins (comme cette dernière membrane est si délicate et si déchirable), entre l'arachnoïde et la substance cérébrale: ce qui arrive communément pendant la vie, pendant les méningites, et tant qu'il n'y a pas perte de connaissance. Cette lymphe est retenue en nappe sur la convexité des lobes cérébraux, par l'ampliation et le ballonnement de son éther inventriculaire. Mais quand cet éther est épuisé, et quand la compression de l'épanchement est trop forte, la sérosité se fraye une voie apoplectique dans les ventricules, et entraîne la perte de connaissance et bientôt la mort, par l'oppression et l'oblitération de la pulpe mentale, qui ne peut plus se crisper et rayonner son éther, sous le poids étouffant et le contact paralysant de ce premier linceuil lymphatique. Alors l'autopsie révèle un épanchement séreux dans le sanctuaire de l'âme animale, et conséquemment sur les parois mêmes de la pulpe calleuse sensoriale, alors désélectrisée et déséthérisée.

34° On reconnaît aussi la différence de l'inflammation des séreuses et de celle des muqueuses, en ce que dans ces dernières la douleur est plus étendue, plus profonde, plus gravative plus constante; tandis qu'elle est plus circonscrite, plus superficielle, plus vive, comme lancinante et plus à rémission dans les séreuses. La douleur des viscères parenchymateux se reconnaît aisément par leur position chirurgicale, par la lésion de leurs fonctions et l'exaspération qui survient quand on les comprime ou qu'on les déplace. La gêne des mouvemens et le sentiment de déchirement trahissent la phlogose des muscles et des parties articulaires. Et remarquez que tous ces symptômes résultent de deux causes, de l'entrave au rayonnement du feu nerveux et des fluides passifs qu'il charrie et qu'il laisse en route en tumeur, en dépôt, en collection, quand il ne peut les entraîner et les sublimer à travers les vaisseaux capillaires et les pores viscéraux exaltés, crispés et entravés.

35° Après avoir exprimé que l'arbre vital pouvait s'exalter et s'enflammer dans son tronc gris encéphalo-rachidien, ce qui arrive toujours plus ou moins dans les affections fébriles, nous pouvons ajouter que les parties grises encéphalisantes peuvent aussi se phlogoser, ainsi que les ganglions, les plexus et les nerfs décroissans des branches nerveuses grises pneumo-cardiaques, qui président à la pneumatisation, de même que les ganglions, les plexus et les nerfs décroissans des racines nerveuses grises solaires-mésentériques qui président à la gastrisation. Toutes ces parties de l'arbre vital sont protégées par de la fibrine immédiate, qui s'interpose entre elles et leur excitans respectifs. Cette fibrine a pris des formes viscérales diverses : ainsi dans le crâne, elle a formé la pie-mère ; dans la poitrine la partie sanguine des poumons ; et dans l'abdomen les muqueuses digestives. Celles-ci donnent la première préparation aux alimens et leur font subir la première décomposition. Les poumons, outre l'incorporation de l'oxygène dans les alimens, les soumettent à une seconde dissolution et élaboration ; et les terminaisons des artérioles cérébrales achèvent la troisième atténuation du sang artériel, dont elles perspirent les élémens pneumatisans caloriques, électriques, éthérés, au siége de l'encéphalisation que la pie-mère protège, comme un ovaire végétal est enfermé et défendu dans une corolle.

36° Les viscères fibrineux sont entourés d'organes albumineux, venus après eux dans la hiérarchie embryogénique des tissus. Ce sont les séreuses, qui les enveloppent immédiatement et les garantissent à leur tour, comme les calices des plantes circonscrivent et défendent les corolles.

37° Après les séreuses viennent 1° les enveloppes musculaires des trois cavités splanchniques ; 2° les membranes gélatineuses ou aponévroses et périostes ; et 3° les parois osseuses ; enfin 4° les parties restiformes et vasculaires de la peau, siége de l'émanation finale, que nous avons nommée artérialisante, parce que c'est le feu rayonnant et excrémentitiel des artères qui traverse la trame organique de l'enveloppe générale externe. Quant aux parties sensibles du derme, elles appartiennent à l'arbre de relation, et ne rapportent au sensorium que les espèces de douleurs occasionnées soit par des modificateurs immédiats et venant du dehors, soit par les désordres qu'opèrent les transports orageux de la vie organique et les exanthèmes critiques que ces transports effectuent.

38° Voici comment on devrait classer les phlegmasies.

D'abord l'inflammation de l'arbre vital, ou de la pulpe grise encéphalo-rachidienne.

Ensuite celle des débouchés de la gastrisation, de la pneumatisation et de la gastrisation.

Gastrisation.

1° Inflammation des ganglions abdominaux, des plexus, des nerfs décroissans et ramifiés dans les viscères qu'ils organisent et électrisent.

2° Inflammation des viscères gastrisans; estomac, intestins.

3° Inflammation de la séreuse péritonéale.

4° Inflammation des muscles abdominaux.

5° Inflammation du tissu cellulaire, des aponévroses, des périostes et des os du bassin et des lombes.

Appendice de la gastrisation.

Les inflammations du foie, de la rate, du pancréas agissent sur la gastrisation, dont le rayonnement réactif et brûlant les aggrave. Pourtant les trames de ces viscères appartiennent aux arbres artériels, veineux et lymphatique, qu'ils dépurent respectivement. Mais les ganglions qui animent le plus leurs fonctions, prennent naissance dans le débouché gastrisant et font ainsi dépendre le degré de leur inflammation, de ses irradiations plus ou moins échauffantes.

Pneumatisation.

1° Inflammation des ganglions pectoraux, des plexus, des nerfs terminaux et perdus dans les viscères qu'ils constituent et vivifient.

2° Inflammation des organes pneumatisans : poumons, cœur, artères, veines, lymphatiques.

3° Inflammation de la plèvre et du péricarde.

4° Inflammation des muscles des parois pectorales.

5° Inflammation des aponévroses, des périostes et des os de la cavité thoracique.

Appendice de la pneumatisation, ou débouché de l'artérialisation.

1° L'inflammation des reins, de la vessie et de leurs accessoires, appartient à l'artérialisation et alors primitivement à la pneumatisation.

2° J'en dirai autant de l'appareil utéro-vaginal, ce que démontrent les fonctions menstruelles.

3° Les rhumatismes des muscles, des gaînes fibreuses, des tendons et des os des membres doivent aussi se rapporter à la pneumatisation.

4° Les phlogoses réticulaires et artérielles, veineuses, lymphatiques de la peau, se lient encore à la pneumatisation.

Encéphalisation.

1° Inflammation des ganglions de la tête, des plexus, de leurs nerfs gris terminaux et épanouis dans les organes qu'ils échauffent et animent.

2° Inflammation de la pie-mère et des derniers filets artériels perdus dans l'encéphale.

3° Inflammation de l'arachnoïde.

4° Inflammation de l'épicrâne.

5° Inflammation des aponévroses, des périostes et des os de la cavité osseuse encéphalique.

Appendice de l'encéphalisation.

Toutes les affections inflammatoires et névralgiques de l'arbre de relation reposent aussi sur l'encéphalisation qui les forme consécutivement, conjointement avec les phlegmasies pectorales et abdominales.

39° Nous avons vu que l'arbre vital lui-même pouvait s'enflammer. Le signe général est la fièvre, et les particuliers sont le délire pour l'encéphalisation, la rapidité du pouls, pour la pneumatisation, et la fuliginosité pour la gastrisation.

40° *Phlegmasies de l'encéphalisation.* — (*a*) *Muqueuses.* — Elles embrassent l'inflammation de la pie-mère, l'ophthalmie, l'otite, le coryza. Indépendamment des caractères généraux : chaleur, gonflement, rougeur, excrétions variables et douleur par leur réaction sur le sensorium ; elles présentent des signes particuliers et distinctifs. Pour la pie-mère : un point douloureux vif, brûlant, profond, se fait sentir dans une région circonscrite de l'encéphale, sans compression mentale prononcée. Tendance à un délire plutôt gai et à une grande loquacité. Mobilité excessive, danse, projets ambitieux ; vue d'étincelles et d'objets rouges ; rêves d'incendies et de flammes ; audition de cloches ; faciès vultueux, allumé ; yeux brillans, très-injectés et trop sensibles ; battement violent des carotides ; menace de congestion cérébrale ; pouls dur, plein, fréquent, et tous les signes d'une pléthore artérielle de l'encéphale. Cette maladie est rarement isolée de l'arachnoïdite, et ses symptômes spéciaux n'ont pas encore été suffisamment tranchés.

Pour l'*ophthalmie* : picotement, pesanteur, sensibilité oculaires, larmoiement, peu d'action sur la pulpe sensoriale.

Pour l'*otite* interne : élancemens, susceptibilité de l'ouïe, pesanteur auriculaire, réaction sur le tronc sensorio-moteur, et céphalalgie, insomnie, délire, fureur, convulsions, selon les degrés d'intensité ; circulation fébrile.

Pour le *coryza* : prurit de la muqueuse nasale, éternuement ; céphalalgie ou légère pression frontale.

41° (*b*) *Séreuse.*—Arachnoïdite : douleur lancinante, brûlante, superficielle ; compression encéphalique inquiétante ; éblouissemens, exaltation des sens ; insomnie, délire furieux, cris ; langue tremblante, crachotemens, nausées, vomissemens ; tressaillemens, convulsions ; pulsations artérielles énergiques. On voit que dans cette maladie, l'obstacle phlegmasique réagit extraordinairement sur les trois débouchés : 1° sur l'encéphalisation, puisqu'il y a des cris, du délire et des convulsions ; 2° sur la pneumatisation, par la force et la rapidité du pouls et par la profondeur de la respiration ; 3° sur la gastrisation, par les nausées et les vomissemens épiphénoménaux.

42° (*c*) *Muscles.*—Le *rhumatisme épicrânien* se reconnaît à un sentiment de froid encéphalique, à une compression et à une douleur qui varient dans les régions du cuir chevelu, et qui peuvent s'irradier vers les oreilles et les mastoïdes et s'accompagner même parfois d'otite et d'odontalgie intenses.

43° (*d*) *Périoste et os.*—Leur inflammation sans cause chirurgicale est excessivement rare. Elle est très-latente et au degré le plus obscur chez les fous, puisqu'on trouve ces organes endurcis et comme éburnés, à leur autopsie. Cette modification provient de la force et de la fréquence des crispations sensoriales, qui heurtent et secouent chroniquement la concavité crânienne, et y provoquent ainsi une nutrition et une condensation relatives.

44° *Résumé.* Nous pouvons induire des précédens que les obstacles au feu nerveux encéphalisant ont pour effet primitif d'enflammer les viscères, qui à leur tour produisent secondairement et selon leurs degrés, la compression et l'entrave des organes encéphaliques, et la gêne et le désordre des fonctions sensoriales et motrices. L'oppression de l'encéphalisation occasionnera tertiairement des reactions inévitables et analogues dans les deux autres débouchés.

45° ***Phlegmasies de la pneumatisation.***—(*a*) ***Muqueuses et viscères fibrineux.*** — Elles contiennent l'angine trachéale, la bronchite, la pneumonie, etc., etc. Indépendamment des caractères généraux : chaleur, gonflement, rougeur, excrétions variées et douleur par compression des névricules sensoriaux; ces inflammations se reconnaissent à des traits particuliers et locaux.

46° Pour l'*angine* trachéale : chaleur et douleur dans les voies aériennes, respiration difficile, voix sifflante, quintes de toux, menace de suffocation; pouls petit, faible, intermittent; anxiété, agitation, convulsions.

47° Pour la *bronchite* : douleur obtuse aux bronches, sentiment d'oppression et de tiraillement aux poumons, chaleur et pesanteur dans le thorax, respiration fréquente, toux, crachats et râle muqueux, souffle bronchique; fièvre, paroxismes de froid et de chaud, céphalalgie, faiblesse.

48° Pour la *pneumonie* : douleur profonde et pongitive dans un côté de la poitrine, expiration pénible, toux, crachats sanguinolens, matité locale, respiration puérile, râle crépitant, pouls plein, large, fréquent, peau halitueuse, urines rouges, rougeur des pommettes.

49° Dans la pneumonie, l'énergie et l'amplitude du pouls proviennent de ce que le feu général, lancé par la vive élasticité de la concentration solaire-mésentérique dont les organes sont sains, dans la pneumatisation obstruée, repousse le sang cardiaque avec d'autant plus de violence, que la colonne de feu pulmonaire est plus entravée et cherche plus à se dériver par le cœur. Mais à mesure que l'engouement pulmonaire se dissipe, le pouls s'amollit et devient ondoyant, parce que le feu vital de l'expiration reprend son cours naturel et son expansion en dose accoutumée. Aussi le pouls large, plein et fort est-il l'indice ordinaire d'un obstacle thoracique local, je veux dire, plus ou moins circonscrit.

50° Pour la *cardite* : douleur piquante et insupportable du cœur, angoisse inexprimable, défaillances, palpitations irrégulières, respiration pénible, pouls rapide, frissons fugaces, altération profonde de la physionomie.

51° L'*hypertrophie* du *cœur* survient lorsque cet organe impulseur a essuyé des obstacles trop persistans, quand de vastes membranes se sont oblitérées chroniquement, ou que des viscères se sont endurcis. Pendant leur état maladif, ils ont opposé une résistance trop considérable au cours du sang artériel. De sorte que sa colonne, bandée entre les obstacles et le ventricule, a sollicité une plus grande énergie de ce dernier, qui s'est de plus en plus fortifié, activé, nourri et grossi.

52° Dans l'*artérite*, l'inflammation se propage du centre à la circonférence, parce que l'organisation des artères a été originellement divergente, comme la fonction expansive de la pneumatisation.

53° Dans la *phlébite*, au contraire, la phlogose se propage souvent vers le cœur, parce que les nerfs de ses vaisseaux sont concentriques, comme leurs fonctions d'apport, passives de l'attraction focale.

54° (*b*) *Séreuses*.—Les symptômes de la *pleurésie* sont une douleur latérale de la poitrine, très-vive, plus superficielle que dans la pneumonie, et s'augmentant par la respiration; chaleur croissante, toux sèche, continuelle; pouls large et dur, ou petit et déprimé; fièvre, frissons, lassitudes spontanées, épanchement, égophonie. Pour la *péricardite* : douleur lancinante du cœur, respiration haute, pouls dur et fréquent, pommette gauche plus foncée, altération graduelle de la face, anxiété, palpitations, lipothymies, frissons, épanchement.

55° (*c*) *Muscles*.—Le *torticolis*, la *pleurodynie*, le *diaphragmatis*, etc., se distinguent par une chaleur brûlante, une douleur déchirante locale, une forte tension, de la rougeur et du gonflement, un pouls dur et fréquent, des urines briquetées, la pyrexie.

56° *Résumé*. C'est assez de cette description des phlegmasies de la pneumatisation, pour faire sentir que les obstacles qui les causent, agissent médiatement par contre-coup sur le feu pneumatisant : d'où résultent les symptômes fébriles, les défaillances, l'excès de chaleur, la rapidité du pouls ; désordres qui se réfléchissent inévitablement sur l'encéphalisation, en y produisant la céphalalgie, les lassitudes, l'angoisse et les douleurs éprouvées.

57° *Phlegmasies de la gastrisation.*—(*a*) *Muqueuses et organes fibrineux.*—Elles comprennent la gastrite, l'entérite, l'hépatite, la splénite et la pancréatite. Indépendamment de leurs caractères inflammatoires généraux : chaleur, gonflement, rougeur, excrétions diverses et douleur ; voici leurs caractères particuliers.

58° Pour la *gastrite* : douleur vive et tensive de l'épigastre, augmentant au toucher et par les ingesta ; chaleur brûlante ; langue sèche et rouge, nausées, vomissemens, pas d'appétit, désir des acidules froids ; fièvre, pouls petit, vide et inégal, abattement, parfois céphalalgie, délire, convulsions, sueur froide, stupeur, c'est-à-dire, ataxie et adynamie.

59° La petitesse du pouls est causée par la tension du feu gastrisant contre ses membranes entravées ; ce feu veut rompre leurs obstacles ; alors son mouvement élastique de concentration solaire-mésentérique, l'adjuvant de l'expansion pneumatisante, est empêché. Voilà pourquoi cette pneumatisation, privée de sa dose habituelle de feu, rayonne moins et ne produit qu'un pouls petit, vite et irrégulier, par ses efforts réactifs répétés contre les obstacles membraneux. Le pouls gastrisant est donc bien tranché du pouls pneumatisant qui est si large, si plein et si fort.

60° Comme l'obstacle abdominal au feu général et au sang rouge, les refoule vers le cerveau par les carotides et par le débouché de l'encéphalisation, on sent pourquoi la vie sensoriale est quelquefois compromise, si secouée et si souffrante dans les maladies gastro-intestinales : c'est par la déviation et la réaction du feu animateur qui suit toujours, dans ses écarts comme dans ses décharges, non pas des lois appelées absurdement sympathiques, mais bien des directions mécaniques, d'impulsion et d'absolue continuité. La gastrisation est-elle entravée ? l'encéphalisation reçoit le superflu du feu débordant. Est-ce l'encéphalisation qui est oblitérée ? la gastrisation est chargée de dériver le surcroît du feu vital. La pneumatisation est le débouché moyen et la source principale d'expansion du foyer. C'est la soupape toujours ouverte sous peine d'étouffement, de syncope et de mort. Aussi dépense-t-elle fébrilement le superflu du feu radical non rayonné par l'encéphalisation et la gastrisation. Mais quand elle s'enraye elle même, malheur à l'organisme et au foyer sécréteur : il est menacé bien dangereusement dans sa combustion, et dans ses lois primordiales d'attraction et d'expansion, les soutiens de la vie.

61° Les symptômes de l'*entérite* sont : ardeur et douleur dans le point correspondant de l'abdomen, qui est tendu et gonflé ; fièvre vive, pouls irrégulier, respiration fréquente, céphalalgie, anxiété, insomnie ; vomissement pour le duodénum, constipation pour l'intestin grêle, diarrhée pour le colon, dyssenterie pour le rectum, si l'un deux est phlogosé ; parfois espèce de râclures de parchemin dans les selles, surtout dans la chronicité. Si l'affection s'aggrave, on voit survenir l'abattement, le délire, des mouvemens convulsifs, la stupeur, et l'état adynamique toujours consécutif à l'embrasement du foyer vital. Ce qui est opéré par l'entrave du feu gastrisant, qui, obstrué sur une aussi vaste surface, est obligé de se ruer et se dériver supplémentairement et sur l'encéphalisation qu'il exagère, et sur la pneumatisation qu'il exalte, quoiqu'il puisse pourtant parvenir à se dépenser en une abondance assez considérable, par les excrétions diarrhéiques et dyssentériques souvent si bouillonnantes et si fétides. Ces déjections surabondantes sont des crises, qui résultent des efforts du feu nerveux pour rompre ses obstacles, pour se décharger, et rayonner ainsi son exhubérance emprisonnée.

62° Quelquefois dans l'état adynamique, dans les fièvres typhoïdes, on voit survenir une phlogose pectorale, et la toux et des crachats. Ces phénomènes nouveaux proviennent de ce que le feu de la gastrisation, trop concentré dans les trois débouchés, se force un passage phlogistique dans les viscères pneumatisans : par la même raison qu'il se rue parfois sur l'encéphalisation, pour la désordonner ataxiquement ou la congester apoplectiquement.

63° De même dans la phthysie pulmonaire et certaines hectisies, s'il survient des diarrhées et des sueurs colliquatives, c'est par la direction vicieuse et contrainte du feu général trop comprimé, qui se fraye des voies indispensables, et qui en se déchargeant sur le colon ou le derme, y produit des excrétions critiques extraordinaires et épuisantes.

64° Ces crises se répètent dans tous les débouchés, quand un ou plusieurs d'entre eux sont trop oblitérés. Voilà comme les agonies se préparent, ou par des déjections copieuses pour la gastrisation, ou par une angoisse inexprimable, des spasmes du cœur, des hémorrhagies, des suppurations, pour la pneumatisation, ou par des convulsions, le délire, la congestion ou la paralysie, pour l'encéphalisation. Quand le sécrétisme vital va s'éteindre, il faut absolument que tout le feu et tout l'éther intérieurs aux deux vies, s'échappent de leurs viscères. Ce qui s'opère avec une violence plus ou moins grande, la cause des phénomènes désorganisans et désélectrisans, précurseurs indispensables de l'agonie.

65° L'*hépatite* se caractérise par une chaleur obtuse, une douleur pulsative dans l'hypochondre droit, nausées, vomissemens bilieux, déjections blanchâtres, conjonctive jaunâtre, parfois ictère, peau brûlante et sèche, urines safranées, fièvre vive, anxiété, cardialgie.

66° Quand l'exaltation du sécrétisme local du foie est considérable, quand ce viscère s'engorge énormément, le feu qui rayonne par le plexus hépatique est entravé dans son expansion nécessaire; alors il s'accumule plus ou moins contre les fluides et les pores obstruans; et tantôt il les pervertit en produisant une induration, une hypertrophie; tantôt il les dénature par le squirre, le cancer, l'encéphaloïde, ou il les ulcère, les abcède, ou bien encore ses efforts résolutifs exaltent tellement l'action organique des radicules originelles des quatre veines hépatiques qui s'abouchent à l'oreillette droite, qu'au lieu d'absorber physiologiquement du sang veineux épuré, elles pompent pathologiquement un sang imprégné des élémens de la bile, qui passe ainsi dans la circulation et produit bientôt un ictère général.

67° (*b*) *Séreuses.—Péritonite*: douleurs abdominales lancinantes et superficielles, extrême sensibilité de l'abdomen gonflé et comme météorisé; langue blanche, nausées, vomissemens, hoquet, constipation ou diarrhée; fièvre vive, pouls petit, concentré, irrégulier; face altérée, crispée, agitation ou convulsions.

68° Le feu gastrisant, qui devrait déborder par le péritoine avec sa sérosité, après sa sortie des trames intestinales, étant retenu par l'état inflammatoire de cette membrane, et emprisonné dans ses pores crispés, la ballonne, la météorise, l'échauffe et l'incendie; jusqu'à ce que des jours produits par des évacuations sanguines ou séreuses convenables, lui permettent de rayonner comme auparavant, je veux dire, sans obstacle et avec liberté.

69° (c) Les muscles abdominaux s'enflamment aussi, ainsi que leur tissu cellulaire interposé et leurs aponévroses. Leur inflammation se caractérise par des douleurs plus ou moins déchirantes et pulsatives, par du gonflement, de la chaleur, de la gêne dans les mouvemens; symptômes qui finissent par résolution simple ordinairement, ou par des abcès, des sueurs ou des urines.

70° Tel est en raccourci le cadre des phlegmasies, et telle est leur explication par la doctrine du Causalisme médical et de l'agent vital, le phlox ou feu nerveux. Ce fluide animateur s'adapte à tout, parce qu'il opère tout. Il organise et électrise les tissus par sa présence; il les entretient dans leur normalité par ses justes proportions et ses rapports réguliers; il les désordonne et les enflamme par sa surabondance; il les décompose et les dénature par son accumulation exagérée, et en exalte le sécrétisme local; il les débilite et les paralyse par son insuffisance; et les désélectrise, les mortifie, les glace par son absence. Fut-il jamais en médecine un moyen d'explication, un agent théorique qui pût rendre compte aussi rationnellement de la généralité des opérations vitales, que le feu nerveux, l'animateur de l'organisme et l'enfant de l'activité atomistique et phloxique de la Nature universelle, puisqu'il est une parcelle de la grande âme fluide et panthéique du monde.

71° *Phlegmasies de l'artérialisation.*—Nous entendons par appareils de l'artérialisation, ceux qui reçoivent des artères, c'est-à-dire, de la pneumatisation, le feu nerveux général, et qui l'irradient loin de l'organisme, par une espèce d'excrémentition. Ces voies sont : l'appareil réno-vésical, l'appareil utéro-vaginal, et l'appareil réticulaire de la peau, les trois moyens continuateurs de la pneumatisation aortique. Le feu vital s'échappe par les urines toujours plus ou moins chaudes, par les menstrues toujours plus ou moins ardentes, et par la peau d'une température toujours plus ou moins élevée. Ces excrétions constituent même les crises les plus ordinaires des maladies; et en entraînant la surabondance ignée du corps, elles rétablissent la régularité des quatre mouvemens fondamentaux, et la normalité de l'expansion focale, que leur élimination débarrasse des entraves morbifiques résolues et évacuées en elles.

72° *Viscères et muqueuses.*—Néphrite, cystite, urétrite, métrite, vaginite; phlegmasies de la peau. Indépendamment de leurs caractères inflammatoires généraux, tels que chaleur, tumeur, rougeur, excrétions variables et douleur. Voici leurs caractères particuliers.

73 (*a*) *Premier appareil artérialisant.—Néphrite:* douleur profonde, chaleur brûlante et gonflement à un rein; urine diminuée ou non, aqueuse, muqueuse ou sanguinolente et très-difficilement rendue; fièvre vive, nausées, vomissemens, coliques, rétraction du testicule, engourdissement de la cuisse, agitation.

74° *Cystite:* douleur sus-pubienne, pesanteur au périnée, efforts pénibles pour uriner, urine visqueuse ou sanguinolente et sédimenteuse; parfois érection douloureuse, titillation du gland, fièvre.

75° *Urétrite:* prurit au gland, orifice sensible, rouge et gonflé, excrétion d'un mucus varié en couleur selon la période phlogistique, érections involontaires et douloureuses, urine brûlante et souffrance extrême en la rendant, gonflement de l'urètre et de ses glandes.

76° Telles sont les phlegmasies de l'appareil urinaire, produites quand le feu nerveux, que ses viscères reçoivent des ganglions et des artères de l'abdomen, est enrayé dans sa marche par des obstacles pathologiques. Comme cet appareil est haut placé dans la série hiérarchique des fonctions, et qu'il n'est que secondaire à la pneumatisation dont il retire son tribut vital, il entrave moins immédiatement et comprime moins contigüment le sécrétisme central: c'est pourquoi les réactions de ce dernier sont moins impétueuses, moins aiguës, et ordinairement moins menaçantes que lorsque les atteintes phlegmasiques s'emparent de ses débouchés fondamentaux, alors trop circonscrits et trop largement oblitérés; ce qui étouffe le foyer, l'exagère, le désordonne et le contraint aux malheureux efforts des prétendues fièvres primitives.

(*b*) *Second appareil artérialisant.—Métrite:* démangeaison à la vulve, ardeur dans le vagin et dans la matrice; son orifice et le méat urinaire gonflés et sensibles, pesanteur, douleur et tiraillement à l'hypogastre, aux lombes, aux aînes et à la partie supérieure des cuisses; écoulement nul ou variable. Quand le vagin est phlogosé, on remarque de plus: chaleur et gonflement dans ce canal, pesanteur au sacrum, urine ardente, mucus blanc jaunâtre, fièvre, menstrues altérées et moins abondantes.

77° Le feu nerveux général éprouve une entrave à son débordement, par l'oblitération inflammatoire des pores utéro-vaginaux, parce qu'il ne peut s'échapper par eux, et sortir aussi aisément des artérioles de cette région. Alors il s'accumule de plus en plus dans les parties viscérales, et les échauffe, les enflamme. Mais comme cet appareil secondaire est une soupape très-éloignée du foyer central, l'agent vital peut se dériver par d'autres voies supplémentaires et intermédiaires : voilà pourquoi ses désordres phlogistiques et ses réactions sont moins compromettans que les concentrations toujours si dangereuses, ordinairement pyrétiques et parfois si promptement mortelles des débouchés primaires.

78° (c) *Troisième appareil artérialisant.—Inflammations de la peau.*—Le premier principe à émettre dans leur théorie, c'est que la partie nerveuse, siége des divers sentimens de douleurs, appartient à la vie sensoriale, qui constitue une partie du derme par les épanouissemens restiformes des derniers ramuscules des nerfs de relation. Et la première erreur à signaler, c'est qu'on a cru jusqu'à présent que tous les exanthèmes sont dus primitivement à la phlegmasie cutanée. Mais si l'on excepte les affections peu nombreuses qui résultent des modificateurs pathologiques immédiats, telles que les lésions chirurgicales, les érysipèles par causes externes, les vésicules psoriques et dartreuses produites par un virus contagieux, les altérations dermoïdes engendrées par l'insolation et la malpropreté du linge, et quelques autres maladies cutanées provoquées par des agens concentriques : on doit dire que la majorité des phlegmasies exanthématiques doit être attribuée à une cause focale, à un effort excentrique et réactif du feu nerveux trop comprimé, qui entraîne critiquement des fluides altérés, et qui cherche à les éliminer par les voies divergentes et vasculaires de la peau. Aussi quand des molécules nuisibles, quand des miasmes spécifiques, quand certains alimens indigestes ont été absorbés, dissous et mêlés aux fluides divers, ils concentrent trop fortement l'expansion vasculaire du sécrétisme central. C'est l'époque de l'incubation de ces maladies. Mais bientôt l'agent vital s'efforce de lutter contre ces ingesta nuisibles, et sa lutte produit la fièvre avant-courrière des éruptions, et les phénomènes symptômatiques divers propres aux trois débouchés encéphalisant, pneumatisant et gastrisant. Quand l'effort de la sphère focale si élastiquement excentrique, est supérieure à la résistance des pores constringés et du tissu réticulaire, il précipite les fluides altérés dans leurs mailles, dans leurs spongioles exhalantes artérielles ou lymphatiques, et y produit consécutivement les éruptions variées que l'on a toujours considérées faussement comme primitives. C'est pourquoi je soutiens que la petite vérole, le rougeole, la scarlatine, le pemphigus, le zona, les furoncles, etc., sont causés par la même physiologie que la miliaire, les sudaminas, les pétéchies, les parotides et les bubons dans les cas adynamiques et pestilentiels, où le sécrétisme vital est à son plus haut degré possible d'exaltation, de violence, d'incendie et de réaction.

79° Quand les maladies cutanées sont discrètes, c'est que les principes nuisibles absorbés sont en petit nombre; et que le feu nerveux, pour les éliminer, n'a besoin que de soulever quelques parcelles du tissu réticulaire du derme. Mais quand elles sont confluentes, c'est que ces principes trop nombreux révoltent extraordinairement le foyer vital. Alors l'expansion comprimée s'efforce de les expulser en totalité; et à cet effet elle se rue impétueusement contre la résistance plus opiniâtre des spongioles vasculaires du derme engorgé. Quand le feu nerveux ne parvient pas à vaincre, le sécrétisme central exagère étonnamment sa combustion; il se livre à une excentricité extraordinaire; et ses irradiations se portent non-seulement à la circonférence tégumentaire externe; je veux dire, à la peau, mais inévitablement à la circonférence tégumentaire interne; je veux dire, aux muqueuses. C'est pourquoi, tandis que la peau se couvre d'éruptions confluentes, les muqueuses se parsèment aussi très-souvent d'élévations et d'ulcérations semblables, mais plus ou moins modifiées par leur texture. Quand le foyer vital est victorieux, la maladie se juge, se résout, et les alimens morbifiques sont évacués critiquement; après, tout peut rentrer dans le calme et dans la normalité. Mais si le foyer est impuissant à soulever l'obstacle trop général du derme, et à frayer une issue aux élémens morbifiques trop largement disséminés, il s'échauffe à la peine, il s'embrase, se convulse; le feu nerveux se rue 1° sur la pneumatisation, pour produire les symptômes fébriles inflammatoires et laryngiens; 2° sur la gastrisation, pour déterminer les altérations de l'adynamie et de la fuliginosité; 3° sur l'encéphalisation, pour exécuter le délire, les convulsions et les autres désordres ataxiques. Et le malade meurt, théoriquement parlant, comme s'il était affecté d'une fièvre primitive: sinon que cet état pyrétique général est dû à une cause particulière, autrement dite spécifique. Nous pourrons donc définir la spécificité des causes, la propriété que possèdent des élémens nuisibles, de produire une succession de symptômes analogues dans leur début, dans leur intensité et dans leur terminaison heureuse et malheureuse. La réaction défensive du foyer est constamment la même; à peu près comme les opérations de la digestion se ressemblent tous les jours. Ainsi le stimulus où l'obstacle spécifique étant absorbé, il faut que sa coction et son excrétion s'effectuent par le sécrétisme général et par les partiels, qui ne reprennent leur normalité physiologique qu'à cette condition.

CHAPITRE XIX.

DES HÉMORRHAGIES.

80° Une hémorrhagie est un écoulement de sang. Comme le sang est un fluide passif et tout-à-fait subordonné au feu nerveux et aux lois vitales, il faut savoir pourquoi le sang coule, et ne considérer jamais ce phénomène que comme un symptôme.

Nous avons dit que le sécrétisme de la pulpe grise encéphalo-rachidienne était le siége, ou plutôt l'acte de la vie; et qu'il s'entretenait par deux lois atomistiques, l'attraction et l'expansion. L'attraction préside à la concentricité focale du chyle, de l'air et du sang noir, et occasionne les congestions convergentes qui frappent les trois débouchés encéphalisant, pneumatisant et gastrisant; ce qui arrive dans leur concentration respective, alternative avec leur rayonnement relatif, constitutif du premier et du deuxième temps des quatre mouvemens fondamentaux. L'expansion préside à l'excentricité focale du feu nerveux, du sang rouge et de la lymphe transpirante, et produit les congestions divergentes, qui oppriment apoplectiquement les viscères des débouchés; ce qui survient toujours dans le temps d'irradiation de ces mêmes quatre mouvemens fondamentaux.

81° Si l'expansion du feu nerveux pneumatisant, contre le sang cardiaque et aortique, est la cause occasionnelle des hémorrhagies, la cause prédisposante générale ordinaire est la pléthore, c'est-à-dire, une plénitude artérielle qui opprime l'irradiation pneumatisante et sollicite la réaction focale. Mais la cause prédisposante locale consiste dans une oblitération partielle et phlegmasique ou inertement engorgeante, des membranes ou des viscères: ce qui oppose une barrière au feu nerveux et au sang rouge de la circulation. Alors cet obstacle provoque l'élasticité irruptive de la pneumatisation, qui rompt sa digue avec effort, et transporte le fluide artériel dans les pores domptés, et même au dehors quand il les a trop ouverts ou lacérés. Ces efforts victorieux centraux s'accompagnent le plus souvent de symptômes généraux et locaux. Le frisson au début annonce la concentration spasmodique du feu nerveux total et de la sphère vitale, qui se prépare à une vigoureuse réaction. La chaleur générale bientôt consécutive au frisson, indique l'irruption des forces naguères rassemblées au foyer, et maintenant irradiées impétueusement dans la pneumatisation, qui impulse le sang rouge avec la même énergie, d'où résultent le pouls fort et fréquent, les vertiges, les battemens carotidiens. Cet ensemble de symptômes universels, produit localement une tension, une chaleur, une tumeur, une rougeur et un prurit, qui ont fait admettre aux sectaires exclusifs, que l'hémorrhagie était toujours due à l'inflammation ; ce qui est faux, d'abord parce que ces traits qui caractérisent en effet l'inflammation, ne s'accompagnent pas toujours de l'exaltation du sécrétisme local où ils se manifestent ; ensuite parce qu'ils sont dus à l'accumulation du feu pneumatisant entraîné dans la circulation, et condensé orageusement dans la partie hémorrhagique qu'il échauffe, tend, dilate et force, pour se ruer au dehors avec le sang, et dériver ainsi leur superflu. Cette cause d'hémorrhagie peut s'appeler *active* ou phloxique, parce qu'elles s'accompagne de caractères nerveux tranchés, qui lui ont donné un semblant inflammatoire analogue aux sécrétions sanguinolentes ; tandis que l'hémorrhagie par cause passive ou aphloxique, est due le plus souvent à la débilité de la pneumatisation, au vide des veines, au relâchement consécutif des pores capillaires, au défaut habituel d'obstacles hygiéniques propres à corroborer et à concentrer suffisamment le foyer de la vie. Alors le feu nerveux, tout-à-fait en pénurie, en déficience, ne peut produire les phénomènes locaux de l'activité, de la phloxie, je veux dire, la chaleur, la tension, le gonflement, la rougeur, la titillation. Au contraire l'écoulement du sang paraît s'opérer par la gravitation terrestre, plus forte que la gravitation vitale de l'homme ; et les fluides sourdent sans sensibilité, sans manifestation, et s'accompagnent plutôt de pâleur, de froid, de faiblesse et d'engourdissement partiels et universels.

82° La cause du changement des symptômes hémorrhagiques, dans les deux cas d'activité et de passivité, est donc bien tranchée et bien patente ; on ne peut donc l'attribuer qu'à l'agent vital, au phlox, l'unique producteur de toutes les opérations organiques soit physiologiques, soit pathologiques. Vous avez donc à chaque page de notre doctrine du *Causalisme*, des preuves de l'existence du moteur régulier de l'économie, comme du provocateur de ses désordres, lui-même dérangé par des modificateurs contraires. Abandonnons donc les abstractions systématiques pour nous en tenir dans nos explications philosophiques, à la réalité de cet agent vital, le feu nerveux, le phlox, l'enfant de l'activité atomistique universelle et de la grande âme fluide de la Nature.

83° Si les hémorrhagies sont toujours symptômatiques et jamais idiopathiques, parce qu'il n'y a de primitives que les opérations du feu nerveux, on peut les appeler aussi *critiques*, parce qu'elles surviennent, le plus souvent dans leur cas d'activité, dans le but de soulager le foyer, de relâcher sa sphère trop comprimée, de détendre son feu trop bandé par le sang, et d'enlever la partie superflue de ce dernier, pour mettre le sécrétisme central et son expansion divergente plus à l'aise. Alors si l'écoulement a été bien proportionné, la santé se raffermit ; si au contraire, il a été trop abondant, il produit bientôt les désordres suivans : pâleur, froid, faiblesse, petitesse et dépression du pouls, tremblement, convulsions, anxiété, cardialgie, sueur froide, vertiges, syncope et parfois la mort.

84° Si l'hémorrhagie active est due à la trop grande force de l'expansion vitale, et la passive à sa trop grande faiblesse, nous pouvons dire que le foyer central offre dans le premier cas, tous les signes de l'exaltation et de l'énergie, et dans le second, toutes les marques de la débilité et de l'impuissance. Voilà pour les caractères généraux ; mais de plus, selon que l'hémorrhagie active se déclare dans un débouché, il surgit des symptômes qui démontrent le travail expulseur et critique de ce débouché influencé et réactionnaire. Aussi doit-on admettre le tableau nosologique suivant :

Hémorrhagies.

1° De l'*encéphalisation :*
épistaxis.

2° De la *gastrisation :*
hématémèse,
hémorrhoïdes.

3° De la *pneumatisation :*
hémoptysie.
4° De l'*artérialisation :*
(*a*) hématurie.
(*b*) flux menstruel.
(*c*) métrorrhagie.

85° Indépendamment de la tension, de la tumescence, de l'ardeur, du prurit, de la rougeur et de la pesanteur que l'on ressent dans ces hémorrhagies, quand elles sont actives ; voici les symptômes distinctifs des débouchés et des lieux où elles siégent.

86° *Pour l'encéphalisation.—Epistaxis.*—Ecoulement nasal accompagné des traits précédens et de plus: turgescence de la face, yeux étincelans, pulsations fortes des temporales, céphalalgie, éblouissement, horripilations, lassitude. L'épistaxis est souvent due à une gêne et à une compression cérébrales.

87° *Pour la gastrisation.* —*Hématémèse.* —Vertiges, tintement d'oreilles, douleur pongitive d'un hypocondre si le sang provient primitivement du foie ou de la rate, oppression à l'hypogastre; froid des extrémités, lipothymie, ensuite vomissement de sang, et quelquefois déjection intestinale analogue et menaçante par sa quantité et sa noirceur, ou mélæna.

88° *Hémorrhoïdes.*—Pesanteur dans le dos et aux lombes, engourdissement et fourmillement des extrémités inférieures, horripilation, pâleur, pouls dur, soif, flatuosités, selles blanchâtres, écoulement de sang par l'anus.

89° *Pour la pneumatisation.—Hémoptysie.*—Frisson, oppression et chaleur thoraciques, titillation au larynx, sentiment de bouillonnement dans la trachée, expectoration d'un sang écumeux.

90° *Pour l'artérialisation.*—(*a*)—*Hématurie.*—Pissement de sang accompagné, selon les causes diverses, soit de douleurs dorsales, soit de pesanteur et d'ardeur aux lombes, aux reins, au pubis, dans les uretères; chaleur au rectum et dans l'urètre, prurit au gland, envie fréquente d'uriner.

91° (*c*) *Flux menstruel.*—Pesanteur dans les lombes, aux aînes, à l'hypogastre, ardeur et sensibilité vaginales, écoulement de sang par la vulve. Quand l'hémorrhagie devient pathologique et excessive, ou (*c*) *métrorrhagie*,—ces symptômes s'aggravent; on remarque de plus : face pâle, horripilations, membres froids, pouls fréquent, chaleur interne, tension et gonflement des hypochondres, douleur gravative des lombes et à la région utérine, écoulement sanguin considérable et épuisant.

92° *Réflexions.*— Ainsi la tendance encéphalisante de l'effort hémorrhagique occasionne des vertiges, l'éclat des yeux et les pulsations carotidiennes. L'oppression sanguine de la pneumatisation produit une réaction du feu nerveux sur le larynx, à la trachée et dans le thorax, où il suscite des tiraillemens et de l'ardeur. Le feu gastrisant impulse avec violence le sang superflu par les voies dangereuses de l'hématémèse et du mélæna, en déterminant 1° des vertiges qui signifient la participation encéphalisante du feu général; 2° l'horripilation et des lipothymies qui indiquent l'oppression pneumatisante avant-courrière de ses réactions; 3° la douleur gravative des régions abdominales, qui annonce la concentration considérable, momentanée, c'est-à-dire, pourtant non inflammatoire, mais spasmodique du rayonnement gastrisant. Enfin, le feu artérialisant, trop comprimé par un sang superflu et trop consistant, se fait jour avec ardeur, tension, pesanteur, prurit, par l'urètre et le vagin, en causant des symptômes de concours plus ou moins prononcés dans les trois débouchés.

93° C'est surtout par les hémorrhagies que l'on peut étudier le mode ordinaire de réaction des débouchés fondamentaux les uns sur les autres et même sur les viscères. Les membranes gastrisantes sont-elles enflammées? la sphère focale si excentrique tend à se débarrasser de la dose comprimée de feu et de sang rouge, et la pneumatisation lesimpulse dans une voie quelconque: d'où résultent ou l'épistaxis, ou l'hématémèse, ou les hémorrhoïdes, ou l'hématurie, ou la ménorrhagie. Ne réussit-elle pas dans ses efforts, il y a menace de congestion dans les trois cavités splanchniques. Et si cet état persiste sans hémorrhagie, craignez l'ataxie, la pneumonie, la fuliginosité abdominale ou des transports divers. Si c'est à la peau, érysipèle, exanthèmes variés; dans les membres, rhumatismes; aux articulations, attaque de goutte; aux reins, néphrite; à la rate, splénite; aux intestins, entérite, etc. Et ces désordres secondaires qui ont donné naissance aux affections métastatiques, sont en raison composée du tempérament, de l'âge, du sexe, des prédominances congénitales ou acquises, des causes occasionnelles ou déterminantes, et des résistances locales contre la direction et l'effort des quatre mouvemens fondamentaux, auteurs immédiats de tous les troubles pathologiques, fussent-ils nerveux ou sanguins et même séreux, comme nous allons le voir.

CHAPITRE XX.

DES HYDROPISIES.

94° Nous établissons en principe qu'il n'existe qu'un mode maladif; que ce mode consiste dans une altération variable du diapason sécréteur vital, de l'état concentré ou expansif de la sphère focale, du rhythme des quatre mouvemens fondamentaux et du rayonnement du feu nerveux animateur à travers les viscères. Toutes les affections consignées dans les nosologies ne sont que des symptômes indicateurs du mode d'altération centrale par les entraves locales. Ainsi les prétendus caractères nerveux, inflammatoires, bilieux de l'état pyrétique, ne sont que les symptômes et des obstacles pathologiques et des réactions physiologiques. Les phlegmasies ne font que refléter les efforts du sécrétisme général, par la révolte des sécrétismes partiels, qui ne seraient pas sans son concours. Coupez les nerfs gris et les artères qui apportent du foyer les alimens à la phlegmasie, elle s'éteindra. Les hémorrhagies ne sont elles-mêmes que symptômatiques de la force ou de la faiblesse centrales, et de la surabondance ou de la pénurie de son agent vital, le feu nerveux. J'en dirais autant des hydropisies et des névroses, des lésions organiques et de toutes les crises de la vie inférieure. Toutes s'exécutent par un seul pouvoir, le foyer vital, et par un seul intermède, le feu impulseur absolu et automatique du sang, tout-à-fait passif de sa régularité d'action comme de ses écarts. Le feu rayonne de sa source focale comme le calorique du soleil. De même que ce calorique astral se répand sur la terre au printemps et pénètre, échauffe, ranime les plantes et les animaux et les fait revivre, se développer et se reproduire, par sa seule présence saturante et électrisante : ce qui n'arrivait pas quand il ne s'était pas intégré à ces êtres inertes sans lui; de même le feu nerveux déborde du sécrétisme focal, de notre soleil vital, et s'insinue dans les organes qu'il vivifie, électrise, échauffe et enflamme diversement, en transportant les fluides selon sa mobilité mesurée ou irrégulière, selon sa surabondance orageuse ou sa déficience refroidissante. Ce qui produit symptômatiquement toutes les altérations morbides possibles, soient-elles pyrétiques, phlegmasiques, hémorrhagiques, névralgiques. Les hydropisies nous en offriront un exemple de plus.

95° La cause qui les produit est un *obstacle* au cours de la lymphe. Nous savons que ce fluide séreux parcourt tout le trajet circulatoire, depuis l'impulsion cardiaque jusqu'à la fin des artérioles, depuis les radicules des veines absorbantes de la lymphe jusqu'à leur terminaison, et depuis les radicules des lymphatiques proprement dits jusqu'aux extrémités de leurs vaisseaux exhalans muqueux ou cutanés. Eh bien qu'un obstacle oblitérant ou seulement compressif suspende la circulation générale, il survient une stase séreuse.

96° *Obstacles artériels.* — L'engorgement du poumon produit quelquefois son œdème; la lymphe ne peut des artérioles pulmonaires passer dans les radicules bronchiques. L'endurcissement de la rate, l'empâtement des reins, l'obstruction phlegmasique et chronique des muqueuses abdominales, ont causé l'ascite. L'endurcissement du tissu réticulaire du derme, soit idiopathique, soit consécutif à des exanthèmes insolubles, a engendré la leucophlegmatie.

97° *Obstacles veineux.*—L'oblitération du foie et de la veine-porte a occasionné l'hydropisie abdominale. Alors la lymphe des artérioles intestinales n'a pas pu les pénétrer et a stagné. L'hydrocéphale est survenue par l'engorgement variqueux des sinus cérébraux: la lymphe qu'ils devaient absorber n'a pas pu circuler. L'ascite parut encore à la suite de productions fibreuses qui ont bouché la veine-cave, ou entravé le jeu de l'oreillette et du ventricule droits; ce qui peut arriver aussi pour les cavités gauches.

98° *Obstacles lymphatiques.* — Ce sont les plus communs. Ainsi la phlogose des séreuses les épaissit. Les artérioles leur apportent bien la lymphe; mais ces séreuses ne peuvent ni l'exhaler ni la faire absorber par les radicules de leurs veines. Voilà pourquoi il se forme des collections dans leurs poches, et toujours en regard des viscères enveloppés, c'est-à-dire, contrairement à la direction de l'apport artériel et de l'expansion nerveuse. Voilà comment naissent l'hydrocéphale, l'hydrothorax, l'hydropéricarde, l'ascite, l'hydrocèle, l'hydrorachis, les hydrarthroses, etc.

99° C'est par le même mécanisme que l'oblitération, le cancer, l'extirpation d'une glande ou d'un vaisseau lymphatiques, produisent les mêmes stases séreuses, parce que le fluide aqueux n'est plus charrié, est interrompu dans son cours et forme une congestion passive.

100° L'hydropisie arrive aussi par débilité générale, par faiblesse focale, par pénurie du feu nerveux, par le vide des artères. L'expansion de l'agent vital n'est pas assez tendue, assez comprimée sur la sphère combustive, pour l'aviver, la fortifier, l'exalter. Alors la pneumatisation est impuissante à impulser les fluides; ils stasent dans les capillaires refroidis et atoniques, et des dépôts aqueux et irrésorbables se forment et remplissent les vides. Aussi remarque-t-on des signes incontestables d'anémie générale: face pâle, cireuse, œil terne et languissant, conjonctive blafarde, froid des extrémités, mollesse musculaire, pouls petit, faible, lent, incapacité intellectuelle, nonchalance morale, fatigue extrême. Quant aux symptômes partiels, ils sont encéphalisans, pneumatisans ou gastrisans. Ils résultent et de l'entrave focale aux fonctions fondamentales des trois débouchés, et de l'importance de l'organe noyé, et de l'intensité de l'épanchement, et des réactions que le foyer irradie critiquement.

101° *Pour l'encéphalisation.* — Hydrocéphale : engourdissement, vertiges, convulsions, altérations des sens, trouble de l'intelligence, paralysie des membres.

102° *Pour la pneumatisation.*—Hydrothorax : dyspnée, matité, égophonie, mollesse du cœur. Hydropéricarde : outre la dyspnée, anxiété, pesanteur et matité cardiaques, suffocation dans le décubitus horizontal, nécessité de la position verticale, syncopes fréquentes, palpitations tumultueuses ou obscures, pouls petit, vite, irrégulier, sentiment d'un fluide qui se déplace quand on change de position.

103° *Pour la gastrisatian.*—Ascite : ballonnement abdominal, fluctuation quand on explore, pression intestinale, tympanite, engourdissement et œdématie des organes génitaux et des membres pelviens, marasme progressif.

104° *Pour l'artérialisation.* — Leucophlegmatie : peau blafarde, distendue, insensible, refroidie et conservant l'impression du doigt. Cette hydropisie, à mesure qu'elle devient générale, s'accompagne des symptômes propres aux débouchés fondamentaux successivement envahis.

105° *Réflexions.* — On a vu des collections séreuses, occasionnées par un climat humide, une habitation malsaine, une nourriture aqueuse, des évacuations épuisantes, des refroidissemens, se guérir par un changement de pays et de régime, et sous l'influence si puissamment dissolvante du feu nerveux, quand le foyer vital, convenablement nourri, réparé et fortifié par des modificateurs nouveaux, l'a irradié avec une énergie et une abondance nouvelles. Alors ce fluide animateur, en électrisant les organes, en saturant les liquides, a rompu les obstacles au cours de la lymphe et a ramené la santé. Mais cet heureux succès est rare, parce que cette fatale maladie ne survient ordinairement que lorsque le sécrétisme central a été longuement exploité; lorsqu'il s'est épuisé à vaincre des obstructions trop persistantes; lorsque ses viscères principaux se sont désorganisés dans ses efforts critiques; et lorsqu'il ne peut plus irradier les fluides appauvris et débilités comme lui, l'astre qui doit les échauffer et les tonifier.

CHAPITRE XXI.

DES NÉVROSES.

106° Les névroses appartiennent aux deux vies : à l'organique qui est électrisée par le feu nerveux, et à celle de relation qui est animée par l'éther nerveux. Le feu nerveux est l'agent suprême et primordial; il est phlogistique en essence, et c'est lui seul qui enflamme le sécrétisme général et les tissus partiels. L'éther n'est pas chaud en nature; il ne phlogose pas; mais c'est l'agent de la sensibilité sensoriale et du mouvement. Nulle névrose de relation n'est donc phlegmasique; et quoique tous les phénomènes viscéraux soient dus aux actes uniques du feu nerveux, et que par conséquent on puisse, à bon droit, appeler toutes les maladies et tous les symptômes, des actions nerveuses et des névroses; toutes les névroses organiques ne sont pas inflammatoires. Il faut, pour qu'une phlogose se manifeste, une exaltation du sécrétisme intime d'une fibre, de la texture d'un organe, qui devient centre morbide et anomal d'irradiations propres et indépendantes du foyer vital lui-même. Ainsi la chaleur passagère qui s'accumule au siége des hémorrhagies accidentelles, n'est pas phlegmasique; celle qui accompagne les menstrues n'est pas inflammatoire; le feu de la cardialgie et des vomissemens critiques n'incendie pas l'estomac; les bouffées de chaleur qui montent au visage et à la gorge, dans les obstructions intestinales et utérines chroniques, ne sont pas phlogosantes. C'est du feu général qui s'accumule, se condense et se dissipe. Vous ne confondrez jamais la chaleur âcre et rayonnante de la peau, dans les fièvres bilieuses, avec l'ardeur si insupportable que produisent ses phlegmasies. Ne dites donc plus que toutes les névroses sont inflammatoires ; mais retournez le principe, vous serez plutôt dans le vrai ; et proclamez que toutes les phlegmasies sont des névroses, puisqu'elles sont dues à la révolte et à l'exaltation du feu nerveux de texture, plus ou moins alimenté par le feu général qu'apportent les nerfs et les artères de l'organe phlogosé.

107° *Névroses de la vie inférieure.*—Tout viscère qui diffère de son état physiologique, doit sa modification morbide à son sécrétisme propre, à la diminution ou à l'excitation de son feu intégrant, ou à sa trop grande ou trop faible pénétration par le feu général. Nous en avons donné l'explication et la certitude au chapitre XVI, intitulé : *comment le feu nerveux produit les maladies et les diverses altérations organiques* ; nous n'y reviendrons pas. Mentionnons ici seulement quelques exemples de névroses organiques, pour la compréhension.

108° *Névroses de la gastrisation.*—Le vomissement est dû à un feu nerveux surabondant, qui se rue passagèrement et trop violemment sur les fibres stomacales, devenues par lui trop élastiques et trop irritables pour les ingesta actuels. La diarrhée colliquative des phthysiques provient de ce que le feu général, entravé par l'engouement tuberculeux et purulent des poumons, se précipite dans la gastrisation pour se dériver critiquement. Les selles involontaires, causées par la frayeur, résultent d'une irruption soudaine du feu général dans les confins de la gastrisation, parce que l'objet terrifiant l'y a impétueusement impulsé, en crispant extraordinairement l'encéphalisation.

109° *Névroses de la pneumatisation.*—La syncope, consistant dans la suspension momentanée du sécrétisme vital encéphalo-rachidien, se caractérise par la cessation secondaire de l'expansion pneumatisante, qui ne soulève plus la circulation et la respiration, et qui n'échauffe plus la peau : trois fonctions simultanément dépendantes d'une même cause, du feu nerveux excentro-cardiaque. L'asphyxie est un obstacle liquide ou aériforme, au rayonnement du même feu pneumatisant par l'appareil pulmonaire. Le battement trop fort des carotides est l'effet de la violence et de la surabondance du feu, lancé du foyer dans le cœur, sa première soupape.

110° *Névroses de l'encéphalisation.*—L'apoplexie est le signe de la compression énorme du feu qui flambe par les couches grises corticales. Le délire et les convulsions sont des symptômes qui indiquent que le feu encéphalisant déborde avec trop d'ardeur dans l'arbre de relation, l'appareil annexe qu'il vivifie et de plus qu'il sensorialise et meut par sa transformation en éther.

111° *Névroses de l'artérialisation.* — Tous les degrés de température de la peau annoncent la force avec laquelle la pneumatisation irradie son feu dans les artères et à travers le tissu vasculaire du derme. Pourtant dans les spasmes concentratifs et dans les préparations critiques du foyer, la peau se décolore, et il survient de l'horripilation et des frissons qui peuvent aider au diagnostic et au pronostic.

112° *Névroses de la vie supérieure.* — L'arbre nerveux blanc est le siége de la vie animale. Il repose sur la flambance du feu encéphalisant et du feu pneumatisant qui lui arrive avec le sang carotidien. Retranchez ou diminuez ce double rayonnement du feu animateur, l'arbre de relation s'éteint. Son animation consiste dans la pénétration des couches blanches encéphaliques par le feu des couches grises, qui s'y transforme en éther sensorialisant et moteur. Plus le feu nerveux radical abondera, plus par conséquent la vie animale sera forte; et inversement. Voilà pourquoi elle est toujours en rapport physiologique et pathologique avec la vie inférieure, qui lui irradie ses élémens d'animation et d'entretien.

113° L'arbre animal doit être considéré comme creux dans sa totalité, c'est-à-dire, dans ses racines, son tronc, sa tige, ses branches, ses ramifications et ses organes prolifiques; de même que l'arbre artériel est creux depuis les artères veineuses et le cœur gauche jusqu'à ses capillaires cutanés. Comme ce dernier qui est rempli d'un fluide, l'arbre nerveux blanc est ballonné d'éther. C'est cet éther, renfermé dans les névrilèmes et les cavités cérébrales, qui distribue la sensibilité dans toutes les parties animales où il se rend; et c'est lui qui, comprimé, soulève les nerfs musculaires pour la locomotion. Quand cet agent est en excès, par l'effet d'un sécrétisme éthéré riche et énergique, les sens sont animés, vivement excités et disposés aux hallucinations, à l'exaltation et aux perceptions fallaces; la pulpe mentale est aiguisée, puissante et sagace; la locomotion facile et vigoureuse; et la reproduction fréquente et libérale. Si, au contraire, l'agent de relation est déficient, par le vide d'un sécrétisme éthéré pauvre et débilité, les sens sont obtus, leur faculté perceptive s'oblitère; la pulpe mentale est inhabile et bornée dans ses opérations ; la locomotion est faible, les nerfs musculaires disposés à la paralysie et les organes génitaux réfractaires.

114° *Névroses des sens.*—L'exaltation de la faim, de la soif, du besoin de respirer, etc., proviennent de ce que le feu nerveux, en sortant surabondamment par les membranes, échauffe trop les pneumo-gastriques, véritables racines viscérales de l'arbre de relation. Le spasme de l'œsophage et la cardialgie sont des resserremens de filets nerveux blancs, qui portent au sensorium le sentiment de leur pénible constriction. La pyrosis est l'échauffement de névricules animaux, par une accumulation de feu radical et de liquides mordans. Les vomissemens douloureux et les coliques proviennent également de l'oppression de ramuscules nerveux blancs. L'asthme et la coqueluche sont l'effet d'entraves au cours de l'éther et au jeu des viscères, l'une par une cause phlegmasique, l'autre le plus souvent par une lésion organique. Les palpitations pénibles résultent de l'accumulation du feu pneumatisant dans le cœur, dont l'action se fait sentir dans son voisinage et se réfléchit à quelques linéamens nerveux de relation. Voilà pour les sens animo-viscéraux. Voyons les affections des sens proprement dits.

Nous avons déjà dit que l'obscurcissement de la vue, l'amaurose, la surdité, la perte du goût et de l'odorat devaient être attribués à la pénurie, au peu de rayonnement et à l'oblitération de l'éther ; tandis que l'extrême sensibilité de ces organes perceptifs est due à la surabondance, à l'intensité et à la force expansive de cet éther sensuel ; comme l'ataxie nous le démontre.

115° *Névroses du tronc mental.*—Le sensorium se trouble soit idiopathiquement par des impressions morales externes ou par ses propres fonctions internes, soit consécutivement par l'effet oppressif et entraînant d'une encéphalisation et d'une pneumatisation trop énergiques et morbides.

Quand la vie inférieure, sous l'effet de causes organiques ou animales nuisibles, s'altère et s'obstrue dans ses viscères abdominaux principalement, la gastrisation entravée se répercute sur l'encéphalisation et sur la pneumatisation, chargées de la dériver supplémentairement. Alors ce surcroît de feu nerveux suranime et exagère le sécrétisme sensorial et ses fonctions intellectuelles et motrices. (*a*) Quand les oblitérations viscérales ne sont pas très-étendues et pas encore insolubles ; quand leur effet réflectif n'est que léger, périodique et passager, elles donnent naissance seulement à l'hypochondrie et à ses caractères fugaces, indiqués par le sentiment de bouffées montantes, causes de douleur gravative stomacale, d'éructations, de borborygmes, de palpitations, d'oppression pulmonaire, de vertiges, de compression céphalique, de gêne et d'humiliation sensoriales, de timidité, de tristesse, d'inquiétudes imaginaires sur la santé, de défiance, de terreur panique, d'inégalité morale, de plaintes continuelles et d'agitation morbide incessante. (*b*) Mais si cet état s'aggrave et devient persistant, le sensorium toujours péniblement crispé par le sang et le feu encéphalisant et pneumatisant, qui le compriment trop et trop long-temps; le sensorium, dis-je, se contracte, se resserre et s'embarrasse de plus plus, sous l'oppression continuelle de ses fonctions; le moi est étouffé dans son rayonnement éthéré; et l'intelligence, noyée dans ses idées et dans ses irradiations entravées, s'use dans son propre mouvement, et se désordonne par ses propres opérations trop concentrées. Voilà la cause de la mélancolie qui succède ordinairement à l'hypochondrie. Alors le malade qui, dans cette dernière affection, ne faisait que craindre périodiquement et passagèrement des maux imaginaires et variés, est continuellement en proie à des tourmens qu'il considère comme certains. Il est victime d'une idée ou d'une série d'idées fixes. Le mélancolique se croit usé, miné par une fièvre lente et mortelle, et désormais inutile aux hommes; c'est pourquoi il projette le suicide. Tantôt en but à une véritale folie, il se croit de cire, de verre, ou changé en loup, en chien, en pourceau, dont il imite les allures. Tantôt il est homme de génie, roi, héros, prophète, Christ, Dieu. Il en est qui éprouvent des terreurs subites affreuses, qui se sentent possédés par un démon, qui s'imaginent être empoisonnés et près de mourir, qui écoutent des reptiles parcourir et ronger leur ventre, etc., etc. Mais quelquefois ces compressions cérébrales chroniques préparent des crises terribles, par lesquelles elles se résolvent parfois. Le sensorium, pressuré entre l'éther interne qui le balloune et entre le sang des méninges et des vaisseaux et le feu encéphalisant, qui l'étouffent et l'impulsent extérieurement, réagit avec une excessive violence sur l'encéphalisation refoulée et impétueusement crispée à son tour. Celle-ci se ferme soudain, et transporte son feu orageusement répercuté sur la pneumatisation; et la pneumatisation, qui devient d'autant plus intense et excentrique que la gastrisation et l'encéphalisation hypochondriaques sont plus entravées ; la pneumatisation, dis-je, se rue avec une exhubérance et une exagération telles sur l'encéphale, qu'elle produit des accès de manie. Aussi (*c*) la manie est-elle fréquemment consécutive à la mélancolie, et se distingue-t-elle par des actes aveugles de violence et de fureur, pour dériver le sang, le feu et l'éther superflus et contondans, par la douleur, l'aliénation, les cris et les décharges musculaires. Si la dérivation est difficile et impossible, l'accès est d'autant plus fougueux et s'accompagne de rage, parce que la rage est une sécrétion d'éther vénimeux irradié par les nerfs dentaires et infusé dans la salive. Si au contraire la dérivation est très-aisée, le maniaque se livre à des transports de gaîté folle, à des propos extravagans à des danses ridicules. La persistance de cet état de force et d'acuité, produit l'induration du cerveau blanc et gris (comme on dirait cœur gauche et droit); et même les membranes enveloppantes s'épaississent et le crâne s'éburne. Mais quand la manie devient chronique et insoluble, elle se change en démence. (*d*) Cette dernière affection, accompagnée de ramollissement cérébral et d'incapacité mentale, se reconnaît à l'incohérence des idées, à la perte de la mémoire, à la fausseté du jugement, à l'émission de pensées, de mots et d'actions vides de sens, décousus et sans but. (*e*) L'idiotisme est la paralysie, la petitesse ou mieux l'extrême faiblesse d'éthérisation de la pulpe mentale encrassée congénitalement ou accidentellement de gélatine peu sensorialisée, peu sensibilifiée : alors, existence végétative, moi automatique, bestialité, absence d'idées, abolition plus ou moins complète des facultés affectives et intellectuelles

116° Nous avons vu dans la physiologie, que le moi, que la sensorialité avait pour siége substanciel la partie blanche encéphalique et notamment le corps calleux. Plus le moral sera fort, plus l'âme sera ferme, plus l'individu sera passionné: plus cet organe sera dur, épais et ardent pendant la vie. Plus au contraire, l'homme sera énervé, faible, craintif: plus le corps calleux sera mou, mince et froid. Comme les ventricules sont remplis par un fluide ballonnant, par l'éther qui les gonfle de même que le sang et le feu pneumatisant remplissent et dilatent l'arbre artériel ; on peut dire que plus la cavité sous-calleuse sera ample et profonde, plus l'âme sera large, capable et instruite ; de même que les grands courages et les colères sont toujours doués d'un cœur actif, vaste et gros. Comme le cœur peut s'hypertrophier et s'amincir par ses efforts sur le sang qu'il contient ; de même le cerveau peut s'hypertrophier et se dilater sur son éther interne, par les effets extraordinaires des passions et par les travaux excessifs de l'esprit. J'appelle l'attention des observateurs sur l'hypertrophie et l'amincissement des parois de l'organe sensorial. Les dilatations des cavités ventriculaires peuvent être poussées au point qu'elles finissent par rupture ou par compression, sous l'effort des fluides de l'encéphalisation. Dans le premier cas, c'est l'apoplexie nerveuse ; dans le second, c'est l'apoplexie séreuse ou sanguine. Et ces attaques surviennent ou subitement et sans cause, comme les ruptures anévrismales, ou déterminés par le choc des passions, et surtout par les transports de la colère ou les resserremens de la frayeur. Les ambitieux et les grands hommes qui dilatent énormément leur sensorium, pour embrasser plus d'objets et rayonner d'autant plus excentriquement, puissamment et facilement, sont exposés à faire éprouver à leur capsule mentale le sort de la grenouille qui, se comparant à un bœuf, se gonfle pour l'égaler et s'efforce tant qu'elle en crève. Heureux celui qui a le cerveau large et dense en naissant ! ce privilège congénital l'oblige à moins d'efforts dans la jeunesse et dans la maturité ; et les conditions natives de sa sensorialité, lui donnent une supériorité qui lui coûte moins cher et l'expose moins aux maladies mentales.

117° Ce n'est pas seulement l'ampleur et la densité des parties blanches nerveuses de l'encéphale, qui font la grandeur, la force et la sagacité de l'âme. Les dimensions de ses parties calleuses peuvent être assez limitées et pourtant présenter encore de puissantes facultés intellectuelles et morales. C'est qu'il faut tenir compte surtout de l'essence, de la nature intégrante de la pulpe sensoriale elle-même, qui peut être plus ou moins entachée d'alliage comme une pièce de monnaie, ou tout-à-fait quintessenciée et étonnamment purifiée. Voilà ce qui constitue encore la différence des âmes crasses, lourdes, bornées, d'avec les âmes spirituelles, vives, capables. L'essence a donc beaucoup plus de valeur sensoriale que les dimensions. C'est comme un gros cœur de vieillard à peine échauffé par une pneumatisation débile et mourante, en comparaison avec un petit cœur de pubère impulsé violemment par une pneumatisation riche et embrasante.

118° *Névroses du cervelet, de la tige épinière et de ses rameaux.*—Si le cerveau constitue l'oreillette de l'âme sensoriale, le cervelet en forme le ventricule. Et la protubérance annulaire réunit leurs cavités correspondantes par la sienne propre, qui est un véritable orifice auriculo-ventriculaire. L'éther, pendant la veille et dans les opérations intellectuelles et motrices, les ballonne, les gonfle et en rayonne sous la distillation incessante du sécrétisme sensorial, et sous les crispations plus ou moins énergiques de la pulpe cérébrale et cérébelleuse. Quand il existe une surexcitation encéphalique, la pulpe mentale et le cervelet, son adjudant, peuvent donc irradier l'éther dans la tige épinière et ses ramifications nervoso-musculaires, avec une force, une intensité, un désordre comparables avec les accès pyrétiques d'une pneumatisation exagérée, qui lance violemment le feu vital surabondant dans l'aorte et les divisions artérielles ballonnées, tendues et gonflées. Les crispations de l'oreillette et du ventricule du cerveau, sous leur stimulant naturel, l'éther, seront donc analogues aux contractions de l'oreillette et du ventricule du cœur, sous le feu qu'ils doivent transporter. Voilà pourquoi il survient des convulsions, des spasmes, des névralgies, l'effet de la plénitude, des décharges et des congestions de l'éther. Quand l'arachnoïde spinale est enflammée, elle comprime la tige nerveuse grise vitale et la tige nerveuse blanche animale. La première se phlogose mortellement ; tandis que la seconde, en se crispant sur l'éther avec son plus haut degré d'énergie et de tension, détermine le tétanos et sa rigidité. Les convulsions résultent des alternatives de contraction et de relâchement du ventricule mental sur son fluide interne, et sur celui de toute la tige épinière, et de toutes ses ramifications, et de tout l'appareil musculaire ; ce qui survient soit par des lésions chirurgicales, soit par des émotions morales, soit par des transports morbides et pyrétiques de l'encéphalisation et de la pneumatisation, soit même par une pléthore éthérée périodique, qui a besoin de se dériver épileptiquement comme les menstrues chaque mois, et comme l'épistaxie et les hémorrhoïdes habituelles à certaines époques.

119° Les névralgies sont des convulsions partielles, ou des accumulations superflues d'éther, dans certains rameaux de relation plus ou moins comprimés et affectés par des causes locales, ou seulement contractés par un ballonnement éthéré général. Les paralysies, au contraire, sont l'effet de la déséthérisation accidentelle ou sénile des parties nerveuses de l'arbre de relation.

120° Les lois supérieures de la sensorialité et du mouvement de l'éther sont donc les mêmes que les lois radicales de la vitalité et du mouvement du feu nerveux. Cette similitude d'explications ne nous démontre-t-elle pas l'harmonie et l'unité des opérations de la Nature? Comment jusqu'ici n'a-t-on pas confronté les deux vies, et induit l'analogie, les rapports et les conséquences des actions de leurs agens. Ce résultat devait donc nous appartenir, en établissant leurs lois communes: 1° attraction, sécrétisme, expansion; 2° feu nerveux pour vivifier l'une, éther pour animer l'autre; 3° obstacles physiologiques nécessaires pour retenir ces deux agens dans leur normalité; 4° leur révolte et leur crispation sous des stimulus trop compressifs; 5° leur évaporation sous des modificateurs trop rares et trop clarifians. 6° leur plénitude sous l'effet de leur rétention; 7° besoin périodique de leur dérivation, quand leur sécrétisme respectif trop exalté, en distille chaque jour une dose superflue et vicieusement conservée dans leur appareil; 8° mêmes lois pour le sang, agent indispensable, passif et circulable du feu nerveux qui le sature; 9° mêmes lois pour la médulle renfermée dans les névrilèmes, agent nécessaire et mobile de l'éther qui l'enivre; 10° mêmes lois encore pour les autres fluides tertiaires et subordonnés de l'organisme.

121° *Névroses de l'appareil sommital générateur.*— L'anaphrodisie est une paralysie incomplète ou complète, passagère ou durable des organes reproducteurs. La dyspermatie provient d'un éther trop tendu et trop violemment crispé et irradié. Le priapisme résulte de la même cause, mais sous l'effet d'une surexcitation du plexus gris spermatique, ou de l'agacement continuel et souvent mécanique des nerfs honteux. L'hystérie est occasionnée par la phlegmasie chronique des nerfs gris qui président à la génération, et s'accompagne le plus souvent d'obstructions abdominales. Ces dernières, en entravant le rayonnement de la gastrisation, font refluer le feu nerveux ou vers la gorge, en produisant la boule hystérique, ou sur la pneumatisation, en causant des palpitations et la suffocation, ou sur l'encéphalisation, en déterminant le clou hystérique, des vertiges, des pleurs ou des rêves non motivés, des hallucinations, des convulsions, l'immobilité et l'insensibilité. Enfin le satyriasis et la nymphomanie tiennent à une forte surexcitation des deux parties nerveuses grises et blanches, qui président à la vitalité et à la sensibilité de l'appareil reproducteur. Cet état se réfléchit sur les fonctions radicales et animales; il échauffe la vie inférieure, exalte le sécrétisme supérieur, plénifie d'éther ardent l'arbre moteur et les organes du plaisir, et inspire au sensorium le besoin irrésistible de dériver son superflu par l'acte générateur. Ces maladies s'accompagnent de propos obscènes, d'agitation, de folie et de fureur, moyens supplémentaires plus ou moins soulageans et toujours proportionnels aux obstacles qui s'opposent à l'effectuation de ce besoin effréné.

CHAPITRE XXII.

DES LÉSIONS ORGANIQUES.

122° Nous avons proclamé souvent dans ce travail : 1° que la vie dépendait d'une certaine somme d'atomes actifs ou phloxiques, intégrés dans le rachis nerveux gris ; 2° que leur activité conditionnelle, insuffisante ou éventée à la mort, mais pleine d'énergie pendant la vie, produisait un acte combustif que j'ai nommé le *sécrétisme primordial* ; 3° que cette combustion focale jouissait de l'attraction pour s'alimenter, et de l'expansion pour se dépenser ; 4° que cette expansion comme solaire irradiait le phlox, le feu nerveux, l'agent vital susceptible d'échauffer, de pénétrer, d'électriser et d'animer les organes, et par conséquent de leur faire exécuter leurs fonctions tout-à-fait subordonnées à sa dose et dépendantes de sa propre action. Un organe mort est un pelotonnement de nerfs, d'artères, de veines et de lymphatiques désélectrisés et vides ou non de leurs fluides désélectrisés aussi. Un organe vivant est un composé analogue de cordons nerveux, de vaisseaux et de fluides, mais saturés, enivrés, échauffés, animés par le feu vital qui les pénètre, les meut, les électrise et leur donne l'élasticité physiologique réactionnaire contre les modificateurs. Si l'agent des fonctions organiques n'est pas toujours dans les organes ; et si le feu nerveux, qui est si susceptible de s'accumuler et de se raréfier, est une cause en dehors de ces mêmes organes : ces organes n'auront donc qu'une action proportionnelle à l'agent de la vie, à son pouvoir animateur et rayonnant. Que deviendra donc la prétendue *médecine organique* des dernières années, qui débute par cette erreur : « la vie n'est rien par elle-même, elle n'est qu'un effet de la disposition organique. » Retranchez le tribut vital qu'apportent à un viscère ses nerfs ganglionnaires et ses artères, et vous verrez bientôt s'il n'existe pas un fluide électrisant, un moteur primordial, qui s'infuse dans les organes pour leur donner la condition attractive, sécrétante et expansive de vivre.

123° Si le sécrétisme central est l'acte primitif de la vie; si les atomes phloxiques, qui saturent l'arbre nerveux gris, sont son essence, on pourra dire qu'il existe « des lésions vitales, » caractérisées par une attraction trop avide, un sécrétisme trop exalté, et une expansion trop ardente et trop tendue. La faim canine, la fièvre et l'incendie du corps en sont la preuve.

124° Non-seulement il est des maladies du foyer vital lui-même, mais encore de son agent qui peut être augmenté, raréfié, complètement dissipé ou dénaturé dans son essence brûlante, âcre, mordicante, peu ardente, douce, insuffisante, froide relativement et par conséquent peu électrisante et animante. Les organes, loin d'être primitifs en action dans l'économie, ne sont que des effets et des gangues où la force vivifiante s'insinue et s'identifie. Le feu nerveux du foyer les a déroulés dans l'embryon, et les a saturés progressivement; de même que dans les inflammations violentes de la maturité, il les embrase, les gangrène, les pervertit; et de même que dans la vieillesse, il les abandonne, les refroidit, les paralyse et les mortifie. Les organes ne sont donc que des cribles pour le feu nerveux, que des espèces de charbons, que la vie rend momentanément incandescens et rayonnans comme elle, en les pénétrant de son agent électrisant. Tout arrive donc dans l'organisme par les effets de ce moteur suprême et unique; et c'est à lui seul qu'on doit rapporter toutes les altérations que portent les malades pendant leur vie, et celles que l'anatomie révèle après leur mort. La classe des lésions organiques s'expliquera donc par les mêmes lois que les précédentes. En effet, nous avons déjà vu que le feu nerveux produisait la pyrexie, les inflammations, les hémorrhagies, les névroses, les collections séreuses, l'atrophie, l'hypertrophie, l'induration, le ramollissement, les dilatations variqueuses, l'ulcération, la suppuration, le squirre, le cancer, la gangrène, les causes de la plupart des lésions organiques et des maladies chroniques les plus graves. Nous n'en aurons donc plus qu'un très-petit nombre à énumérer.

125° La syphilis est due à un principe matériel contagieux, corrupteur, et supérieur au feu ordinaire et intégrant des organes qu'il envahit, ulcère, pervertit et gangrène, jusqu'à ce que l'art lui oppose des moyens éliminateurs énergiques et spécifiques. Le feu nerveux qui entre dans la composition des molécules syphilitiques, et le sécrétisme rongeant qui les entretient et les renouvelle, sont tout-à-fait altérés et dénaturés dans leur action comme dans leurs produits : ce qui fait varier à l'infini les caractères des affections vénériennes.

126° Le scorbut est un état d'épuisement du sécrétisme général après avoir été soumis trop long-temps à des circumfusa trop humides, et à des ingesta malsains et insuffisamment réparateurs. Le feu nerveux émané par la vie est rare, sans force, ne tient ni les solides ni les fluides en cohésion, et les dispose même, dans l'état de vie, à la décomposition, à la dissolution, aux stases et aux écoulemens atoniques. Cet état est ordinairement consécutif à une constitution détériorée par des phlegmasies internes antérieures, et aggravée encore par les chagrins, les privations et le régime insalubre de la navigation. Aussi les trois cavités splanchniques manifestent-elles des symptômes relatifs à leurs atteintes, et à l'appauvrissement et à la langueur progressive du foyer vital.

127° Les dilatations anévrismatiques et variqueuses proviennent des obstacles permanens, que l'impulsion cardiaque et que les vaisseaux éprouvent. Alors la résistance interne de leurs fluides, les agrandit, les amplifie et produit les dilatations morbides et graves. Tandis que l'hypertrophie consécutive résulte de l'intensité d'action et du redoublement d'efforts élastiques et expansifs des organes, pour dompter les obstacles pathologiques. Quand ces efforts sont impuissans, les organes se creusent, s'amincissent et s'usent de plus en plus, jusqu'à ce qu'ils se trouent, ou que leur faiblesse relative détruise préalablement l'équilibre général, et désordonne mortellement les grandes fonctions.

128° Les hydropisies ont été signalées dans leurs causes immédiates et décrites dans leurs caractères et dans leurs influences.

129° L'ictère est le passage phlegmasique de la bile dans les absorbans capillaires des quatre veines hépatiques, qui s'abouchent à la veine cave inférieure.

130° L'endurcissement du tissu cellulaire provient de la congestion circonférencielle du sang, sous l'influence du contact nouveau de l'air et du froid, chez l'enfant naissant, prédisposé déjà par des secousses utérines antérieures trop fortes et trop répétées.

131° Le squirre, le cancer, la gangrène sont les effets divers de la dénaturation des tissus par le feu nerveux, et de leur décomposition dissolvante, quand ce feu, après les avoir pervertis et détruit leurs raports, ne peut plus conserver leurs molécules en agrégation. Alors ces molécules, livrées à leur propre activité, se séparent, se putréfient et s'écoulent, en déterminant les phénomènes qui accompagnent la fonte cancéreuse et gangréneuse.

Nous complèterons l'examen et l'explication des prétendues altérations organiques, dans l'article suivant où elles doivent naturellement être placées. Rappelons pourtant avant de finir celui-ci, que ces altérations comme tous les symptômes morbides fixes ou passagers, vivans ou cadavériques, ne doivent leur existence qu'aux divers modes d'action du feu animateur soit général, soit local.

CHAPITRE XXIII.

MALADIES AVEC ALTÉRATION DES FLUIDES COMBURÉS, ALTÉRATION ELLE-MÊME PRODUITE PAR L'EXALTATION CHRONIQUE DU SÉCRÉTISME GÉNÉRAL OU DES PARTIELS.

132° J'ai appelé vie primordiale, le sécrétisme de l'appareil nerveux gris ou inférieur. Ce sécrétisme est le pouvoir transformateur et incontestable qui réside dans l'organisme, et qui préside à l'incarnation dans nos propres tissus, des alimens, des boissons et des aériens absorbés. La vie peut donc être définie un sécrétisme, une combustion ; et l'arbre nerveux gris est l'appareil comburant fondamental. Mais cette combustion s'entretient par des combustibles : ce sont les élémens du sang rouge et le sang rouge lui-même qui est formé par la nourriture et l'air. Ces derniers se changent en chyle et en fluide artériel. Les matières contenues dans l'estomac, dans les chylifères et dans l'arbre aortique, seront donc les *combustibles* de la vie. Ces combustibles, une fois sécrétés par l'appareil vital, par ses ramuscules nerveux et par toutes les trames viscérales, ont perdu leur combustibilité et doivent s'appeler les fluides *comburés* du corps. Ces fluides sont le sang noir, la lymphe, la bile, le suc gastrique, les excrétions diverses des glandes, les urines, etc.

133° Ainsi on peut dire que tous nos tissus vivans, solides ou liquides, sont formés de trois sortes d'élémens : 1° de substances combustibles ; 2° de substances comburantes ; et 3° de substances comburées. Depuis la conception jusqu'à la mort, ces matières s'entretiennent et se réparent dans l'économie. Les tissus fibrineux se sont formés surtout de l'élément combustible. Les tissus nerveux sont les comburans par excellence, et communiquent la même propriété assimilatrice et décomposante, à toutes les trames viscérales où ils pénètrent, et ils les pénètrent toutes. Les tissus formés par le sang veineux, la lymphe et la gélatine, sont dus aux matières comburées. Et bien, si tous les organes peuvent se diviser dans les trois classes suivantes, en combustibles, en comburans et en comburés, hâtons-nous de proclamer que toutes les fonctions se réduisent à préparer la combustibilité, à favoriser la combustion, et à éliminer ou à architecturer en viscères les scories brûlées.

134° Maintenant posons en principes trois conditions pathologiques : 1° si les combustibles sont insuffisans en élémens vitalisables, le foyer s'appauvrira. De plus s'ils sont altérés dans leur nature, l'appareil primordial comburant s'exaltera, et produira des comburés altérés aussi ; 2° si les organes de la combustibilité et de la combustion vitale sont malades et enflammés ou épuisés, certainement les matières comburées varieront en nature, dans un rapport proportionnel à ces causes ; 3° enfin si les fluides comburés sont dénaturés et gâtés, ils produiront infailliblement des maladies, soit dans les fonctions qui doivent présider à leur élimination, soit dans les viscères et les appareils qui sont obligés de se les approprier, de les conserver à demeure dans l'économie, pour en fonder ou en réparer la structure absolue.

135° Avant d'appuyer ces principes par des exemples, rappelons 1° que l'élément comburant est primordial en action et en initiative ; 2° qu'il débute par son attraction intégrante, à convoquer au foyer des élémens combustibles ; 3° qu'il les sécrète, les brûle et les modifie ; 4° qu'il les élimine ou les classe en textures organiques, à l'état de fluides comburés ; 5° que le fluide combustible est le sang rouge ; 6° que l'agent comburant est le tissu nerveux soit pur, soit viscéralisé ; 7° que le sang noir est la première sécrétion comburée ; 8° que la lymphe est la seconde sécrétion comburée consécutive ; 9° que la gélatine, c'est-à-dire, la substance des tissus blancs et des os, est la troisième transformation de la matière comburée. Ajoutons de plus les conséquences pathologiques suivantes, si importantes à connaître. 1° Le fluide combustible, le sang rouge, peut être altéré et trop échauffé par l'état morbide des fonctions préparatoires de la combustibilité ; ce qui le rend plastique, trop fibrineux et couenneux. 2° Les tissus comburans peuvent être exagérés dans leur attraction trop avide et leur sécrétisme trop intense ; ce qui convoque au foyer des élémens impurs, qui exaltent encore plus son action brûlante. Alors il en résulte un feu animateur perverti, âcre, mordant, trop chaud, trop plastique ou trop résolutif. 3° Le sang noir est par conséquent trop brûlé, trop charbonné, trop scorieux, trop abondant ; et la bile, qui est son excrément purificateur et éliminable, devient trop ardente, trop cuite et trop copieuse. 4° La lymphe, le produit de la transformation du sang noir en elle, suit ses vicissitudes de perversion, de dénaturation, et devient trop visqueuse, trop gluante, trop corrompue et trop scorieuse. De sorte que, péniblement travaillée et sécrétée par les glandes, elle peut les enflammer, les ulcérer, les squirrifier, les rendre cancéreuses, ou en sortir plus tenace et plus scorieuse encore pour déposer dans certains organes ses crasses impures, devenues, selon les circonstances, les élémens malheureux des scrophules, des tubercules, des dartres, de l'albuminerie de Wrigt, de la gravelle, des tumeurs blanches, de la goutte, du rachitisme. 5° De plus ces scories du sang noir et de la lymphe, sous l'exaltation partagée des différens capillaires, rentrent en partie dans le sang rouge, qui n'est que le noir hématosé ; et alors ce dernier, en en déposant les élémens infects dans ses organes purificateurs, les altère et produit le goître, la grosse rate, et un suc gastrique âcre et vicié. 6° Le sang noir, qui charrie aussi les scories du sécrétisme général, les dépose encore dans ses viscères dépurateurs, et occasionne l'hypertrophie du foie, sa densité et son obstruction, la cause ordinaire de l'embarras des dernières divisons de la veine-porte et des hémorrhoïdes. 7° La lymphe gâtée, qui est intégrée dans le sang noir, traversant mal le foie et condensée par l'élévation de sa température nerveuse, se fixe en matière encéphaloïde, en cirrhose, en stéatôme, en hydatides. Elle peut également se jeter dans tous les autres viscères, et engendrer des fongus, des polypes, des cancers, des lipômes, des cartilaginations, des ossifications et des pétrifications.

136° Voilà comment on doit concevoir et expliquer la théorie physiologico-pathologique. Les anciens voulaient rendre compte de tout par les humeurs ; ils se sont trompés. Les auteurs aussi exclusifs, qui ne reconnaissaient que la puissance des solides sont tombés dans une erreur aussi profonde. Et les rêveurs, qui systématisaient avec des causes spirituelles, comme l'âme théologique de Stahl et l'archée de Van Helmont, ou avec des abstractions équivalentes, comme les propriétés vitales, l'excitabilité, l'irritation, se sont égarés encore plus dans les ténèbres et les mensonges de la science. Il faut, pour arriver à la vérité le concours explicatif des esprits physiologiques, des solides et des liquides, comme il faut leur réunion harmonique pour animer et maintenir l'architecture du corps. Pourtant le sécrétisme vital et son agent, le *feu nerveux*, sont les principes électrisans et organisateurs primordiaux, tandis que les solides et les liquides sont les moyens passifs et secondaires, que ce feu nerveux forme et qu'il emploie pour l'exécution des fonctions, comme pour la composition des textures. Je pense que cette profession de foi de mes innovations est assez catégorique, assez distincte et suffisamment comprise, pour ne pas être confondue avec les systèmes bâtards et stériles des âges passés et de la génération présente.

137° Donnons maintenant des explications spéciales, et commençons par décrire la cause et les effets de la pléthore. Lorsqu'un individu, doué d'un appareil pneumo-circulatoire énergique, et d'un abdomen avide et complaisant, est soumis aux influences d'une atmosphère riche et d'un régime fortement réparateur, la constance et l'absorption de ces modificateurs excitent et même exaltent, à un certain degré, quoique non phlegmasique, le sécrétisme focal, et lui font fabriquer un feu animateur ardent et surabondant. Ce feu s'infuse dans le sang et le plastifie, le rend très-fibrineux et consistant. La continuité des mêmes causes amène une superfluité du fluide artériel et du feu nerveux intégrant, qui jaillissant d'une pneumatisation vigoureuse et intense, se combine et s'identifie avec lui. C'est son infusion et son intégration dans le sang, qui produit l'état couenneux de ce dernier. De sorte que la couenne grisâtre du fluide artériel donne la mesure exacte de la quantité du feu nerveux incorporé. Aussi le sang est-il riche, trop épais, trop stimulant pour les organes. Ces organes s'en remplissent, s'en engorgent, s'en empêtrent, au point qu'ils finissent par opposer un léger obstacle général à la pneumatisation. Alors cette dernière fait sentir les effets de sa réaction par les symptômes caractéristiques de la pléthore : respiration courte, oppressée; cœur énergique, palpitant à la moindre cause; pouls fort, large et fréquent; hémorrhagies soulageantes diverses. Cette pneumatisation porte son tribut surélectrisant à l'encéphalisation, d'où résultent : battement des temporales, faciès injecté, yeux brillans, et les signes d'une légère compression sanguine, tels que : somnolence, céphalalgie, vertiges, bluettes, tintemens, parfois hallucination des sens, rêves d'objets rouges, enflammés; sensibilité émoussée, facultés intellectuelles et morales obtuses, tristesse, ennui, pesanteur générale, engourdissement, picotement dans les membres. Ces effets entravans de la pneumatisation, retentissent 1° dans la gastrisation, où ils produisent l'anorexie, des douleurs abdominales vagues, la constipation, et 2° dans l'artérialisation, qui fournit une urine rouge, chargée et forte, tandis que la peau légèrement gonflée et rosée, est chaude, comme halitueuse et susceptible parfois de transpirations critiques très-animalisées.

138° Si le feu nerveux est le principe substanciel de la fibrination du sang rouge, de sa consolidation, de sa plasticité, de sa couenne, de sa chaleur animatrice; on conçoit que plus il sera distillé abondamment au foyer vital, plus les effets pléthoriques de son intégration artérielle seront prononcés.

139° Si maintenant nous supposions sa déficience générale, sa pénurie insuffisante pour les besoins de la vie, ce qui revient à dire que si l'appareil fondamental du foyer était affaibli, languissant et peu sécréteur, tout alors trahirait le manque du feu nerveux, de l'agent vital qui organise les solides, donne de la consistance et de la plasticité aux liquides, et les électrise tous par son incorporation en eux. Ces solides par son défaut, seraient donc ramollis, froids, peu élastiques, peu en cohésion, saignans, décomposables, et facilement engorgeables par des stases atoniques. De même les fluides insuffisamment liés se dissocieraient, se dissoudraient, se corrompraient aisément, et s'écouleraient passivement par des pores relâchés, désélectrisés et insensibles. Voilà ce qui arrive dans l'anémie et au plus haut degré dans le scorbut. Aussi l'anémie démontre-t-elle la faiblesse et l'impuissance du foyer vital et de l'expansion des débouchés. Pour la pneumatisation: défaillances, respiration pénible; cœur faible, languissant, souvent ému; pouls petit et lent. Pour l'artérialisation : urines abondantes, claires et inodores; peau froide, parfois un peu œdémateuse. Pour la gastrisation : appétit et soif nuls, déjections séreuses. Pour l'encéphalisation : nonchalance, faiblesse intellectuelle et morale, ennui, fatigue, épuisement.

140° Ne considérez donc pas la pléthore et l'anémie comme des altérations primitives des liquides, puisque les solides et les liquides ne sont que des matières passives tout-à-fait subordonnées; mais regardez-les comme les produits secondaires de la surabondance ou de la pénurie du phlox, du feu nerveux, sous l'exagération ou l'abaissement du sécrétisme vital, lui-même soumis à des modificateurs trop fortifians ou insuffisans.

141° Maintenant on comprendra facilement que le feu nerveux d'un pléthorique, étant trop comprimé sous le sang artériel et le veineux en excès, s'efforcera de s'en débarrasser critiquement et pathologiquement. Ses efforts produiront donc les dispositions aux phlegmasies, aux congestions partielles, aux hémorrhagies, aux dilatations anévrismatiques et variqueuses, etc. Ainsi le sang combustible ou artériel produira la céphalite, la pneumonie, la splénite et la néphrite en se portant sur les viscères qui en sont le siége. Il déterminera le rhumatisme dans les muscles, l'érysipèle et d'autres exanthèmes dans la peau. Quand il sortira par les extrémités rompues ou forcées de ses vaisseaux, il causera l'hémorrhagie cérébrale, l'épistaxis, l'hémoptysie, l'hématémèse, l'hématurie. Ainsi le sang comburé ou veineux, après avoir passé difficilement des derniers ramuscules artériels dans les premières radicules phlébiques, embarrassera ces radicules qui se dilateront pour former des varices dans les intestins, et des engorgemens dans les sinus cérébraux. La pléthore veineuse empêtrera de plus en plus le foie, qui ne pourra pas bilifier et éliminer tout son superflu. Les hémorrhoïdales s'obstrueront de plus en plus, et finiront par se rompre sous les efforts du feu général, pour soulager momentanément l'économie jusqu'à ce qu'une plénitude nouvelle nécessite un autre écoulement, et après celui-ci un autre encore, ce qui rend le flux sanguin périodique. Mais l'obstacle des radicules veineuses abdominales, en persistant toujours et en engorgeant les tuniques intestinales, s'oppose à l'entière irradiation du feu gastrisant dans ces dernières. Ce feu est donc vicieusement arrêté dans son expansion, et refoulé sur les plexus; c'est cette rétention qui dispose à l'hépatite lente, et qui entretient les entérites chroniques. Dans ces maladies le feu gastrisant, entravé dans son expansion naturelle, réagit avec force, dans la concentration solaire-mésentérique, sur la pneumatisation. Alors cette dernière produit consécutivement une respiration anxieuse, des palpitations, un pouls fort et plein, et reporte supplémentairement à l'encéphalisation, la dose superflue de feu vital que la gastrisation entravée aurait dû rayonner. L'encéphalisation, à son tour, manifeste les effets compressifs et de l'engorgement des veinules cérébrales, et de l'abord trop considérable du feu général par le sang des carotides internes et des vertébrales. De sorte qu'en même temps que le feu pneumatisant superflu s'ajoute à l'encéphalisation, et l'exalte encore pour produire un éther abondant, ardent, impétueux, la compression veineuse circum-cérébrale vient s'opposer à la dérivation aisée de cet éther, et aux opérations de la pulpe sensorio-motrice. Ce qui revient à dire qu'il existe *dans* l'encéphale excès d'animation et d'excentricité; et *autour* de l'encéphale, oppression et étouffement concentriques. Voilà pourquoi et comment naissent les hypochondries, les mélancolies et les manies lentes; tandis que leurs accès sont déterminés périodiquement par des rétentions plus circonscrites encore de feu nerveux, et par les transports orageux de la gastrisation sur la pneumatisation, et de ces deux dernières sur l'encéphalisation, ce qui arrive le plus souvent par des changemens de température, des écarts de régime, des émotions contristantes, ou la suppression d'une hémorrhagie périodique, et surtout des hémorrhoïdes, la cause hypochondriaque la plus ordinaire.

142° Nous savons que le sang rouge se transforme en sang noir et ce dernier en lymphe. Or la plasticité des deux premiers se réfléchira inévitablement dans cette dernière. Aussi la lymphe des pléthoriques est visqueuse, consistante, contient beaucoup plus d'albumine et de sels animalisés. Et sa nature se révèle assez par les sueurs odorantes, l'expuition épaisse, et les urines fortes et caillebottées. Cette lymphe, difficilement éliminée de ses émonctoires, reste à demeure dans l'organisme, se concrète de plus en plus, et se jette vicieusement sur certains organes. Ainsi quand elle est dérivée par le pancréas, son dépurateur naturel, elle produit la pituite; si elle s'accumule dans le tissu cellulaire, elle forme des abcès froids; si elle se jette sur les glandes, elle cause leur suppuration; se dirige-t-elle dans les excréteurs de la peau, elle occasionne des sueurs aigres ou des dartres variées; obstrue-t-elle le foie, elle y prépare des cirrhoses, des encéphaloïdes, des stéatômes; embarrasse-t-elle les reins, elle constitue l'albuminerie ou la pierre; se dépose-t-elle sur les articulations, elle détermine les accès de goutte périodiques comme les hémorrhoïdes, qui sont dues à la même cause générale, à la pléthore, elle-même occasionnée par une combustion vitale avide et forte, et par un feu nerveux surabondant et habituellement entravé par des obstacles viscéraux.

143° Il n'est donc pas étonnant que les meilleurs observateurs de tous les siècles aient remarqué un rapport intime et constant entre les hémorrhoïdes, l'hypochondrie, les dartres, la goutte et la pierre.

144° La cause pathologique première est l'exagération du principe ou plutôt de l'appareil fondamental comburant. La cause secondaire est la trop grande plasticité du fluide combustible. Et la cause tertiaire est la dénaturation et la consistance trop scorieuse des fluides comburés, c'est-à-dire, du sang noir et de la lymphe.

145° La surabondance du feu nerveux, la plasticité du sang artériel, l'épaississement du sang noir, la viscosité de la lymphe, proviennent originellement de l'avidité alimentaire du foyer vital, et consécutivement de l'avidité ministérielle de l'appareil gastrisant, qui appètent et convoquent une nourriture abondante et fortement réparatrice. L'intensité du diapason vital et son ardeur réverbérée dans les fonctions préparatoires digestives et chylifères, dissolvent trop, atténuent trop, sécrètent trop et subliment trop les parties terreuses, salines, alcalines, acides et huileuses des alimens; de sorte que ces parties minéro-végétales primordialement, trop pompées et trop vaporisées par le feu nerveux général et viscéral, au lieu d'être éliminées chaque jour par des déjections salutairement dérivatives, sont chaque jour, chez les hommes habituellement constipés, convoquées et entraînées par l'attraction focale et les fonctions préparatoires : ce qui dépose et amasse dans l'économie des matériaux nerveux, fibrineux, albumineux, gélatineux et salins, dont la présence et la quantité nuisibles couvent et développent les maladies que nous avons expliquées dans ce chapitre, et qui doivent se rapporter à l'exaltation du foyer vital, à la plénitude et aux vices de composition du feu nerveux *comburant*, du sang artériel *combustible*, du sang veineux et de la lymphe *comburés*.

146° Mais jusqu'ici nous avons supposé : 1° que les organes des fonctions centrales et des préparatoires étaient primitivement sains; et 2° que les alimnes et l'air constitutifs du fluide combustible, étaient parfaitement hygiéniques. Voyons donc maintenant quelles seront les conséquences pathologiques et des lésions des viscères fonctionnels et de l'altération de l'air et des alimens.

1° S'il existe une disposition phlegmasique héréditaire ou acquise de l'estomac et des intestins; si cette disposition se change en entérite latente ou ostensiblement chronique, et constamment entretenue par un régime insalubre, des alimens exclusivement farineux, des eaux séléniteuses, un air corrompu et non renouvelé, la malpropreté, l'habitation dans les lieux obscurs, froids et humides, le défaut d'exercice, la tristesse; ou 2° s'il existe une disposition phlegmasique congénitale ou accidentelle des poumons; si cette disposition se change en pneumonie déclarée, et s'entretient par les modificateurs viciés alimentaires et respirables énumérés ci-dessus, voici ce qui résultera de ces doubles causes malheureuses: 1° le foyer vital s'exaltera chroniquement, et sa chronicité deviendra un état habituel pour lui. Son feu nerveux s'usera dans ses efforts excentriques et réactifs et fera languir tôt ou tard le foyer. Mais avant ce terme, il aura exagéré les fonctions préparatoires. Il aura absorbé des matériaux alimentaires et aériens nuisibles, dont la dissolution dans l'économie aura vicié le sang rouge combustible, et le sang noir et la lymphe comburés. 2° Les phlegmasies chroniques et les efforts centraux auront rendu le sang couenneux. Cette couenne, formée par une accumulation du feu nerveux superflu dans le fluide artériel, qui en est saturé trop long-temps; cette couenne, dis-je, passera du sang rouge dans le sang noir, et du sang noir dans la lymphe. Mais le sang rouge, le sang noir et la lymphe sont déjà altérés par une nourriture malsaine et un air corrompu; ils le seront donc encore plus par l'élément nerveux couennant, qui sera devenu essentiel, intégrant à leur fluidité. Alors la partie viciée, constituée à la fois par l'altération de mauvais alimens, d'un air impur, d'un feu nerveux morbide, constituera l'état scrophuleux et du sang rouge, et du sang noir, et de la lymphe, et à plus forte raison du foyer vital, de ses fonctions préparatoires, et de tous les organes, qui sont sans cesse alimentés et composés par l'agent nerveux et ces liquides détériorés. 3° De cette altération générale résultera un résidu nuisible des humeurs, l'*élément scrophuleux*, espèce d'écume, de scorie puriforme de toutes les élaborations sanguines et lymphatiques. 4° Quand ce principe morbide débute et se déclare dans le sang rouge, il rend ce dernier très-fibrineux et se dépose dans ses organes dépurateurs, en formant le goître et la grosse rate. 5° Une fois dans le sang noir, ou il engorge et hypertrophie le foie, qui s'efforce de l'éliminer en bile; ou il se jette sur certains viscères, en y faisant germer des noyaux mélaniques, gangréneux et charbonneux. 6° Une fois identifiée à la lymphe, sa gangue ordinaire, étant alors complètement cuite et achevée, la scorie scrophuleuse traverse les glandes, les obstrue et les irrite chroniquement: ce qui produit les tumeurs suppurantes du cou dans l'enfance, de l'aisselle dans la jeunesse, de l'aîne dans l'âge adulte. Tantôt cette scorie scrophuleuse altère ces glandes, les dénature, y dépose l'élément cancéreux, que développe tôt ou tard la révolte du sécrétisme nerveux local. Alors se préparent le carreau mésentérique et les dégénérescences squirreuses des mammelles, de l'utérus, du foie, des intestins : car la prétendue diathèse cancéreuse n'a pas d'autres causes ni d'autres lois que l'écrouelleuse. Cette scorie scrophuleuse, se généralisant tout-à-fait, dissémine des granulations tuberculeuses dans tous les organes, et surtout dans ceux qui sont susceptibles d'une grande et fréquente ampliation aréolaire, comme la rate et les poumons, où on la trouve infailliblement dès qu'elle existe et qu'elle est complètement formée. Alors son accumulation produit la phthisie tuberculeuse, en entravant de plus en plus et le rayonnement pneumatisant animateur de la respiration, et l'absorption de l'oxigène si puissamment réparateur. Cette scorie scrophuleuse est-elle portée à la peau, elle occasionne des dartres rebelles, rongeantes et lépreuses dans les pays chauds. Affecte-t-elle les ganglions et les vaisseaux des membres, elle provoque des ulcères interminables. Attaque-t-elle les articulations, elle y produit des tumeurs blanches insolubles. Enfin se dépose-t-elle dans les os, elle les difforme, les carie et engendre le spina ventosa ou le rachitisme.

L'altération des fluides provient donc de la transformation physiologique et successive des élémens viciés ; et cette altération est toujours en rapport avec leur viciation, sous les effets divers du travail sécréteur focal, et des fonctions préparatoires plus ou moins exaltés et morbides.

Nous pourrons aussi tirer de ce chapitre, des indications thérapeutiques tranchées et bien motivées, pour la curation des diverses affections mentionnées. 1° Nous abaisserons le diapason vital. 2° Nous ne recommenderons que des circumfusa et des ingesta salubres. 3° Nous saturerons le feu nerveux en excès. 4° Nous apaiserons les trames partielles révoltées. 5° Nous diminuerons la plasticité du fluide combustible. Et 6° Nous purifierons et nous éliminerons les scories des fluides comburés.

CHAPITRE XXIV.

DES CRISES NATURELLES ET MORBIDES.

147° La vie se compose d'un travail primitif et central, le

sécrétisme du foyer, et d'élaborations et de fonctions locales, les sécrétismes partiels. De sorte que tout attire, tout brûle, tout rayonne et élimine, dans l'économie. Les fluides combustibles, les trames comburantes, et les matériaux comburés sont dans un entretien, une réparation et une dépense continuels. Aussi leurs résidus s'échappent-ils du corps par leurs émonctoires respectifs, et par des voies appropriées. Nous allons en donner l'explication, pour clore nos principes pathologiques. Commençons par les crises de la santé.

148° Le feu nerveux, réparé par les élémens de l'air et des ingesta, s'irradie sans cesse du centre focal, et rayonne même par la peau en donnant l'impression constante de la température du corps. Qu'on juge de la dépense immense et continuelle de la chaleur organique, et de sa rénovation permanente par les principes alimentaires et respirables. Ce feu vital anime les viscères, préside à leur développement et à leur complet accroissement, et sert au jeu de leurs fonctions. A la puberté, son superflu engorge périodiquement les plexus spermatiques de la femme, et sort par et avec le flux menstruel; tandis que chez les deux sexes, il se dérive par les plaisirs de la reproduction. Indépendamment de ces voies, le feu nerveux s'échappe encore dans toutes les excrétions.

149° L'éther sensorialise et meut les organes de l'arbre de relation, et sert à leurs fonctions et à leur formation. Son superflu s'échappe par la mobilité et la loquacité surtout dans l'enfance; par les passions et les plaisirs voluptueux surtout dans la jeunesse; par les actes intellectuels et les démarches ambitieuses surtout dans la maturité; et par le radotage et les plaintes dans la vieillesse.

150° Le sang rouge se dépense par sa dépuration en suc gastrique, dont la rate fournit le principal élément; par le flux menstruel; par sa transformation en sang noir; et par la fibrine qui constitue la structure absolue de notre organisme.

151° Le sang noir s'élimine dans la bile et par sa transformation finale en lymphe.

152° La lymphe sert à constituer les parties blanches, ou s'échappe dans les diverses excrétions, dont les principales sont la perspiration pulmonaire et intestinale, la transpiration cutanée et l'urination. Passons maintenant aux crises pathologiques.

153° Le feu nerveux surabondant s'irradie avec une extrême ardeur par la peau et les muqueuses brûlantes; par une encéphalisation exaltée; par une respiration accélérée et une haleine très-chaude; par des vomissemens bouillonnans; par des urines fortes et ardentes; par des déjections d'une extrême fétidité.

154° L'éther dépense son excès par le délire, les cris, la fureur, les convulsions.

155° Le sang rouge s'élimine par les hémorrhagies diverses.

156° Le sang noir réjette son superflu par les hémorrhoïdes et par des évacuations bilieuses.

157° Enfin la lymphe est excrétée morbidement par des sueurs, des urines, des selles plus ou moins chaudes, puantes et copieuses.

158° Mais souvenez-vous que, dans ces cas divers comme toujours, les fluides du corps sont entièrement subordonnés au feu nerveux animateur; que c'est lui qui les constitue par son essence suprême et dominatrice, infusée dans leurs parties; que les exaltations centrales produisent sa surabondance; que les quatre mouvemens fondamentaux l'impulsent en donnant l'indice de l'état et du rhythme de la vie; que son excès surélectrise, enflamme, résout, ulcère, squirrifie et gangrène; que tout dans l'économie s'opère par l'intermède et l'activité de cet agent vivificateur; que c'est à lui qu'on doit rapporter tout phénomène sain ou malade, et tout mouvement organique, tout désordre viscéral, tout mode, tout acte, toute influence de la vie inférieure; que les solides et les liquides ne sont que par lui, n'agissent, ne circulent, ne se forment, ne se décomposent, ne se réparent, ne s'excrètent que par lui et avec lui; enfin que tout dépend de l'autocratisme du feu nerveux; et de sa source, le sécrétisme fondamental; et de ses lois atomistiques, l'attraction et l'expansion; et de ses lois élastiques de refoulement sous les obstacles; et de ses lois dynamiques de saturation, de coction, de résolution et de neutralisation de ces obstacles.

159° Notre pathologie porte donc un cachet particulier. Un principe la dirige et l'explique, comme la physiologie : d'abord le sécrétisme focal, ensuite l'agent vital. C'est lui qui produit la simple excitation, l'irritation, l'inflammation, la décomposition gangréneuse, la saine animation, la surélectrisation sans phlogose, l'accumulation de chaleur fixe, les bonds et les bouffées de calorique ambulant, la fièvre, la phlegmasie, l'hémorrhagie, la névrose de la vie radicale, la lésion organique, l'hydropisie, les vicieuses sécrétions, les altérations des fluides, les crises, l'hypertrophie, l'atrophie, les dilatations, l'induration, l'engorgement, l'oblitération, les changemens de tissus, la température du corps, le froid, les faiblesses locales, l'anémie, la syncope, la désélectrisation, etc. Ce principe fondamental s'adapte à tout, explique tout, vivifie tout; comme le soleil irradie sur la terre, au printemps, l'élément électrisant de la Nature; comme le calorique astral pénètre les germes, réveille les sécrétismes, anime les actions organiques: alors tout travaille, se hâte d'engendrer, développe de nouvelles productions, pour entretenir le cercle éternel de la Création.

CHAPITRE XXV.

RÉSUMÉ DE LA DOCTRINE DU CAUSALISME MÉDICAL.

160° Pour établir nos principes généraux, nous avons puisé à la source de l'histoire et de la Nature. L'histoire nous a montré tous les hommes de génie aux prises avec l'inspiration et l'étude, pour découvrir les mystères les plus secrets de notre organisme et du monde. Tous ont admis des forces primitives mal dénommées et fausses, parce qu'elles n'étaient pas universelles. La Nature nous a révélé ses véritables lois, dépendantes de son *activité* atomistique, et modifiées par sa *passivité*. Oui, l'activité, le *phlox*, est la grande âme fluide vivifiante de l'Univers. Oui, la passivité, l'*aphlox*, est l'élément servile de l'architecture du Monde. Les atomes seuls existent; ils ont tout formé, tout uni par leur duplicité active et passive. Les passifs constituent la matière inerte et obéissante. Les actifs sont les autocrates et les modificateurs suprêmes par leurs lois d'attraction, de sécrétisme et d'expansion; et ces trois lois sont uniques et universelles. La duplicité des atomes a fait imaginer le dualisme religieux. La triplicité des lois motrices a inspiré les trinités théologiques. L'unité de la matière dimensionnelle a nécessité l'unité de Dieu. L'idée de l'absolu et de l'infini de la Nature a conduit au panthéisme. La divinisation des héros et des bienfaiteurs de l'humanité, a suscité le paganisme; et celle des productions diverses a engendré le fétichisme. Toutes ces théories se touchent et sont plus ou moins fondées. Mais quel éloignement du Vrai et de notre doctrine, son organe! Pourquoi ne serai-je pas envoyé aussi dans le temps, pour saper les erreurs de mon siècle, et greffer sur elles les vérités de l'Eternel!.... Dieu de la Nature! Ame fluide du Monde! Esprit saint qui t'infuses dans les êtres pour les électriser, reçois mon adoration et mes efforts! Sois mille fois béni pour les rayons de ton auréole sacrée, que tu diriges sur ton enfant ! Pénètre ma sensorialité, enivre-la de ta gloire, imprime sur elle la miniature du Monde et l'analyse, la splendeur des lois de tes créations, afin que je puisse les annoncer aux hommes dignement, et ne jamais les égarer ! Le vrai seul est immortel comme toi, pur comme toi, grand comme toi ! Fais donc que le vrai s'échappe seul de ma bouche, comme un intermédiaire élu et de ta voix et de ta force suprêmes !....

161° La Nature est une grande organisation vivante. L'attraction, le sécrétisme et le rayonnement des atomes actifs, ont disposé les passifs, de manière à la constituer arboréalement et à l'animer physiologiquement. La grande âme fluide universelle s'est infusée dans les astres et dans les planètes, pour entretenir leur attraction, leur combustion et leur expansion respectives, propres à les espacer, à les équilibrer, à les harmoniser. De plus l'*activité* phloxique suprême s'est intégrée dans les minéraux, dans les végétaux et dans les animaux, pour les pénétrer et leur imprimer les lois universelles. Confuse et disséminée dans les minéraux, l'*activité* s'est de plus en plus localisée en déroulant la série des végétaux et des animaux, et a fini par former dans ces êtres, comme dans l'essieu du monde et comme dans les astres et dans les planètes, des noyaux d'attraction, de sécrétisme et de rayonnement. La moëlle des plantes, avec ses rayons excentriques, fut la matrice de la vie. Le système nerveux organique des animaux fut le siége de l'animation. Dans ces derniers, le phlox, le feu nerveux, fut sécrété, entretenu, dépensé et réparé. Il s'irradie dans les organes, pour les électriser et les mouvoir. Il préside à leurs fonctions physiologiques par la normalité de ses dégagemens; et il suscite les diverses maladies par les obstacles qu'il rencontre dans son excentricité et par les degrés vicieux de son accumulation ou de sa rareté.

162° La force universelle est donc unique pour tous les êtres, mais seulement modifiée et transfigurée. Sa plasticité et son intensité varient depuis le centre total de la Nature, jusqu'aux intermédiaires astraux, et depuis les derniers soleils, jusqu'aux planètes terminales; et dans ces planètes, depuis leur noyau minéral, jusqu'à leurs végétaux intermédiaires et à leurs animaux extrêmes. En récapitulant ces idées, que j'ai auparavant si amplement développées, j'ai voulu vous amener à cette vérité capitale pour la thérapeutique : que la parcelle d'*activité* phloxique générale, qui anime notre planète, est de même essence et de même origine dans les minéraux, dans les végétaux et dans les animaux, quoique modifiée d'après la somme et le degré de pureté de la *passivité* aphloxique, qui les constitue respectivement. Les minéraux, les végétaux et les animaux, en s'assimilant réciproquement, entretiendront donc leur dose d'activité intégrante; puisque cette activité est l'*aliment* général de la Nature. Aussi tous les êtres, par leur substance digérée, peuvent-ils alimenter leur attraction et leur sécrétisme mutuels. Leur passivité se change en celle du foyer qui l'absorbe; et leur activité devient celle de ce même foyer. Voilà pourquoi la nourriture peut être tirée d'une foule d'espèces, de plusieurs classes et de deux règnes. Ce qui alimente en elle, c'est la portion de l'âme fluide atomistique de l'Univers, qui est incorporée dans ses molécules. La propriété nutritive sera donc en raison de sa dose électrisante. Voilà pourquoi, quand le *phlox* est condensé dans certaines substances, il les rend excitantes : comme dans le gibier et les aromates; tandis qu'il les rend rafraîchissantes et émollientes, quand il est en quantité inférieure ou négative par rapport à l'*aphlox :* comme dans le laitage et la guimauve. J'ai voulu établir ce dernier principe, qui découle, comme tous les antécédens, du *causalisme* universel, parce qu'il nous conduit naturellement à l'explication des effets médicamenteux et des lois thérapeutiques.

FIN DE LA PATHOLOGIE OU DE LA TROISIÈME PARTIE.

QUATRIÈME PARTIE.

MATIÈRE MÉDICALE.

CONSIDÉRATIONS GÉNÉRALES.

La première partie de notre ouvrage nous a enseigné la composition *anatomique* de l'organisme et ses lois *physiologiques*. L'appareil de la vie inférieure se compose 1° de feu nerveux ; 2° de liquides ; 3° de solides. Le feu nerveux est l'agent vivifiant et électrisant. Il représente le *phlox*, ou l'activité primordiale et suprême de la Nature. Aussi, en s'identifiant avec l'*aphlox*, ou avec la passivité, pour en former des fluides et des solides, ne donne-t-il à ces derniers que des lois secondaires et dépendantes de son essence première. Ce feu s'est concentré dans l'arbre nerveux gris qui en est saturé. Cette saturation lui imprime les trois lois atomistiques générales : l'attraction, le sécrétisme et l'expansion. Par l'*attraction*, cet arbre radical absorbe des élémens activo-passifs et hygiéniques d'alimentation. Le *sécrétisme* les brûle et les décompose. Leur partie active se change en feu nerveux, ou phlox animateur, que l'*expansion* irradie ; t leur partie passive, ou aphloxique, est éliminée en fluides veineux ou lymphatiques. L'expansion focale ou du tronc vital encéphalo-rachidien, forme autour de lui une sphère rayonnante et divergente de feu nerveux. Cette sphère, emprisonnée par la pie-mère et l'arachnoïde cérébro-spinales, s'échappe par trois soupapes ou débouchés. La première et la plus considérable est la pneumatisation, qu'on pourrait nommer, à juste titre, le volcan vital, parce que c'est par elle que sort le torrent de feu nerveux qui anime la plus grande partie de l'organisme. Cette pneumatisation est la flambance excentrique du feu nerveux focal, par les poumons et le cœur gauche, pour faire exécuter l'expiration aux premiers, et la circulation au second.—La seconde soupape de la vie est la gastrisation, ou l'irradiation du feu nerveux central par les masses de ganglions et de nerfs gris de l'abdomen. Ce feu électrise et opère les fonctions digestives. Le troisième débouché est l'encéphalisation, ou la flambance du feu focal par les couches grises cérébrales, pour animer l'arbre de relation, pour le sensorialiser et le mouvoir, en se transformant en éther.

Si la vie est une combustion, un sécrétisme métamorphosant, on doit admettre que le chyme, le chyle et le sang rouge sont les fluides combustibles du corps; que le feu nerveux vital est l'agent comburant; et que le sang noir, la bile, la lymphe et les autres excrétions sont les matières comburées. Tels sont les seuls élémens de notre architecture solide et de nos fluides.

Le feu nerveux a la tendance excentrique de rayonner du foyer. Mais l'action des modificateurs hygiéniques sur sa flambance, aux trois soupapes, lui a imprimé ses quatre mouvemens fondamentaux alternatifs. L'air, par sa concentration, l'a impulsé dans le volcan pulmonaire et dans les profondeurs de l'encéphalisation et de la gastrisation. La résistance de l'encéphale, étant permanente et fixe, en qualité de pivot vital, il n'y a eu de réactionnaire que la gastrisation : alors ses viscères ont relancé le feu gastrisant dans la pneumatisation qui refoule l'air agresseur. Ce dernier, par son élasticité, a précipité de nouveau le feu, par la pneumatisation, dans les entrailles de la gastrisation, qui l'a encore renvoyé. De sorte qu'il s'est établi ainsi une alternative de balancement du feu vital, du débouché pulmonaire au débouché gastrique, en traversant toujours le tronc focal encéphalo-rachidien.

Le feu nerveux, en s'échappant des trois débouchés et de toutes les extrémités ramusculaires des nerfs de l'arbre fondamental, anime les fluides et les solides, en les saturant et en les constituant d'après sa dose intégrante. Le sang rouge est le plus électrisé, ensuite le sang noir, et en dernier lieu la lymphe. Les solides rouges fibrineux sont les plus animés, et servent avec les nerfs gris aux fonctions préparatoires de combustibilité et aux fonctions exécutives de la comburation vitale. Les solides noirs fibrineux et les blancs gélatineux, sont les moins vivifiés, et ne servent qu'aux fonctions secondaires d'élimination ou de fondation structurale. Mais tous, fluides ou solides, reconnaissent l'autocratie et l'animation suprême et primordiale du feu nerveux, dont l'accumulation les exalte, dont la pénurie les affaiblit, et dont l'absence les paralyse et les mortifie. Telles sont les lois capitales que notre physiologie nous a révélées sur la vie radicale. Quant à la vie de relation, nous avons vu 1° que l'arbre nerveux blanc était greffé sur la flambance de l'encéphalisation ; 2° que le feu encéphalisant se changeait en éther relatif ; 3° que cet éther ou se concrétait pour constituer la pulpe sensoriale et motrice, ou restait en nature extraordinairement élastique et expansive dans les ventricules encéphaliques, dans la tige blanche épinière et dans les pertuis médullaires de tous les névrilèmes ; 4° le moi n'est que la substance blanche de l'encéphale, quand elle est animée et soumise à ses excitans ; 5° ces excitans arrivent par les sens viscéraux ou animaux, les racines de l'arbre de relation ; 6° la pulpe mentale digère, modifie, s'approprie les sensations et les change en idées, en images, en volitions, et les évacue par le mouvement ; 7° le mouvement volontaire n'est qu'une décharge de l'éther emprisonné dans les ventricules et chassé impétueusement dans les nerfs musculaires, par les crispations secondaires et compressives de la pulpe mentale ; 8° la voix n'est qu'un aboutissant local de cette décharge, les gestes de même ; 9° le produit fluide de la volupté génitale n'est qu'une condensation de l'éther et du feu nerveux, qui résument dans leur réservoir approprié la double nature primordiale de l'homme, qu'ils sont susceptibles de reproduire, quand ils sont déposés dans l'utérus, où ils rencontrent leurs analogues féminins, indispensables à leur combinaison et à leur pouvoir prolifiques.

L'*hygiène* à son tour nous a expliqué les diverses modifications de l'organisme, soit par les propres effets du feu nerveux, des fluides et des solides du corps, soit par l'action même des excitans externes. Ainsi, 1° les âges sont dus à la croissance, à la force et à la décadence progressive du sécrétisme focal, qui rayonne le feu animateur, surtout par l'encéphalisation dans l'enfance ; surtout par la pneumatisation dans la jeunesse ; surtout par la gastrisation dans l'âge mûr, pour s'équilibrer quelque temps et décroître ensuite graduellement comme il a commencé. 2° Les tempéramens résultent de la prédominance de l'expansion vitale par un des trois débouchés fondamentaux : ce qui fortifie et électrise davantage l'appareil viscéral du débouché privilégié. C'est par la même raison que l'enfant est plutôt nerveux, le pubère sanguin et l'homme mûr bilieux. 3° Les sexes provinrent, dans l'origine des races, de la supériorité et de l'infériorité de compression éthérée que deux êtres, d'abord indéterminés, ont exercé réciproquement l'un sur l'autre. Le plus fort a été influençant, le plus faible influencé ; et tous deux ont transmis ces dispositions actives et passives à leurs produits dès-lors imitateurs.

Les modificateurs hygiéniques agissent sur l'attraction, le sécrétisme et l'expansion de la vie, pour l'entretenir convenablement. Leur influence s'opère sur les trois débouchés, qui ne doivent jamais être trop ouverts ou trop fermés. Trop fermés, ils empêcheraient l'attraction, l'alimentation et la réparation; trop ouverts, ils causeraient une perte épuisante de l'expansion vitale. L'équilibre des pores est nécessaire, et se trouve toujours en harmonie avec les besoins d'absorption ou de dépense du foyer sécréteur. — De même que le corps de l'homme est doué d'une force vive, résultante de l'activité phloxique universelle infusée en lui, disséminée par le foyer vital et en diverses proportions dans les viscères, de même les agens hygiéniques possèdent une partie de cette activité phloxique universelle, qui s'est intégrée dans leurs élémens : ce qui leur donne une force intrinsèque et chimique relative. Cette force agit sur le foyer vital, ou par *excentricité* ou par *dissolution*. 1° Son excentricité est ou plus forte que celle du feu nerveux, ou elle est en harmonie avec elle, ou elle est inférieure. Plus forte, elle concentrera et étouffera le rayonnement vital; convenable, elle maintiendra la santé; trop faible, elle laissera évaporer trop de feu nerveux. Il faut donc que les excitans, soit internes, les fluides physiologiques, soit externes, les agens hygiéniques, soient toujours proportionnés au rayonnement nerveux de leurs viscères et de leurs débouchés respectifs. 2° La dissolution alimentaire, considérée relativement au foyer qu'elle doit entretenir, est ou trop faible et par conséquent insuffisante; ou convenable et par conséquent sanitaire; ou trop faible et par conséquent superflue. Dans le premier cas, le foyer s'affaiblira et languira; dans le second, il s'avivera et se maintiendra; dans le troisième, il s'exaltera et s'emportera. Il faut donc encore ici équilibrer l'activité phloxique intime des alimens avec les besoins de combustibilité et d'expansion de la vie. Et cette considération doit s'appliquer également aux trois débouchés; car l'encéphalisation s'empare et se nourrit de sensations; la pneumatisation de fluides aériens; la gastrisation de matériaux digestibles.

Quand les modificateurs sont absorbés, il faut aussi que l'éther, le feu nerveux et les scories qui résultent de leur comburation, s'échappent de l'économie; car leur rétention engorgerait les pores, entraverait l'expansion vitale et sensoriale, et causerait des maladies.

Et ces conditions multiples de santé doivent s'exécuter régulièment et en raisons diverses de la force vitale, de l'énergie sensoriale, des tempéramens organiques, des constitutions animales, des âges, des sexes, des habitudes, de l'hérédité, des idiosyncrasies et des professions.

Si la grande loi de l'hygiène consiste à équilibrer toujours le contact et la dissolution de ses agens avec le feu nerveux et le foyer vital, il arrive trop souvent qu'elle est enfreinte; et notre *pathologie* nous a montré que ses désordres dérivaient de deux sources primordiales: de l'*obstacle* que le feu général et local rencontrait dans sa divergence nécessaire, et des matériaux nuisibles que l'alimentation et la respiration pouvaient offrir à la dissolution focale. 1° Quand l'obstacle des agens hygiéniques est égal et convenable au rayonnement vital, la santé se maintient; mais s'il est trop raréfiant, le feu animateur s'évapore trop et le foyer s'affaiblit; tandis que si cet obstacle est trop concentratif, il en résulte un emprisonnement vicieux du feu nerveux divergent et de l'atmosphère focale, ce qui produit leur double réaction. La réaction générale engendre la fièvre et ses nuances inflammatoire, bilieuse, adynamique et ataxique, dues à la participation principale et défensive du débouché le plus affecté. Et la réaction locale produit l'inflammation et ses trois phases de crudité, de coction et de crise. De plus l'agent vital, sous la compression du foyer et ses irradiations défensives, peut occasionner aussi des hémorrhagies et des névroses; de même que par ses efforts partiels et chroniques contre les obstacles morbifiques, il peut causer les lésions organiques diverses et toutes les altérations pathologiques des tissus, que peut révéler l'autopsie. 2° Mais la perversion des liquides et les stases anormales de matières étrangères que l'on découvre dans les glandes mésentériques, dans les poumons, dans la rate, dans le foie, dans les articulations, dans les reins, sur le derme, etc., et qui accompagnent le carreau, les tubercules, les cancers, la goutte, la pierre, les dartres, etc., ces altérations diverses, dis-je, ne doivent être attribuées qu'à la dénaturation des fluides comburés de l'organisme, sous l'effet général de l'exaltation du sécrétisme vital, ou sous les effets partiels de la phlegmasie de quelques viscères préparatoires, et surtout par la dissolution vicieuse et mal opérée des élémens de l'air et de la nourriture gâtés, corrompus, mal façonnés, trop animalisés, pervertis et morbidement déposés.

De cet aperçu, nous pouvons facilement extraire les principes *thérapeutiques* propres à régulariser la vie, et dans sa source centrale et dans ses écarts partiels. 1° On concentrera le foyer général et ses dégagemens locaux, s'ils sont trop raréfiés et trop évaporés par l'insuffisance soit des fluides physiologiques, soit des obstacles hygiéniques. 2° Si les stimulus sont en harmonie avec l'expansion vitale, c'est le cas de la santé, qui n'a besoin que d'être continué et favorisé. 3° Si les obstacles sont trop concentratifs, s'ils oppriment trop l'expansion focale et les rayonnemens partiels, il faut recourir aux moyens d'espacer et d'agrandir la sphère vitale, d'ouvrir les débouchés, de débander la tension du feu nerveux viscéral. 4° Si l'économie est localement ou généralement surexcitée et produit, par une dissolution et une assimilation trop avides des matières attirées, les scories scrophuleuse, tuberculeuse, dartreuse, goutteuse, calculeuse, il faudra d'abord se soustraire aux causes aériennes et alimentaires nuisibles, ensuite n'entretenir sa vie et l'action de ses organes, qu'avec des moyens hygiéniques salutaires; et enfin recourir à des remèdes purificateurs.

La *matière médicale*, à son tour, comprendra les agens qui, n'étant actuellement ni physiologiques, ni hygiéniques, ni pathologiques, seront employés dans un but thérapeutique. Aussi pendant que l'hygiène renferme, dans son étude et dans son cadre les modificateurs externes et les solubles en harmonie avec l'organisme; la matière médicale embrassera les agens physiques et chimiques qui, impropres dans l'état de santé à entretenir long-temps la vie et la régularité des fonctions, peuvent être employés extérieurement et intérieurement pour régulariser cette vie et ces fonctions, quand elles sont désordonnées. Or, comme nous bornons la thérapeutique, 1° à raréfier le feu nerveux général ou partiel, quand il est trop tendu; 2° à le concentrer, quand il ne l'est pas assez et qu'il s'évente trop; 3° à purifier les altérations des fluides: il s'ensuit que nous devrions avoir trois classes de médicamens: les *raréfians*, les *concentrans* et les *purifians*. Mais comme les purifians, qui sont ou laxatifs ou purgatifs ou révulsifs ou fondans, tiennent de la nature des raréfians et des concentrans; ils n'auront pas besoin d'être traités séparément. N'oublions jamais qu'entre les raréfians et les concentrans, il y a les *équilibrans*, qui sont les élémens de l'hygiène.

CHAPITRE I.

ORIGINE DE LA PROPRIÉTÉ MÉDICAMENTEUSE.

La matière médicale est la science qui traite des médicamens, de leur action sur l'économie et de leur mode d'administration. On appelle un médicament toute substance soit minérale, soit végétale, soit animale, employée dans un but curatif. Il faut donc que cette substance possède en elle une propriété capable de modifier le sécrétisme général et les partiels, et par conséquent d'agir sur le feu nerveux lui-même. Cette propriété dérive de la composition moléculaire de la substance qui la recèle. Et comme cette substance ne peut être constituée, comme toute matière, que par les atomes actifs ou phloxiques et par les atomes passifs ou aphloxiques de la Nature, il s'ensuit que sa propriété découle nécessairement de la dose de son activité ou de son phlox intrinsèque, relativement à sa passivité ou à son aphlox. Si chaque corps de la Nature contient une parcelle de l'âme fluide et suprême de l'Univers, cette parcelle réfléchit nécessairement les trois lois universelles : l'*attraction*, le *sécrétisme* et l'*expansion*. Par l'attraction, les molécules de toute substance se sont agrégées homogénéiquement ; par le sécrétisme, elles se sont assimilées ; par l'expansion, elles ont éloigné tous les obstacles hétérogènes qui pouvaient troubler leur formation. Ainsi, chaque médicament, possédant déguisée en lui une parcelle de l'activité phloxique primordiale, jouit aussi d'une attraction, d'un sécrétisme et d'une excentricité atomistiques, proportionnels à sa quantité intrinsèque et à son développement dilutoire dans les voies digestives. C'est là ce qui fait sa *force* médicinale particulière, qu'on doit toujours mettre en parallèle avec la force générale du foyer vital et la force partielle de nos tissus. Voilà pourquoi l'eau de guimauve qui contient peu d'atomes actifs ou phloxiques intégrans, mais beaucoup de passifs, d'aphloxiques, est inférieure au feu nerveux, et favorise son rayonnement, amollit et relâche les tissus en les saturant. Voilà pourquoi les ingesta hygiéniques, le pain, la viande et le vin, équilibrés avec la force du feu gastrisant, réparent sa vigueur salutaire et la maintiennent. Les amers et les excitans, supérieurs à l'expansion de nos tissus, les crispent, les resserrent, les dominent. L'eau-de-vie, les rubéfians, les vésicans et les caustiques ont une excentricité bien supérieure au feu vital : aussi ils pénètrent, altèrent, durcissent, ulcèrent, brûlent et décomposent les trames organiques. Et tous ces phénomènes n'ont d'autres sources que la dose, la proportion, la somme d'activité atomistique, de *phlox* universel répandu dans ces médicamens divers, qui l'opposent excentriquement à l'activité *phloxique* de la vie. De sorte que ces deux forces en présence nécessitent leur réaction réciproque et défensive.

CHAPITRE II.

ÉCHELLE D'INTENSITÉ ET DE DOSES DES REMÈDES.

D'après les antécédens, on entrevoit la possibilité de classer les médicamens, leurs préparations et leurs combinaisons d'après l'abondance progressive de leur phlox intégrant, de leur activité atomistique intime. Ainsi l'eau fraîche tiendra le premier rang, ensuite son mélange 1° avec l'élément acidule; 2° avec les principes émolliens; ensuite suivront 3° les plantes amères et les extraits toniques; 4° les matières styptiques; 5° les substances excitantes; 6° la puissance narcotique; 7° la force caustique. Et tous ces remèdes ne doivent leur vertu respective qu'à la dose variable de leur phlox ou de leur activité, et de leur aphlox ou de leur passivité atomistiques constituans. La passivité l'emporte dans le bas de l'échelle et cède la prédominance à l'activité, à mesure qu'on s'approche des toniques, des stimulans et des caustiques, où cette activité est extraordinairement concentrée. Quant aux laxatifs, aux purgatifs, aux émétiques, aux diffusibles, aux excitans spéciaux, ils renferment de même un mélange d'activité et de passivité, qui doivent les faire ranger: les laxatifs entre les émolliens et les toniques, et les autres dans la catégorie des excitans. Mais l'appréciation exacte, mathématique et absolue de l'intensité active d'un médicament, est impossible, parce que nous n'avons pas de mesure, d'activomètre, pour évaluer la force des parcelles phloxiques de l'âme fluide de l'Univers, dont la nature intime nous sera toujours inconnue. Aussi ne pouvons-nous que la conjecturer empiriquement, c'est-à-dire, expérimentalement par son effet sur la vie et sur son agent. Voilà le moyen employé par tous les bons praticiens, qui ont toujours été d'excellens observateurs, et qui se sont sentis forcés de se contenter de cette seule ressource de l'estimation médicinale. La chimie nous met bien sur la voie, en découvrant les principes acidules, mucilagineux, gommeux, féculens, l'extrait, le tannin, l'acide gallique, l'arum, les essences, les résines, les baumes, les élémens stupéfians, les matières caustiques. Mais il faut ensuite et inévitablement les soumettre à l'expérience de la physiologie, à l'épreuve du feu vital, qui seul peut fournir les indications les plus sûres de leur utilité ou de leur nocuité médicales.

Si les moyens hygiéniques alimentaires sont classés entre les émolliens et les toniques, on peut déduire la dose des médicamens d'après cette considération. En bas de leur position, on risque peu d'administrer un peu plus ou un peu moins de tempérans et d'émolliens. Mais en haut, on doit être réservé et très-judicieux sur l'emploi des toniques, des stimulans, des poisons, des caustiques; car il faut bien peu de leur activité phloxique pour équivaloir à celle de la vie, et si peu qu'on surpasse le degré convenable, leur énergie terrible la désordonne, la brise et la mortifie. Aussi faut-il toujours proportionner la force médicinale à celle de la vie, et tenir un compte rigoureux de son état, de son diapason, du tempérament, de l'âge, du sexe et des habitudes.

CHAPITRE III.

DE L'ACTION MÉDICAMENTEUSE.

J'entends par action des médicamens, la modification que leur application et leur incorporation font subir soit à la vie, soit à son agent rayonnant, soit aux fluides qu'il sature, soit aux viscères où il s'est fibrifié, et d'où il s'échappe encore excentriquement. L'action médicamenteuse est locale ou générale. La *locale* agit par contact, par impression, par *obstacle*, comme les modificateurs de l'hygiène: sinon que ceux-ci s'*équilibrent* avec le dégagement vital; tandis que les remèdes sont ou inférieurs ou supérieurs à ce dégagement. Les inférieurs sont les émolliens et les acidules, autrement dits les *raréfians ;* parce qu'ils favorisent l'expansion des tissus quand on les applique. Les supérieurs sont ou toniques ou stimulans, autrement dits *concentrans ;* parce que leur impression suspend, opprime, refoule, condense l'expansion vitale. Le contact des narcotiques engourdit et paralyse le feu nerveux intrinsèque aux solides et aux fluides, aussi par leur concentration étouffante. Et celle des caustiques est tellement plus excentrique que la force nerveuse des organes et de la vie, qu'elle les pervertit, les brûle, les dissocie, les décompose et les mortifie.

L'action *générale* des médicamens s'opère ou par réaction focale contre leurs impressions locales, ou par l'effet de leur dissolution. Ainsi un émétique, un purgatif se font-ils sentir sur les surfaces stomacales et intestinales, la concentration qu'ils opèrent sur le feu gastrisant, le répercute dans les ganglions solaires-mésentériques, et par eux jusqu'à la sphère vitale et au tronc encéphalo-rachidien, qui réagissent avec une extrême violence, et relancent impétueusement le feu nerveux sur l'obstacle vomitif ou purgatif oppresseur : ce qui détermine des sécrétions et des évacuations secondaires, dépendantes de la réaction focale. Mais la *dissolution* des médicamens s'effectue comme celle des alimens. Et de même que nous avons vu les ingesta sécrétés par le foyer vital, et lui fournir une réparation trop faible, exacte ou trop forte, selon que par leur nature et leur quantité, ils étaient insuffisans, convenables, ou superflus en énergie et en dose d'activité moléculaire; de même les médicamens, considérés sous le rapport de leur dissolubilité focale, seront 1° ou négatifs, insuffisans, c'est-à-dire, affaiblissans et *raréfians* du foyer qu'ils n'aviveront pas assez; 2° ou ils seront positifs, convenables, et entretiendront avec *équilibre* et harmonie sa combustion animatrice, qualité qu'ils partageront avec les agens nutritifs de l'hygiène, et notamment du régime réparateur; 3° ou ils seront superlatifs, surabondans, excitans et *concentrans* du foyer, parce qu'ils lui fourniront des élémens électriques en excès et propres à produire la plénitude et l'étouffement de la sphère vitale et du feu nerveux, alors étonnamment excentriques, impulsifs, réactionnaires et débordans.

CHAPITRE IV.

C'EST TOUJOURS SUR LA SPHÈRE VITALE ET SUR SON AGENT, QUE L'ACTION MÉDICAMENTEUSE S'EXERCE.

Du temps de la médecine humorale, on donnait les remèdes dans le but unique de les adresser aux liquides, et de les modifier diversement, de les diminuer, de les augmenter, de les condenser, de les raréfier, de les purifier, de les expulser: de là les dénominations diverses de délayans, d'incrassans, d'incisifs, d'antiputrides, d'hydragogues, etc. Quand le solidisme a paru, il a soutenu exclusivement que les médicamens n'influençaient que les tissus. Aussi a-t-il inventé des expressions propres à caractériser leurs effets divers sur les fibres organiques. D'où résultèrent les relâchans, les styptiques, les stupéfians, les échauffans, les tempérans, etc. Mais comme les solides et les liquides ne sont que des moyens passifs de structure, composés et animés embryoniquement par le *feu nerveux*, et développés et fortifiés, dans le cours des âges jusqu'à la vieillesse, par son accumulation et son intensité progressives; de même qu'ils s'affaiblissent pendant la décrépitude, et se paralysent et se glacent par l'extinction progressive du sécrétisme vital et l'absence finale de l'agent électrisant : il s'ensuit que les remèdes, comme les moyens hygiéniques, ne peuvent qu'affecter le foyer central, et que modifier les rapports et la nature du feu nerveux soit de la sphère générale, soit de celui qui circule avec les fluides qu'il sature, soit encore de celui qui est identifié avec la trame fibrineuse et gélatineuse des solides. C'est donc à l'attraction, au sécrétisme et à l'expansion du foyer vital, des liquides et des trames viscérales,, c'est-à-dire, aux lois de l'agent animateur focal libre ou organifié, que l'on devra exclusivement et intentionnellement opposer la force médicamenteuse. Et cette force modifiera la combustion vitale, soit par *obstacle* impressionnant, soit par *dissolution* atomistique. Et nous avons vu 1° que l'obstacle était négatif, *raréfiant*, ou superlatif, *concentrant*; et 2° que la dissolution était négative, *affaiblissante*, ou superlative, *excitante*. Tandis que nous avons réservé les termes d'égaux, de convenables, d'*équilibrans*, aux obstacles et aux substances solubles hygiéniques; parce qu'ils sont harmoniques avec la vie et avec le rayonnement général ou partiel de son agent, qu'ils réparent et entretiennent sainement. Notre matière médicale roulera donc sur l'effet que les remèdes produiront primordialement sur le foyer central et sur ses lois fondamentales d'attraction, de sécrétisme et d'expansion; secondairement sur la sphère vitale trop pleine ou vide, trop opprimée ou relâchée; tertiairement sur le feu nerveux et sa dose, son accumulation, sa tension, sa force électrisante; quatrièmement sur les débouchés trop ouverts ou trop fermés, où ce feu fait retentir la nature trop forte ou trop faible de ses décharges et de son animation; cinquièmement sur les liquides, que l'agent vital sature et transporte; sixièmement sur les solides, les aboutissans de son action qu'ils réfléchissent par leurs fonctions conséquentes de son animation, et toujours proportionnelles à son intégration constitutionnelle ou à sa pénétration libre et divergente, dont ils donnent la mesure exacte par leur *élasticité* contre leurs excitans soit physiologiques, soit externes.

CHAPITRE V.

DES DÉRIVATIFS ET DES RÉVULSIFS.

Par les dérivatifs on fait couler des fluides engorgeurs qui font *obstacle* soit à l'expansion générale, et alors on vide les grands canaux, soit à l'expansion locale, et alors on vide les capillaires des organes. Le feu nerveux, naguère arrêté par leur oppression, se trouve plus à l'aise et rayonne avec plus d'aisance; ce qui empêche et prévient sa concentration inflammatoire locale, sa tension sur le foyer, et la réaction pyrétique centrale. Mais les révulsifs sont des remèdes qui possèdent une activité moléculaire tellement concentrative et pertubatrice, qu'ils révoltent et enflamment les tissus où on les applique; ce qui attire en eux beaucoup de feu nerveux arrêté et tendu; et ce qui entraîne au même endroit beaucoup de fluides passifs. On emploie la révulsion dans un but de dérivation, pour soulager d'autres organes voisins ou éloignés trop engorgés et trop opprimés, ou pour diminuer la masse des liquides trop abondante ou altérée.

CHAPITRE VI.

LIEUX ET BUT D'ADMINISTRATION DES MÉDICAMENS.

Les remèdes s'appliquent sur un point de la surface du derme, ou sur une partie de l'étendue des muqueuses. Je ne parle pas de leur injection dans les veines, parce qu'elle est trop dangereuse, et qu'elle expose les tissus à recevoir des élémens non suffisamment atténués et élaborés par les fonctions physiologiques préparatoires. Une fois que le remède est appliqué, il agit localement ou généralement, par les effets de son contact ou de son absorption. Et son action sur la partie impressionnée ou absorbante, est toujours en raison de son activité *raréfiante* ou *concentrante*, et de sa nature soluble négative ou superlative, autrement dite affaiblissante ou excitante. Les médicamens s'emploient dans ce double but sous les formes diverses de cataplasmes, d'emplâtres, d'injections, de bains, de douches, et de tisanes, potions, électuaires, pilules, etc. Quand on les applique, on doit toujours avoir une intention préalable, fortement décidée sur la prévision de leurs effets. Et ces effets sont externes ou internes : externes, quand ils bornent leurs vertus à la partie qui les supporte ou aux circonvoisines ; internes, quand l'absorption les fait retentir au foyer. Ce retentissement s'opère par assimilation ou par repoussement. Si le remède est combustible, cette assimilation a lieu par la force dissolvante du foyer vital. S'il est insoluble, l'expansion focale le repousse avec une énergie et une révolte relatives à sa nature concentrante. Si sa concentration est supérieure à la vie, elle la tue ; si elle est inférieure, elle est éliminée facilement et sans danger, par les réactions et les excrétions spéciales que le praticien veut et doit solliciter. Mais dans l'hypothèse de l'assimilation médicamenteuse, cette assimilation est négative, aphloxique ou trop insuffisante pour le diapason du foyer ; et alors le médecin par elle tente de l'affaiblir ; ou elle est superlative, phloxique, surabondante relativement aux besoins de l'alimentation normale : et alors par elle le thérapeutiste veut fortifier le sécrétisme vital, et augmenter la somme et la tension de l'agent nerveux. Cette assimilation, selon ses degrés, plénifie la sphère focale, bande d'une manière excentrique le feu animateur, et exagère les effets généraux et les locaux. Le praticien peut donc disposer à son gré de la vie et de son moteur, à l'aide de la matière médicale ; mais il lui faut une excessive prudence et un jugement bien sagace et bien précis, pour obtenir le degré de vitalité nécessaire à son but curatif. S'il emploie trop d'élémens combustibles, il peut tuer ou désordonner la vie ; s'il ne sait pas en user avec assez d'abondance, il la laisse au-dessous du point nécessaire à la solution des obstacles morbides ; de sorte qu'il fait plus de mal que de bien ; parce que l'automatisme de la Nature, par ses réactions mécaniques, peut quelquefois faire mieux que lui. Le but de l'action générale des remèdes est donc de détruire les obstacles ou d'en provoquer de nécessaires, par l'indispensable intermédiaire du feu nerveux. Le médecin ne fait que diriger, régulariser, affaiblir, fortifier et modifier l'agent vital. Mais cet agent, sous peine de mort, doit toujours être maîtrisateur des médicamens, soit en les repoussant, soit en se les appropriant pour les rayonner. Quand il se les est assimilés, leur activité phloxique atomistique s'est unie à la sienne, s'est métamorphosée en sa nature et a augmenté sa somme, son énergie, son pouvoir électrisant, animateur, excentrique et réactionnaire. Le but, l'esprit et le ministère de la médecine, est donc de diriger la vie et son feu dans une intention et pour une fin curatives.

CHAPITRE VII.

DE LA SPÉCIFICITÉ.

Les antécédens prouvent qu'il n'existe pas de vertus occultes et spécifiques dans les substances médicinales; puisqu'une fois assimilées, leurs molécules sont dissoutes, leurs élémens chimiques sont dénaturés, et leur activité atomistique est transformée en phlox ou feu vital. Aussi leurs effets particuliers et si vantés sur les organes malades, ne proviennent-ils que des variations que la vie et le feu essuyent dans leur préparation, dans les résultats de leur association, et dans les conséquences de leur consécration augmentative à la sphère focale surélectrisée. Par leur surcroît, cette sphère réagit sur les grandes et les petites fonctions, et déterminent les réactions diverses et les améliorations générales et partielles qui suivent l'administration des prétendus spécifiques. Et ils produisent toujours des effets semblables, par la nature même du tribut phloxique qu'ils apportent à la physiologie, dont le mécanisme particulier les emploie et les élimine nécessairement toujours à peu près de la même manière. C'est cette physiologie qui, avec leur assistance, bonnifie les lois vitales, harmonise les quatre mouvemens fondamentaux, ouvre ou ferme les débouchés, mesure le feu nerveux, le dirige dans les fluides altérés ou sur les solides malades, pour détruire leurs obstacles, leurs perversions et leurs causes pathologiques.

Les médicamens, par leur dissolution, deviennent ou du feu vital ou des scories comburées. Le feu irradié par la sphère focale surexcitée, est dirigé dérivativement sur les grandes et les petites fonctions et sur les viscères partiels, avec les fluides ses intermédiaires indispensables qu'il entraîne. Est-il poussé contre les obstacles qui causent la pyrexie intermittente? il devient fébrifuge. Est-il déchargé avec le sang sur certains débouchés? il devient hémorrhagique, emménagogue. Est-il transporté avec la lymphe sur la peau? il devient sudorifique; sur les reins? diurétique: sur les glandes salivaires? sialagogue; sur l'estomac? vomitif; sur les intestins? purgatif; etc., etc. Ce sont bien les remèdes qui provoquent ces opérations; mais c'est par l'identification de leurs atomes actifs ou phloxiques avec le phlox ou le feu vital; et c'est ce feu qui les exécute lui-même, ces phénomènes, par les réactions élastiques de sa sphère. Quand les médicamens ne sont ni absorbés ni dissous, mais chassés par les contractions intestinales avant d'être happés par les chylifères et d'être entrés dans la circulation, ces effets divers et prétendus spécifiques n'ont pas lieu. Quand l'assimilation s'est au contraire opérée, ces phénomènes surviennent consécutivement, par les irradiations réactives et puissantes de la vie.

Mais les scories insolubles et passives, qui résultent de la combustion des principes médicamenteux, devenant nuisibles par leur séquestration des atomes actifs que le foyer s'est appropriés, sont repoussées par les divers appareils qu'elles crispent, et dirigées élastiquement vers les seules voies propres à leur élimination. C'est pourquoi les remèdes ont paru spécifiques, quand ils ont fait couler le sang, la bile, la sueur, les urines et les fèces. C'est une spécificité de nécessité et non de sympathie, comme on le croit communément. Pourtant on peut l'employer avec avantage dans certaines circonstances, pour opérer des révulsions dérivatives, puisque l'observation séculaire de notre art a prouvé que ce moyen avait une grande valeur thérapeutique. Mais leur emploi doit être subordonné à ce principe : que c'est le feu vital lui-même qui dirige telles molécules médicinales vers telles voies appropriées à leur excrétion nécessaire. Alors en exaltant le *sécrétisme* des organes éliminateurs, ou accroît leur avidité, qui *attire* beaucoup de fluides congénères plus ou moins engorgeurs; tandis que leur faculté *expansive* les expulse dans l'intérêt de l'organisme.

CHAPITRE VIII.

DISTINCTION ENTRE LES EFFETS GÉNÉRAUX OU PRIMITIFS DES MÉDICAMENS ET LEURS EFFETS LOCAUX OU CONSÉCUTIFS.

Toutes les fois qu'un remède est absorbé par le foyer vital, il agit généralement, c'est-à-dire, qu'il relâche et affaiblit la sphère expansive, ou qu'il la fortifie, la surexcite, l'exagère, selon les degrés d'activité phloxique assimilée. Mais cet effet général du feu animateur ne se borne pas à ce pouvoir primitif; il se réfléchit diversement sur les débouchés et les viscères partiels malades, en produisant des conséquences locales ou secondaires. S'il se transporte sur les poumons, il opère un pouvoir expectorant; s'échappe-t-il par la circulation, il peut devenir cardiaque, congestif, hémorrhagique. Est-il poussé dans l'encéphalisation et rompt-il les obstacles à la dérivation de l'éther, il devient antispasmodique; augmente-t-il la surabondance de cet éther par sa métamorphose en lui, comme l'activité médicamenteuse dans la sienne, il devient enivrant, convulsif, aphrodisiaque, selon les degrés et la dérivation éthérés. Rayonne-t-il puissamment par la gastrisation, il sera stomachique, vomitif, purgatif, etc. Et tous ces effets sont secondaires à l'état général, et dépendans absolument du mode de la sphère centrale, de l'abondance de son feu, de sa tension, de son oppression causée ou non par l'ingestion des remèdes qui, une fois assimilés, ne sont plus que passifs de la combustion focale et de ses lois. C'est si vrai, que les maladies que les obstacles pathologiques produisent, opèrent tous ces phénomènes, sans qu'on ait pris le moindre remède. Voilà pourquoi on vomit dans la gastrite; on a la diarrhée dans la colite et dans les crises tuberculeuses; pourquoi l'on sue dans les efforts pyrétiques; pourquoi il survient des hémorrhagies dans les inflammations, et des convulsions quand le sensorium et son arbre sont crispés sur leur éther, etc., etc.: considérations qui prouvent extraordinairement la vérité de notre doctrine, et l'uniformité atomistique de l'activité phloxique médicamenteuse et de l'activité phloxique vitale, qui s'influencent réciproquement, se fondent l'une dans l'autre, sous la condition hygiénique fatale que la vie doit toujours être dominatrice, et avoir la direction du résultat animateur et électrisant de leur assimilation identifiante. Nous pouvons donc tirer encore cette conséquence: que les remèdes n'ont pas de vertus diverses et multiplement prédestinées à combattre telle ou telle maladie, en qualité de spécifiques, d'antidotes, comme certains élémens chimiques ont la propriété de neutraliser respectivement certains poisons. Ils ne doivent leurs effets médicinaux qu'à la seule activité atomistique universelle, qui, une fois en fusion dans un foyer organique, reprend son uniformité primordiale incréée, pour revêtir le mode de transformation que lui fait subir la force suprême du foyer qui se l'assimile, et qui s'en enrichit primitivement pour l'animation de ses fluides et la confection architecturale de ses viscères. Nous recommanderons donc de ne pas s'en tenir aux dénominations trompeuses des remèdes pour croire à leur effet;

mais toujours de se figurer et de prévoir l'action physiologique que le sécrétisme vital et le feu nerveux peuvent opérer avec leur aide, pour la régularisation de leurs mouvemens morbides, pour la destruction de leurs obstacles, et pour la réintégration de la santé.

CHAPITRE IX.

INFLUENCE GÉNÉRALE DES REMÈDES ABSORBÉS.

Toutes les fois que des médicamens sont administrés, ils produisent une action d'abord locale sur la partie affectée; et quand il doivent être absorbés focalement, ils opèrent sur les fonctions et les organes préparatoires de la combustibilité des effets relatifs à leur nature atomistique raréfiante, équilibrante ou concentrante. De plus, une fois travaillés par la combustion centrale, ils sont accaparés par la sphère vitale qui les identifie à son feu nerveux. Et cette sphère fondamentale monte à un diapason de sécrétisme et à une excentricité animatrice, proportionnels à l'abondance et à l'énergie des atomes actifs qu'elle s'incorpore. Elle est le but et le point de départ de l'alimentation et de la médicamentation. Ensuite ses effets personnels toujours conséquens, se font ressentir secondairement sur le feu vital, sur les quatre mouvemens fondamentaux, sur les débouchés, sur les fluides, sur les solides et sur les obstacles à rompre. Et ce retentissement est toujours en rapport direct avec l'intensité et la quantité de l'activité phloxique nutritive ou médicamenteuse assimilée. Cette sphère est-elle trop brûlante, trop montée, trop pleine, trop excentrique : on doit bien se garder de la surcharger encore; d'accroître son étouffement compressif et sa tendance débordante et irruptive. Dans cet état elle se rue dans ses débouchés pneumatisant, encéphalisant et gastrisant; et leur impose sa saturation électrique, sa tension violente, son besoin extrême de dériver sa plénitude crispante et asphyxiante. Par la pneumatisation, le sang en est enivré, échauffé, plastifié; après lui la lymphe, et avec tous les deux, les solides, les appareils et leurs fonctions communes ou solitaires. Si la sphère vitale n'avait au contraire absorbé que des remèdes négatifs ou aphloxiques, c'est-à-dire plus riches en passivité moléculaire, et partant plus pauvres en activité phloxique atomistique; elle réfléchirait inévitablement cette même pauvreté, et serait lâche, détendue, peu expansive, peu réactive; elle languirait, dégagerait peu de feu nerveux, affaiblirait les mouvemens fondamentaux, et débiliterait les débouchés encéphalisant, gastrisant et pneumatisant peu irradiateurs. Alors le sang rouge, insuffisamment impulsé et saturé par le feu nerveux, sera moins coloré, moins chaud, peu lié, facile à se décomposer par son extrême fluidité et l'abondance de sa sérosité. Aussi ne portera-t-il qu'une impuissante débilité aux appareils, aux viscères et aux fonctions consécutivement relâchés et peu électrisés. S'il survient, dans ces deux extrêmes, des phénomènes particuliers qui inspirent une espèce de spécificité, on doit toujours les attribuer au mode d'action de la sphère vitale, et au mode d'élimination forcée des scories excrémentitielles de sa combustion.

CHAPITRE X.

CE QUE DEVIENNENT LES PRINCIPES MÉDICAMENTEUX INGÉRÉS.

Tout remède introduit par les voies absorbantes, est plus ou moins atténué et décomposé par les organes préparatoires. Ses principes assimilables montent le demi-cercle centripète des fonctions vitales, jusqu'au foyer qui se les approprie et qui les relance par l'autre demi-cercle centrifuge. Dans cette ascension et cette descension, ou plutôt dans cette appropriation progressive et cette irradiation graduelle, les viscères qui préparent et ceux qui dépensent, sont influencés relativement à l'énergie des matériaux qu'ils élaborent et du feu transmis qu'ils conduisent. Voilà pour les élémens assimilables des médicamens. Mais les non assimilables, ceux que leur trop grande activité et que leur trop lourde passivité empêchent d'être dissous localement dans les voies d'ingestion, ou généralement dans le foyer vital, sont rejetés par l'élasticité des fibres organiques qu'ils offensent. En montant le demi-cercle convergent de la vie, ils produisent des effets soit vomitifs, soit purgatifs, soit expectorans. Pour le foyer, ils peuvent être exaltans, embrasans, fébrifiques, brisans, stupéfians, éteignans. Mais quand l'expansion centrale les domine, elle leur fait descendre l'autre demi-cercle convergent de la vie, et peut les rendre cordiaux, fébrifuges, hémorrhagiques, diurétiques, sudorifiques, etc. Et ces différens phénomènes résultent de la réaction focale, qui dépense par eux l'activité phloxique et la passivité aphloxique médicamenteuse oui ou non assimilées. Mais cette activité et cette passivité, le phlox et l'aphlox, sont rarement en nature dans les fluides et dans les solides; ils sont toujours plus ou moins modifiés par les fonctions organiques, ou du moins, ils doivent l'être. Malheur à ceux qui useraient et abuseraient des substances médicinales que les opérations physiologiques n'altèrent, ne décomposent et ne modifient pas, et qu'on trouve telles qu'administrées, dans les textures et dans les humeurs. La vie doit les sécréter plus ou moins, les brûler, les scorifier et en extraire les élémens du feu animateur, qu'elle irradie pour l'électrisation des organes et le jeu des fonctions; tandis qu'elle expulse les scories dans les diverses excrétions critiques appropriées, et qui ont fait donner aux médicamens leurs apparentes vertus spécifiques.

CHAPITRE XI.

CLASSIFICATION DES MÉDICAMENS.

Toutes les puissances matérielles qui nous entourent, hygiéniques ou médicinales, peuvent contribuer à nous guérir par leurs seules forces atomistiques soit actives, soit passives, soit phloxiques, soit aphloxiques. L'activité et la passivité, le phlox et l'aphlox qu'elles possèdent, sont les seuls fondemens, les seuls moyens et les seuls caractères de leur influence sur le corps sain et malade. Et cette influence se balance et se compare à celle de la vie, de la sphère focale toujours attractive, sécrétante et expansive. La condition de l'absorption d'un remède, c'est de ne pas s'opposer à l'excentricité divergente du feu central. La condition d'être sécrété par le foyer fondamental, c'est de ne pas jouir d'une activité atomistique supérieure à la combustion vitale. Et la condition d'être rayonné, c'est d'être passif de l'irradiation focale et de l'élasticité partielle des viscères. Si un médicament n'est pas absorbé, il n'agit plus que par révulsion, et ne fait que solliciter la réaction défensive du foyer contre son aggression et pour son élimination.

Toutes les substances, dont la médecine s'occupe et qui peuvent modifier la vie, ne doivent être classées que dans trois catégories, d'après leurs caractères d'action sur l'excentricité vitale. Ou elles la raréfient, ou elles l'équilibrent, ou elles la concentrent. 1° Les médicamens *raréfians*, en amollissant les tissus, en ouvrant les pores, en n'offrant que peu d'activité au foyer sécréteur, détendent sa sphère expansive, diminuent le feu nerveux en favorisant son évaporation ; refroidissent, délayent, atténuent et saturent les fluides, et débilitent, énervent, amortissent le jeu des solides. 2° Les *équilibrans* comprennent tous les agens hygiéniques entourans et alimentaires, et sont nommés ainsi, parce qu'ils font réellement équilibre avec l'excentricité vitale, que leur contact et leur absorption harmonisent, régularisent et animent constamment pour le maintien et la vigueur de la santé. 3° Les *concentrans* refoulent, par leur contact, l'irradiation focale et les rayonnemens élastiques partiels ; de même que par l'absorption de leurs principes solubles, ils amplifient et condensent la sphère vitale, exaltent le sécrétisme, exagèrent son attraction et compriment tous les débouchés qui, se crispant davantage sous les efforts orbiculaires de la dépense focale si excentrique et si irruptive, la compriment, l'étouffent, la violentent dans leur difficulté d'irradier l'agent animateur si exhubérant, si tendu, si débordant.

Tels sont les trois modes uniques d'influencer la vie par contact ou ingestion. Ces moyens, je le répète, doivent être classés, pour l'utilité de la science, sous forme d'échelle ascendante. En commençant depuis les *raréfians* les plus privés d'atomes actifs ou phloxiques, jusqu'à ceux qui en sont le plus doués, on reconnaîtra facilement entre eux une foule de degrés intermédiaires, dont les plus élevés s'identifieront avec les matériaux alimentaires consignés dans notre hygiène, et que leur puissance trop peu compressive a fait considérer comme impropres à nourrir long-temps : ce qui les a fait ranger dans la classe des substances nutritives *insuffisantes* ou négatives. Le milieu de l'échelle ascendante sera occupé par les alimens *harmoniques*, ceux dont l'activité est propre à bien réparer les dépenses vitales et à entretenir constamment la vigueur des fonctions. Depuis les alimens harmoniques et habituels, les substances assimilables deviendront de plus en plus excitantes, à mesure qu'elles s'élèveront vers la puissance des remèdes *concentrans*. Enfin ces derniers seront partagés en une foule de degrés, depuis le point distinctif de la tonicité, jusqu'à la propriété la plus exagérée de comprimer l'excentricité focale.

Voilà comme la matière médicale doit être classée, d'après l'action de ses agens sur celle de la vie ; d'où résulte une oscillation variable, dont l'avantage doit toujours être au profit du pouvoir sécréteur : car sa condition première est d'attirer, de brûler et de rayonner sans cesse et sans obstacle.

CHAPITRE XII.

MOYENS DE RENDRE CONCENTRANS LES REMÈDES ET LES ALIMENS RARÉFIANS, ET RARÉFIANS LES REMÈDES ET LES ALIMENS CONCENTRANS.

Lorsqu'on a fait un repas composé de substances peu nourrissantes, telles que panade, légumes, fruits et eau, servez-vous des mêmes ingesta le lendemain; mais ajoutez de l'osmazôme, des épices chauds, un peu de viande noire et fumeuse, un verre de vin de Malaga. Cette addition, adressant à l'estomac et au rayonnement gastrisant, une activité excentrique suffisamment concentrative de la sienne, comprimera convenablement la sphère focale, lui fournira des élémens abondans de réparation et de vigueur. Alors elle ne se dépensera pas, ne sévaporera pas, comme la veille, par les pores gastriques trop relâchés et trop ouverts sous un chyme amollissant, froid, sans expansion, privé de la faculté de peser convenablement sur la gastrisation, pour fermer temporairement la sphère vitale, jusqu'à ce qu'elle se soit suffisamment réparée, plénifiée et corroborée. Il est inutile de retourner cette observation, on peut en induire les conséquences contraires; c'est-à-dire, saturer et neutraliser un repas trop concentratif, par des moyens raréfians, l'eau sucrée, la limonade, le thé léger, etc.

Si nous voulons donner aux tisanes émollientes une vertu phloxique et concentrante, nous n'aurons qu'à infuser des vins, des teintures, des extraits amers. Et ces moyens sont eux-mêmes les effets de la séparation chimique des atomes actifs de la passivité aphloxique qui les encroûte et qu'on élimine pour mieux les condenser.

Désirons-nous, au contraire, donner une vertu raréfiante aux remèdes mêmes les plus actifs, nous ferons des boissons très-agréables et très-salutaires avec l'acide citrique, acétique, tartarique grandement étendus d'eau. Les acides nitrique et sulfurique, dont l'énergie moléculaire va même jusqu'à la causticité, la soumettent aussi à cette loi de dilution. Un gramme de leur activité atomistique, uni à 2 ou 300 grammes de la passivité aqueuse, se perd de plus en plus, se dissipe et se noie à mesure qu'on augmente la saturation; ce qui, lorsqu'elle n'est pas tout-à-fait insentie, permet au caustique de produire l'effet salutaire d'un tempérant et d'un raréfiant.

C'est assez de ces exemples pour faire saisir l'esprit de notre matière médicale, dont les préparations pharmaceutiques diverses ne doivent avoir pour but que d'offrir des composés raréfians, équilibrans ou concentrans, en rapport avec l'effet intentionnel et calculé, que le médecin veut opérer sur l'expansion soit générale, soit viscérale de la vie. De même que par les élémens hygiéniques de l'alimentation soit négative, soit convenablement réparatrice, ou superlative, cette vie est susceptible de se régulariser et de se guérir, par les suites analoguement modifiantes de leur emploi judicieux, aussi nécessaire que les secours médicamenteux les mieux combinés.

CHAPITRE XIII.

DES MÉDICAMENS RARÉFIANS.

1° On doit appeler ainsi toutes les substances médicinales ou hygiéniques, dont l'*activité* atomistique est plus faible que le sécrétisme focal et les partiels, et surtout dont l'*excentricité* moléculaire est bien inférieure à l'expansion du feu nerveux qui rayonne soit du foyer vital, soit des viscères.

2° Aussi ces médicamens, toujours plus ou moins nutritifs, c'est-à-dire, solubles, n'offrent à la combustion centrale que des élémens actifs ou phloxiques en très-petit nombre; ce qui les fait concevoir *négatifs;* et par leur continuité trop prolongée, font languir le diapason sécréteur général, appauvrissent la sphère focale, la détendent, la relâchent, diminuent le feu nerveux, ralentissent les quatre mouvemens fondamentaux et débilitent les débouchés.

3° De plus en augmentant les liquides par leurs molécules passives, aphloxiques, délayantes et saturantes du principe animateur, les raréfians leur enlèvent leur énergie plastique, les étendent trop, les clarifient trop, atténuent leur cohésion et leur chaleur.

4° De tels fluides, en abordant les solides, neutralisent leur feu nerveux, le diminuent, le font évaporer en ouvrant trop leurs pores imbibés, relâchés; ce qui rend leurs fibres moins élastiques, moins réactives; ce qui émousse leur susceptibilité contre leurs excitans, et ce qui ralentit leurs fonctions.

5° Les raréfians détendent les pores des organes où on les applique, calment leur chaleur, affaiblissent leur irritabilité, parce que la tension, la chaleur et l'irritabilité sont produites par le feu nerveux, et qu'ils le saturent, le diminuent et le neutralisent. Qu'on les applique sur le derme ou sur les muqueuses, l'effet est le même pour les topiques, pour les injections et pour l'ingestion.

6° Mais administrés sur les surfaces digestives, les médicamens raréfians ouvrent les pores de la gastrisation; et le feu gastrisant, s'évaporant plus aisément par les spongioles muqueuses plus dilatées, se trouve moins tendu entre ces muqueuses et le foyer vital. Son relâchement et sa sortie le mettent plus à l'aise, débarrassent le superflu de la sphère générale, affaiblissent le diapason sécréteur; et tous les débouchés et le reste de l'organisme se ressentent de cette détente salutaire.

7° Les chylifères qui les absorbent, s'en trouvent également rafraîchis.

8° Les poumons, au contact de leurs molécules confondues avec le sang, s'amollissent par leur présence.

9° Et ces poumons, en ne présentant au volcan vital, à la flamme focale, qu'un air largement saturé d'un sang délayé et si peu excentrique, ne fournissent à l'expansion pneumatisante qu'une compression négative et très-légère; ce qui permet au foyer vital de dépenser abondamment et avec aisance, par ce débouché, la plénitude de sa sphère bientôt raréfiée : comme l'indiquent la diminution de la soif, l'abaissement de la chaleur, le ralentissement et la petitesse du pouls et le peu d'énergie vitale.

10° Le sang trop délayé et peu innervé, se rend à l'encéphalisation et lui communique ses propriétés négatives et raréfiantes, qui ouvrent ses pores, détendent son débouché et permettent au feu encéphalisant de s'échapper encore trop profusément.

11° De sorte que le foyer vital et sa sphère excentrique, n'étant pas assez comprimés, perdent le feu animateur par toutes les voies de dérivation ouvertes à la fois. Son évaporation affaiblit le sécrétisme, ralentit les quatre mouvemens fondamentaux, débilite les débouchés et la vie animale greffée sur l'encéphalisation, diminue le feu nerveux non tendu et rare dans les vaisseaux, clarifie trop les fluides, amollit et émousse les solides.

12° On conçoit que si le diapason focal est exalté, les raréfians pourront l'abaisser au degré de combustion convenable. Si on les employait dans la santé, on amenerait bientôt une faiblesse et une langueur maladives. Et si l'on s'en servait dans l'atonie, on engourdirait encore plus les fonctions, on refroidirait l'organisme, et l'on causerait bientôt le dépérissement, l'extinction progressive et la cessation absolue de la vie.

13° L'utilité des raréfians n'est donc bien marquée que dans l'hypersécrétisme, dans la plénitude de la sphère vitale, dans les grandes tensions du feu animateur et dans les concentrations phlegmasiques qui entravent son rayonnement. Alors les médicamens négatifs saturent le feu superflu général et local, ouvrent les débouchés fondamentaux, débandent la tension réactive focale, délayent les fluides, amollissent les solides et rafraîchissent, désobstruent, désenflamment consécutivement les organes trop échauffés, engorgés et phlogosés, qui abaissent, comme tous ceux de l'organisme, leur diapason sécréteur particulier; qui évaporent leur calorique en excès; qui éliminent élastiquement les molécules morbides entravantes délayées, saturées et neutralisées; et qui se trouvent ainsi ramenés au rhythme normal, parce que le feu excentrique général n'entretient plus leur inflammation, en ne les pressant plus, et parce que le feu local, diminué et dès lors non retenu, ne l'alimente plus.

14° Les principes raréfians comprennent les tempérans et les émolliens.

15° *Raréfians-tempérans.* — L'eau à la température de l'atmosphère ou très-douce; car 1° l'eau glacée et condensée est tonique, parce qu'elle crispe les fibres, ferme les pores et refoule le feu local et le feu général sur le foyer. 2° L'eau chaude, renfermant beaucoup de calorique saturant, devient un excitant très-excentrique, dont le contact s'oppose au rayonnement élastique du feu des organes, et dont l'absorption fournit des élémens vitaux suraboudans, à la sphère expansive focale. 3° L'eau bouillante devient caustique par l'excès de l'activité phloxique universelle qu'elle contient.

16° Les autres tempérans sont les acides citrique, malique, tartarique, oxalique, acétique, unis à une grande quantité d'eau et à peu de sucre: car 1° leur concentration par les moyens chimiques, en ferait des excitans et des concentrans dangereux; et 2° trop de sucre dans leurs préparations convenables, leur communiquerait des propriétés nutritives et échauffantes désavantageuses, parce que le sucre contient encore trop d'activité phloxique moléculaire.

17° *Raréfians-émolliens.*—La gomme, l'albumine, les huiles fines, la gélatine, le lait, le beurre, la fécule, le sucre, les graisses animales, sont les principes immédiats constitutifs de leurs caractères adoucissans et clarifians. Mais ils ont encore la propriété de nourrir plus ou moins, et d'offrir quelquefois, selon leurs préparations très-étendues ou moins négatives, de la résistance au rayonnement du feu local de certains organes très-enflammés et très-susceptibles. Aussi le praticien ne peut-il jamais oublier cette double considération, sans s'attendre à de nombreux mécomptes.

18° La guimauve et la gomme sont les raréfians par excellence.

19° La réglisse, le chiendent, la grande consoude, sont bien inférieures; leurs saveurs plus ou moins prononcées, indiquent qu'ils renferment beaucoup plus d'activité intégrante.

20° Le lait d'amandes et les semences froides sont assez convenables et doivent passer avant le sucre qui altère, et la fécule qui nourrit trop.

21° L'orge, le riz, le gruau, le froment participent du chiendent et de la fécule.

22° Le sagou, le tapioka, le salep viennent après la fécule, et contiennent un principe tonique faible.

23° Les raisins, les figues, les dattes, les jujubes possèdent les vertus émollientes et tempérantes confondues.

24° Les gélatines sont les alimens de la convalescence et offensent peu le rayonnement de la gastrisation, quand il vient d'être régularisé. Les graisses sont précieuses pour l'usage externe et pour favoriser le dégagement cutané de l'artérialisation.

25° Le mélilot, la bourrache, les fleurs de violette renferment des principes échauffans et concentrans, dont on doit s'abstenir dans les phlegmasies, sous peine d'aggravation.

26° Les chairs tendres des jeunes animaux font partie du régime raréfiant et servent de passage entre cette classe de médicamens et les agens de l'hygiène.

CHAPITRE XIV.

DES ÉQUILIBRANS.

27° Toutes les substances qui servent à l'alimentation de l'homme doivent être rangées dans cette catégorie. Par leur usage bien entendu et leur prudente combinaison, le régime est salutaire, corrobore et entretient la santé. Les élémens nutritifs de l'hygiène sont multiples. Les fruits, les légumes et les chairs tendres se rapprochent des médicamens *raréfians* et en forment le lien. Les viandes noires, le vin, les épices constituent le passage des substances hygiéniques aux remèdes *concentrans*. Si donc 1° on abusait d'alimens trop clarifians, trop négatifs ou insuffisans, l'organisme tomberait dans la faiblesse et l'impuissance ; 2° si, au contraire, on se surchargeait d'élémens nutritifs trop échauffans, on exalterait le sécrétisme vital et les partiels, et l'on se causerait des obstacles et des concentrations pathologiques. C'est sur la convenance du régime et son harmonie avec les besoins actuels, qu'est fondée la conservation de la santé. Mais que serait le désir de la tempérance, sans la connaissance des principes négatifs de la passivité, de l'aphlox, ou positifs de l'activité, du phlox, que renferment les alimens et les boissons ; puisqu'on ne pourrait pas les combiner dans l'intérêt individuel? La chimie et l'art culinaire peuvent donc rendre de grands services à l'humanité : la première en estimant la valeur active ou phloxique et passive ou aphloxique des substances ; et le second en les combinant favorablement pour la santé.

CHAPITRE XV.

DES CONCENTRANS.

28° Les médicamens ainsi dénommés ont pour caractères 1° de s'opposer plus ou moins au rayonnement du feu nerveux, en comprimant son élasticité ; et 2° de fournir au foyer vital, quand ils sont solubles et assimilables, des élémens nombreux et forts de combustibilité et d'expansion : ce qui le corrobore, l'exalte, le désordonne ou le détruit, selon les doses d'absorption et leur énergie comparative.

29° C'est cette énergie dépendante de l'activité atomistique constitutionnelle, qui fait varier les effets des remèdes *concentrans*. Aussi les diviserons-nous d'après les degrés intimes et progressifs de cette activité phloxique moléculaire ; et admettrons-nous les concentrans laxatifs, toniques, astringens, excitans, vomitifs, purgatifs, stupéfians, vésicans, caustiques.

30° Tous ces agens médicinaux, possédant une excentricité moléculaire supérieure à l'expansion focale ordinaire, et par conséquent au rayonnement local et physiologique du feu animateur, oppriment ce dernier, le refoulent, le concentrent dans les organes, dans les ganglions, dans le débouché respectif et dans la sphère générale, que cette aggression étouffante révolte et porte aux réactions diverses, cause de spasmes, de fièvre, de vomissemens et de rejet excrétoire des substances irritantes.

31° *Concentrans-laxatifs.* — Ce sont les plus faibles, parce qu'ils contiennent une quantité énorme de passivité, relativement à l'extrême minorité de leur activité atomistique. Aussi sont-ils plutôt de nature tempérante et émolliente, c'est-à-dire, raréfians, que toniques ou concentrans; ce qui est dû au mucilage, au sucre, à l'huile grasse, aux acides qui entrent dans leur composition.

32° Ces remèdes tiennent le milieu entre les raréfians, les matériaux alimentaires insuffisans ou négatifs de l'hygiène et les toniques. Qui ignore la propriété laxative des huiles et des fruits mucoso-sucrés?

33° Une fois ingérés, les laxatifs essuyent un essai et un effort de coction de l'estomac. Mais comme la résistance de leur compacité passive oppose un obstacle trop considérable et trop long au rayonnement gastrisant, ce dernier, éprouvant de la gêne, de la pesanteur, de la concentration, les élimine par fois par le vomissement et ordinairement les pousse par le pylore dans les intestins. Les molécules tempérantes et émollientes des laxatifs sont pompées par les chylifères et vont communiquer leurs vertus au foyer, aux fluides et aux solides de l'organisme. Mais la partie médicinale non absorbable, continuant toujours de se présenter en obstacle à la gastrisation intestinale trop comprimée, révolte cette dernière, qui réagit et se hâte d'expulser laxativement cette cause de suspension et de refoulement de son feu convergent. Voilà ce qui amène les évacuations alvines sans douleurs, sans efforts, en raison de la facilité que les expansions réactives focales et gastrisantes éprouvent à éliminer l'obstacle à leur concentration commune.

34° La manne, l'huile de ricin, le miel, le tamarin, la casse, la magnésie, la crême de tartre, jouissent de la propriété d'exciter la médication laxative, quand on les prend à une dose convenable. Mais si l'on délaye, dans une grande quantité d'eau fraîche, une bien plus petite proportion de leur activité moléculaire, on obtient des tisanes mixtes, qui jouissent de la vertu émolliente et tempérante. Tandis que si on altère leur nature et que si l'on concentre et si l'on augmente leurs élémens actifs et phloxiques, ces laxatifs deviennent des purgatifs d'une violence proportionnelle; parce que leur activité atomistique rapprochée nécessitera des réactions énergiques de la sphère focale et de la gastrisation, par eux trop refoulées.

35° Cette médication n'irrite pas le canal alimentaire et n'est pas révulsive ; au contraire, son abus relâcherait les pores gastrisans, détendrait la sphère vitale, affaiblirait l'organisme, par l'amollissement répété des tuniques digestives, sous l'impression raréfiante mucilagineuse, huileuse et acidule des laxatifs. Aussi ne les emploie-t-on que de loin en loin, pour rafraîchir l'économie et pour dériver dans les inflammations, quand des saburres ou des fèces trop dures et retenues pourraient opposer une résistance dangereuse et compromettante au feu gastrisant, et le refouler directement sur le foyer déjà trop concentré, et sympathiquement sur les autres débouchés déjà menacés et peut-être envahis.

36° *Concentrans-toniques.*—Ces remèdes renferment beaucoup d'activité phloxique moléculaire. Leur contact comprime avec force le rayonnement local et général : ce qui nécessite la réaction énergique de l'élasticité du feu animateur soit partiel, soit focal. Mais leur dissolution dans l'appareil vital, lui fournit des élémens nombreux et vigoureux de combustion. Ce qui corrobore le sécrétisme primordial, amplifie et plénifie sa sphère, augmente la somme, la tension et la force du feu nerveux, régularise et affermit les quatre mouvemens fondamentaux, consolide l'action des débouchés principaux, sature et échauffe les fluides, électrise et vivifie puissamment les solides.

37° Ces effets médicamenteux sont dus à l'extractif et au principe amer que la chimie retire des plantes. Si ces deux élémens toniques se trouvent seuls et sans mélange, ils déterminent la médication fortifiante ; mais s'ils sont associés avec du tannin et de l'acide gallique, il en résulte des effets astringens ; tandis que combinés avec des résines, ils deviennent purgatifs ; et qu'associés avec des huiles essencielles, ils deviennent stimulans et fébrifuges.

38° Les toniques, en contact sur la peau ou sur les muqueuses, compriment le rayonnement du feu divergent, et tendent à l'enfoncer dans la profondeur de l'organe impressionné, et même dans les ganglions primitifs d'où il jallit et déborde, et même encore par contiguité, dans le centre sécréteur de la sphère vitale qui s'en trouve resserrée. Alors elle se révolte, elle se crispe dynamiquement sur les ondulations rétrogrades et vicieuses de son expansion entravée, elle relance excentriquement ce feu morbidement concentrique, et l'impulse contre les obstacles toniques pour les vaincre. Voilà comme la persistance des fortifians sur les muqueuses digestives, corrobore la gastrisation et produit un effet stomachique. Voilà comme la permanence d'une atmosphère vive et pure consolide la pneumatisation, et développe des poumons vigoureux. Voilà comme la continuité d'impressions morales fortes et le mépris habituel des dangers, tendent l'encéphalisation, trempent le sensorium et endurcissent le caractère.

39° Quand les toniques sont combustibles ou solubles, et que suffisamment préparés par les fonctions alimentaires, ils abordent l'appareil du chyle, ils fortifient ses parois, accroissent son élasticité, désobstruent ses obstacles, et activent sa fonction conductrice.

40° Les poumons qui reçoivent le chyle ainsi tonifié, le mélangent avec l'air atmosphérique, et les présentent ensemble à la flamme vitale, à la fournaise focale. Et cette dernière, plus ou moins suspendue dans son expansion pneumatisante par ce nouvel obstacle tonique plus concentrique qu'à l'ordinaire, met plus de temps à absorber l'activité phloxique médicamenteuse, à la sécréter et à la rayonner. Alors avec son concours augmentatif de sa puissance, la sphère ainsi enrichie, se rue sur le chyle tonique et l'air qui l'ont trop fortement abordée, et les refoule par l'acte de l'expiration et de la pneumatisation devenue plus énergique et plus impérieuse. La continuité de cette tonification affermit la respiration, amplifie son jeu, agrandit son rhythme ; et en impulsant le feu nerveux plus tendu et plus dense, le foyer vital réactionnaire corrobore les contractions du cœur, par où passe la partie de la pneumatisation qui préside à la circulation ; fortifie cette dernière, rend le pouls plus dur, plus serré, plus plein ; pousse le calorique artérialisant au faciès plus rouge, à l'encéphalisation plus riche et mieux modifiée, à la gastrisation plus débordante, et à la peau plus saturée.

41° Par suite l'absorption s'effectue plus avidement, puisque toutes les trames nerveuses grises et viscérales sont plus pénétrées d'atomes actifs. Les ganglions, les plexus et leurs terminaisons dans les organes, attirent plus, sécrètent plus et rayonnent plus par la même conséquence ; et réfléchissent le même pouvoir sur les viscères respectifs qu'ils ont sous leur dépendance. Aussi consécutivement les sécrétions sont-elles accrues, les exhalations augmentées, la nutrition plus activée, et en général l'organisme plus vitalisé.

42° Les fluides sont enivrés de feu animateur ; ils en saturent les solides, et toutes les fonctions de ces derniers s'en trouvent plus fortifiées et plus excitées. Aussi l'encéphalisation, pénétrée comme les autres du surcroît tonique, réfléchit-elle sa plénitude et son électrisation à la greffe animale : les sensations sont plus vives, la pensée plus ferme, le moral plus énergique, la locomotion plus forte, et la reproduction plus vigoureuse et plus complaisante.

43° Mais l'usage des toniques n'est avantageux que lorsque l'organisme est dans l'atonie ; lorsque le sécrétisme focal est au-dessous de son diapason normal ; quand sa sphère est épuisée et relâchée ; quand le feu animateur trop déficient n'emplit et ne tend pas assez les vaisseaux ; quand les fluides sont trop clairs et disposés à la décomposition ; quand les solides sont énervés, amollis et trop ouverts, ce qui les expose aux écoulemens atoniques sanguins ou séreux.

44° Dans ce triste état de débilité, la gastrisation est lâche et impuissante. La pneumatisation se fait avec lenteur ; le pouls est faible et petit ; la peau est froide. L'encéphalisation affaiblie n'éprouve plus que des sensations obtuses, ne sécrète que des pensées impuissantes, n'exerce qu'une locomotion languissante, et n'effectue qu'une copulation difficile et sans fruit.

45° Les remèdes toniques sont par progression, le tussilage, la chicorée, le houblon, la centaurée, la gentiane, le quinquina, le fer et tant d'autres dont la force individuelle si différente, peut les faire classer avec ou entre ceux que nous venons d'énumérer. De sorte qu'on peut continuer l'échelle des remèdes, d'après leur activité atomistique, depuis les toniques les plus faibles jusqu'aux toniques les plus forts, qui eux-mêmes serviront de lien à la classe supérieure des astringens.

46° Mais avant d'outrepasser, faisons remarquer que parmi les fortifians, il en est qui participent de la propriété émolliente et nutritive comme le lichen d'Islande privé de son extractif. Ce remède est raréfiant très-souvent, en raison de l'exiguité de son activité moléculaire, comparativement à l'abondance de sa passivité saturante. D'autres sont stomachiques, parce que leur action s'arrête à l'extérieur de la gastrisation : l'aloès à petite dose. Des troisièmes deviennent béchiques, parce qu'ils sont happés par la concentration gastrisante, et conduits jusqu'aux poumons, que leurs molécules plutôt passives amollissent et modifient avantageusement : le tussilage.

47° Le fer est emménagogue, parce qu'en augmentant le sécrétisme focal, en plénifiant sa sphère, ou la comprimant trop par le travail forcé qu'il impose aux organes élaborateurs, il détermine une réaction focale si forte, une excentricité générale et une énergie artérielle si vives que le sang et le feu sont vigoureusement poussés dans les canaux, et dirigés dans toutes les voies possibles propres à éliminer leur superflu temporaire et compressif. Comme la menstruation est un débouché naturel, elle se charge de dériver le double surcroît artérialisant calorique et sanguin; et en soulageant la pneumatisation de qui elle relève, elle met à l'aise, élargit et relâche, salutairement et du même coup, la sphère vitale plus ample et le foyer sécréteur moins obcédé.

48° Si le kina est fébrifuge, c'est parce que les principes essentiels et amers qui le composent, offrant beaucoup d'atomes électriques au foyer vital, lui fournissent une telle énergie de combustion et une telle vigueur d'expansion, que le feu qui résulte de leur dissolution phloxique, déborde avec une telle plénitude et une telle excentricité générale, qu'il sature les obstacles pathologiques, les cuit, les atténue, les divise, les décompose, les sécrète, les vaporise, les élimine, et avec eux dissipe les causes de la pyrexie.

49° Dirai-je que la bardane est diaphorétique? mais c'est parce qu'elle fournit des atomes actifs trop expansifs, que le rayonnement général dépense par la peau. D'autres sont diurétiques, parce que le feu artérialisant dirige les scories qui en résultent sur l'appareil rénal, plus propre que les autres voies à les évacuer

50° Une remarque importante capitale, c'est qu'on ne peut employer les toniques, quand il existe des obstacles de nature phlegmasique, c'est-à-dire, quand des engorgemens s'associent à des exaltations de sécrétismes partiels. Parce que ces révoltes locales et ces engorgemens, par leur propre nature obstruante et excentrique, rétrécissent déjà la sphère vitale, la compriment et rejettent son feu débordant sur le foyer combustif central. Alors si vous appliquiez des toniques, l'impression refoulante qu'ils déterminent nécessairement sur les surfaces préparatoires et élaborantes, diminuerait encore l'espace du feu général, le concentrerait de plus en plus, et le répercuterait sur le foyer de plus en plus entravé. Quand donc la dissolution tonique s'opérerait, la sphère vitale enrichie et surabondante au dedans, violemment irruptive centralement, et toujours comprimée au dehors par les obstacles morbides antagonistes, oscillerait en efforts violens et critiques, et menacerait de se rompre. Car elle jouerait, comme on le dit trivialement, quitte ou double; puisqu'elle étoufferait si les obstacles refoulateurs l'emportaient sur son autocratie imprudemment exaspérée; ou, ce qui serait plus heureux, elle regagnerait sa normalité, après avoir brisé les digues pathologiques qui faisaient opposition au rayonnement salutaire et général du feu vivifiant. Cette observation s'appliquera avec plus de justesse encore aux concentrans-stimulans, parce que leur excentricité propre et celle qu'ils communiquent, sont excessivement vives, pressantes et impétueuses, et que leurs effets sont éminemment prompts, violens et dangereux.

51° *Concentrans-astringens.*—On nomme ainsi les médicamens dont l'activité atomistique, en se combinant à la passivité, a composé les principes chimiques du tannin et de l'acide gallique, et caractérisé par-là leurs propriétés resserrantes. Ces remèdes renferment plus d'activité universelle que les toniques, et viennent après eux dans la grande échelle médicinale.

52° En contact avec les tissus, les astringens les resserrent, les crispent, augmentent leur tonicité, et produisent leur excitation locale. Plus excentriques et plus forts que le feu nerveux, ils les repoussent des membranes sur lesquelles on les applique. Le sang, qui est esclave du feu animateur et la lymphe aussi, se retirent avec l'agent vital, par l'effet du même refoulement. Mais leur oppression vicieuse sur le sécrétisme primordial et la sphère expansive, détermine une réaction impétueuse de cette dernière, qui précipite des irradiations énergiquement impulsives, fondantes, résolutives, qui brisent la digue passagère et impuissante des astringens. Aussi pour que leur action soit durable, faut-il sans cesse la continuer et l'opposer à l'antagonisme permanent du feu vital toujours débordant. Mais cette continuation d'un contact répercussif, endurcit, engourdit et paralyse les organes impressionnés; parce qu'ils sont comprimés entre deux forces contraires et opposées : 1° entre l'action styptique concentrique, et 2° entre la réaction du feu excentrique et défensif. Ces tissus sont toujours crispés, et finissent par se racornir et se désélectriser, parce que le feu nerveux ne les pénètre plus suffisamment, en étant chassé par l'irradiation médicamenteuse astringente plus forte et plus concentrante.

53° Il faut être très-sobre de styptiques, ne les appliquer le plus souvent qu'à l'extérieur, et très-rarement à l'intérieur, seulement dans les écoulemens passifs, mais jamais sur des surfaces enflammées, parce que leur activité excentrique naturelle déjà si considérable, s'ajouterait encore aux obstacles pathologiques refoulateurs : ce qui repousserait une somme énorme de feu nerveux sur le centre vital, qui en serait plus compromis, et se livrerait à des secousses critiques et pyrétiques dangereuses et mortelles.

54° On peut justement préjuger ces effets désastreux, quand on se rappelle que leur ingestion à dose un peu élevée, occasionne bien vite des accidens supérieurs aux effets toniques, et égaux aux stimulans, aux vomitifs et aux purgatifs, parce qu'ils déterminent de la cardialgie, causent des vomissemens, provoquent des déjections, etc.

55° Usons donc avec ménagement de la bistorte, de l'écorce de chêne, de la gomme kino, du cachou, de l'extrait de ratanhia, de l'alun, de l'acétate de plomb, des sulfates de fer et de zinc, et de tous leurs analogues si nombreux, et que l'on doit classer par progression ascendante depuis les extrémités toniques, qui occuperont le bas de leur échelle spéciale, jusqu'au commencement des remèdes excitans dont l'activité est bien supérieure.

56° *Concentrans-stimulans.*—Je nomme ainsi les substances médicinales qui jouissent d'une telle force moléculaire, qu'elle l'emporte de beaucoup sur les médicamens précédens, et par conséquent sur le feu nerveux, et parfois sur le foyer vital lui-même, que leur abus désorganiserait, emprisonnerait et étoufferait bientôt.

57° Leur activité matérielle a revêtu les caractères que la chimie applique aux huiles essentielles, aux résines, aux baumes et au camphre, qui jouissent d'odeurs et de saveurs aromatiques fortes, pénétrantes et si diversifiées. Quelquefois ces substances sont matériellement si actives, si imbues des atomes phloxiques de la grande âme fluide de l'Univers, qu'elles en sont âcres, chaudes, brûlantes. Mais il faut dire que la Nature a pris le soin de les répartir avec sagesse et de les masquer, de les combiner suffisamment avec de la passivité aphloxique, pour que leur contact et leur absorption ne blessent et ne détraquent pas notre organisme. Tandis que la chimie a rapproché imprudemment la partie active et extractive ; a concentré et condensé les principes purement stimulans ; en a séparé la passivité salutairement saturante et corrective : ce que nous devons régulariser et refaire judicieusement dans nos applications curatives.

58° Les excitans déterminent une action locale vive, par

laquelle ils augmentent l'énergie des tissus impressionnés. Ils concentrent violemment, par leur propre excentricité intime, l'excentricité du feu vital ; et le refoulent précipitamment et avec trop de force sur le foyer sécréteur, qui, obligé de réagir soudain sur cette agression, repousse son agent défenseur, avec une impétuosité rapide, sur le lieu de l'application stimulante, en produisant les phénomènes d'excitation, inséparable de sa présence surabondante et de son intensité plus énergique.

59° Mais l'ingestion et la dissolution focale d'un médicament stimulant suscite des effets extrêmement variables, que nous devons nous empresser de signaler. Sa stimulation est susceptible d'agir 1° sur la gastrisation ; 2° sur la pneumatisation, et par conséquent sur l'artérialisation qui lui est secondaire ; 3° sur l'encéphalisation. Par la gastrisation, elle influencera l'appareil digestif. Par la pneumatisation, elle modifiera les viscères et les fluides respiratoires et circulatoires, et secondairement les fonctions artérialisantes de la menstruation, de l'urination, de la transpiration. Par l'encéphalisation, elle impressionnera et agitera la greffe animale sensorio-motrice. Et par la dissolution interne, le foyer trop exalté dans sa combustion, trop embrasé et trop pressé de feu nerveux dans sa sphère vitale, le fera déborder avec une ardeur excessive et une excentricité impétueuse, par les quatre mouvemens fondamentaux, dans les débouchés : ce qui enivrera et surélectrisera les fluides et les solides ; et ce qui agira énergiquement sur les obstacles pathologiques, pour lesquels on a recours à la stimulation.

60° Voyons ces différens effets dans l'énumération explicative des excitans. Mais avant d'outrepasser, proclamons que l'action tonique sur la concentration du feu nerveux est plus faible, mais fixe et plus durable ; tandis que l'action stimulante est plus forte, plus vive, mais passagère. Ces deux effets résultent 1° de la plasticité plus considérable et de la combustibilité plus difficile des amers, et 2° de la mobilité et de la solubilité vitale plus grandes des essences et des baumes.

61° L'activité stimulante médicamenteuse est-elle déposée sur les surfaces gastriques, elle peut produire des effets *vomitifs*, la *purgation*, un résultat *stomachique*.

62° Cette activité atomistique est-elle absorbée, elle excitera les poumons, et deviendra *expectorante*, ou elle augmentera les contractions du cœur et accélérera la circulation : ce que font les *cardiaques*.

63° Une fois dissous dans le foyer vital, les stimulans l'exalteront, embraseront et rempliront sa sphère.

64° L'ardeur du feu nerveux surabondant se fera-t-elle sentir de préférence au débouché de l'encéphalisation, la puissance médicamenteuse, assimilée par l'agent vital et métamorphosée en lui, opérera des effets *céphaliques*.

65° La pneumatisation déborde-t-elle avec surabondance et énergie, elle irradie le feu animateur et surélectrisant dans tous les appareils primaires et secondaires, et dans tous les solides et les trames, à l'aide du sang qui en est saturé et embrasé : voilà la cause de la médication *échauffante*.

66° Cette médication signale-t-elle ses effets énergiques sur la menstruation, elle devient *emménagogue*; sur les reins, elle sera *diurétique*; sur la peau, *sudorifique*.

67° Modifiera-t-elle avantageusement les solides, les resserrera-t-elle, les fortifiera-t-elle, les effets en seront *anti-scorbutiques*. Remédiera-t-elle aux vices des fluides, nous aurons les *anti-septiques*. Enfin débarrassera-t-elle les obstacles morbides, et résoudra-t-elle les tumeurs anormales, nous comprendrons l'opération des *désobstruans* et des *fondans*.

68° Si le feu nerveux s'échappe avec plus de plénitude et d'exaltation par l'encéphalisation, et produit beaucoup d'éther, cet éther surabondant peut dissiper les obstacles innévrilématiques à son cours indispensable, et détruire ainsi les causes névralgiques, alors l'activité médicamenteuse sera *anti-spasmodique*.

69° Si cet éther ne trouve pas une issue convenable et suffisante, il noie le sensorium dans sa vapeur électro-phosphorescente, et devient *enivrant*. Sa superfluité est-elle trop considérable, et sa nature moléculaire est-elle trop impétueuse, trop mordante pour ses canaux, le remède devient *convulsifère* et *empoisonnant*.

70 Cet éther est-il dans une mésure assez exacte, mais d'une nature agaçante et très-quintessenciée, il produira des effets *aphrodisiaques*.

71° Voilà le *pourquoi* de ces opérations si diversifiées. Est-il nécessaire d'en expliquer le *comment*? N'est-ce pas par les mêmes lois que nous avons tant de fois promulguées dans la doctrine de notre *Causalisme* médical? Faut-il nous y arrêter encore, pour une plus complète compréhension?.... J'y consens.

72° *Stimulans-vomitifs*.—L'ipécacuanha, l'émétique concentrent et refoulent tellement le feu nerveux de la sphère vitale qu'elle se crispe et se rompt en efforts critiques, pour évacuer les molécules excitantes nuisibles, par de violens et de fréquens vomissemens. Si elle ne le peut, son foyer se détraque, étouffe et s'éteint, sous l'excentricité héroïque et maîtrisante du médicament poison.

73° Les remèdes de cette catégorie sont rangés dans les excitans, parce qu'en effet leur activité moléculaire absorbée, produit en outre la vitesse du pouls, l'élévation de la chaleur et l'augmentation des urines.

74° *Stimulans-purgatifs.*— Les sulfates de soude, de magnésie, de potasse, et les eaux minérales qui peuvent déterminer des évacuations alvines, la rhubarbe, l'aloës, le jalap, le séné, la scammonée, la coloquinte, la résine de jalap, l'huile de croton tiglium, et toutes les autres substances de même vertu, doivent la propriété médicamenteuse que nous signalons, à la somme relative de leur activité atomistique. Quand cette activité excitante saline, extractive, gommo-résineuse ou essentielle, est déposée sur les tuniques alimentaires, elle concentre le feu nerveux qui déborde par elles; le refoule jusque sur les ganglions solaires-mésentériques, etc., et conséquemment jusqu'à leur source la moëlle épinière grise, et jusqu'à la sphère vitale comprimée, étreinte. Cette dernière réagit sur cette agression étouffante, irradie une violence critique égale sur les obstacles ingérés, et lance impétueusement son feu nerveux, en colonne dense et ardente, sur l'excentricité malfaisante du remède, et par les mêmes ganglions, plexus et nerfs divergens solaires-mésentériques, et contigument par la trame des membranes digestives, qui sont formées de fibrine et d'albumine interposées dans le parenchyme des réseaux nerveux gris, que leurs dernières ramifications forment par leur épanouissement. Le feu nerveux les pénètre, déborde par elles, repousse la substance purgative et avec elle la matière d'abondantes sécrétions, le produit de la décomposition et du sang et de la lymphe entraînés passivement dans ces mouvemens orageux et réactionnaires. Aussi la purgation est-elle constamment en rapport avec la force chimique du médicament, et avec l'énergie de la gastrisation et de la sphère vitale toujours antagonistes.

75° Les purgatifs, en qualité d'obstacles violens, augmentent la sensibilité des menbranes, les échauffent, les rougissent, les tuméfient, les excitent. Leur crispation fait aussi refluer le feu animateur dans les nerfs et plexus des glandes et des viscères voisins ; ce qui fait afluer la bile, les sucs gastriques, l'humeur pancréatique, le mucus intestinal, par l'effet de leur sécrétisme particulier exalté conjointement et contigument.

76° N'employez jamais ces substances si vivement concentrantes dans les inflammations quelles qu'elles soient, et surtout du ventre ; parce que la gastrisation, dans ce dernier cas, étant bouchée par les obstacles phlegmasiques, et obligée de se reporter et de se dériver supplémentairement sur la pneumatisaton et sur l'encéphalisation déjà si embarrassées de son superflu, finirait par se ruer entièrement dans ces deux débouchés ; et, en y portant le tribut complet et total de son expansion gastrisante, elle produirait une pyrexie et une ataxie redoutables et bientôt mortelles. Aussi les Egyptiens qui s'en étaient routinièrement aperçus, défendaient-ils avec raison de purger, au moins avant le troisième jour de l'existence d'une maladie aiguë.

77° Quand la réaction gastrisante a repoussé le purgatif, le feu qu'elle irradie à cet effet dans les filets nerveux gris, avec le sang et les autres fluides ses esclaves passifs, comprime l'éther des filets nerveux blancs intriqués aussi dans les membranes : ce qui détermine des coliques plus ou moins douloureuses ; tandis que l'excès de feu animateur cause la chaleur abdominale, des borborygmes, des vents, le gonflement du ventre, l'empâtement de la bouche, le dégoût des alimens, et parfois même des nausées et des vomissemens.

78° Ces vomissemens surviennent quand la gastrisation, trop refoulée dans les membranes stomacales et duodénales, réagit mécaniquement avec violence, par l'effet de l'extrême et compromettante concentration de la sphère vitale, qui se rue expansivement contre la cause obstaculaire.

79° Mais le purgatif n'est ainsi nommé, que parce qu'il effectue des déjections : ce qui suppose que la réaction du feu nerveux est dirigée dans la partie inférieure du canal alimentaire.

80° Cet effet a lieu, quand la substance cathartique est d'abord supportée par l'estomac ; parce que ses élémens, n'étant pas assez préparés et dissous, n'impressionnent pas suffisamment les muqueuses digestives, par leur activité non encore développée.

81° Mais quand cette activité est mise à nu, par la séparation de la passivité neutralisante et corrective qui la déguisait, alors son excentricité atomistique en liberté, irradie son expansion médicamenteuse énergique, contre l'expansion vitale de l'agent animateur et défenseur de la gastrisation : ce qui nécessite des efforts critiques impétueux et convulsifs de la sphère vitale; et ce qui provoque les phénomènes momentanément et apparemment pathologiques de la purgation, et les symptômes sympathiques, ou mieux connexes et forcés qui l'accompagnent, et que présentent les débouchés et les appareils pneumatisans et encéphalisans, toujours plus ou moins intéressés.

82° Les substances qui agissent sur les intestins grêles, doivent cette prétendue prédilection, surtout à l'élaboration et à la dilution convenable de leur mélange intime dans ces organes; tandis que les purgatifs qui exercent de préférence leur pouvoir sur les gros intestins, ne sont suffisamment divisés, atténués, préparés, que lorsqu'ils sont descendus dans ces cavités : ce qui met seulement alors leur activité moléculaire en état de se développer dans toute sa plénitude de concentration gastrisante.

83° Mais dira-t-on, il est des remèdes qui, quelles que soient les surfaces et les voies de leur application, déterminent toujours les mêmes phénomènes : ainsi l'émétique cause le vomissement; le mercure, la salivation; les cantharides, l'aphrodisie. C'est parce que leurs molécules dissoutes ne peuvent s'échapper par d'autres excrétions plus faciles que les médicamenteuses.

84° Celles qui se mêlent avec le sang rouge, abordent le sanctuaire pulmonaire de la vie; et si elles ne sont pas combustibles et assimilables par le foyer radical, celui-ci ne s'en charge pas, et les repousse forcément. Cette répulsion ne peut se faire que par trois voies : l'encéphalisation, la pneumatisation et la gastrisation. Et comme un aveugle dynamisme, un mécanique absolutisme, dû aux lois éternelles et incréées des atomes phloxiques, préside à cette répulsion défensive, il contraint les particules médicamenteuses spécifiques de s'échapper, le plus vite possible, par les pores et les canaux excréteurs les plus convenables et le plus tôt ouverts. Ainsi l'encéphalisation ne peut s'en charger par le sang carotidien et vertébral, sous peine de cérébrite mortelle. Si l'expiration pulmonaire les élimine, l'haleine devient plus ou moins odorante, et il existe un effet *expectorant* et une excrétion analogue particulière. Si la pneumatisation lance les molécules spécifiques dans l'artérialisation, ces molécules seront toujours repoussées par les fibres viscérales impropres, par les plus fortes et les plus antipathiques à leur nature concentrante, et par conséquent seront toujours rejetées sur les fibres et dans les pores les plus faibles et les moins opposables à leur abord, à leur absorption, à leur élaboration et à leur élimination. C'est pourquoi tel médicament est rejeté par la *sueur* ; pourquoi tel autre, repoussé par les divers appareils, n'a plus que la voie des *reins* ; tel autre que l'issue de la *salivation*.

85° Sont-il élaborés entièrement dans leur nature active la plus intime, et cette activité médicamenteuse est-elle assimilée en feu nerveux ; ce feu se ressentant plus ou moins de la nature atomistique spécifique qui le compose, et devenant plus ou moins dense, fort, âcre, mordant, brûlant, crispant, est dépensé aussi, en raison des résistances organiques locales, par des ganglions et des nerfs gris spéciaux. Aux couches grises corticales, il devient *céphalique* ; aux plexus du cœur, *cardiaque* ; aux solaires, *stomachique* ; aux utérins, *emménagogue*, etc.

86° L'activité médicinale de ce feu ainsi modifié, se change-t-elle en éther, le dernier produit et la dernière métamorphose des élaborations physiologiques, cet éther possède consécutivement une nature plus ou moins vive, ardente, lumineuse, électrique, phosphorescente, excentrique ; et conséquemment est forcé, sous les résistances poreuses locales, de se dériver par les voies les plus appropriées à ses qualités moléculaires et constitutives. Voilà pourquoi les vins avivent les sens et la pensée, tandis qu'ils embarrassent la langue ; pourquoi le café illumine l'imagination, enthousiasme le cœur et porte à l'éloquence ; pourquoi les atomes actifs de la strychnine causent des convulsions ; pourquoi les cantharides agacent, irritent, et remplissent d'éther médullarisé et prolifique, la double filière des organes génitaux.

87° Ces explications nous feront aisément comprendre celles qu'il nous reste à donner sur l'action des autres substances médicinales excitantes, qui sont toutes, je le répète, toujours plus ou moins *concentrantes*, quand on n'examine que leur action locale, mais qui sont stimulantes, quand on les considère sous le double point de vue, soit de la réaction partielle qu'elles déterminent, soit de la réaction générale qu'elles provoquent, par leur dissolution au foyer devenu par elles plus riche de feu, plus puissant, plus excentrique et plus résolutif.

88° Mais cette plénitude, cette force de l'agent vital, n'est parfois que momentanée et très-passagère : d'abord parce que l'activité stimulante est très-volatile, très-expansive, et s'évapore promptement ; ensuite parce que la sphère vitale l'épuise souvent trop vite dans ses efforts défensifs. Ce qui appauvrit le foyer sécréteur, diminue le feu animateur, affaiblit les quatre mouvemens fondamentaux et les débouchés, et fait tomber l'organisme dans un colapsus pénible, l'effet consécutif de l'action trop énergique et trop prompte d'un concentrant inaccoutumé, pour ne pas dire impropre.

89° Si le collapsus ne survient pas, si l'activité médicinale est retenue à demeure dans la sphère vitale, si elle n'est pas assez tôt et assez abondamment dépensée, le feu ardent qui en résulte, échauffe trop les fonctions, embrase l'organisme, entretient les obstacles phlogistiques présens, et s'il n'en existe pas, peut en former de nouveaux, et provoquer la pyrexie inflammatoire. Quelle prudence sévère et observatrice ne faut-il donc pas, pour user avec profit d'élémens médicamenteux si énergiques, si puissans et si dangereux dans leur fausse application.

90° Mais continuons l'énumération des concentrans stimulans.

91° L'absinthe, la canelle, la cascarille, etc., sont des concentrans-*stomachiques*, quand la membrane digestive est relâchée, amollie, clarifiée, énervée. Leur activité excentrique la pénètre, la resserre, la condense, ferme convenablement les pores et la fortifie. La sphère vitale, qui dépensait beaucoup trop par les pertuis membraneux de la gastrisation trop ouverte, se trouve enrichie non seulement de ce qu'elle ne dissipe plus, ce qui est énorme, mais encore des élémens médicamenteux et solubles des ingesta stimulans. Alors elle irradie son feu contre les parois stomacales et sur l'agression médicinale, et sa tension et son ardeur opèrent beaucoup mieux la coction alimentaire et les excrétions qui l'accompagnent et la suivent.

92° L'hysope, le lierre terrestre, la véronique sont *béchiques*, quand leurs molécules médicinales, parvenues dans les poumons par les chylifères, y rayonnent pour se dépenser le plus tôt possible par l'expiration. Dans leur expansion, ils font légèrement contracter et expectorer les poumons.

93° La sauge, le romarin, les vins généreux, etc., sont des *cordiaux* diffusibles, c'est-à-dire, fournissent des élémens phloxiques nombreux et d'une extrême activité au foyer vital qui s'en empare, se les assimile, et les rayonne par la pneumatisation avec une ardeur consécutive égale à leur excentricité si vive et si puissante.

94° La mélisse, l'angélique remplissent la sphère vitale d'un feu analogue; mais elle le dépense surtout par le débouché et la flambance de la gastrisation: c'est pourquoi cette flambance vivement expansive, renverse les obstacles digestifs qui produisent les vomissemens spasmodiques et les vents par leur trop forte oppression. Le feu gastrisant, en s'irradiant fortement par ses ganglions, ses nerfs et ses trames viscérales, dissipe tout ce qui s'oppose à sa sortie, à sa dérivation, et régularise ainsi son cours qui n'est plus entravé.

95° Mais dans cette application thérapeutique, comme dans toutes les autres, quand on recourt à la force vitale centrale pour dompter les obstacles, il faut toujours que l'obstacle ne soit pas phlegmasique, mais plutôt d'une nature froide, je veux dire, inerte, passive, humorale, facilement soluble, cuisible, sécrétable, éliminable, sous peine d'embraser la gastrisation et ensuite par elle tout l'organisme.

96° Les plantes chaudes, telles que l'anis, le carvi, le fenouil, la badiane, remplissent aussi le foyer de feu nerveux par leurs parties assimilables et actives. Mais ce foyer est obligé de renforcer vivement avec leur secours l'expansion gastrisante, pour éliminer leurs parties insolubles et passives : ce qu'elle opère avec effort, en décomposant les substances et les humeurs intestinales, en les réduisant en vapeurs flatueuses, qu'elle dissipe et élimine avec celles que l'on suppose faussement retenues, mais qui ne sont, comme ces vapeurs, qu'un effet sécrété et phlogistique d'un rayonnement gastrisant exalté et entravé.

97° Les eaux minérales acidules, gazeuses, savonneuses, sulfureuses, chaudes ou froides; les antiscorbutiques, le cresson, le cochléaria, le raifort; les fondans, l'iode, le mercure, etc., sont des concentrans à différens degrés : ils augmentent l'énergie digestive, la circulation, le diapason focal et le feu nerveux. Ce dernier opère, par ces remèdes, la dissolution des obstacles pathologiques sourds et la purification du sang altéré et atonique, en le privant des scories qui le corrompent, le remplissent et empêtrent avec lui le foie, la rate, le pancréas et les autres organes tuberculeux, dartreux, goutteux, calculeux, scorbutiques, goîtreux, syphilitiques, etc. Leurs guérisons s'opèrent par des résolutions vitales et les crises diverses des selles, des urines, des sueurs, de la salivation, selon que le feu pousse les matières passives médicamenteuses et pathologiques vers ces issues électives.

98° Le sous et le bi-carbonate de soude, le nitrate et l'acétate de potasse, la pariétaire, l'asperge, la scille sont *diurétiques*, parce que le feu nerveux n'a pas d'autres voies meilleures que les reins, pour se débarrasser de leurs molécules médicinales passives. Si l'on entrave l'urination, il est obligé de les excréter par une sueur supplémentaire.

99° Le thé, le tilleul, la scabieuse, les fleurs de sureau, le gayac, la salsepareille, la poudre de Dower remplissent la sphère vitale d'un feu si excentrique, qu'il diverge orbiculairement dans toutes les parties circonférencielles, par toutes les terminaisons nerveuses grises et artérielles échauffées : ce qui vaporise, irradie et dépense violemment la lymphe et le feu par la peau. Mais arrêtez-les dans cet émonctoire, ils se frayeront un passage par les reins, devenus forcément supplémentaires.

100° Cette suppléance réduit la prétendue spécificité à sa juste valeur, en nous démontrant qu'elle n'est qu'un effet dynamique de l'élection mécanique de la dérivation contrainte de l'agent vital et des fluides passifs qu'il entraîne.

101° Quelques praticiens ont vanté la serpentaire de Virginie, l'acétate d'ammoniaque, le phosphore et des formules incendiaires dans le traitement des fièvres adynamiques, des typhus des armées, où l'embrasement a été déjà si violent et l'obstacle si vaste et si répercussif. Cette médication extrême n'a pu offrir de chance d'utilité, que dans le cas où la lampe de la vie allait s'éteindre, où la sphère générale était vide, le feu nerveux épuisé, les fonctions amorties, les organee affaissés et énervés. On joue alors le va-tout de la vie. Mais faute de saisir le véritable point opportun de leur administration, celui où le foyer est suffisamment prostré; combien de fois leur application trop précipitée n'a-t-elle pas été le viatique prématuré de la médecine ?....

102° *Stimulans de la vie de relation.*—Les excitans dont nous venons de parler, en exaltant la combustion vitale, en accélérant les fonctions et en augmentant considérablement le feu nerveux, enrichissent étonnamment la flambance encéphalisante. Et ce débouché irradie abondamment et avec intensité un feu dense et ardent dans l'appareil sensorio-moteur. De sorte que l'éther est consécutivement accru, que sa dose et sa vigueur se ressentent des élémens stimulans métamorphosés en lui. Aussi rayonne-t-il, avec plénitude et une vive excentricité, par les yeux et les sons qu'il avive; par la pulpe mentale et les actes de sa pensée et de sa volonté, qu'il aiguise et fortifie; par la voix, par les organes locomoteurs et par l'appareil génital qu'il enivre davantage.

103° Voilà ce que font les toniques et les stimulans. Leurs molécules actives assimilées focalement et réduites d'abord en feu nerveux et ensuite en éther conséquent, remplissent le canal général de relation, et corroborent, accélèrent, exaltent passagèrement, mais très-vivement les fonctions animales.

104° Telle est la propriété ordinaire de la stimulation. Mais parmi les excitans, il en est de plus volatils, de plus rapidement excentriques et diffusibles les uns que les autres. Leurs molécules également éthérées, se rapprochent intimement de la nature aussi quintessenciée de l'éther sensorio-moteur. Absorbée par le foyer vital et ensuite transformée en cet éther expansif, leur activité atomistique remplit la sphère sensoriale, les cavités ventriculaires, le double canal spino-rachidien et sa double filière testiculaire. De sorte que ce nouvel éther en excès les gonfle, les ballonne, dilate la médulle enfermée dans les névrilèmes et remplissant le canal général de l'arbre de relation. Comme il est violemment divergent, il emporte excentriquement les obstacles de concrétion, d'épaississement, de nodus, d'engorgement, qui pourraient oblitérer cette moëlle et enrayer son cours débordant.

105° Les remèdes qui opèrent ces effets sont nommés *anti-spasmodiques* et doivent leur vertu stimulante à l'excessive pureté et diffusibilité de leurs molécules caloriques, électriques et lumineuses, si incoercibles et si expansives. Telles sont les fleurs d'oranger, la valériane, le camphre, le musc, l'assafætida, les éthers.

106° Ils apaisent les désordres de l'arbre de relation, régularisent les mouvemens anormaux de ses racines sensuelles, de son tronc mental, de sa tige épinière, de ses rameaux spasmodifiés, de ses fruits reproducteurs en orgasme. Ils calment la souffrance, en détruisant les obstacles qui compriment l'éther, qui le refoulent sur la pulpe mentale et qui la crispent ainsi douloureusement. Tout en excitant, comme on le voit, ils diminuent l'agitation, apaisent le système nerveux, tranquillisent l'âme et rétablissent souvent, consécutivement à cette réintégration et cette médication animales, la vie organique elle-même secondairement troublée, dans sa normalité et son calme physiologiques.

107° Les stimulans, en exaltant la vie radicale, exagèrent aussi la vie supérieure ; et en fournissant un feu nerveux trop ardent et trop dense, constituent également un éther trop abondant et trop expansif. Parmi les excitans propres à l'arbre de relation, il en est qui aiguisent les sens : comme les vins. D'autres avivent et enflamment l'imagination par leurs élémens actifs si passagers : comme le thé, le café. Des troisièmes produisent l'ivresse : la bierre, l'alcool, etc. ; parce que l'activité et le feu nerveux trop abondant qu'ils fournissent, ne peuvent être assez tôt triés, passés, sécrétés par les couches grises de l'encéphalisation et les saturent, les enivrent, les embrasent, jusqu'à ce que toutes leurs molécules excitantes aient traversé cet obstacle et aient été dépensées, dérivées et évacuées d'une manière quelconque, par les fonctions et les voies soit animales, soit radicales.

108° Mais certains médicamens jouissent d'une propriété moléculaire si puissante, qu'après avoir traversé les élaborations de la vie organique, ils sont changés finalement en éther si violent, si excentrique et si concentrant pour les parois épinières et l'intérieur des névrilèmes, que dans leurs bonds pour s'échapper impéteusement, ils contractent les pores des enveloppes des nerfs, les crispent : ce qui les arrête plus ou moins long-temps et les emprisonne dans le canal général de relation qui s'en trouve renversé, contracté, convulsé en totalité ou partiellement. Telle est la vertu *spasmodique* du bois de couleuvrée, de la noix vomique, de la strychnine.

109° Les emménagogues, comme le safran, la rhue, la sabine, le seigle ergoté, au lieu d'agir constamment sur la moëlle épinière, ce qui arrive quelquefois, sont, une fois éthérisés, dirigés sur le plexus spermatique de la vie organique et sur les ramifications dernières de la queue de cheval, qui président à l'innervation animo-génitale ; et entraînant passivement le sang artériel dans leur excentricité, ils l'accumulent avec eux sur la membrane utéro-vaginale, où la chaleur, l'innervation, la sensibilité qu'ils produisent, déterminent bientôt leur double sortie par l'excrétion ménorrhagique.

110° Les stimulans, n'ayant pas une évacuation aussi appropriée chez l'homme, produisent parfois l'hématurie et le priapisme. Alors ils restent plus long-temps à demeure dans les organes reproducteurs ; parce que leurs principes atomistiques actifs, en montant l'arbre animal, sont arrêtés dans leur cours final, à son sommet génital et fructiforme. Leur activité se concentre dans les testicules, les fait fermenter, les échauffe, les surélectrise, les sensibilifie, les endolore par leur plénitude enivrante, les contracte ardamment et produit leur orgasme et des désirs effrénés. Tels sont certains poissons, le poivre, la moutarde et les cantharides, dont l'action persiste jusqu'à ce que leurs atomes actifs éthérisés aient été dépensés en totalité et entièrement éliminés de l'organisme. Car cet organisme s'approprie tous les élémens possibles du chyme, du chyle, du sang, du feu nerveux et de l'éther. Et toute molécule active assimilable prend inévitablement toutes ces métamorphoses successives et montantes, dans le but final d'animer et d'innerver la vie organique ; et de vivifier, sensibilifier et mouvoir la vie animale ; de concentrer, à l'appareil sommital de la génération, des élémens actifs propres à reproduire l'individu et par conséquent à entretenir l'espèce.

111° *Concentrans-stimulans-narcotiques.* — On est convenu d'appeler ainsi les médicamens dont la propriété est d'engourdir, d'apaiser, de stupéfier le système nerveux, et par conséquent de diminuer la sensibilité et la contractilité.

112° Parmi ces narcotiques, il en est, comme l'acide prussique et le cyanure de potassium, qui opèrent un effet sédatif sans produire le sommeil. Ces substances agissent comme les antispasmodiques, mais plus fortement. Leurs atomes actifs sont si volatils, si puissans, si expansifs, si phosphorescens, qu'une fois absorbés, ils traversent rapidement les couches grises encéphalisantes, se changent promptement en éther et se dissipent bientôt complètement avec lui, par leur évaporation soudaine et simultanée. Alors l'arbre de relation, privé de son éther qui aide, selon ses proportions, à la sensibilité et à la contractilité, s'affaisse et tombe dans un calme salutaire. Par cette influence ses névralgies s'apaisent, ses spasmes cessent, son intelligence et son moral se tranquillisent.

113° Mais si l'on donnait une trop forte dose de ces substances si impétueusement actives et concentrantes, il résulterait la phlogose de l'estomac, par la réaction violente de la gastrisation. Une fois entré dans l'appareil circulatoire par la voie des chylifères et des poumons, le principe hydro-cyanique accélérera la circulation avec laquelle il se précipitera en abondance sur les couches grises de l'encéphale ; il les traversera avec la rapidité de l'éclair en les détraquant, et foudroyera du même coup tout l'intérieur du canal éthéré sensorio-moteur. Alors en entraînant tout l'éther dans son évaporation électrique instantanée, il paralysera complètement la pulpe mentale et sa tige épinière motrice ; et l'arbre animal tombera raide mort, comme sidérisé.

114° Ce remède si éminemment actif, si électro-lumineux, si phloxique, combiné convenablement avec des doses suffisantes de passivité, dans des potions mucilagineuses et sirupeuses appropriées, peut rendre des services fort avantageux à la médecine, par sa propriété *sédative*, qui rapproche les formules hydro-cyaniques de celles qui jouissent d'une vertu analogue que nous avons désignée préalablement, et pour les mêmes effets, sous le nom d'*antispasmodique*

115° Les amandes amères, leur eau distillée et celle de laurier-cerise, agissent à la manière de l'acide prussique, qu'ils contiennent en quantité variable, ce qui proportionne leurs facultés calmantes.

116° La thridace est un composé d'atomes actifs et d'atomes passifs particuliers, qui exercent une double action relative. Ainsi sa partie volatile dissipe l'éther, et en appauvrissant l'arbre sensorio-moteur, calme le système nerveux de relation, l'affaiblit et suscite un sommeil paisible; tandis que sa partie passive concentrée, en saturant le feu vital, comme fait l'acide malique qu'elle contient, en le neutralisant, en se combinant avec lui, l'absorbe, le diminue, appauvrit le foyer sécréteur, relâche la sphère expansive, et conséquemment affaiblit la pneumatisation, consécutivement ralentit le pouls, tertiairement abaisse la température de l'organisme.

117° Les *narcotiques* proprement dits, comme l'opium et ses composés, la morphine et ses sels, la jusquiame, la belladone, renferment aussi, dans leurs élémens chimiques, les deux sortes d'atomes actifs et passifs, phloxiques et aphloxiques; ce sont eux qui constituent leurs propriétés pathologiques et médicinales sur la physiologie organique et animale.

118° A petite dose, leurs parties actives volatiles font éventer et diminuent l'agent de ralation; ce qui calme l'arbre moteur; ce qui apaise les spasmes et la douleur; ce qui détend et endort le sensorium affaissé par la privation de l'éther.

119° Mais à dose plus forte, la gastrisation réagit contre l'ingestion narcotique. Son absorption remplit la sphère vitale d'un feu inaccoutumé et surabondant. La stimulation que ce surcroît détermine apparaît par l'énergie de la pneumatisation. L'agent vital impulse la circulation avec force, fréquence et plénitude, et rayonne une chaleur générale. Le sang porte avec violence au cerveau, les élémens actifs et passifs des substances narcotiques. Leurs atomes éthérés avivent d'abord les sens, exaltent les fonctions intellectuelles, accroissent l'énergie musculaire. Mais l'extrême volatilisation des principes éthérés médicinaux, s'effectue bientôt, et épuise l'agent de relation évaporé et entraîné en quantité trop grande, dans la dépense et l'élimination médicamenteuses. La détente survient d'autant plus fortement; une langueur pénible et accablante succède.

110° Les parties non volatiles, mixtes ou passives de la substance narcotique, sont entraînées dans le torrent circulatoire jusqu'aux couches grises encéphalisantes. Mais ne pouvant les traverser complètement, pour être sécrétées et métamorphosées en éther évacuateur, elles engorgent ces couches corticales de l'encéphalisation; elles les enivrent, comme le vin; les obtruent; empêchent l'éther de se fabriquer, ou le saturent. Le sensorium qui est privé de son agent innervant, s'affaisse, s'engourdit, rêvasse, se paralyse, tombe dans le narcotisme, dans un coma, dans une espèce d'apoplexie sanguine et médicinale, qui couvre d'un voile de plomb la sensorialité, ses idées et sa volonté. Le moi cherche par son expansion expirante et épuisée, à le soulever: heureux, quand il le peut! malheureux, quand il succombe sous une dose empoisonnante!

121° On doit bien se garder d'employer les narcotiques dans les inflammations aiguës, parce que constitués essentiellement par des atomes actifs extrêmement énergiques, ils désordonneraient le foyer vital, amplifieraient trop la sphère expansive déjà si comprimée, augmenteraient la tension du feu animateur déjà trop bandé, agrandiraient les obstacles pathologiques, et étoufferaient la flamme fondamentale de la vie, déjà menacée par l'oppression apoplectique et refoulante du débouché de l'encéphalisation, que ces même narcotiques attaquent et obstruent toujours. Voilà pourquoi leur usage inconsidéré et inopportun a produit des mécomptes si incompris, et fait tous les jours encore tant de victimes.

122° Les stimulans *anthelminthiques* sont des composés activo-passifs, qui exercent sur les vers intestinaux, un pouvoir délétère analogue aux poisons sur l'homme. Ils tuent leur physiologie, neutralisent et éteignent leur feu nerveux, et glacent leur sécrétisme animateur. Ce sont l'ail, la mousse de Corse, la fougère mâle, le semen-contrà, etc. En raison de la variété des principes actifs et passifs qu'ils contiennent, et qu'ils doivent aux élémens phloxiques des sels de chaux, du tannin, de l'acide gallique, de l'extractif, des gommes résines, des huiles essentielles et âcres; les vermifuges produisent directement des phénomènes proportionnels d'action et de réaction: ce qu'on doit scrupuleusement considérer dans leur administration, afin de ne point être surpris de leurs effets concomitans si diversifiés.

123° *Des concentrans-épispastiques et caustiques.*—De même que la passivité s'est concentrée et quintessenciée, à l'aide d'un certain nombre d'atomes actifs identifiés, dans la substance des narcotiques pour neutraliser le feu nerveux et l'éther, et les stupéfier et les paralyser; de même l'activité universelle de la grande âme fluide et phloxique de la Nature, s'est concentrée à un tel point dans certaines substances, qu'elle leur a donné la faculté *rubéfiante*, *vésicante* et *caustique*, selon le degré de sa concentration exquise, plus ou moins purifiée de la passivité aphloxique saturante.

124° Les épispastiques sont la moutarde, le daphné garou, les cantharides, etc. Appliqués sur nos tissus, ils exercent une excentricité violente, propre à neutraliser l'action du feu local intégrant aux organes, et propre à s'opposer à l'expansion physiologique du feu général alors si puissamment réactionnaire.

125° Leur contact rougit la peau, accumule la chaleur défensive centrale contre lui, attire des humeurs engorgeantes. Le feu interne s'oppose toujours à leur action par son expansion permanente, et tend à les repousser. Aussi cette répulsion se manifeste-t-elle par le soulèvement excentrique de la peau, et par la formation d'une ampoule remplie de la sérosité qu'il y entraîne dans sa divergence incessante, cause de la transpiration cutanée.

126° Quand les épispastiques couvrent une grande surface, le feu artérialisant, qui tend à s'échapper par l'enveloppe générale du derme, rencontrant un trop large obstacle, est refoulé sur le débouché de la pneumatisation circonférenciellement enrayée. Et cette pneumatisation ainsi entravée, opprime consécutivement la sphère générale, qui tend, par des efforts universels, à vaincre la cause primitive qui l'étreint. C'est de là que résultent les phénomènes généraux qui succèdent parfois, et surtout chez les individus irritables, à l'emploi des vésicans. Je ne parle pas ici des désordres causés par l'absorption de leurs molécules si actives, et qui sont susceptibles, en raison de leur nature chimique violente, d'opérer des symptômes terribles comme les plus énergiques stimulans.

127° L'emploi des rubéfians et des vésicans a pour but de déplacer une masse de fluides qui engorge dangereusement une partie importante, pour l'attirer sur un tissu moins considérable, afin d'en charger ce dernier et d'alléger ainsi l'état morbide de l'autre. Mais dans ce but, il ne faut pas seulement tenir compte de l'inflammation superficielle et suppurante provoquée, et de la dérivation humorale résultante, mais encore de l'action oppressive qu'on opère sur le feu nerveux, sur les débouchés, sur la sphère vitale et sur le foyer primordial lui-même; car ces derniers s'exaltant et s'entravant plus encore par le surcroît de l'obstacle médicinal, réagissent avec d'autant plus d'ardeur et de violence sur les viscères phlogosés et obstrués, et augmentent et aggravent ainsi leur état morbide, en trompant l'intention pronostique et l'effort curatif du praticien.

128° Cette considération est à plus forte raison applicable aux concentrans *caustiques*, qui sont éminemment plus dangereux et provoquent une réaction plus impétueuse encore.

129° Ces caustiques sont le vert de gris, le sulfate de cuivre, le nitrate acide et l'oxide rouge de mercure, l'oxide blanc d'arsenic, le beurre d'antimoine, l'ammoniaque liquide, les acides minéraux concentrés, l'eau bouillante, le nitrate d'argent, la potasse et la soude caustiques.

130° L'activité universelle s'est tellement condensée et purifiée dans leurs élémens, qu'elle leur a donné la faculté potentielle du feu actuel lui-même, son agent congénère le plus impétueux et le plus puissant. Aussi ces substances caustiques brûlent les tissus qu'elles touchent, elles les racornissent, les désorganisent, les décomposent, les paralysent, les gangrènent. Cette action provient de ce qu'elles s'en emparent et les maîtrisent autocratiquement, étant bien supérieures en activité phloxique au feu nerveux vital, qu'elles éloignent excentriquement et passivement des fibres qu'elles impressionnent. Mais quand leur puissance a cessé, l'agent nerveux, qui a toujours été tendu sur leur obstacle refoulant, s'y précipite toujours avec violence; produit une inflammation locale par son infusion et sa pénétration réparatrices; cause une suppuration éliminante; sépare la partie décomposée et gangrénée des parties viscérales saines; et provoque enfin, à l'aide des humeurs ses esclaves, des bourgeonnemens et des cicatrices de suppléation.

131° Quand nous nous servons des caustiques, veillons avec une prudence excessive à ce qu'ils ne soient pas absorbés par le foyer vital; car plus forts que lui, ils le tueraient rapidement. Ils se frayeraient un passage mortel par les débouchés, pour arriver à la flamme de la vie, qu'ils paralyseraient et éteindraient bientôt, en déterminant les symptômes du plus affreux empoisonnement. Cette destruction s'opérerait par l'excentricité trop violente des élémens caustiques, arrivés et dissous dans la sphère vitale; et leur dérivation brisante, s'effectuant par l'encéphalisation, la pneumatisation ou la gastrisation, produirait dans la première une ataxie énorme, dans la seconde une pyrexie extraordinaire, dans la troisième la fatale fuliginosité.

CHAPITRE XVI.

RÉCAPITULATION DE LA MATIÈRE MÉDICALE.

Nous avons émis pour principes fondamentaux : 1° que l'organisme était un composé d'atomes actifs et passifs, ou de phlox; 2° que ses atomes actifs attiraient, brûlaient et rayonnaient le feu animateur; 3° que ses passifs restaient à demeure ou étaient évacués en scories. De plus nous avons établi : 1° que les médicamens étaient aussi composés d'atomes actifs et passifs, ou de phlox et d'aphlox; 2° que leurs actifs attiraient, brûlaient et exerçaient une agression excentrique et refoulante sur le feu nerveux et la sphère vitale; 3° qu'ils allaient plus ou moins se résoudre et s'assimiler au foyer; 4° que leurs parties phloxiques absorbées s'identifiaient avec le feu nerveux pour l'augmenter ou le neutraliser; et 5° que les aphloxiques étaient, en qualité de scories, plus ou moins mélangées aux fluides, et tôt ou tard éliminées par les émonctoires.

La propriété médicamenteuse, analogue à celle de la vie qu'elle modifie, tient donc à la nature de son activité moléculaire, et à une parcelle du *phlox* ou de la grande âme fluide qui électrise et vivifie toutes les parties de la Nature universelle.

Plus cette âme générale est rare : moins la vertu médicinale est forte. Plus au contraire elle est abondante : plus cette vertu est puissante.

Aussi peut-on se figurer la grande progression des substances médicinales, depuis les tempérans et les émolliens convenablement formulés, jusqu'aux substances hygiéniques intermédiaires et jusqu'aux stimulans et aux caustiques les plus extrêmes et les plus héroïques.

Ces agens médicamenteux ne peuvent agir sur la vie, sur sa sphère, sur ses débouchés, sur les fluides et sur les solides de l'organisme, que par l'intermède du feu vital.

Leur attraction, leur excentricité sont toujours en opposition directe avec les siennes. Si l'attraction médicinale est plus faible que la vitale, celle-ci l'absorbe; si elle est plus forte, la vie la repousse. De sorte qu'il y a tension réciproque entre l'expansion médicamenteuse et le feu nerveux. Le feu nerveux défensif est-il inférieur, le remède devient poison et tue le foyer où il parvient; le feu nerveux l'emporte-t-il au contraire : le médicament est neutralisé, assimilé et changé en agent vital et en scories. Cet agent vital résultant concourt aux opérations physiologiques et aux efforts critiques. Les scories sont éconduites constamment vers les voies d'exportation et de rejet les plus appopriées à leur nature offensante; ce qui a donné l'idée de la spécificité, pas plus fondée que celle de la partie fécale des alimens.

Un remède est-il en contact avec les tissus, il est attiré, neutralisé ou repoussé. S'il est attiré, il s'absorbe; s'il est neutralisé, il reste intact et en équilibre normal d'action avec le feu vital. S'il est repoussé, c'est qu'il exerce une excentricité trop puissante et agressive contre son expansion physiologique.

Un remède est-il absorbé, il est assimilable ou insoluble. Son assimilation enrichit le foyer, si ce médicament est positif et stimulant, c'est-à-dire, s'il renferme beaucoup d'élémens actifs ou phloxiques combustibles. Il l'appauvrit au contraire s'il est négatif, s'il ne renferme que des atomes pasifs ou aphloxiques saturans du feu. Le premier est dit *concentrant*, parce qu'il jouit d'une excentricité opprimante pour le rayonnement vital. Le second est nommé *raréfiant*, parce qu'il clarifie le feu, amollit et relâche les pores et les débouchés, et favorise l'expansion et la dépense de l'agent animateur.

Les raréfians ont une action locale et générale tempérante et émolliente. Ils neutralisent, saturent, diminuent le feu nerveux, détendent les pores, délayent les fluides, détrempent et énervent les solides, affaiblissent et ouvrent les débouchés, débandent et appauvrissent la sphère générale, font languir le foyer vital, et affaissent et épuisent tout l'organisme.

Les concentrans, au contraire, tels que les toniques, les stimulans, les vomitifs, les purgatifs, les diurétiques, les sudorifiques, les fondans resserrent les solides, condensent les fluides, ferment les pores et les débouchés, refoulent le feu partiel et le général, le répercutent sur la sphère, étreignent, limitent et compriment cette sphère expansive; et par leur dissolution, remplissent le foyer sécréteur d'un feu surabondant et exaltant étonnamment excentrique : ce qui le fait réagir avec violence sur les causes entravantes et sur les obstacles fusibles pathologiques, la cause des crises emménagogues, convulsives, aphrodisiaques, suantes, urinantes, etc.

Les narcotiques sont des composés divers de quintessences de phlox et d'aphlox, d'activité et de passivité extraordinairement concentrées. L'activité produit les effets de la surexcitation nerveuse consécutive à leur administration. La passivité, neutralisant la puissance de l'agent vital qu'elle absorbe et sature, stupéfie les tissus et le feu général dont elle s'empare moléculairement, et désélectrise, paralyse, énerve et refroidit par là les fluides, les solides et le foyer lui-même, quand sa dose est exubérante, vénéneuse et mortelle.

C'est de cette manière que les anthelmintiques tuent le sécrétisme vital qui préside à la physiologie des vers.

Quant aux épispastiques et aux escharrotiques, l'activité universelle s'est tant condensée dans leurs élémens, qu'elle leur a donné le pouvoir de brûler, comme les matières incandescentes dans lesquelles le phlox ou l'agent de la Nature développe le plus sa faculté suprême. Et ce pouvoir leur permet d'altérer les tissus, de les brûler, de les trouer, de les décomposer, malgré les efforts infructueusement combinés du feu constitutionnel à l'organe attaqué, et du feu général du foyer primordial lui-même.

Ainsi concluons finalement, pour l'utilité prochaine de notre thérapeutique, que la vertu médicinale ne peut s'exercer que de deux manières : 1° extérieurement par agression excentrique, et 2° intérieurement par dissolution et assimilation focales. Cette assimilation la convertit en feu nerveux homogène vitalisé ; et alors sa vertu chimique est noyée en lui et perdue à son profit : parce qu'il l'a dénaturée, et lui a imprimé sa propre nature supérieure. Aussi ce feu est-il toujours le même et seulement renforcé. C'est ce pouvoir assimilateur qui est le cachet distinctif de toute individualité physiologique ; parce qu'elle suppose un centre d'attraction, de sécrétisme et d'expansion ; et qu-elle ne peut exercer ces trois lois dans une partie quelconque, une fois que cette partie est détachée de son foyer qui ne l'anime plus.

Ainsi le feu vital qui résultera d'un médicament, sera le même que celui qui sortira d'un aliment ; seulemsnt sa dose, son ardeur, son intensité, son excentricité, sa force impulsive, sa puissance fondante et résolutive, en seront augmentées ou diminuées. Et ce sont ces deux causes seules qui imprimeront le pouvoir thérapeutique réel et conditionnel, qui se borne la plupart du temps à la force ou à la faiblesse du foyer radical, et à la pénurie ou à la surabondance du feu général ou partiel , les causes premières des modifications conséquentes et finales des fluides et des solides, leurs agens passivement subordonnés , nécessairement interposés entre leur susceptibilité expansive et l'agression concentrative, parfois renversante et destructrice des corps physiques.

FIN DE LA MATIÈRE MÉDICALE OU DE LA QUATRIÈME PARTIE.

CINQUIÈME PARTIE.

THÉRAPEUTIQUE.

CHAPITRE I.

CONSIDÉRATIONS HISTORIQUES.

La thérapeutique a pour but de guérir, en appliquant à la physiologie malade, les élémens phloxiques et aphloxiques de la matière médicale; ainsi que l'hygiène entretient la santé, en opposant ses agens actifs et passifs à la physiologie régulière. De même que l'hygiène modifie avantageusement le foyer vital, les débouchés et les organes, et les corrobore, les maintient dans une normalité durable, dans une harmonie salutaire: de même la thérapeutique redresse les écarts morbides; régularise les désordres pathologiques; apaise les exaltations focale et particulières; fortifie les débilités centrale et spéciales; dégage, répare ou purifie les fluides; resserre, relâche, endurcit, amollit, atrophie, hypertrophie les solides; augmente ou diminue le phlox nerveux et l'éther; facilite ou entrave leur sortie; accroît ou ralentit leurs sources sécrétantes; accumule ou raréfie leur aflux local; dissipe ou concentre leur dose intégrante, etc.; et opère tous ces phénomènes dans une intention curative prévue, sagement calculée et prudemment tentée. Mais ces préceptes sont les seuls enfans de notre doctrine et ne pouvaient être rationnellement pratiqués avant notre ère médicale, avant la connaissance des lois universelles que nous avons énumérées; avant la découverte de la nature double active et passive des atomes increés; avant la révélation du triple pouvoir attractif, sécréteur et rayonnant des actifs; avant la certitude de l'inertie complète, servile et assimilable des passifs. Ces notions philosophiques capitales sur la nature des choses primordiales, nous ont conduit à l'esquisse de la science de l'Univers ; à l'intuition anatomique de sa forme arboréale due aux lois atomistiques ; à la description physiologique des opérations focales, sidérales et planétaires de la Nature ainsi organisée, et animée par le phlox général, par la grande âme fluide, réunion totale de tous les atomes actifs du monde. Cette théorie universelle nous a démontré la progression hiérarchique des corps célestes, depuis l'essieu immense de la Nature jusqu'aux voies lactées, aux astres primaires, aux intermédiaires et aux terminaux ; et depuis ces derniers, centres uniques d'autant de systèmes planétaires spéciaux, jusqu'aux corps opaques respectifs les plus volumineux, jusqu'aux décroissans, jusqu'à leurs premiers, leurs seconds, leurs derniers satellites, et jusqu'à leurs comètes finales. Et tout cet ensemble grandiose s'enchaîne par les formes organiques d'un arbre immensurable, et se maintient par des lois physiologiques appropriées. Et cette progression descendante ne finit pas aux planètes, mais elle continue dans la masse propre de ces dernières, en y déterminant une anatomie et des fonctions, qui sont la suite et la miniature des organismes et des physiologismes supérieurs, leurs ancêtres. Chaque planète hérita, par l'effet inévitable de sa composition matérielle phloxique et aphloxique, d'un foyer actif animateur et d'un corps passif animé. Ses minéraux se superposèrent aussi hiérarchiquement, et engendrèrent successivement des espèces qui se perfectionnèrent dans la texture et s'approchèrent de la nature et des formes végétales. De sorte que, par continuité d'essences et de lois, leur filiation amena les premiers végétaux qui en dérivèrent et qui ne furent que leurs transitions et métamorphoses. Ces végétaux se déroulèrent également en genres et en espèces, en purifiant de plus en plus et leurs trames et leurs lois, et finirent par composer des détritus mucilagineux, essentiels, électriques, que pénétrèrent, saturèrent et échauffèrent les rayons solaires si phloxiques. Changés en pulpes électrisées, ces composés mucilagineux, à la fois actifs et passifs, furent disséminés sur des plages diverses et prirent un commencement d'animation par l'effet de leurs atomes constituans phloxiques et aphloxiques, et jouirent par conséquent des lois d'attraction, de sécrétisme et d'expansion attachées à la duplicité incréée de la matière. Mais ces premiers élémens d'un règne nouveau, dispersés sur tant de rivages, exposés à tant de variétés climatériques, déroulèrent des filiations organiques diverses et amenèrent insensiblement et par générations multi-séculaires, toute la série des espèces animales, en commençant par les plus simples pour finir par les plus compliquées, et sommitalement par l'homme, le fruit terminal de la Nature. Et l'homme n'est que la miniature anatomique et le résumé dynamique de toute la grande physiologie de l'Univers. Sa passivité est la dernière quintessence de la passivité atomistique primordiale, qui s'est ainsi purifiée, en passant par toute la série des membres astraux, planétaires, minéraux, végétaux et animaux du monde. Son activité, son phlox ou son feu nerveux, et son éther, sont les élaborations les plus sublimées, les plus exquises, les plus quintessenciées de l'activité ou du phlox général et originel des atomes incréés, qui se sont ainsi transformés et élaborés. Pour expliquer raisonnablement l'anatomie humaine, il fallait donc connaître celle de la Nature. Pour oser décrire sa physiologie, il fallait donc comprendre celle de la Nature, sa mère. Nos lois vitales, nos principes d'animation sont donc dérivés des forces qui électrisent, entretiennent et organisent le grand Etre!... Si cette méthode n'est pas rationnelle, si ce n'est pas de l'induction sage, si cette théorie n'est pas marquée au coin de la vérité la plus sacrée, que seront donc les systèmes romanesques et imaginaires de l'antiquité, du moyen-âge et de notre siècle? Voilà comment il fallait procéder en médecine, pour arriver à la source impérissable du vrai. Notre anatomie sera donc exacte; notre physiologie sera donc réelle; notre hygiène sera donc appropriée; notre pathologie sera donc une conséquence rigoureusement déduite de l'action viciée des modificateurs sur les fonctions focales et viscérales; notre matière médicale proviendra donc avec justesse, de la nature doublement phloxique et aphloxique, ou active et passive des élémens médicamenteux. Enfin la thérapeutique que nous allons émettre, dérivera donc rigoureusement de ces lois préalables et suffisamment justifiées. Pour oser essayer une thérapeutique rationnelle, il fallait donc toutes ces connaissances universelles. Mais quel génie jusqu'à présent les a possédées? sur quelles bases a-t-on posé jusqu'ici cette science si importante et si fatale dans ces écarts? quels principes a-t-on invoqués? quel flambeau a-t-on pris pour guide? n'est-ce pas une lampe sépulcrale, une torche funéraire?... Voyons, parcourons l'histoire, et commençons par le patriarche si resplendissant de la science.

Hippocrate, ignorant l'anatomie humaine, ne soupçonnan

pas même les moindres lois physiologiques, laissait agir la Nature, se fiait à ses mouvemens, contemplait en spectateur tranquille les désordres les plus malheureux comme les moindres écarts. Craignant de troubler un travail qu'il croyait toujours avantageux, il attendait impassiblement une solution, une crise, des évacuations; laissant la santé ou la mort sortir du conflit des symptômes et des désordres fonctionnels, comme un joueur attend un bon numéro d'une loterie. Est-ce de la thérapeutique? Donnerez-vous ce nom aux remèdes légers qu'il administrait dans les circonstances simples, où à plus forte raison la Nature aurait pu s'en passer. Le donnerez-vous encore aux formules héréditaires qu'il appliquait, comme spécifiques indiqués, aux maladies qu'il voyait inscrites depuis des siècles dans les tables de ses ayeux. N'était-ce pas là un codex empirique? N'était-ce pas aussi de l'empirisme transmis historiquement, que de voir l'organisme toujours vicié par des humeurs peccantes, par un excès, un défaut, une altération de sang, de bile, de pituite et de mélancolie, que de vouloir les augmenter, les diminuer, les purifier par des remèdes spéciaux qui les vidaient, les comblaient, les modifiaient, comme on cure un ruisseau, comme on le remplit, comme on clarifie du vin: sans tenir compte de l'action moléculaire des médicamens sur l'action intégrante des solides, et à plus forte raison sur le centre vital qu'il ne connaissait pas. Ne serait-ce pas une criminalité que de faire aujourd'hui une médecine semblable?

Appellerai-je thérapeutique la méthode d'Asclépiade et de Thémison, qui ne voyant partout que globules et pores, s'efforçaient de rapetisser ou de grossir les premiers et d'agrandir ou de rétrécir les seconds, pour qu'ils soient en harmonie de traversation. Les trames organiques resserrées ou relâchées, n'étaient-elles pas comme des cuirs cadavériques, que l'on détrempait ou que l'on racornissait dans le but de guérir? Quelle pitoyable théorie! Pourtant c'est la première qui commença à fixer son attention sur les solides du corps. Les lois centrales de la vie et les spéciales des viscères étaient encore dans la nuit. Galien tenta de les révéler, et se couvrit de gloire par ses connaissances anatomiques et ses découvertes physiologiques. Car ses facultés vitales, animales et naturelles, furent les bases systématiques des vitalistes et des animistes futurs. Il soupçonna le premier que la température humaine devait jouer un grand rôle dans la pathologie; et son imagination inspirée, appliquant les qualités chaudes, froides, humides et sèches, aux substances médicinales, il les reconnut telles à différens degrés. C'était un premier pas de fait vers la vérité. Mais ces conceptions étaient alors romanesques, parce qu'elles n'étaient fondées que sur la spéculation, et qu'elles ne pouvaient fructifier sans rationnalisme et sans induction. Aussi qu'elle ne fut pas l'hétérogénéité des formules pharmaceutiques. Quelle polypharmacie incohérente s'ensuivit, et se transporta jusqu'aux écoles alexandrines, où les mélanges furent d'autant plus burlesques et pernicieux, qu'on y amalgama les composés chimiques alors si exaltés. Ignorant les rapports de la puissance phloxique des médicamens, avec la force générale de la vie et les facultés élastiques des viscères spéciaux, les Arabes ingérèrent et appliquèrent en aveugles, des remèdes aussi monstrueusement assemblés que délétèrement impropres. Et cette manie chimiâtre fut encore bien plus prônée et pratiquée par Paracelse, Sylvius, Willis, et tous les spagyristes et mathématiciens de la renaissance. De sorte que les teintures de longue vie, les élixirs alexipharmaques, l'or potable et les arcanes métalliques, les panacées indigestes, furent prodigués empiriquement dans le laboratoire et l'hydraulisme humains, pour y causer des ébullitions, des fermentations, des sublimations, des précipitations avantageuses à la lymphe, à la bile, au sang; sans tenir le moindre compte des viscères considérés comme des récipiens inertes, comme des cornues passives, des creusets immobiles, des conduits inanimés. Et ces remèdes incendiaires produisirent, dans une majorité effrayante, des obstructions abdominales et des réactions encéphaliques, d'où dérivèrent tant d'hypochondriaques, de fous, de démonomaniaques, de possédés, de sorciers, de convulsionnaires, que l'époque en fut caractérisée. Voilà où l'abus des substances chimiques a conduit; voilà le résultat de l'emploi aveugle et affreux de substances antipathiques à l'organisme, et sans rapports de convenance et d'action élémentaires réciproques. Ce ne fut qu'à l'apparition des Van Helmont, des Stahl, des Hoffman, des Haller, que l'on commença à soupçonner une puissance dynamique générale, et une élasticité tonique et spasmodique particulière. Mais quelles rêveries n'ont pas accompagné l'aurore de ces immortelles vérités! L'archée était le principe animateur immatérialisé et pourtant personnifié, agissant à la fois moralement et automatiquement, ayant ses joies, ses terreurs, ses passions, ses écarts, ses maladies. Et l'on opposait des remèdes bizarres à toutes ses manifestations capricieuses et chimériques. La thérapeutique des Stahliens et des dynamistes fut plus rationnelle, parce que l'on craignit déjà d'offenser les viscères. On les considérait comme doués d'une force intime qu'il fallait ménager ou accroître ; et l'on fortifiait l'atonie et l'on affaiblissait le spasme. Mais quels désordres devaient suivre cette médication, qui, isolant les organes, ignorant la source et le mode d'animation, et spiritualisant la cause des phénomènes, tentait de faire du bien localement, sans soupçonner qu'on pouvait maltraiter la cause générale et l'appareil primitif de la vie.

Cette méthode aveugle a traversé tous les siècles jusqu'à notre époque ; et malgré les brillantes conceptions des anciens et des modernes, on n'a jamais fait et l'on ne fait encore que de la médecine locale. Car je ne parle pas de la théorie erronée des élémens nerveux, inflammatoires, bilieux et muqueux ; ni des diathèses et des cachexies scrophuleuses, vénériennes, scorbutiques, cancéreuses, etc., dont on ignorait la cause prédisposante, effective et vitale. Brown avait bien entrevu une augmentation et une diminution en masse de la force organique ; mais il en ignorait le principe et la nature qu'il spiritualisait, et en méconnaissait les lois. Aussi sa sthénie trop favorisée produisit-elle des désastres européens. Broussais s'en aperçut, et se noya dans le travers opposé moins nuisible il est vrai, mais toujours empirique ; puisqu'il ne savait pas ce qu'était la vie ; et puisqu'il n'avança qu'en aveugle le principe de son système, l'irritation, et seulement « comme moyen de se reconnaître et non pour tout expliquer. » (*Thér. gén.*) Les vues philosophiques de ces grands hommes étaient tout-à-fait limitées ; et à chaque page ils proclament l'impuissance de pénétrer la cause générale de l'animation et ses modes d'influence. Voilà pourquoi ils sont toujours restés dans l'isolement, dans l'abstraction et les erremens d'une thérapeutique locale. Aussi cette épigraphe : « qu'est l'observation, si l'on ignore où est le siége du mal ? » fut le cri de ralliement de tous les praticiens, qui crurent avoir creusé le puits de la vérité et l'avoir exhumée, en trouvant les rapports des altérations cadavériques des organes avec les symptômes observés pendant l'existence. Cette tendance ambitieuse de l'anatomie pathologique si brillante aujourd'hui, ne fit qu'accroître l'erreur de la médication locale exclusive, qui doit tomber devant cette sentence plus vraie et plus précieuse : *Qu'est l'observation du mal, si l'on ignore où siége et comment s'effectue la vie ?* Alors on ne s'attachera plus uniquement, comme on le faisait avant nous, à l'organe partiel affecté; on ne le traitera plus séparément, sans intuition de l'appareil de la vie, sans prévoir son existence, son rhythme, son dégagement et son influence. Sans doute on parlait vaguement de sympathies; on entrevoyait des liens occultes et mystérieux, un consensus hippocratique entre les parties organiques, et qui les rendait solidaires. Mais qui l'a révélé ce consensus? qui a découvert la vie jusqu'à présent, et son siége et sa nature et ses lois, si ce n'est notre doctrine? Et pourtant on a fait de la thérapeutique. Avouez-le: pouvait-elle ne pas être aveugle et empirique? Sans doute on parlait encore de l'harmonie qui doit exister entre les modificateurs et les trames; mais mentionnait-on seulement celle qui doit exister entre les modificateurs et l'expansion vitale. On saignait dans un but d'action générale qu'on ne connaissait pas; et pourtant tout en faisant bien, on ne s'en donnait qu'une explication indécise et mal assurée. On appliquait les remèdes par empirisme, parce que, à travers mille revers, mille mécomptes, on remarquait qu'ils soulageaient dans telle circonstance et nuisaient dans telle autre. Qui a jamais dit le *pourquoi* et le *comment* et de la vie et de la puissance thérapeutique médicinale? Il fallait savoir l'action phloxique et aphloxique et de l'une et de l'autre, pour pouvoir les opposer avec opportunité et rationnalité. Cette induction était-elle praticable avant l'exposé de nos idées? L'histoire impartiale et future des théories nous rendra justice; et appréciera la noble part que nos travaux et nos conceptions ont prise, dans la perfection contemporaine des saines démonstrations médicales, et dans la favorisation ultérieure des progrès de notre art.

Ainsi pour nous résumer, l'humorisme antique était une effrayante et fatale pratique. La chimiatrie n'était qu'un aveugle et pernicieux empirisme. L'animisme fondé sur l'immatérialité d'une cause et sur la matérialité des modificateurs médicamenteux, n'était qu'une inconséquence et une déraison. Le solidisme exclusif est un système boiteux, imparfait et trompeur. Une médecine fondée sur l'excitabilité Brownienne, sur les forces vitales de Bichat, sur l'irritation de Broussais, sur le contro-stimulus Rasorien, n'est plus qu'une vague spéculation, qu'un ensemble d'essais empiriques et d'applications hazardées, sans motif sûr, sans connaissance de cause, sans prévoyance des réactions possibles de l'appareil de la vie, sans soupçon même des rapports qui enchaînent l'organe qu'on modifie avec le foyer fondamental, sur lequel jaillissent finalement et inévitablement l'action et surtout l'absorption des médicamens ! Quant à l'ecclectisme, je n'en parle pas : c'est essayer de choisir ce qui paraît le moins erronné dans les erreurs systématiques de tous les âges. Pour le scepticisme, c'est s'avilir que de le professer. Un homme qui se respecte et qui a de l'intelligence, est un inconséquent, un irrésolu, un faible, si à 30 ans il ne s'est pas formé une conviction quelconque en fait de science. Il passera sa vie à végéter, errant et pâturant partout comme les animaux les plus obtus. Il vaut mieux être homme et suivre ou arborer un drapeau, que de vivre en abandonné et en enfant perdu.

CHAPITRE II.

CONSIDÉRATIONS VITALES.

La Nature générale, composée des atomes actifs et passifs, ou phloxiques et aphloxiques universels, s'est animée et organisée par leur double concours et leur assimilation. Après des générations astrales et planétaires immenses et successives, elle a fini par dérouler les minéraux, les végétaux, les animaux et finalement l'homme, le chef-d'œuvre de ses créations. L'organisme humain est donc le dernier résumé floral et quintessenciel du monde. Sa passivité est la réduction la plus exquise de l'aphlox primordial; et sa vitalité est la métamorphose la plus pure de ses élémens phloxiques. Ces élémens actifs ont constitué la substance électrique du système nerveux, et président à ses lois d'animation. Tandis que les atomes passifs, assimilés plus ou moins et modifiés par les phloxiques, ont composé les systèmes sanguins, lymphatiques et osseux, vitalisés par l'élément nerveux, qui pénètre, sature, vivifie, élastifie leurs trames et leurs fluides. De sorte que le phlox est l'agent vital suprême dans l'homme, comme dans la Nature dont il dérive. Une fois l'essence chimique ou intégrante de l'organisme connue, passons à son anatomie et à sa physiologie. Les atomes phloxiques de la pulpe nerveuse grise, exerçant leurs trois lois increées, intimes et caractéristiques, ont formé un tronc originel sécréteur, attractif et rayonnant. Le sécrétisme fut l'acte capital de la vie. La vie n'est donc pas due exclusivement à une essence quoique conditionnelle, mais encore à un travail moléculaire phloxique, que j'appelle sécrétisme, et qui est dans l'Univers comme dans l'homme, le grand pouvoir assimilateur et transformateur des êtres et des agrégations. Ce sécrétisme constitua le tronc gris encéphalo-rachidien. (Voyez nos tracés anatomiques). En exerçant son attraction atomistique et son expansion ignée, il façonna la masse des ganglions, des plexus, des filets et des terminaisons des nerfs gris de la poitrine et du ventre : ce qui lui donna la forme d'un arbre, qui fut le fondement de l'édifice humain. Le feu nerveux sécrété centralement, fut rayonné aux branches et aux racines, en suivant le trajet de ses conducteurs même les plus déliés. La matière activo-passive, attirée en alimentation et repoussée en excrétions, assimilée, modifiée et changée par le foyer vital, fut éconduite comme moins pure aux extrémités des nerfs, qui les imprégnèrent, s'en incrustèrent, et les déroulèrent successivement en arbre artériel, veineux, lymphatique et osseux, comme nous les avons esquissés avec leurs formes, leurs caractères, leurs divisions, leurs viscères respectifs. De sorte que ces matériaux furent coordonnés généalogiquement, et animés phloxiquement par l'agent vital, dans le but et pour la fin de favoriser l'attraction, le sécrétisme et l'expansion du foyer. Par eux la combustion centrale s'est entretenue, l'entretien s'est continué, et la dépense fut aidée. Ce qui fut alimentaire passa au foyer et dans toutes les trames, par l'intermède des filets nerveux qui constituèrent leurs fibrilles les plus déliées ; ce qui maintint l'animation. Ce qui ne fut pas nutritif fut changé en fibrine, albumine, gélatine, pénétrées toujours de feu nerveux ; et fut destiné soit à grossir la masse des viscères et constituer la charpente humaine, soit à être rejeté en scories excrétoires inutiles. Voilà comme tout s'est formé, et comme tout vit et se conserve. Le travail de cet ensemble organique a développé l'arbre animal, en constituant, avec la quintessence phloxique, électrique, lumineuse et éthérée des alimens, la pulpe sensorio-locomotive avec ses trois lois universelles attractive, sécrétante, expansive. Son attraction propre a formé les sens ; son sécrétisme a déroulé son tronc blanc encéphalo-rachidien, et son expansion a constitué et les nerfs musculaires et l'appareil reproducteur. De sorte que ce nouvel arbre dut ses facultés, ses lois, ses fonctions à sa nature moléculaire intégrante ; et tire sa vitalité, son entretien, sa force et ses vicissitudes de l'arbre fondamental nerveux gris, qui l'a façonné par évolution. Tous les organes du corps, créés, distribués, coordonnés par un seul agent, le phlox de la vie, et pénétrés constamment par ses émanations, furent forcés de remplir le but et de contenter les besoins de leur auteur, ainsi que d'aider les lois du foyer central. C'est à cela qu'ils sont destinés ; et toute entrave à ce but, à ces besoins, à ces lois, est une cause de dérangement, de maladie et de mort. Comment donc faire une bonne hygiène, bien apprécier la pathologie, et appliquer raisonnablement et avantageusement la thérapeutique, si l'on ignore et ce but et ces besoins et ces lois de la vie ; si l'on ne cherche pas à favoriser son attraction radicale, son sécrétisme causal et son expansion suprême, ainsi que l'attraction, le sécrétisme et l'expansion partiels inhérens à toutes les trames, à tous les viscères, à tous les fluides et à tous les globules enchaînés, formés, et animés sous la condition forcée d'exécuter convenablement les lois générales et les spéciales. Nous avons développé la physiologie, l'hygiène et la pathologie de ces lois capitales et secondaires ; nous sommes donc autorisé à décrire leur thérapeutique, en nous basant philosophiquement sur la réalité de leur existence et sur la nécessité de leur connaissance, sans lesquelles on ne peut tenter qu'une médecine empirique et aveugle.

CHAPITRE III.

FONDEMENS DE LA THÉRAPEUTIQUE.

Une fois la connaissance acquise de la constitution intégrante et doublement atomistique de l'homme, il faut se représenter son anatomie complexe et sa composition entière par l'arbre nerveux gris fondamental, par l'arbre nerveux blanc de relation, par l'arbre artériel, par le veineux, le lymphatique et l'osseux. Quand on s'est figuré convenablement cette structure admirable, on doit se pénétrer de leur filiation généalogique, de leur enchaînement, de leurs liaisons intimes et de tous leurs rapports. Ensuite on reporte son intelligence sur les lois respectives de ces arbres connexes ; et l'on rappelle à sa pensée le pouvoir de l'activité fondamentale, et l'assimilation de la passivité secondaire d'où dérivent les actes physiologiques primitifs et conséquens de l'organisme. Le foyer vital attire, sécrète et rayonne : voilà trois principes suprêmes et originels. Tout est organisé et animé dans ce triple but. Et les six arbres anatomiques avec leurs viscères relatifs, n'ont d'autre existence et d'autre office que de favoriser, par leurs fonctions secondaires et personnelles, les fonctions majeures primordiales. Le tronc nerveux gris fondamental a poussé un système de racines (la masse des ganglions, plexus et filets abdominaux, solaires, mésentériques, etc.), pour exercer son action attractive et expansive sur les alimens. C'est dans ce but que l'appareil digestif a été construit. Ce tronc vital a déroulé un système de branches (la masse des ganglions, plexus et filets pectoraux, pulmonaires, cardiaques, etc.), pour exercer son action attractive et expansive sur les gaz atmosphériques. Voilà pourquoi l'appareil respiratoire a été formé. Il a irradié son feu et l'a fait diverger par tous leurs nerfs et toutes leurs trames. De sorte que ce feu, recevant l'impression de l'air et des alimens, a subi un double choc alternatif et élastique, qui l'a poussé de la pneumatisation à la gastrisation, en le heurtant chaque fois contre l'encéphalisation, et lui faisant traverser la longueur du tronc vital. Voilà l'origine et la cause des quatre mouvemens fondamentaux de la concentration pneumatisante alternative avec l'expansion gastrisante et de la concentration gastrisante alternative avec l'expansion pneumatisante. Mais il n'a pas suffi d'absorber les alimens aériens et gastriques convenables et de repousser les nuisibles; le foyer les a sécrétés et modifiés. Et pour se grossir lui et ses dépendances propres et ses annexes viscéraux, il a fallu qu'il développât un appareil moyen apporteur pour son attraction, et exporteur pour son expansion. Voilà pourquoi le système sanguin fut déroulé: ce fut le transmisseur intermédiaire, chargé de conduire au foyer les matériaux aériens et digestibles propres à son alimentation; et de confier aux divers émonctoires les scories impropres à l'animation, ou à la construction architecturale et de l'arbre vital, et des autres arbres secondaires, et de leurs viscères respectifs. Le but de l'organisation et de la vivification de ces arbres et de ces viscères fut donc de favoriser les trois lois suprêmes focales, l'attraction, le sécrétisme et l'expansion. Comme dépendances de l'appareil fondamental, ces appareils et ces viscères secondaires, organisés et animés par lui, possèdent donc par la nature même de leur texture intime assimilée et innervée, les trois lois vitales, identiques au phlox, d'attirer, de sécréter et de rayonner. Ils attirent et s'assimilent des alimens homogènes à leur température et à leur constitution phloxiques; ils sécrètent dans le même rapport, et rayonnent aussi analoguement le feu élastique, qu'ils dégagent par leur travail propre, et celui qu'ils conduisent et reçoivent du foyer; tandis qu'ils éloignent, éliminent, excrètent les particules hétérogènes et les homogènes désassimilées, désélectrisées, éventées. Voilà à quoi se réduit la physiologie générale et particulière de la vie organique. Quant à l'arbre de relation, nous le savons greffé et placé en obstacle sur l'encéphalisation qui le nourrit, le vivifie et le maintient en force variable et relative à sa flambance. L'arbre radical a développé le sensorio-moteur avec la quintessence de son alimentation, de son sécrétisme et de son expansion, comme un appareil de favorisation pour ses trois lois. Cet appareil secourt son attraction, en lui fournissant des alimens qu'il cherche à l'aide des sens et de la pensée; il protège son sécrétisme, en le mettant à l'abri des atteintes meurtrières; il allège son expansion, en dépensant le feu radical quintessencié en éther moteur et prolifique. On voit donc comme toute l'anatomie et la physiologie humaines reposent en structure et en animation, sur les lois capitales que nous avons révélées. Peut-on faire raisonnablement de l'hygiène sans cette connaissance indispensable. Si vous ignorez le degré de la force vitale individuelle et ses dégagemens encéphalisant, pneumatisant et gastrisant; pourrez-vous comprendre exactement et modifier avantageusement les tempéramens, les âges, les sexes, les constitutions animales, les habitudes et les passions? si vous ne savez pas l'action phloxique et aphloxique des modificateurs de l'hygiène, comment pourrez-vous favoriser les lois suprêmes et secondaires attractives, sécrétantes et expansives du foyer, des appareils et des viscères partiels, par les ingesta, les circumfusa, les percepta? Ne serez-vous pas exposés à chaque instant à opposer des *obstacles* morbides au rayonnement vital; à fausser l'équilibre de l'attraction, du sécrétisme et de l'expansion de la sphère centrale et des organes divers, soit en *concentrant*, soit en *raréfiant* trop les débouchés, les canaux, les pores par où s'irradient le feu animateur et l'éther? L'hygiène repose donc encore sur les lois primordiales que nous avons proclamées. Et la méconnaissance de ces lois détermine tous les désordres pathologiques. L'appareil fondamental et le sensorio-moteur, ainsi que toutes leurs dépendances organiques, s'entravent dans leurs attractions, s'exaltent ou s'affaiblissent dans leurs sécrétismes, s'exagèrent ou s'embarrassent dans leurs expansions. Et le feu général concentré produit la fièvre; et le feu local arrêté cause l'inflammation. Et la fièvre produit les symptômes bilieux, inflammatoires, ataxiques, et leurs nuances muqueuses, adynamiques, cérébrales, quand le feu réactif général se rue sur les débouchés gastrisant, pneumatisant, encéphalisant, pour vaincre les obstacles occasionnels, ou pour ouvrir anatomiquement des voies de dérivation soulageante, à la sphère centrale comprimée. Et l'inflammation, qui n'est que l'exaltation du sécrétisme d'un organe dépendant d'un débouché quelconque, est toujours près d'influencer gravement le foyer général et de provoquer des réactions mortelles. Qnand, dans ses efforts aigus, il s'est appauvri et empêtré, et qu'il attire peu, qu'il sécrète peu, qu'il rayonne peu, la chronicité survient avec la langueur, la faiblesse et souvent le marasme. Pour éviter cette conséquence funeste, il tente des crises ou nerveuses ou sanguines : d'où résultent et les névroses organiques et les hémorrhagies. Mais pendant ces tentatives infructueuses, le phlox vital dénature et condense les solides, vicie et clarifie les fluides : d'où proviennent les lésions organiques, les altérations goutteuses, calculeuses, scorbutiques, les hydropisies. Et ces affections proviennent toutes des entraves, des dérangemens, des désordres de l'attraction, du sécrétisme et de l'expansion du foyer primordial, et de l'attraction, du sécrétisme et de l'expansion de toutes les dépendances viscérales secondaires. Peut-on les apprécier dignement sans la connaissance de ces lois universelles ; et à plus forte raison pourrait-on y rémédier par les élémens de la matière médicale. Si vous ignorez que dans une substance médicamenteuse, il existe une puissance phloxique identique à la vie qu'elle peut entretenir, exalter et tuer, ainsi qu'une faculté aphloxique qui peut l'affaiblir, la saturer et l'éteindre : comment oserez-vous appliquer des remèdes ? Et si vous ne savez pas l'opportunité de leur administration et leur convenance tout-à-fait circonstancielle, fondées sur la notion de la vie et de sa force, sur l'altération des lois attractive, sécrétante et expansive, sur le degré de compression ou de raréfaction de la sphère focale, sur les écarts du feu nerveux, sur les désordres des débouchés, sur les dérangemens des viscères partiels, sur la viciation des fluides, en un mot sur le diagnostic ; comment tenterez-vous de guérir ? Vos moyens seront-ils rationnels ? votre but même sera-t-il assuré ; votre intention précise ; votre précision fondée ? Avouez-le : votre thérapeutique ne peut être que ténébreuse et funeste. L'objet de cette science est de remédier à toutes les maladies possibles, en se basant sur la connaissance première de la vie, de l'anatomie qu'elle a déroulée, de la physiologie qu'elle exerce, de l'hygiène qui la conserve, de la pathologie qui la dérange et de la matière médicale qui peut la redresser.

CHAPITRE IV.

ESPRIT DE LA THÉRAPEUTIQUE.

La thérapeutique a pour but de guérir les maladies. On y parvient en redressant la pathologie par la matière médicale et par la chirurgie, de la même manière que les agens de l'hygiène modifient la physiologie, pour l'entretien de la santé. Les matériaux de l'hygiène concourent comme puissance active et passive, à détruire les obstacles et à régulariser les lois vitales premières et les fonctions secondaires. Toute médication doit être générale et locale. Par la générale, on s'adresse au foyer vital lui-même, à sa sphère expansive, au feu nerveux et aux trois débouchés fondamentaux. Par la locale, on n'applique les remèdes qu'à des organes partiels. Dans ces deux médications, il faut toujours avoir en vue de modifier l'attraction, le sécrétisme et l'expansion du feu vital général et local, et de mesurer sa force, son abondance et sa tension. Les liquides et les solides sont consécutivement améliorés par les mêmes effets.

Il n'existe pas de vertu médicamenteuse prédestinée à la guérison de telle ou telle maladie. Mais toute puissance médicinale n'agit que par contact ou par dissolution. Son contact favorise, équilibre ou entrave le rayonnement de l'organe qu'il impressionne. Et sa dissolution se fond dans le foyer vital, qui se l'assimile pour la changer en feu nerveux rare, exact ou superflu. Et ce sont ces trois modes d'abondance qui opèrent les changemens thérapeutiques avantageux : d'abord au foyer général, à ses lois radicales, à sa sphère, à son agent animateur, et ensuite aux fluides, aux organes et aux obstacles partiels conséquemment bonifiés. Le feu nerveux est donc la seule force thérapeutique, la seule puissance autocratique dans laquelle la vertu médicinale se résume, après sa transformation assimilée. Il n'y a donc qu'à modifier le feu, pour modifier l'organisme et ses fluides, ses solides et leurs altérations pathologiques. Je tiens beaucoup à cette idée : que les agens pharmaceutiques ne guérissent jamais par eux-mêmes (ce qui détruit toute spécificité), mais par l'intermède unique du feu nerveux, résultant de l'élaboration et de l'appropriation de leur activité et de leur passivité atomistiques par la vie, qui s'en appauvrit, s'en équilibre ou s'en exalte diversement. Le médecin n'est donc que le ministre qui intervient entre l'activité médicamenteuse et celle de la vie, pour les opposer convenablement, par l'intermède des solides, des fluides et des fonctions préparatoires et ascensionnelles. Le feu nerveux est donc l'agent exécutif principal et immédiat de la thérapeutique; et l'esprit de toute curation consiste à savoir le proportionner aux besoins généraux et partiels de l'organisme malade, pour le réintégrer dans son état physiologique. Aussi le même principe qui nous anime, est celui qui nous nourrit et nous maintient; c'est encore lui qui est dérangé dans les maladies; et c'est par lui seul qu'on doit guérir. Les remèdes ne sont que la cause curative occasionnelle; la déterminante, l'effective est l'agent vital qui seul, selon sa nature et ses proportions, ralentit, maintient ou emporte la combustion focale; rétrécit, équilibre ou amplifie la sphère expansive; harmonise ou désordonne les quatre mouvemens fondamentaux; raréfie, normalise ou condense les fluides; ouvre, régularise ou ferme les pores et les tissus des solides; éternise, diminue ou détruit complétement les obstacles morbides.

Ces obstacles morbides peuvent dépendre des substances hygiéniques, comme des médicinales vicieusement appliquées : d'où résultent des mouvemens pathologiques divers et conséquens. Il faut donc pour les dissiper et les guérir, recourir à d'autres agens, qui puissent modifier convenablement ces mouvemens désordonnés. Par ces agens médicamenteux généraux et locaux, l'expansion focale ou la partielle viscérale, sera impressionnée et affectée selon leur nature concentrante ou convenable. La nature médicinale est-elle trop concentrante? la vie la repoussera si elle la domine, ou en sera écrasée dans le cas contraire. Est-elle convenable? la vie l'absorbera par ses fonctions préparatoires et montantes, et se l'assimilera. Maintenant le médicament assimilé est-il d'une essence très-active, très-phloxique? la sphère vitale sera enrichie d'une dose énorme de feu nerveux, dont la puissance surélectrisera l'organisme, exaltera les débouchés, embrasera les viscères, se raidira contre les obstacles à dissiper, en produisant des mouvemens critiques qui s'opposeront aux mouvemens morbifiques ainsi combattus. Le médicament renferme-t-il au contraire beaucoup de passivité intrinsèque saturante : le foyer s'affaiblira, la sphère s'affaissera, le feu se débandera, les débouchés s'énerveront, les mouvemens fondamentaux se ralentiront, les fluides seront délayés et moins excitans, et les solides amollis et moins stimulés. Voilà les deux opposés de la médication raréfiante ou débilitante, anti-phlogistique ou anti-phloxique, et de la médication concentrante, fortifiante, phlogistique ou phloxique. Dans leur application, on n'a pas d'autre but que d'opposer des mouvemens vitaux physiologiques aux mouvemens vitaux pathologiques, pour apaiser et détruire ces derniers. Nous saurons donc ce que veulent dire tous les préceptes thérapeutiques et ceux-ci entr'autres : aider la Nature, rendre sa force facile et fructueuse, maîtriser et suspendre les mouvemens morbides, soutenir ceux qui présagent, préparent et opèrent des crises avantageuses, combattre les pernicieux qui peuvent menacer, opprimer, éteindre la vie, etc. Ce qui ne signifie autre chose que de modifier le sécrétisme focal et les viscéraux, de telle sorte que le feu général et le partiel soient dans une harmonie propre à maintenir ou à rappeler la santé, à rétablir l'équilibre des fonctions, à purifier la composition des fluides, à régulariser la physiologie des solides, à détruire les obstacles entravans : à l'aide de l'activité phloxique et de la passivité aphloxique médicamenteuses travaillées par la vie. Leur succès, je le répète, est l'unique ouvrage de la sphère focale qui se les assimile, les repousse ou en est écrasée. Ne cherchons donc jamais dans les remèdes, que des instrumens pour changer les mouvemens morbides. Proportionnons-les toujours aux besoins qu'éprouve le foyer vital d'augmenter ou de diminuer l'agent nerveux animateur *qui effectue seul la guérison des maladies*. Aussi faut-il savoir toujours et intentionnellement calculer le degré de sécrétisme focal, d'expansion de sa sphère, d'abondance et de tension du feu nerveux ou phlox vital, d'agitation des quatre mouvemens fondamentaux, pour modifier les fluides, les solides et les obstacles, de manière à réintégrer les premiers et les seconds dans leur normalité, et de détruire et d'éliminer les derniers. Pour arriver à ce résultat, il faut aussi supputer, avec une scrupuleuse exactitude et une difficile profondeur, la valeur médicinale intrinsèque, et l'appliquer avec des correctifs propres à la faire absorber et assimiler ; afin qu'elle profite à la vie, et que cette dernière s'en serve pour l'opération thérapeutique désirée. De plus pour modifier convenablement la puissance pathologique par la puissance médicinale, il faut nécessairement connaître aussi la puissance physiologique individuelle, et tenir compte de la force vitale de l'arbre nerveux gris, du tempérament, de l'âge, de la constitution animale, du sexe, des idio syncrasies, de l'hérédité, du régime, du climat, des habitudes et des professions. Et c'est la résultante des investigations physiologiques, étiologiques, symptômatologiques, diagnostiques, qui doit servir d'indication thérapeutique, tandis que l'ensemble des moyens hygiéniques et pharmaceutiques nécessaires, constitue la méthode curative proprement dite.

CHAPITRE V.

SUJET DE LA THÉRAPEUTIQUE.

Le dérangement du foyer vital et des fonctions physiologiques tant générales que particulières, provient d'un obstacle à l'expansion soit du feu émané par la vie et ses débouchés, soit de celui qui rayonne des organes partiels. La première considération thérapeutique consiste à détruire cet obstacle, afin de régulariser les phénomènes universels et les spéciaux. Mais on n'y parvient facilement et sûrement que par la médication focale, et que par celle des tissus localement affectés. La médication générale embrasse le traitement du tronc vital encéphalo-rachidien, et 1° de son attraction, 2° de son sécrétisme, 3° de l'expansion du feu nerveux, 4° de son débouché gastrisant, 5° de son débouché pneumatisant, 6° de son débouché encéphalisant. Voilà ce qui appartient à l'appareil fondamental. Mais il faudra de plus s'occuper des appareils secondaires entés sur lui, et par conséquent 7° des viscères abdominaux premiers préparateurs des alimens, 8° des viscères pectoraux deuxièmes modificateurs et conducteurs des alimens, et 9° des organes sensorio-moteurs, derniers perfecteurs et irradiateurs de la quintessence phloxique alimentaire. Voilà tous les élémens de l'organisme; voilà tout l'homme, composé d'une double vie, la radicale et celle de relation. 1° L'attraction peut être accrue par l'accumulation centrale et entravée des atomes phloxiques surabondans. 2° Le sécrétisme général peut être diversement exalté et affaibli, selon qu'il dépasse le diapason de la vie, ou qu'il lui est inférieur. 3° L'expansion est enrayée, trop concentrée, ou favorisée et trop raréfiée. Le feu nerveux focal sera par conséquent trop intense, trop exubérant, trop tendu, trop impétueux et trop élastique; ou trop rare, trop déficient, trop lâche, trop impuissant, pas assez réactif. 4° Le débouché gastrisant peut être obstrué, trop bandé, trop orageusement et électriquement échauffé et convulsé; ou bien trop ouvert, trop amolli, trop relâché et trop affaibli. 5° La pneumatisation peut être trop refoulée par des entraves et des indurations pulmonaires, cardiaques, phlegmasiques, par des affections morales terrifiantes; ou être trop favorisée par des ramollissemens pneumoniques, des fontes tuberculeuses, des plaies pénétrantes, des hémoptysies, des passions et des jouissances trop expansives. 6° L'encéphalisation est susceptible d'être empêchée par des phlogoses cérébrales, des contentions d'esprit, des concentrations morales, des chagrins cuisans, des passions resserrantes, des rapports asservissans; ou bien elle peut être trop secondée et trop ouverte par un bonheur constant, une ambition satisfaite, des plaisirs faciles, des passions rayonnantes contentées, des jouissances voluptueuses épuisantes, etc. Voilà ce dont s'occupe la médication générale. Elle traite en outre des défectuosités et des maladies causées par les âges, les tempéramens, les sexes, les habitudes, l'hérédité, les professions. Elle parle de la surabondance ou de la pénurie du phlox vital, du sang, de la lymphe, et de leur altération. La fièvre et les conséquences de l'inflammation, sont aussi de son ressort suprême; puisqu'elles sont dues aux actions et réactions morbides du feu nerveux focal contre les atteintes morbifiques partielles. Mais la médication locale embrasse tout ce qui appartient à la texture des viscères isolément considérés. Ainsi elle régularisera 1° l'attraction, 2° le sécrétisme, 3° l'expansion de l'organe affecté. 4° Elle diminuera l'exubérance, ou remontera la déficience du feu nerveux intégrant; 5° elle facilitera sa difficile conduction, ou la ralentira si elle est trop facile. 6° Elle exaltera et fermera les pores, ou elle les affaiblira et les relâchera, en modifiant la somme immédiate soit du sang, soit de la lymphe, soit de la bile, soit des humeurs glandulaires, selon l'organe qui est le siége du mal. Elle dissipera l'inflammation texturale, videra l'engorgement, ne laissera jamais se prolonger la crudité, n'attendra pas la coction, ne comptera pas sur la crise, mais ramènera le rhythme sécréteur local le plus tôt possible à sa normalité, en saturant le feu vital, en le neutralisant, en lui ouvrant des voies, en raréfiant les pores, en favorisant secondairement le débouché propre au viscère malade.

Par ces deux médications simultanées, vous régulariserez le foyer vital, vous normaliserez ses trois lois fondamentales, vous proportionnerez le feu animateur, vous harmoniserez les débouchés, vous tempérerez leurs appareils dépendans, vous équilibrerez leurs fonctions particulières, vous calmerez leurs organes, vous tranquilliserez et vous dépurerez leurs fluides, vous ramènerez et vous affermirez la santé.

CHAPITRE VI.

MOYENS DE LA THÉRAPEUTIQUE.

Pour satisfaire à nos principes, pour arriver aux résultats précédemment décrits, le praticien doit recourir 1° à la grande échelle aphloxique et phloxique des substances médicinales, et 2° à d'autres moyens physiologiques et chirurgicaux, propres à modifier avantageusement et le siége de la vie et le siége du mal. Ces derniers sont le repos, l'abstinence, la saignée, les sangsues, les ventouses, les bains, les étuves, les frictions, les onctions, le massage, etc., etc. Mais comme pour les remèdes pharmaceutiques, leur emploi n'a d'autre but et d'autre effet que de remonter ou de descendre le diapason vital et le spécial, d'augmenter ou de diminuer le feu nerveux, et d'exécuter les opérations thérapeutiques que nous avons mentionnées dans le chapitre antérieur. Quant à la matière médicale, nous avons vu qu'on pouvait lui associer intégralement l'hygiène, et former, de leur ensemble, une progression insensible et immense du pouvoir positif et négatif du phlox de leurs substances. Aussi pouvons-nous les catégoriser en trois séries, qui correspondront à trois médications générales. En effet le but de toute curation est d'affaiblir, d'entretenir ou d'exciter le foyer combustif vital et les sécrétismes partiels; et de diminuer, de maintenir en normalité, ou d'accumuler le feu nerveux. Toutes les tentatives d'un traitement quelconque, se réduisent à cette trinité théorique. La première médication ou l'affaiblissante, l'*aphloxique*, comprendra toutes les substances pharmaceutiques raréfiantes ou émollientes qui, dans l'échelle de la matière médicale et de l'hygiène, occuperont le commencement jusqu'au régime sainement et fortement alimentaire. La seconde ou l'hygiénique, l'*équilibrante*, embrassera tous les moyens convenablement réparateurs. Et la troisième, la *phloxique*, se composera de tous les remèdes toniques, astringens, vomitifs, purgatifs, stimulans, narcotiques, rubéfians et caustiques. Ces trois séries sont donc bien tranchées par les proportions privatives, harmoniques ou superflues du phlox thérapeutique. Par la première, vous appauvrirez le foyer et le feu général et le local; par la seconde, vous les maintiendrez dans leur régularité physiologique; par la troisième, vous les exalterez: et tout cela dans un but de santé présente ou future. On a donc eu tort de séparer les matériaux de l'hygiène de ceux de la matière médicale, et d'en faire une science à part; puisque ces matériaux ne diffèrent entr'eux que du plus au moins; et qu'en les mélangeant, et en augmentant ou en diminuant leurs atomes phloxiques intégrans, on rapproche leur nature, et on leur donne un pouvoir semblable et presque identique.

CHAPITRE VII.

DES MÉTHODES CURATIVES.

On appelle méthode curative la collection des principes et des moyens par lesquels on peut guérir. Elle est toujours inspirée par une médication préalable ferme et bien arrêtée. Cette médication se fonde sur tout ce qui peut éclairer le praticien, diriger son savoir et justifier ses applications. Aussi est-elle inspirée par les causes de la maladie, sa nature, son siége, ses symptômes, ses périodes, sa durée, ses complications, et les modifications diverses que déterminent la force vitale, l'énergie de la constitution, l'âge, le tempérament, le sexe, les idiosyncrasies, les habitudes, les passions, l'hérédité, les professions, et même l'aisance individuelle, l'atmosphère qu'on respire, l'habitation, le climat, les saisons, la température actuelle, et toutes les influences soit morales, soit physiques, qui entourent et peuvent impressionner un malade. De toutes ces considérations si variées, on peut induire un mode de traitement rationnel convenable, et être conduit à préférer telle ou telle médication, soit l'aphloxique ou affaiblissante : (je ne parle pas de l'hygiénique ou équilibrante, puisqu'on suppose un état maladif); soit la phloxique ou la stimulante. Indépendamment de cette trinité thérapeutique, on a admis diverses méthodes que l'on doit connaître, parce qu'elles sont devenues pour ainsi dire classiques, et qu'on les nomme souvent, quoique la plupart soient fausses, dangereuses ou n'expliquent rien. Ainsi la *préservatrice* consiste à se mettre en garde contre les influences malignes. Ce n'est donc qu'une observance et une application d'hygiène. La *curative* tend à guérir radicalement la maladie : c'est le but immédiat de la thérapeutique. Par la *palliative* on apaise les symptômes, on suspend momentanément une marche funeste, on ralentit l'essor d'un mal fatalement incurable. Je ne parlerai de *l'expectante* que pour la blâmer, comme favorisant l'ignorance, comme aidant la maladie, comme pernicieuse par ses conséquences. Pendant que vous attendez l'issue de la lutte de la vie contre les irradiations morbides, cette vie peut se désordonner gravement : alors vous devenez *coupables*, en prolongeant un état pathologique que vous auriez pu amander plus tôt; et vous devenez meurtriers si vous ne guérissez pas. Tel est le résultat de cette méthode antique si souvent fatale et qu'Asclépiade appelait justement l'étude de la mort. C'est ce que je faisais quand, suivant passivement la clinique de mes maîtres, je m'attendais à une autopsie pour le lendemain. On doit toujours recourir à la méthode *agissante* ; parce qu'on peut, en tous temps et par une foule de moyens, s'attaquer à la cause pathogénique, à l'obstacle entravant, au sécrétisme géneral ou local exalté, au phlox déficient ou trop accumulé, relâché ou trop tendu ; aux tissus amollis ou spasmodifiés, aux pores trop ouverts ou trop fermés, aux fluides trop clairs, trop épais ou altérés, etc., etc. Agissons, agissons toujours et surtout à l'invasion d'une maladie. N'attendons pas que la mort soit aux prises avec la vie, et que la Nature nous paraisse impuissante pour dompter ses écarts. Car si elle en est là, elle est bien près du terme fatal; et que ferez-vous contre des désordres superflus que vous auriez pu éviter, et que vous êtes obligés de redresser en plus du mal primitif? Mais si je vous crie d'agir que ce ne soit jamais par la méthode *pertubatrice*, qui s'efforce d'étouffer des symptômes alarmans par des tentatives brusques, hazardeuses, empiriques et le plus souvent assassines et funestes. Que nos moyens soient toujours rationnellement indiqués. Qu'ils nous soient constamment dictés par la notion du mal et les besoins de l'organisme. Qu'avant de les employer, notre intention soit toujours motivée, le remède connu dans sa force, calculé dans ses effets et prévu dans ses résultats avantageux ; ne risquons jamais rien; ne donnons rien au hazard, ni au possible. Rejetons l'empirisme. Expliquons-nous le *pourquoi* et le *comment* des maladies et des remèdes; et n'avanturons jamais rien que la raison puisse désavouer, que la physiologie n'indique pas, que la pathologie ne réclame pas, que la matière médicale n'explique pas, et que la thérapeutique n'ordonne pas. On avait encore parlé du traitement *consécutif* des affections : mais comme il repose sur les soins et les moyens qu'on administre à la fin des maladies, pour affermir la convalescence, remonter les forces, compléter la santé et empêcher les rechutes; il ressort directement de l'hygiène raréfiante, ou convenablement réparatrice, ou stimulante.

CHAPITRE VIII.

DES DIVERSES MÉDICATIONS.

Le mot médication signifie un changement immédiat opéré dans l'état de la vie, des fonctions, des organes et des fluides, par l'action des remèdes. On a vu que nous n'en avons admis que trois, l'aphloxique ou affaiblissante, l'hygiénique ou équilibrante, et la phloxique ou stimulante. La première consiste à débiliter l'appareil vital, à diminuer son diapason, à raréfier sa sphère expansive, à débander et à saturer son feu, à relâcher les solides, et à clarifier les fluides. La seconde tend à nourrir la vie, à réparer son foyer, à entretenir les fonctions, à maintetenir leur régularité, à conserver les solides et les fluides dans leur normalité et leur intégrité. La troisième exalte le sécrétisme combustif, exagère l'expansion, bande et acccumule le feu nerveux, échauffe les débouchés, tend et crispe les solides, condense et épaissit les liquides. Toutes les prétendues médications rentrent dans ces trois catégories. La rafraîchissante et la laxative tiennent de l'aphloxique ou de l'anti-phlogistique. La tonique, l'excitante, la dérivative, la révulsive, la vomitive, la purgative, la diurétique, la sudorifique, la narcotique, la rubéfiante, la caustique, et toutes les autres médications spéciales, qui emploient des substances pharmaceutiques supérieures en atomes actifs aux matériaux hygiéniques fortement réparateurs, font partie de la médication générale phloxique, ou stimulante, phlogistique. Quant à la médication hygiénique, elle prend le malade à la convalescence, consulte ses besoins alimentaires, proportionne la nourriture à la faiblesse générale et gastrisante, pneumatisante, encéphalisante, tend sagement à remonter les forces, à réparer les pertes, à corroborer le foyer vital, à remettre les fonctions, les solides et les fluides dans leur état normal et dans leur vigueur première. On peut appeler *diététique* cette troisième médication, qui est d'une si grande importance en médecine, et dont l'ignorance cause tant de récidives et de terminaisons funestes.

CHAPITRE IX.

DE LA MÉDICATION APHLOXIQUE OU RARÉFIANTE.

Si nous lisons les auteurs anciens et même les plus modernes, nous voyons avec peine qu'ils avouent tous : 1° que la vie est inconnue; 2° qu'on ignore l'action des moyens hygiéniques; 3° qu'on ne sait pas comment les causes morbides opèrent immédiatement; 4° qu'on ne connaît pas la nature effective des remèdes; 5° qu'on ne peut expliquer leur mode d'opération; qu'on ne soupçonne même pas comment agissent les organes sains, et comment réagissent les viscères malades. Et pourtant on fait de la médecine, on essaie de la thérapeutique! N'est-ce pas une inconséquence blâmable, une audace funeste, une vocation indigne d'un honnête homme étranger à ces mystères? Aussi qui ne pense, comme Nicomaque, que notre art a plus nui qu'été utile à l'humanité. Nous avons pénétré tous ces secrets, résolu toutes ces énigmes, porté le flambeau de la révélation et de la vérité sur ces problêmes occultes. Et nous avons toujours été guidé par l'analyse, l'observation et la méthode rationnelle. Ce sont ces moyens logiques et loyaux qui nous dirigeront toujours dans nos explications ultérieures.

La médication *aphloxique* a pour but d'affaiblir le foyer vital, de diminuer son sécrétisme, de ralentir son expansion, de raréfier le feu nerveux, de clarifier les fluides, d'amollir les solides, de désenflammer les trames, de dégorger les pores, de neutraliser le phlox général et le partiel, d'ôter les obstacles phlegmasiques, et de tempérer toutes les parties de l'organisme.

Elle possède pour moyens: 1° le repos général et local, 2° l'abstinence, 3° la saignée, 4° les remèdes raréfians, 5° les bains tièdes, 6° les injections, 7° les topiques émolliens. Nous allons les passer successivement en revue.

1° Le repos est général ou local, et de plus il est animal ou organique. Le général animal empêche la dépense de l'éther et ne sollicite pas sa réparation d'abord par la pulpe blanche et ensuite par la pulpe grise vitale, qui en est solidaire et la première tributaire. Le repos local animal a le même but pour les diverses parties locomotrices. Et leur double avantage thérapeutique consiste à tranquilliser et à ne pas stimuler l'arbre nerveux fondamental et le secondaire, et à ne pas provoquer leur travail sécréteur respectif: ce qui abaisse leur diapason et affaiblit leur attraction et leur expansion. Le repos général organique provient du local des viscères et des débouchés. C'est-à-dire qu'en ne soumettant l'encéphalisation qu'à des impressions négatives et faibles, la pneumatisation qu'à des modificateurs légers et humides, la gastrisation qu'à des tisanes aqueuses et raréfiantes; vous obtiendrez une détente des parties viscérales et du foyer radical lui-même, qui ne sera pas sollicité et forcé de sécréter beaucoup de feu animateur et élastique, pour résister aux fortes sensations morales, aux secousses ventilantes d'un air âpre, et aux coctions nécessitées par des ingesta trop concentratifs. Alors l'arbre fondamental s'appauvrira, se relâchera, se ralentira par la dépense continuelle du phlox, exécutée par le feu permanent des fonctions expansives; et sa langueur et sa débilité surviendront, faute de réparation de son feu de plus en plus déficient et constamment évaporé par les pores trop relâchés.

2° Par l'abstinence et des émotions morales et des travaux intellectuels, et d'un air excitant et vif, et d'alimens phloxiques, vous n'introduirez rien dans l'organisme, qui puisse secouer et attiser le foyer, nourrir sa combustion, réparer et accumuler son feu, tendre son expansion, épaissir les fluides, condenser les solides, mettre obstacle au dégagement vital qui, s'évaporant toujours par le jeu même de la vie, s'épuise de plus en plus en affaiblissant sa source centrale sécrétante. Plus l'abstinence sera complète et absolue, plus ces résultats seront marqués.

3° La saignée artérielle ou veineuse consiste à enlever une partie plus ou moins considérable du fluide combustible qui doit entretenir, aviver, alimenter et fortifier le foyer fondamental. Par cette soustraction, qui doit toujours être calculée et intentionnée, vous débilitez d'autant son énergie radicale, vous diminuez son feu divergent, vous débandez son expansion phloxique, vous dilatez la sphère vitale, vous clarifiez les liquides, vous ouvrez les pores, vous relâchez les solides. Et ces effets sont locaux, pour les viscères où vous appliquez des sangsues et des ventouses, qui dégorgent leurs interstices, désélectrisent leurs fibres, raréfient leurs humeurs, amoindrissent leurs obstacles, frayent des voies à l'expansion du feu rayonnant arrêté par eux et tendu inflammatoirement contre leurs élémens pathologiques. La nature prétendue autocratique, qui n'est que l'expansion trop concentrée de la sphère vitale, opère par les hémorrhagies critiques, les besoins salutaires de la saignée. Mais effectuez-la sans attendre les actes défensifs de la vie, qui se fatigue trop par ses efforts réactionnaires, le plus souvent impuissans et incomplets.

4° Les boissons émollientes, telles que les eaux mucilagineuses, gommeuses, acidules, albumineuses, gélatineuses, légèrement nitrées, très-peu féculentes, onctueuses, laxatives, étant inférieures à la fibrine du sang, et aux besoins combustibles, réparateurs et fortifians de la vie, ne fournissent à son foyer, aux fluides et aux solides que des élémens négatifs et aphloxiques. Aussi ce foyer est-il appauvri, le feu neutralisé, saturé et diminué ; les fluides sont délayés et clarifiés ; les solides amollis, détendus ; les obtacles pénétrés, relâchés, raréfiés ; et les tissus en phlogose tempérés et refroidis.

5° Les bains tièdes, les injections et les topiques, opèrent les mêmes effets aux parties où ils sont administrés ; et en ouvrant leurs pores, laissent évaporer une plus grande dose de feu nerveux.

Par cette médication affaiblissante, vous agissez donc directement sur la vie centrale, sur les fonctions intermédiaires, et sur les organes circonférenciels. Tout en ressent l'influence. L'attraction focale est diminuée, par la désassimilation constante des atomes phloxiques constitutifs de l'arbre fondamental. Le sécrétisme est ralenti, l'expansion débandée, le feu raréfié, les débouchés amortis, leurs fluides détrempés et désélectrisés, leurs viscères respectifs relâchés, tempérés, et bien moins animés par le phlox vital devenu déficient. Employez donc avec rationnalité et discernement, ces moyens privatifs, toutes les fois qu'il faudra abaisser le diapason sécréteur, relâcher la sphère, détendre l'expansion, diminuer le feu général et local, délayer les liquides, ouvrir les pores et les solides, saturer et fondre les obstacles, désenflammer les tissus, frayer des voies à l'agent vital entravé. Mais il est des principes à suivre dans leur emploi. Ainsi il faut toujours proportionner la force intégrante de ces substances, quelque négatives qu'elles soient, à l'élasticité nerveuse soit des trames viscérales où on les applique, soit des voies où on les ingère, soit des fluides avec lesquels on les mélange. Dès qu'un dégoût s'éveille, qu'un vomissement paraît, qu'un spasme, une douleur, une excitation se déclarent après leur administration, soyez sûrs qu'elles ne sont pas encore assez privatives, assez passives, assez aphloxiques pour le rayonnement soit local, soit général du feu nerveux qu'elles révoltent, qu'elles arrêtent, qu'elles bandent, et qu'elles font refouler sur le débouché respectif, et de là sur le centre vital offensé et comprimé médiatement. Il faut toujours que la nature médicinale raréfiante soit inférieure en phlox constitutionnel expansif, au phlox rayonnant de la vie et des viscères partiels. C'est la condition formelle de leur opportunité présente et future. Nous ne sommes donc plus au siècle ou l'on disait trivialement : amer à la bouche, bon au cœur. En général ce qui déplaît et répugne, nuit ; comme ce qui agrée à un malade, doit être le plus souvent toléré et employé, parce que le goût, quand il est normal, est l'avant-coureur physiologique et l'interprète fidèle du pouvoir rayonnant de la gastrisation, et par conséquent de l'expansion vitale elle-même. Renoncez donc aux potions, aux sirops, aux confections, aux tisanes et à ces remèdes composés que repoussent énergiquement les malades : l'instinct, qui n'est que l'exercice du feu vitale, leur inspire sinon leur malfaisance, du moins leur inutilité.

CHAPITRE X.

DE LA MÉDICATION PHLOXIQUE OU CONCENTRANTE.

Elle consiste dans l'usage raisonné et bien appliqué des toniques, des astringens, des stimulans, des vomitifs, purgatifs, diurétiques, sudorifiques, narcotiques, rubéfians et caustiques. Parce que ces remèdes possèdent une force et une dose phloxiques intégrantes supérieures au feu vital et à l'élasticité de son rayonnement qu'ils refoulent. Son but est de fortifier et d'exalter les fonctions générales et partielles. Elle stimule, exagère, emporte le sécrétisme focal ; accumule beaucoup d'atomes phloxiques dans l'arbre vital ; remplit et condense sa sphère rayonnante ; augmente son attraction ; tend énergiquement son expansion ; accroît considérablement le feu nerveux ; le fait diverger avec vigueur par les débouchés ; régularise, corrobore, surexcite les quatre mouvemens fondamentaux ; sature les fluides et les solides de phlox animateur ; épaissit le sang, le rend fibrineux et couenneux ; échauffe et resserre les textures et les pores ; concentre le rayonnement focal et partiel ; accroît les sécrétismes locaux et les attractions et expansions spéciales ; augmente les résistances ; aiguise les élasticités texturales et humorales ; élève la température ; enfin peut embraser et incendier l'organisme. Les trois appareils de relation, pulmo-circulatoire, digestif, ressentent inévitablement cette influence totale de force, de chaleur et de tension ; et la communiquent à leurs viscères et à leurs actes fonctionnels respectifs. Aussi l'arbre animal a plus d'énergie et de vivacité dans ses sens, sa pensée, sa volonté, sa locomotion et ses besoins génitaux. Les poumons sont plus réactifs, le cœur est plus impulsif, et le sang est mieux confectionné, plus riche, plus saturé de phlox vivificateur, les organes abdominaux sont plus électrisés, plus chauds, plus tendus, plus susceptibles, cuisent mieux les alimens, et se débarrassent plus vite des scories excrémentitielles. En un mot toutes les fonctions se ressentent de la corroboration, de la stimulation, de l'exaltation qu'impriment les divers degrés de la médication *phloxique* ou concentrante. Parcourons successivement et succinctement ses moyens.

1° Les toniques, tels que les amers, le kina, le fer, les bains froids, occasionnent une force plus fixe, plus durable, plus réglée, plus sûre et moins susceptible d'écarts et d'emportement. Le foyer est bien nourri, bien avivé, bien corroboré par eux, et transmet son rhythme, son état, sa vigueur à l'organisme généralement réparé et réconforté, aux solides devenus plus fermes, et aux fluides plus plastiques.

2° Les astringens, comme le cachou, le ratanhia, la gomme kino, concentrent plus la sphère expansive, refoulent davantage les rayonnemens généraux et partiels, resserrent les solides, condensent les fluides, diminuent les sécrétions, et peuvent, par un emploi trop prolongé, engourdir, racornir, mortifier, gangréner les tissus, et dessécher et altérer les humeurs.

3° Les stimulans, comme le romarin, les huiles essentielles, les baumes, les résines, les vins généreux, par leur dissolution dans le foyer vital, surexcitent, exaltent, emportent son sécrétisme, comblent sa sphère de phlox animateur, échauffent les débouchés et les appareils, accélèrent les quatre mouvemens fondamentaux, suractivent toutes les fonctions primaires et secondaires, embrasent les fluides et les solides, augmentent la concentration du feu rayonnant contre les obstacles, aggravent ces derniers ou les maîtrisent, les domptent, les expulsent de force en les fondant ou les vaporisant.

La médication tonique, amère et stimulante, ou phloxique, convient toutes les fois qu'il faut réparer le sécrétisme vital, remonter sa combustion, remplir la sphère électrique, tendre et fortifier l'expansion, augmenter le feu nerveux, régulariser les mouvemens fondamentaux affaiblis, corroborer et ranimer l'activité des fonctions générales et partielles, relever les forces abattues, renouveller le phlox et l'éther épuisés, tonifier, condenser, exciter les solides trop lâches et trop peu animés ; saturer les fluides de feu vital, les épaissir, les plastifier ; donner du jeu, du ressort, de la vie, du phlox à tous les appareils, à toutes les humeurs, à tous les viscères ; en un mot, échauffer, vivifier, fortifier, exalter l'organisme et le rendre plus énergique, plus résistant, plus victorieux contre les influences externes ou contre les obstacles pathologiques : ce qui arrive dans les cas de débilité, d'anémie, de cachexie, d'impuissance, de paralysie, de chronicité, d'écoulemens rebelles, d'affections lymphatiques, de langueur et d'obtusité cérébrales, de faiblesse digestive, d'hémorrhagies passives, de scorbut, etc. Mais on ne devra jamais y recourir dans l'excès de vitalité focale, d'électrisation générale, de spasmes partiels, de phlegmasie locale, d'exaltation viscérale, de transport nerveux, d'agitation cérébrale, de convulsions, de pléthore, d'hémorrhagies actives, de sécrétions abondantes causées par des ulcérations, de fièvres éruptives, etc.

Les prétendues médications *dérivative* et *révulsive*, employant des remèdes stimulans, c'est-à-dire, fortement phloxiques, relèvent de la médication concentrante, et en sont des dépendances. Par les dérivatifs et les révulsifs, vous produisez une vive, une violente excitation locale plus ou moins étendue, afin que les atomes phloxiques de la région médicamenteuse déterminent un sécrétisme intime exagéré et une attraction plus avide, dans le but d'y attirer des fluides engorgeurs et d'en débarrasser d'autres parties qui en sont obstruées, saturées, gênées, enflammées. Voilà comment agissent 1° les vomitifs, en appelant sur la membrane stomacale et en faisant évacuer des humeurs embarrassantes et superflues ; 2° les purgatifs, qui entraînent des sécrétions abondantes intestinales : ce qui contribue à vider l'arbre sanguin, veineux et lymphatique ; 3° les diurétiques, en provoquant la sortie du feu et de la lymphe par les urines ; 4° les sudorifiques, en les éliminant par la peau et en y causant un transport fluxionnaire ; 5° les narcotiques, en engorgeant l'encéphale et le déséthérisant momentanément, dans le but salutaire de calmer le physique et le moral à la fois ; 6° les épispastiques, comme les cantharides, l'écorce de garou, les pommades ammoniacales et stibiées, qui convoquent et concentrent les liquides sur une région extérieure, afin d'en soulager d'autant les viscères sous-jacents ; enfin 7° les caustiques, qui par leur propriété brûlante, corrodante, désorganisatrice, déterminent une altération profonde, un trouble considérable, qui demandent un laps variable de travail et de réparation du foyer vital et des trames organiques, pour remédier à leur action violente et destructrice.

Mais ces moyens réussissent peu dans les maladies aiguës ; ils nuisent au contraire, parce que leur propriété concentrante, refoulant le feu général et le partiel, augmente le resserrement focal, l'étreinte de la sphère vitale, la tension du phlox animateur, l'électrisation des fluides et la susceptibilité élastique des solides : les diverses causes de l'intensité et des dangers de toutes les phlegmasies. Recourez-y donc plutôt dans les affections chroniques, lorsqu'il n'y a pas pyrexie réactive ; et appliquez-les convenablement dans le point qui corresponde le mieux avec l'action nerveuse à révulser, et avec les fluides et les engorgemens morbides et métastatiques à dériver. Si l'on veut soulager la tête, les épispastiques à la nuque et aux pieds, les saignées de la jugulaire et de la saphène, la glace épicrânienne, les lavemens purgatifs, réussissent très-bien. Faut-il améliorer les altérations pathologiques de la poitrine : vous recourerez avec succès aux vésicatoires aux bras, aux cautères et aux sétons sur les parois thoraciques, à la saignée brachiale, aux vomitifs à dose tolérante, aux sudorifiques si bons résolutifs. Désirez-vous opérer une répercussion externe avantageuse à l'abdomen : appliquez les rubéfians sur les parois ventrales, aux cuisses, sur les gastro-cnémiens, des sangsues à l'anus, faites vomir ou purgez, selon les exigences pathologiques et les indications rationnelles, inspirées par les écarts du feu nerveux, l'état des fluides et les besoins des solides, interprétés selon notre doctrine.

CHAPITRE XI.

DES MÉDICATIONS SPÉCIALES.

Toutes les médications secondaires rentrent dans la classe soit des raréfians, soit des concentrans, soit des dérivatifs ; et n'ont d'autres effets que d'amollir et d'affaiblir les tissus et les appareils divers, ou de les resserrer et de les stimuler, ou d'attirer sur eux un feu et des fluides qui produisent ailleurs des engorgemens, des obstacles et un hypersécrétisme nuisible. Passons-les successivement en revue, et mentionnons l'opportunité la plus ordinaire de leur administration.

(*a*) Les *laxatifs* s'emploient le plus souvent pour vaincre la constipation opiniâtre, pour apaiser le spasme gastro-intestinal, pour rafraîchir les muqueuses alimentaires, débarrasser leur enduit bilieux et muqueux. J'en ai retiré un grand parti contre les obstructions chroniques latentes, sourdes, sans inflammation marquée, en les employant mensuellement, soit en potions un peu rapprochées et prises 3 jours de suite, soit en tisanes légères continuées pendant 8 ou 15 jours. Un tel usage débarrasse le foie, désempâte la bouche, vide les vaisseaux hémorrhoïdaux, diminue la pléthore générale, purifie le sang, rafraîchit l'organisme, ranime l'appétit, éclaircit les idées, assainit et calme le système nerveux, dispose convenablement l'arbre de relation et dissipe la mélancolie. On prépare leur action d'avance par des boissons émollientes et apéritives; et l'on seconde leur effet actuel par des bouillons gélatineux très-légers qui ouvrent les voies, amollissent les fibres et corrigent leur contact sur des membranes dont la susceptibilité variable pourrait s'en irriter. (*b*) Ces moyens adjuvans sont à plus forte raison d'une indispensable nécessité dans l'emploi des *vomitifs* et des *purgatifs*, dont l'action médicamenteuse est si violente. On doit admettre pour premier principe de ne jamais les hazarder dans les phlegmasies gastro-intestinales et céphaliques surtout aiguës, et très-rarement dans les inflammations pulmonaires, malgré la méthode rasorienne; puisqu'elles cèdent plus aisément et avec moins de risque au traitement spoliateur et débilitant. On peut se bien trouver de leur usage dans certaines migraines, dans les vertiges sans pyrexie, avec bouche amère et empâtement indolore des hypochondres et de l'abdomen, dans les engorgemens hépatiques sourds, dans l'embarras de la rate, dans la plénitude veineuse générale, dans les hydropisies, et pour révulser des obstacles passifs dans les affections non phlegmasiques. Ils sont d'un grand secours dans les empoisonnemens, dans les coliques saturnines, l'indigestion. Mais redoutez-les dans les anévrismes, les hernies, la grossesse, les hémorrhagies pulmonaires, les menstrues, les pyrexies, les inflammations méningées, gastriques et intestinales. Leur secousse produirait des ruptures, des avortemens, des angoisses terribles et des pertubations mortelles. Proportionnez toujours leur nature, leur dose, leur correction, leurs adjuvans à la force générale individuelle, aux besoins locaux, à la température et à l'activité de l'appareil alimentaire, à l'irritabilité de la gastrisation, à la susceptibité des tissus qu'ils doivent impressionner, et aux effets intentionnés et prévus qu'ils doivent produire. Vous avez dans ce but, selon les âges, les tempéramens et les maladies, les tisanes, les potions, les pilules, et les électuaires laxatifs, vomitifs, minoratifs, cathartiques et drastiques. (*c*) Si nous passons aux moyens thérapeutiques qui agissent sur la circulation, nous voyons en première ligne la *saignée* générale, qui dépouille l'arbre artériel d'une grande somme de sang, dont la raréfaction appauvrit le foyer, agrandit la sphère vitale, favorise l'expansion et l'emplacement du feu nerveux, augmente l'absorption générale, dissipe les engorgemens, détend les obstacles, ouvre les pertuis interstitiels, et favorise la libre circulation des fluides et la résolution des embarras phlegmasiques. Ensuite mentionnons les sangsues, qui opèrent les mêmes effets au lieu de leur application, comme les ventouses. Les topiques émolliens relâchent, abreuvent, rafraîchissent les tissus. Les délayans tempèrent, clarifient, émoussent et saturent le sang, en neutralisant le feu nerveux qu'ils absorbent et s'incorporent, pour en diminuer d'autant le foyer, les débouchés, les appareils et les viscères.

On a parlé de la digitale et du sirop de pointes d'asperges pour calmer les mouvemens du cœur : mais ces moyens sont infidèles ; ils irritent l'estomac, font pénétrer dans le sang des élémens irritables, qui nécessitent une réaction, et surexcitent consécutivement l'appareil rénal chargé de les éliminer. Ou le cœur est exalté idiopathiquement dans son sécrétisme intime et nutritif, et alors il est dans un état phlegmasique qui doit être débilité, comme toutes les inflammations, par les remèdes aphloxiques généraux et locaux ; ou bien il est agité secondairement par une pneumatisation violente, par une expansion focale et cardiaque trop ardente et trop excentrique : alors il faut tempérer le sécrétisme fondamental, affaiblir l'arbre nerveux gris radical, détendre la sphère vitale, diminuer le feu nerveux, calmer l'organisme, rafraîchir le sang, ouvrir les débouchés, amollir les tissus, relâcher les solides, délayer et dissiper les obstacles, recommander la sobriété, assoupir les passions, détruire les chagrins, relever le moral, inspirer la confiance, détourner les causes oppressives. On obtient plus de succès de ces moyens rationnels que de la digitale si équivoque. (*d*) Cette médication agit par continuité sur l'appareil pulmonaire, qui s'engorge et s'enflamme souvent avec d'autant plus de gravité, qu'il occupe en quelque sorte le vestibule de la vie, qu'il est l'aboutissant de la fournaise focale, le transmisseur de l'expansion pneumatisante, qui passe par ses pertuis pour repousser l'agression incidente et compressive de la colonne atmosphérique. Si les poumons s'obstruent, s'endurcissent, se phlogosent dans une grande étendue, ils deviennent l'intermédiaire de deux forces antagonistes et incessantes : l'action de l'air si refoulante, et l'action pneumatisante si repoussante ; ce qui exagère encore plus la phlogose, accroît l'engorgement et condense l'induration. Aussi les élémens aériens, n'arrivant plus au foyer qu'avec une déficience trop insuffisante, l'affaiblissent rapidement, émacient l'organisme. Et le foyer désordonné se livre à des efforts défensifs exagérés, impuissans ; il se débilite, languit, dépérit et s'éteint bientôt, si l'art, par une médication prompte, précise et sage, ne vient pas réintégrer le débouché et les pores viscéraux de la pneumatisation entravée. (*e*) Ces agens de la circulation opèrent aussi avantageusement sur l'absorption ; ils la favorisent non seulement dans les grands canaux, mais encore dans les cribles interstitiels. Pourtant on a vanté des fondans, et l'iode et le mercure, pour résoudre des tumeurs endurcies, dissiper des engorgemens froids, aviver des amas indolens, purifier des fluides viciés, atrophier des glandes gourmandes, produire une salivation révulsive, etc. Mais soyez réservés dans leur emploi, ne les prodiguez pas : la réaction insensible et perfide qu'ils produisent, et l'assimilation intime de leurs élémens phloxiques si corrosifs dessèchent lentement l'organisme, minent le sécrétisme vital, déterminent des obstacles latens et rebelles, dont la résistance peut occasionner le marasme et la fièvre hectique, par l'impuissance focale de la vaincre. (*f*) Les médicamens qui excitent les sécrétions, portent dans le torrent circulatoire des molécules inassimilables qui exigent une sortie. Les réactions générales et viscérales du feu nerveux les poussent sur les glandes propres à les éliminer : d'où résultent leurs diverses propriétés faussement dénommées spécifiques ; car ces propriétés n'ont pas la vertu potentielle de produire cet effet : mais elles ne l'exécutent que passivement et sous la direction première du feu nerveux qui en fait des scories excrémentitielles et ordinairement embarrassantes. On ne peut donc s'en servir que comme des révulsifs et des transmisseurs. On excite les glandes *salivaires* pour évacuer une partie de la lymphe, pour dériver des collections aqueuses arachnoïdiennes, pour affaiblir l'excitation chronique de l'urètre, pour favoriser la résorption de la plèvre ou de l'hydrocèle. Ce que souvent la nature réactive et critique des opérations organiques, effectue automatiquement : mais cette pratique est douteuse, et exige une grande connaissance des idiosyncrasies et des rapports sympathiques individuels. (*g*) On recourt aux *diurétiques* émolliens pour inciser le sang, pour porter ses particules salines vers les reins, afin de les évacuer par l'entremise de la vessie. On les emploie dans les hydropisies, les stases lymphatiques, les gonflemens subinflammatoires, les phlegmasies urétrales, les autres engorgemens viscéraux, à l'époque de leur délitescence ou résolution, pour les éconduire par l'urination. Tandis qu'on emploie les diurétiques mêlés aux balsamiques, pour dessécher le catharre urétral et guérir les vieilles gonorrhées. (*h*) Les *diaphorétiques* et les *sudorifiques* sont des substances médicinales plus ou moins phloxiques, qui provoquent à différens degrés l'excrétion de la lymphe par la peau artérialisante. Ils sont avantageux pour favoriser les crises naturelles, quand l'expansion du feu nerveux a été assez puissante pour dompter, résoudre et vaporiser les obstacles. Alors vous l'aidez, vous ouvrez par une administration extérieure et intérieure prudente, les pores du derme. En même temps que vous tempérez l'ardeur de l'organisme par des tisanes appropriées. Mais si vos sudorifiques étaient plus forts que l'action du phlox vital, vous le refouleriez, vous concentreriez la sphère focale, vous exalteriez le sécrétisme combustif. Voilà pourquoi tout en secondant la sueur, la moiteur, la transpiration, il faut toujours que votre action thérapeutique soit au-dessous de l'opération physiologique réactive et critique. Leur utilité est reconnue dans les solutions morbides, dans les refroidissemens, les rhumatismes, les collections séreuses, les infections contagieuses, les dépurations humorales, les exanthèmes lymphatiques, les éruptions scorieuses et dartreuses, les affections arthritiques, les morsures vénimeuses, etc. (*i*) Les *spécifiques* ont été déjà étudiés et expliqués. Le *quinquina* guérit les fièvres intermittentes par l'abondance des atomes phloxiques, qu'il communique au foyer vital et au feu animateur. Ce renfort médicamenteux, corroborant la puissance de l'expansion réactive générale, pénètre, sature, maîtrise, dompte, résout et vaporise les obstacles pathologiques, qui sont chassés vers les émonctoires et rejetés, non en nature, mais modifiés par les excrétions critiques. Les *émménagogues* accroissent de même le feu nerveux, qui se livre à un effort hémorrhagique ordinairement utérin. Les *mercuriaux* stimulent de même l'arbre lymphatique dont l'élasticité vasculaire, en s'efforçant sur les molécules mercurielles, éconduit une grande partie de lymphe viciée et syphilisée, et opère ainsi un vide salutaire, bientôt comblé par un fluide plus pur et plus approprié aux besoins viscéraux et aux fonctions particulières. Le *soufre* ne guérit la gale et les dartres, que par sa vertu excentrique et son transport critique par le feu général, qui le pousse au derme et l'éconduit par la transpiration. Les *antidotes* ne neutralisent les poisons qu'avec le secours du phlox vital, qui s'assimile la partie convenable de leurs atomes, pour repousser, par son action renforcée, les molécules vénéneuses et septiques qui l'oppriment, l'entravent et l'arrêtent. Les anti-scorbutiques, les anti-scrophuleux, les anti-glaireux, les anthelmintiques, et tous les anti-possibles, n'agisseut de même qu'en fournissant un surcroît de phlox au foyer radical, dont l'expansion devenue plus puissante, plus intense, plus divergente, modifie avec leur aide les prétendus vices, dégénérescences, infections : diathèses, qui ont inspiré l'utilité et fait vanter le triomphe de ces arcanes spécifiques. (*j*) Si nous passons aux remèdes spéciaux, par lesquels on influence thérapeutiquement et l'encéphalisation et les diverses parties de l'arbre animal, nous rappellerons que les *narcotiques* saturent le phlox nerveux par leur passivité absorbante, le neutralisent, l'émoussent, l'annulent et l'éteignent. Leurs molécules sont portées dans les couches encéphalisantes; elles les engorgent comme apoplectiquement, et produisent le narcotisme. Abstenez-vous-en dans les congestions et les inflammations soit cérébrales, soit gastriques. Mais utilisez-les dans les spasmes, dans l'insomnie causée par des obstacles apyrétiques éloignés de la tête, ou entretenue par des exercices intellectuels trop opiniâtres ou des chagrins poignans. Proportionnez-les toujours aux forces individuelles et aux besoins organiques. Frictionnez-en les lieux douloureux, les souffrances rhumatismales chroniques, les démangeaisons contrariantes, les élancemens cancéreux. Appliquez-les sur des ulcères cuisans, sur des dartres impatientantes, sur des points tiraillans, sur des meurtrissures déchirantes. (*k*) Les *anti-spasmodiques* augmentent l'éther, renforcent la sphère sensoriale, la plénifient, lui permettent de se livrer à de grands efforts excentriques. C'est pourquoi elle s'en accomode pour calmer ses douleurs particulières, dissiper ses spasmes, apaiser ses convulsions, ouvrir ses entraves, rompre ses obstacles, régulariser son expansion éthérée, fortifier et assainir son arbre locomoteur. Voilà ce qu'elle opère avec le musc, l'éther, l'assa, le castoréum, la valériane, le camphre. Mais elle se désordonne, se convulse, se tue par l'incorporation intempestive des élémens renversans de la noix vomique, de la fausse augusture, de l'upastieuté. Veut-elle augmenter seulement l'action locale de son appareil reproducteur: elle peut employer la teinture de cantharides, les truffes, le poivre et les aromates. Mais cette exacerbation génitale artificielle ne s'opère ordinairement qu'avec une exploitation pénible de ses forces, et une fâcheuse compensation pour des plaisirs passagers et forcés, dont l'imprudente convoitise a souvent coûté cher.

CHAPITRE XII.

DE LA MÉDICATION HYGIÉNIQUE OU DE LA DIÉTÉTIQUE.

Tant qu'on applique les objets et les lois de l'hygiène aux fonctions physiologiques ou à la santé actuelle, on fait de l'hygiène proprement dite; mais quand on les adresse aux troubles pathologiques, avant, pendant ou après la maladie, dans le but de modifier avantageusement l'organisme, on fait de la diététique. La diététique est donc de l'hygiène thérapeutique, elle diffère de la thérapeutique proprement dite, en ce qu'elle ne recourt pas, comme cette dernière, aux substances pharmaceutiques qui font partie de la matière médicale, mais seulement aux choses naturelles, usuelles, domestiques, propres à affaiblir ou à nourrir, et à réparer ou à fortifier l'organisme malade. Son but est de mettre les agens hygiéniques en rapport convenable et harmonique avec la vie et les fonctions supposées dans un état pathologique; afin de contribuer de concert avec les remèdes et la thérapeutique, à rétablir la santé. Elle ne consiste pas seulement dans l'administration des alimens et des boissons, comme on le croit communément: ce qui ne serait s'adresser qu'au seul débouché de la gastrisation; mais elle s'occupe encore de mettre en équilibre les modificateurs aériens avec la pneumatisation; les circumfusa avec l'artérialisation dermoïde; les applicata avec la température et la susceptibilité cutanées; les impressions sensuelles et affectives avec l'encéphalisation; les fonctions et les dépenses génitales avec l'arbre de relation; les sécrétions et les excrétions organiques avec leurs organes reproducteurs. Oui, je le répète, elle étend son domaine sur toutes ces opérations, et préside à leur effectuation convenable, en tant qu'elle s'applique à la physiologie dérangée qu'elle veut redresser et normaliser à l'aide des seuls agens de l'hygiène. Tout emploi séparé de remèdes, est du ressort du traitement thérapeutique, qui doit toujours s'associer au traitement diététique. Leur concours judicieux triomphe facilement, promptement et sûrement des affections pathologiques.

Diététique de la gastrisation.—Elle possède toute la série des alimens et des boissons, qui se divise, comme nous l'avons vu, en trois régimes: le raréfiant, l'équilibrant et le concentrant. Le raréfiant renferme les substances nutritives qui ont un phlox intégrant insuffisant pour nourrir. L'équilibrant contient ceux dont l'activité intrinsèque peut entretenir l'organisme dans un état de vigueur et de régularité physiologiques. Le concentrant embrasse les vins, les liqueurs, les boissons aromatiques, les viandes fibrineuses, noires, odorantes, dont les atomes phloxiques abondans et condensés, seraient bientôt superflus et exaltans pour la nutrition et la normalité de la vie, des fonctions, des appareils et des viscères.

Si l'harmonie de la santé existe, on ne doit recourir qu'au régime purement réparateur et *équilibrant*. Si au contraire l'organisme est affaibli, si le diapason vital est ralenti, si la sphère est vide et trop relâchée, si le feu animateur est déficient, si le fluide artériel ou combustible manque et ne remplit pas ses canaux, si les fonctions sont amorties, si les appareils sont dans la langueur, si les fluides sont trop clarifiés, si les solides sont trop mous et trop énervés; employez le régime concentrant, excitant, corroborant: vous réintégrerez la vie, son arbre fondamental et les secondaires, et leurs fluides et leurs viscères respectifs, dans leur électrisation, leur jeu, leur rhythme, leur vigueur et leur normalité physiologiques. Que si au contraire le foyer est trop exalté, la sphère expansive trop pleine et trop tendue, le feu trop abondant et bandé, le sang trop plastique et superflu, les autres fluides trop épais, les organes trop échauffés, les fonctions trop accélérées, les débouchés entravés, les appareils ou les textures engorgées: alors ne nourrissez pas, privez, soumettez le malade au régime *raréfiant*, n'ingérez que des substances négatives, aphloxiques, qui affaiblissent la vie, relâchent la sphère rayonnante, débandent le feu trop tensif, délayent et clarifient le sang et les humeurs, amortissent et désélectrisent les solides, détrempent et dégorgent les obstacles, mettent à l'aise et enduisent les débouchés, facilitent les fonctions, humectent et émoussent tout l'organisme, et abaissent le diapason vital au degré de la santé. Telle est la théorie générale de la diététique de la gastrisation. Mais la spéciale consiste à n'appliquer les ingesta qu'avec convenance et harmonie sur les tissus auxquels on les soumet. Si l'estomac, le duodénum et les intestins sont sains, il faut encore le régime équilibrant. Sont-ils malades et débilités? recourez au régime concentrant. Sont-ils surexcités, enflammés? n'administrez que des tisanes très-claires, très-aphloxiques, qui ne concentrent pas davantage le rayonnement si tendu et déjà si entravé de la gastrisation, mais qui relâchent les pores au contraire, qui amollissent les fibres, émoussent leur spasme, ouvrent leurs mailles, et laissent passer l'expansion du feu des ganglions abdominaux. Il faut tout harmoniser, et mettre constamment les modificateurs en rapport aphloxique et phloxique, avec la force et la faiblesse de tension du feu rayonnant. Si les chylifères sont affaiblis ou phlogosés, il faut employer les mêmes moyens. De même pour les poumons et le cœur. Vous n'iriez pas augmenter ou diminuer impunément la masse du sang, sans considérer l'effet que vous produiriez sur les organes respiratoires et circulatoires altérés. Comme ils se mettent en rapport avec le fluide artériel, il faut donc l'équilibrer avec leur susceptibilité élastique et rayonnante ; le surexciter ou le désélectriser ; le plastifier ou le raréfier, selon les besoins et les circonstances. Mais le sang parvient encore à l'arbre nerveux fondamental, à l'arbre sensorio-moteur secondaire, aux fonctions, aux fluides, aux solides, aux viscères, il contribue à former du feu et de l'éther, il peut abaisser ou diminuer le diapason vital, appauvrir ou plénifier le foyer, concentrer ou relâcher la sphère expansive, tendre ou débander le feu animateur, l'accumuler ou le diminuer, engorger ou affaisser les vaisseaux, enrayer ou mettre à l'aise les solides, augmenter ou détremper les obstacles. Et tous ces effets que le sang opère, ne proviennent-ils pas de sa composition intime phloxique et aphloxique, de sa surabondance ou de sa pénurie, de sa plasticité ou de sa clarification, de l'entrave opposante qu'il met au jeu de la vie et du feu rayonnant, ou de la facilité que sa nature docile et malléable imprime à toutes les fonctions. Consultez donc toutes les considérations qui font retentir le sang sur tous les phénomènes vitaux, avant d'introduire non seulement les alimens qui le composent, mais encore les remèdes qui le pénètrent et le modifient ; sinon vous irriterez, vous exalterez, vous enflammerez aveuglément, ou vous affaiblirez, vous relâcherez, vous énerverez inopportunément des débouchés, des appareils, des organes qui n'en avaient pas besoin, et qui se morbifieront d'autant plus que votre application aura été impropre et inconsidérée.

Diététique de la pneumatisation.—Les élémens qui constituent l'air atmosphérique et les vapeurs qu'il renferme, agissent de deux manières sur les poumons et sur la vie : soit par impression raréfiante, équilibrante ou concentrante ; soit par absorption phloxique négative, convenable ou superflue. Dans l'état de santé et de vigueur, on s'aperçoit peu des influences aériennes, et l'on s'en abrite aisément. Mais si l'on est malade, on éprouve vivement leur action. Le foyer vital est-il exalté; ne l'exposez pas à un air trop pur, trop dense, trop nutritif, qui l'exagérerait encore, accumulerait le feu nerveux, plastifierait et couennerait le sang, surexciterait les solides, accroîtrait les phlegmasies, augmenterait la fièvre et les réactions générales et partielles. Le foyer est-il affaibli et l'organisme débilité; ne le soumettez pas à un air vicié, rare, aqueux et trop peu oxygénateur : sinon vous abaisseriez encore plus le diapason vital, vous relâcheriez davantage sa sphère expansive, vous raréfieriez le feu nerveux, vous clarifieriez trop le sang, vous appauvririez les humeurs, vous amolliriez trop les solides, vous feriez tomber les fonctions dans une langueur encore plus grande, et vous accroîtriez la faiblesse générale et les réactions élastiques partielles: d'où résulteraient bientôt une aphloxie, une atonie et une anémie funestes. Recourez donc plutôt aux contraires. Les poumons sont-ils excités en particulier, sont-ils phlogosés; faites-leur une atmosphère artificielle humide, vaporeuse, tiède, émolliente, propre à atténuer le contact aérien sur leur élasticité pneumatisante. Sont-ils chroniquement affectés, fatigués, épuisés, affaiblis; envoyez vos malades dans les pays méridionaux, dans une plaine embaumée, sur un sol dont les émanations vivifiantes, lumineuses, caloriques, aromatiques, les raniment, les électrisent, leur rendent le ton, l'élasticité, l'énergie qu'ils ont perdus, et qu'ils recouvreront à la longue, par l'influence salutaire que le foyer vital en retirera pour son propre compte, et leur transmettra immédiatement par le débouché de la pneumatisation plus heureusement impressionnée et modifiée. Les lobes pulmonaires sont-ils engorgés, se rompent-ils en hémoptysies, existe-il des anévrismes et des hémorrhagies périodiques conséquentes : fuyez les hauteurs montueuses trop ardues, où l'air trop rare n'offre pas assez de résistance à la pneumatisation trop irruptive; émigrez dans les plaines basses, dans les vallées étroites où l'atmosphère est plus épaisse, plus lourde, moins renouvelée et moins secouante; elle concentrera suffisamment la pneumatisation, la contiendra convenablement, resserra ses pores et lui causera un effet salutaire. Dans les affections thoraciques, usez donc toujours avec discernement des qualités de l'air respirable, et du froid et du chaud, et du sec et de l'humide, et du doux et du vif, et du pur et du mêlé, et du fade et de l'aromatique, et du sombre et du lumineux, etc. Vous en retirerez des avantages précieux autant généraux que partiels.

Diététique du débouché artérialisant.—Mettez toujours la température extérieure en harmonie avec les besoins actuels de l'organisme malade. Est-il embrasé : lotionnez la peau, rafraîchissez-la, oignez-la, recourez aux bains tièdes ; que les vêtemens soient légers, les mouvemens libres, les membres dégagés ; ne chargez pas de couvertures ; pourtant craignez un froid répercussif. Soignez-vous un individu faible, refroidi, sensible aux vicissitudes, lésé dans sa respiration et sa circulation : habillez chaudement, employez la laine immédiate, couvrez bien, élevez la température de l'appartement, bassinez le lit, réchauffez les pieds avec des récipiens d'eau bouillante soigneusement garnis, recourez aux étuves, etc. L'innervation est-elle excessive, les spasmes communs, la peau chaude et sèche, l'irritabilité morale grande : usez de bains de rivière très-courts, de lotions fraîches répétées, de douches en arrosoirs à une basse température. Est-on convalescent et épuisé par une longue maladie chirurgicale ? bains de mer ; est-on miné par des affections herpétiques et psoriques ? onctions et bains souffrés ; est-on scrophuleux ? pommades iodées et vapeurs aromatiques ; est-on vicié par la syphilis ? frictions mercurielles, etc.

Diététique de l'encéphalisation.—La flambance vitale du feu nerveux encéphalisant ou animateur de tout l'arbre de relation, est soumise à des considérations analogues de plus ou de moins, de la part des impressions affectives, des travaux intellectuels, des mouvemens et de la voix, des actes génitaux, qui pourraient trop la refouler par leur abus, ou trop la favoriser par leur inexercice. Et l'on sait que le refoulement de l'encéphalisation reporte le feu sur le cœur et sur le foyer vital, comprime la pneumatisation, resserre la sphère expansive, concentre, exalte, étouffe le foyer ; tandis que la raréfaction d'une encéphalisation trop favorisée, rend le cœur trop rayonnant, la pneumatisation trop irradiante, la sphère générale trop dilatée, et le foyer plus vite raréfiable et débilitable. Les gens faibles, pusillanimes, désespérés, dont le foyer est languissant, la sphère appauvrie, le feu déficient, les fonctions ralenties, l'encéphalisation insuffisante, seront donc flattés, consolés, encouragés par des paroles persuasives, des propos rassurans, des espérances flatteuses, des promesses fortifiantes, des insinuations expansives, qui raffermissent le sensorium, accroissent l'éther, resserrent l'encéphaïsation, tonifient le cœur, enrichissent la sphère vitale, concentrent et avivent le foyer fondamental. Tandis que les maniaques, les furieux, les orgueilleux fous, les exubérans d'eux-mêmes, les trop pleins d'éther, après avoir été saignés convenablement pour diminuer la masse du phlox vital et de l'agent sensorio-moteur, seront soumis à des intimidations énergiques, à des démonstrations terrifiantes, à des mesures de contrainte et d'opposition paralysantes, qui refoulent l'éther débordant, glacent le sécrétisme sensorial, enchaînent la motilité excessive, imposent à l'audace, oppriment la force, rabaissent les prétentions extravagantes, humilient l'orgueil, calment le moral, ramènent la docilité, inspirent la résignation, éclaircissent la raison, réhabilitent le jugement, assainissent le moral. Il est vrai que dans bien des cas la bienveillance, la douceur et le raisonnement remplacent merveilleusement ces moyens énergiques. Quant aux travaux intellectuels, aux mouvemens, aux dépenses génitales, ils doivent toujours être en rapport avec l'état général de la force ou de la faiblesse de l'arbre sensorio-moteur, et par conséquent du feu encéphalisant qui l'alimente, le corrobore ou le débilite, selon qu'il est plus ou moins abondamment et tensivement irradié par le foyer vital, le moteur central, primordial et suprême.

Diététique des sécrétions et des excrétions.—Tous les fluides sont le produit des sécrétismes divers de l'organisme. Le feu provient du sécrétisme vital de l'arbre nerveux gris; l'éther de celui de l'arbre nerveux blanc sensorio-moteur; le sang artériel de la pneumatisation et des fonctions pulmonaires, respiratoires et circulatoires; le sang noir du chevelu radicinal des veines; la lymphe du chevelu radicinal des lymphatiques; la bile du sécrétisme hépatique, etc., etc. Il faut donc présider, dans l'état maladif, à leur confection exacte et à leur élimination harmonique: sinon un sécrétisme vital exagéré et un feu animateur exubérant embraseraient l'organisme; un sécrétisme sensorial emporté et un éther surabondant exalteraient la pensée et convulseraient la locomotion; le sang artériel trop plastique refoulerait le dégagement du feu qui s'irradie par les tuniques artérielles : ce qui circonscrirait trop la sphère expansive et concentrerait le foyer, provoquerait ses réactions pyrétiques, révolterait les sécrétismes partiels des viscères, pourrait les phlogoser et les engorger. Trop de sang veineux obstruerait les radicules de la veine-porte, empêcherait la ciculation veineuse de la gastrisation.

accumulerait ensuite, par suppléation, le sang noir dans les radicules capillaires de l'encéphalisation, engorgerait les veinules du cerveau, causerait une oppression circumcérébrale, et déterminerait par conséquence médiate l'embarras des fonctions mentales, l'entrave des réactions affectives, l'obstacle aux manifestations morales et intellectuelles, et l'hypochondrie, la mélancolie, la manie, qui résultent ordinairement de l'engorgement de la veine-porte et des veines encéphaliques. Si vous n'opérez pas une exacte excrétion de la lymphe, si vous ne l'évacuez pas convenablement; de même que la surabondance du sang rouge pléthorisait l'arbre artériel, engorgeait la rate et les poumons, et de même que celle du sang noir empêtrait l'arbre veineux, empâtait le foie et les viscères abdominaux: de même la lymphe engorgera l'arbre lymphatique, saturera les glandes et les organes sécréteurs; ce qui les altérera eux et leurs productions. Et en rejetant les fluides blancs dans certains appareils ou en les y retenant, en les y amassant, cette lymphe déterminera des collections séreuses, des infiltrations, des sécrétions viciées, le ptyalisme, des écoulemens variés, etc. Si la bile est entravée dans son élimination: ses élémens huileux et nuisibles obstrueront le foie, le surexciteront, passeront dans le sang par les veines hépatiques, dénatureront les fluides et les solides; ce qui produira la dégénérescence diverse des liquides et des viscères, et ce qui sollicitera des réactions focales et spéciales défensives et toujours plus ou moins compromettantes. Maintenez donc toujours l'harmonie des sécrétions et des excrétions, par des alimens et les autres modificateurs hygiéniques, propres à en entretenir la régularité et les rapports réciproquement solidaires. Les sécrétions modifient les matières combustibles assimilées, et les excrétions éliminent les résidus comburés. Que si ces derniers restent et s'amassent dans l'organisme, il en résultera des obstacles, des entraves, des oblitérations révoltantes et désordonnantes plus ou moins graves. On a vu des résorptions fatales, une pyrexie urineuse funeste et des ruptures vésicales produites par la dénaturation des reins et l'occlusion de l'urètre. On a vu la constipation causer des vertiges, des migraines, des apoplexies, des spasmes, par l'entrave que les fèces durcies opposaient au rayonnement du feu gastrisant refoulé aux pores du colon et du rectum. Et c'est le transport de ce feu arrêté, sur des débouchés et des viscères, qui détermine ces phénomènes morbides. L'hystérie et ses vapeurs, et sa boule montante, et son clou vertical, et ses étouffemens, sa strangulation, ses spasmes, ses convulsions, ne dérivent-ils pas de l'obstacle que le feu gastrisant et le feu des plexus spermatiques, éprouvent dans les efforts qu'ils font pour traverser les membranes oblitérées et réfractaires de l'utérus, des intestins et de l'estomac, ordinairement affectés de phlegmasie et d'engorgement simultanés. Favorisez donc d'abord et le sécrétisme du mucus, du sang et du feu vital dans ces parties viscérales modifiées, plutôt que d'attaquer *à priori* ce que vous appelez l'hystérie, que vous traitez comme une entité et que vous considérez comme une névrose. Tandis que ses effets accidentels et ses symptômes caractéristiques, ne sont que des reflets de la déviation répercussive du feu général gastrisant, pneumatisant, encéphalisant et utérin enrayé dans ses voies membraneuses et finales d'expansion naturelle. Des phénomènes analogues résultent communément de la suppression d'une hémorrhagie habituelle physiologique ou acquise, comme les règles, des épistaxis, des hémorrhoïdes; et doivent être interprêtés de même, afin de rappeler l'écoulement par les moyens dont la diététique et la thérapeutique peuvent disposer de concert. Si de la vie organique et de la dépense entravée du feu vital, nous passons à la vie animale et à la rétention de l'éther; nous voyons que l'absence des sensations accoutumées, des travaux intellectuels quotidiens, des jouissances morales ordinaires, de l'exercice journalier et des dépenses périodiques de la semence, produisent de l'ennui, du malaise, des inquiétudes, de l'irritabilité, de l'agitation, des désirs vagues, des impatiences, de la maussaderie et mille autres nuances de dispositions sensoriales capricieuses et maladives. Qui ne sait que l'extrême continence des plaisirs de l'amour avive, exalte, échauffe l'âme, par une exubérance concentrée d'éther. N'en a-t-on pas vu résulter des hypochondries, des mélancolies, des manies, des extases, des satyriasis? Tandis qu'un usage modéré et en rapport avec la constitution génitale et la force de l'arbre sensorio-moteur, ramenait la santé et empêchait le retour de ces malheureux écarts. Comment un appareil aussi éloigné, et en apparence aussi peu important, que le générateur, pour la physiologie vitale et mentale, provoquerait-il de tels désordres morbides: si ce n'était par les rapports mystérieux et par les lois si profondes, que nous avons révélés sur leur source, l'arbre de relation; sur leur auteur, le sécrétisme sensorial; sur leur agent, l'éther; et sur la dépense de ce dernier par la locomotion et l'acte reproducteur? Favorisez donc, je ne cesserai de vous le répéter, toutes les sécrétions et les excrétions, les vitales ou phloxiques autant que les animales ou éthérées ; et maintenez-les toujours dans un rapport de fabrication harmonique avec une dépense analogue : sinon la rétention causera des obstacles ; les obstacles détermineront des maladies ; et les maladies provoqueront des réactions générales et secondaires. Tels sont les principes fondamentaux sur lesquels doivent être basées et l'hygiène proprement dite appliquée à la préservation des affections pathologiques, et la diététique appliquée, en aide à la thérapeutique, à leur radicale guérison.

CHAPITRE XIII.

DES INDICATIONS THÉRAPEUTIQUES TIRÉES DE L'ANATOMIE ET DE LA PHYSIOLOGIE.

Les indications thérapeutiques proviennent de la connaissance de tout ce qui est relatif au malade qu'on va traiter ; et dépendent à la fois de ses lois physiologiques, de la sphère hygiénique à laquelle il est soumis, des causes qui ont altéré sa santé, de la nature de sa maladie, des symptômes qui la caractérisent, et de la signification précise qu'on doit leur donner. Ces notions distinctes forment l'*indiquant* ; et le traitement rationnel qu'elles inspireront, constituera l'*indiqué*.

Le premier principe thérapeutique, c'est que le traitement ou l'indiqué doit varier selon les différences toujours plus ou moins exigeantes de l'indiquant. C'est pourquoi nous allons développer les considérations si multiples qui établissent ces différences, en commençant par les anatomiques et les physiologiques.

Le tronc encéphalo-rachidien de l'arbre nerveux gris est l'appareil fondamental de la vie, doué 1° du sécrétisme radical qui la constitue en distillant le feu animateur ; 2° de l'attraction qui l'alimente ; et 3° de l'expansion phloxique qui dépense son produit, l'agent nerveux gris. Selon que l'individu est favorisé anatomiquement d'un arbre vital composé d'atomes actifs intégrans très-nombreux, ce qui lui donne de grandes dimensions et une grande énergie physiologique ; cet individu possède une forte *constitution organique* ; tandis que cette constitution est faible dans le cas contraire. La force vitale primitive se caractérise par un tronc gris encéphalo-rachidien puissant et actif, à couches grises cérébrales, cérébelleuses et spinales très-vigoureuses. Ces conditions originelles ont développé, congénitalement et par le développement ultérieur, un appareil gastrisant robuste, un appareil pneumatisant très-résistant, et un appareil encéphalisant d'une grande puissance. Ces trois débouchés rayonnent énergiquement et en grande abondance le phlox électrisateur sécrété par le tronc vital. La faiblesse de la constitution primordiale est donc dans des conditions tout-à-fait opposées. Aussi faudra-t-il établir, avant tout, l'exacte évaluation de la constitution organique pour traiter judicieusement : car vous ne débiliterez et vous ne fortifierez jamais similairement deux individus aussi diversement organisés et animés, quoique affectés d'une maladie analogue; je dis analogue et non pas semblable, parce qu'il n'en existe jamais, et que toutes les affections, mêmes des tissus identiques, agissent différemment sur des troncs vitaux les plus approximatifs, et nécessitent des réactions défensives diversifiées.

Le tronc vital, dans les deux extrêmes de force ou de faiblesse primordialement constitutionnelle, attirera des alimens, sécrétera du feu, et le rayonnera dans les rapports de son énergie native ou acquise. Et conséquemment le phlox résultant animera les fonctions, électrisera les fluides, élastifiera les solides dans les mêmes proportions : aussi devra-t-on toujours le neutraliser, le saturer, le diminuer ou l'accumuler, l'exalter d'après cette capitale considération, comparée aux besoins négatifs et positifs de l'organisme malade.

Après la constitution organique vient le tempérament; et nous savons qu'il dépend du débouché sur lequel la vie décharge son feu avec le plus de vigueur, d'abondance et de complaisance. Aussi, quand le tronc gris encéphalo-rachidien rayonne habituellement le phlox animateur plus énergiquement par l'encéphalisation, il produit le tempérament nerveux; tandis qu'il constitue le sanguin, quand il le déborde superlativement par la pneumatisation; et le bilieux, quand c'est par la gastrisation. Vous ne médicamenterez donc pas semblablement deux individus affectés des mêmes lésions, et jouissant d'un tempérament différent; mais vous aurez égard à la masse de l'agent vital qui doit s'échapper par ses voies naturelles d'expansion; et votre thérapeutique consultera cette influence et se basera aussi sur cette *secondaire* considération, puisque la constitution organique est la *primaire*. Si vous affaiblissez plus le tronc vital robuste et exubérant, si vous débilitez moins le tronc vital faible ou épuisé, vous vous efforcerez donc d'enlever au débouché prédominant une somme de feu et de sang qui pourrait les entraver et les exalter encore plus, lorsque vous traiterez les affections de ses viscères déjà si phlogosés et obstrués, et vous appellerez sur les autres la dose de ses fluides superflus, pour faciliter leur sortie et leur dérivation. Et vous vous souviendrez toujours que chaque débouché est chargé de dépenser environ le tiers et du phlox vital et du fluide artériel qui le nourrit et le répare. C'est pourquoi vous les saturerez, vous les affaiblirez, vous les retrancherez, ou vous les entretiendrez, ou vous les fortifierez, vous les accumulerez dans ces proportions, selon les cas d'exubérance ou de pénurie, et d'exaltation ou d'aphloxie pathologiques, soit générales, soit locales; et je dis soit générales, soit locales, parce que, quoique les lois vitales premières de l'attraction, de la combustion et de l'expansion focales doivent avant tout être estimées, médicamentées et modifiées d'après la constitution et le tempérament; pourtant, il faut tenir compte aussi des lois secondes de l'attraction, du sécrétisme et de l'expansion des viscères, et les traiter selon leur constitution spéciale propre, selon leurs fonctions isolées, selon leur température, les degrés avec lesquels ils dégagent et conduisent le feu vital, absorbent et décomposent le sang, rayonnent leur feu nerveux particulier et exécutent leurs excrétions individuelles. Quelle science profonde et quel jugement sûr ne faut-il pas pour exercer la médecine! Mais poursuivons. Les débouchés conduisent et dépensent le feu vital sécrété. Il faut que leur rayonnement soit constant et sans entrave, sans refoulement. Toute la masse des ganglions abdominaux solaires, mésentériques, sous-diaphragmatiques, etc., irradient le tiers du feu vital et le conduisent, par leurs ramifications terminales les plus ténues, dans la trame des viscères digestifs. Cette flambance, cette expansion ignée est l'acte fonctionnel et animateur de la gastrisation. Son feu électrise les organes alimentaires et les met en jeu, entretient leur travail physiologique et préside à son exécution. Il faut, dans la normalité, que ce feu diverge à travers toutes les textures et les membranes abdominales. Il se dépense et se réfugie en dernier ressort dans le canal intestinal, et préside aux fonctions chymeuse, chyleuse, défécatoire, splénique, hépatique, pancréatique, à la perspiration du mucus, à imprimer leur température et leur degré d'animation et d'élasticité. Tout obstacle, toute entrave arrête son cours; il l'accumule contre l'obstacle, enraye les quatre mouvemens fondamentaux, tend à s'échapper par les parties membraneuses et viscérales non oblitérées, se rend à la gorge, produit la soif et parfois l'angine, passe par la langue, la dessèche, la rougit, épaissit son mucus; tend à se dépenser par le creux de l'estomac, le duodénum, l'iléon, contre lesquels il se bande, et cause la sensibilité épigastrique, les vomissemens, la douleur circumombilicale; se répercute sur le colon ou le rectum, en occasionnant la diarrhée ou la dyssenterie; se jette sur le foie, la rate, le pancréas, et les phlogose ou augmente leurs sécrétions, etc. S'il ne peut se dégager suffisamment par ces voies, qui lui appartiennent, le feu gastrisant entravé, tendu et condensé, est refoulé sur la pneumatisation; je veux dire que le feu vital, ne se dépensant pas assez par la gastrisation oblitérée, et s'accumulant toujours dans la sphère focale, par l'acte incessant du sécrétisme fondamental, cherche d'autres issues; il se rue supplémentairement sur la pneumatisation; et le phlox, débordant par la fièvre dans le cœur et les artères, se précipite surabondamment dans tout l'organisme et notamment dans les deux autres débouchés; il augmente la chaleur générale, et répand une électrisation superflue; ce qui resserre et spasmodifie les solides, condense et plastifie les liquides, augmente leur résistance élastique, les empêche de se laisser pénétrer de trop de feu vital. Et cette réaction viscérale et fluide limite de plus en plus la sphère focale, qui s'embrase, s'exalte, se rompt en efforts excentriques, et lance son feu rayonnant avec toute l'énergie dont elle est capable. Et comme les deux débouchés gastrisant et pneumatisant ne peuvent le transmettre en totalité, en raison des obstacles morbifiques supposés et des oppositions organiques résultantes, la majorité du phlox est lancée impétueusement par le débouché encéphalisant. Alors il flambe outre mesure par les couches grises corticales du tronc vital, pénètre morbidement à travers la pulpe blanche, l'échauffe, l'enflamme, la convulse et la désordonne malgré sa réaction particulière impuissante, maîtrisée et automatiquement emportée. Alors surviennent l'incendie général, la perturbation des fonctions primordiales et secondaires et tertiaires, les crises et les rémissions d'épuisement, l'ataxie et ses phénomènes de motilité, l'adynamie et ses aspects de fuliginosité et de sécheresse. Et ces désordres pathologiques de la gastrisation, ne l'oubliez jamais, sont d'autant plus possibles que le tempérament est bilieux, que la physiologie abdominale est plus impérieuse, plus susceptible, plus rayonnante et moins endurante d'obstacles entravans. Consultez donc, dans votre thérapeutique, les degrés bien appréciés de ces considérations tempéramentales, afin de médicamenter, avec rationnalisme et succès, les dispositions organiques abdominales individuellement si diversifiées.

Le débouché de la pneumatisation est la base du tempérament sanguin et des appareils pulmonaire, circulatoire, artériel, veineux et lymphatique. C'est par lui que le foyer vital dépense environ le tiers de l'agent animateur, qu'il irradie à travers les radicules des quatre artères veineuses adhérentes au cœur gauche, par les orifices de ce cœur gauche lui-même, et par tous les canaux vasculaires. Le phlox focal se rend ainsi en colonne dans le sang rouge qu'il électrise, et dans tous les fluides qu'il vivifie. Par son expansion pneumatisante, il gonfle excentriquement et violemment les poumons et les artères, les dilate par son souffle divergent, les heurte et les soulève élastiquement par son choc, et les innerve, les vitalise en les pénétrant. Chaque globule du sang absorbe dans sa sphère une somme nouvelle de feu nerveux réparateur, et élimine l'ancienne désassimilée. Chaque molécule fibrillaire d'un solide en fait autant. De sorte que les globules des fluides et les particules des viscères, étant imprégnés du phlox électrisant, jouissent intimement de l'attraction, du sécrétisme et de l'expansion primordialement attachés aux atomes actifs, et devant exécuter leurs fonctions d'endosmose, de réparation et d'exosmose. C'est l'exosmose individuelle et élastique des liquides et des solides, qui écarte les molécules similaires, et les classe physiologiquement dans les vaisseaux et les organes. Dans la normalité, les premiers glissent les uns sur les autres régulièrement, et les derniers s'adhèrent avec compacité. Mais si les fluides sont attirés par des élémens supérieurs ou inférieurs à la vitalité ordinaire, et si des solides sont traversés par des obstacles qui révoltent leur sécrétisme intime, il en résulte des aberrations pathologiques humorales ou viscérales que la thérapeutique doit redresser. Le feu vital ne se dégage pas seulement en colonne par la pneumatisation respiratoire et circulatoire, mais encore par toute la masse des ganglions, plexus, rameaux, filets et divisions finales des branches pectorales du rachis nerveux gris. Et comme tous ces nerfs de l'arbre fondamental se rendent dans l'arbre secondaire artériel, pour en constituer les parois, les membranes, les pertuis; le phlox focal rayonne et se dépense par toutes les tuniques vasculaires, soit à sang rouge soit à sang blanc. Alors qu'on juge de l'énorme quantité de feu vital qui se dégage par toute la trame des artères, pour se rendre dans l'arbre aortique et ses divisions afin d'irradier le feu central, et d'opérer l'expansion animatrice primordiale, qui pénètre, sature, électrise tout le sang rouge, pour lui imprimer la propriété de nourrir et de vivifier les fluides et les organes où il se répand. Cette expansion phloxique du centre combustif de la vie est en raison du tempérament sanguin, autrement dit de la prééminence de la pneumatisation sur les deux autres débouchés ; et ce tempérament exprime toujours un foyer radical énergique, une fabrication de feu animateur exubérante, un besoin pressant de l'éliminer par une abondante expansion pneumatisante, et de le dépenser circonférenciellement par les fonctions et les trames secondaires, tertiaires et finales. Que si des obstacles viennent s'interposer dans un point quelconque de son cours, soit à la peau où il expire, soit dans les solides terminaux qu'il anime et qu'il doit traverser, soit dans les fluides où il est diffus, soit aux tuniques vasculaires par lesquelles il s'échappe du foyer vital : alors il en résulte des répercussions de son rayonnement sur ce foyer expansif, dont les réactions violentes tendent ardemment sa colonne rayonnante sur ces obstacles, pour les vaincre, les éloigner, les fondre, les vaporiser, et rétablir les voies régulières dont il a un besoin si impérieux et si indispensable, pour ne pas étouffer sous la circonscription et la plénitude de sa source combustive incessante et toujours alimentée. Ces obstacles pathologiques peuvent survenir aux poumons : alors quelle impétuosité de réaction centrale n'en résulte-t-il pas ? Et la masse du feu pneumatisant, arrêtée dans les tissus pulmonaires, est lancée supplémentairement et plus abondamment dans les cavités cardiaques gauches, ce qui meut si fortement et si rapidement le cœur, et rend le pouls si dur, si grand, si plein et si fréquent. Que si l'entrave est au cœur, soit par des concrétions fibrineuses ou gélatineuses, soit par sa propre phlegmasie ou un épanchement péricardien : alors la colonne vitale est refoulée sur la fournaise qui la rayonne, elle l'embarrasse et la plénifie bien vite, elle la convulse et l'étouffe bientôt. Le danger des affections du tempérament sanguin, et même des autres, est donc en raison de la prééminence de l'expansion vitale pneumatisante, et de l'importance des obstacles qui l'enrayent sur une plus grande surface, ou dans un point où sa dérivation s'opère avec une intensité plus abondante. Dans les maladies aiguës de l'appareil circulatoire, le feu des artères et de la pneumatisation, étant plus ou moins empêché, est obligé de se frayer des voies et des issues de secours ; c'est pourquoi il se décharge avec d'autant plus d'impétuosité et d'amplitude dans les fluides et sur les solides, qu'il est plus coacté, et que le foyer est plus agité, comprimé et accéléré par l'obligation de sa défense contre cette coaction refoulante. Alors le phlox remplit tous les liquides et tous les viscères ; il les échauffe, les plastifie, les crispe, les spasmodifie. Et quand ils sont bien saturés, ils opposent une résistance individuelle énergiquement élastique contre son abord et de nouveaux afflux, ce qui augmente la concentration focale et pneumatisante. Aussi la sphère vitale comprimée est-elle forcée mécaniquement de dériver son feu exubérant, par les débouchés de la gastrisation et de l'encéphalisation, alors supplémentaires et adjuvans. C'est pourquoi des praticiens observateurs ont reconnu des pneumonies bilieuses et des fièvres inflammatoires ardentes, qu'ils pourront expliquer par ces mêmes considérations physiologiques. Et ces considérations fourniront aussi la solution problématique des phénomènes accidentels, et prétendus sympathiques et métastatiques, de toutes les affections symptômatiques et secondaires, qui surviennent dans le cours d'une maladie principale très-aiguë et très-compromettante. Les désordres et les réactions du foyer sont d'autant plus instantanés, plus variés, qu'il est plus instantanément, gravement et diversement comprimé, secoué et empêché.

Le tempérament nerveux provient de la supériorité du débouché de l'encéphalisation sur ceux de la pneumatisation et de la gastrisation. Il est produit par la prédominance de la flambance vitale à travers les couches grises encéphaliques. Alors le sécrétisme focal est ordinairement énergique ; le feu est très-abondant, et son expansion, assez intense par le débouché de la pneumatisation et de la gastrisation, est encore plus puissante, plus dense, plus ardente et forte par celui de l'encéphalisation. Le phlox passe à travers les couches corticales, parvient à la pulpe blanche sensorio-motrice, est de nouveau sécrété par elle, et métamorphosé en éther pour présider aux fonctions de relation. Cet éther est constitué par les élémens lumineux, caloriques, électriques du phlox vital, les plus purs et les plus quintessenciés. Et dans cette condition tempéramentale organique, l'arbre animal nerveux blanc est vivifié fortement ; sa constitution intégrante est vigoureuse et puissante, et son éther peut résister énergiquement aux agressions morales et aux impressions physiques survenantes. Le feu encéphalisant, transformé en éther, anime, électrise, sensibilifie et meut l'arbre de relation, après l'avoir analoguement construit congénitalement. Les sens sont avivés, la pulpe pensante est forte et fermement voulante, la locomotion est énergique, et les organes génitaux ardens. Mais que des obstacles quelconques surviennent dans le dégagement de l'éther sensible et moteur, soit par des engorgemens testiculaires, soit par des plegmasies musculaires, soit par des chagrins ou des émotions morales irrésistibles, soit par l'effet de sensations renversantes ; l'éther et le phlox sont refoulés sur l'encéphalisation, ferment ce débouché, entravent consécutivement la pneumatisation des carotides et des vertébrales, enrayent le cœur, concentrent la flamme focale pneumatisante à la source vitale même, compriment la sphère centrale étouffée, embarrassent le sécrétisme fondamental, et compromettent la vie en la forçant à des réactions expansives furibondes, à des efforts excentriques impétueux, à une défense divergente désordonnée. Aussi doit-on proportionner les moyens thérapeutiques à cette susceptibilité tempéramentale ; agir énergiquement et rapidement dans ces conditions extrêmes et pressantes, et ne pas attendre que la vie elle-même redresse des écarts si impétueux, qui l'emportent et peuvent sitôt la tuer. Les nerveux sont irritables, colères, irascibles, impressionnables ; leur imagination s'intéresse et se prend vite. Ménagez-les donc dans l'état de santé, et plus encore dans la maladie : car les émotions concentrantes ou raréfiantes, par la mobilité même de la pulpe mentale sur l'encéphalisation, et conséquemment sur la pneumatisation tributaire, produiraient, sur le sécrétisme focal et son expansion cardiaque, les mêmes effets que vous détermineriez sur la pulpe mentale.

Ainsi les considérations tempéramentales antérieures inspirent, pour indications thérapeutiques, les ménagemens qu'on doit prendre, lorsqu'on doit médicamenter les individus ainsi organisés. On doit toujour favoriser les dégagemens phloxiques et éthérés par leur source prédominante ; éviter les concentrations qui peuvent les affecter ; prévenir les agens moraux ou physiques qui peuvent les oblitérer ; détruire les obstacles survenus ; saturer le feu superflu ; accumuler le déficient ; mettre la sphère vitale à l'aise ; lui ouvrir des voies suffisantes d'élimination ; dilater les pores entravés ; atténuer les sécrétismes partiels exubérans ; abaisser la combustion focale exaltée ; la relever quand elle est abattue ; échauffer, plastifier les fluides ; les tempérer ou les délayer selon les cas ; resserrer, électriser, condenser les solides, ou les émousser, les amollir selon les besoins ; ralentir ou accélérer les fonctions primaires et les secondaires ; seconder les lois radicales ; régulariser tous les troubles ; redresser tous les désordres ; normaliser toutes les altérations ; équilibrer tous les écarts ; harmoniser toutes les discordances ; purifier toutes les falsifications ; ajouter toutes les déficiences ; retrancher tous les superflus. Et ces préceptes s'appliquent autant aux défectuosités physiologiques, qu'aux modificateurs hygiéniques et qu'aux lésions pathologiques. Ce sont des possibilités qu'on doit avoir toujours présentes dans la pensée, afin de pouvoir y remédier dans l'éventualité de leur apparition, en profitant des conditions organiques favorables et en ménageant les désavantageuses.

Si des tempéramens nous passons aux âges, nous voyons que ces derniers sont également caractérisés par la prépondérance successive des débouchés qui se forment, se complètent, se fortifient les uns après les autres. L'encéphalisation l'emporte dans l'enfance, la pneumatisation dans la jeunesse, la gastrisation dans l'âge mûr. Et le rayonnement vital s'effectue avec plus d'abondance par la dominante, et surtout à l'époque de son développement. C'est pourquoi il est soumis à plus de modificateurs, à plus de résistances, à plus de concentrations. Aussi les maladies cérébrales et les motrices sont-elles plus fréquentes et plus nombreuses dans le jeune âge : les pectorales et les circulatoires dans la puberté ; et les abdominales et les nutritives dans la maturité. Ces connaissances nous porteront à prévoir les atteintes morbifiques, à empêcher les obstacles des débouchés, à prévenir les réactions focales, qui s'effectuent toujours avec le plus de fréquence et d'intensité, sur la prédominance tempéramentale, sur la supériorité actuellement fonctionnelle. Et en atténuant les agens hygiéniques qui la modifient, en raréfiant les fluides qui l'alimentent ; en amollissant les solides qui la constituent, en diminuant le feu nerveux qui l'anime et la meut, vous modifierez avantageusement le sécrétisme vital, et vous médicamenterez avec plus de chances de succès.

Les sexes nous offrent aussi des considérations très-importantes. L'encéphalisation, la pneumatisation et la gastrisation ne sont pas les seules voies du phlox vivificateur ; il se dégage encore par un autre débouché temporaire : c'est celui de la spermatisation, je veux dire le dégagement que le feu focal opère à travers les plexus spermatiques, pour animer les organes de la reproduction et présider à leurs fonctions génitales périodiques. Quand le phlox général est exubérant, que l'arbre fondamental nerveux gris est saturé de trop d'électron focal, que tout l'organisme en est échauffé superlativement ; alors le plexus spermatique s'en enivre, tend à le rayonner par son appareil, l'éliminateur naturel de la surabondance vitale. Le phlox en excès se concentre en lui ; et par les efforts excentriques de l'expansion générale, il est bandé sur les viscères génitaux avec l'éther, son adjoint également et simultanément superflu. De sorte que par cette irruption concordante, ce phlox électrise les organes reproducteurs, y convoque inflammatoirement du sang aussi en excès, y détermine une congestion hémorrhagique, calorique et éthérée, et produit l'écoulement menstruel chez la femme, et les désirs et les besoins effrénés de l'homme. Quand la perte du feu, du sang et de l'éther exubérans s'est suffisamment effectuée, ils sont dans des conditions de quantité, de force et d'état, harmoniques avec la physiologie générale ; et le débouché de la spermatisation, qui n'est plus tendu, mais alors désélectrisé et relâché, se ferme pour un temps ; jusqu'à ce qu'une plénitude ignée, artérielle et éthérée, vienne le solliciter à une nouvelle dépense et à une autre irruption. Aussi devons-nous tirer des indications thérapeutiques de ces explications, et savoir favoriser ce besoin périodique de soulagement et de dégagement vitaux indispensables. Quand ils viennent de s'opérer, l'organisme est plus faible que lorsqu'ils doivent avoir lieu, parce que les fluides éthéré, phloxique et artériel sont moins considérables ; et quand ils s'exécutent, gardons-nous de troubler cet acte vital important par des saignées inconsidérées: on pourrait produire des pertubations pathologiques extraordinaires et mortelles, comme des empiriques m'en ont fourni de funestes exemples.

L'éther médullarisé et prolifique a autant besoin d'élimination intervallaire que le phlox superflu de la spermatisation. Aussi sa plénitude avive et hallucine les sens, illumine et aliène la pensée, tourmente et entraîne la volonté, exaspère les passions, agite la motilité, impatiente et échauffe les organes génitaux. C'est sauvagerie, c'est barbarie, c'est crime que d'entraver sa source nécessaire et de s'opposer à ses fonctions criantes. Aussi je ne conçois pas comment on maintient des obligations sacerdotales révoltantes et contraires aux exigences si instantes de la vitalité. C'est porter atteinte à la santé et aux lois moléculaires de l'existence. Nous devons déclarer pourtant qu'une sage continence est une condition de bonheur; par elle l'arbre nerveux gris est plus fort, l'arbre nerveux blanc est plus robuste. Leurs deux constitutions s'affermissent plus puissamment. Le phlox, toujours abondant, résiste mieux aux influences nuisibles, aux modificateurs délétères, aux obstacles morbides ; et l'éther, toujours gonflant, aiguise les sens, inspire un sentiment de vigueur et et de puissance à la sensorialité, corrobore l'appareil musculaire, est plus apte à la conception et plus complaisant dans l'éventualité d'une bonne fortune. C'est une heureuse disposition qu'on doit toujours s'approprier, surtout quand on a des devoirs à satisfaire, des occasions à ménager, ou des travaux d'esprit sérieux et profonds à exécuter. Car la vie organique et la pensée et la locomotion, gagnent en plus ce que les organes reproducteurs dépensent en moins. Voilà pourquoi le système d'abstinence amoureuse absolue, imposée aux prêtres, tendait à en faire des hommes supérieurs, propres à dominer la société et à universaliser le pouvoir de l'Église.

Les idiosyncrasies sont des dispositions natives, individuelles et variables, qui résultent des modes différenciels de l'organisation et de la vitalité. Chez l'un le phlox vital se dégage plus par un débouché que par un autre : ce qui constitue le tempérament; mais une fois le tempérament donné, ce même phlox animateur peut se dégager plus abondamment par un appareil, par un viscère, par tels cordons nerveux, telle masse de fluides, telle partie d'un solide: ce qui forme autant d'aptitudes et de nuances distinctes. Aussi l'un a le cœur plus rayonnant; chez l'autre, c'est le poumon; chez un troisième, c'est le foie ou la rate; chez un quatrième, c'est l'estomac, ou le duodénum, ou le colon qui est doué de plus d'expansion, d'élasticité et par conséquent d'irritabilité. Ce qui opère des sympathies et des antipathies particulières pour les divers modificateurs susceptibles d'influencer les parties prédominantes. Il en est de même pour l'éther, il rayonne en abondance variable selon les individus, soit par les sens, soit par la pulpe mentale et motrice, soit par la moëlle épinière ou par l'appareil génital, selon les constitutions animales, fondées sur cette distinction. Mais de plus, cet éther peut se dégager diversement soit par les pneumo-gastriques abdominaux, soit par les mêmes nerfs pectoraux, soit par le goût plutôt que par l'odorat, soit par la vue plutôt que par l'ouïe, et inversement. Il peut se dépenser plus par l'acte de la pensée que par les travaux de l'imagination; plus par la volonté que par une locomotion indécise et sans but; plus par l'exercice des bras que par la fatigue des jambes; plus par l'amour sentimental et platonique que par les jouissances d'une volupté matérielle. Ainsi les idiosyncrasies sont fondées sur la plus grande innervation phloxique ou éthérée d'un viscère. L'un pense plus, l'autre sent davantage, un troisième aime, un quatrième préfère la chasse, un cinquième la lutte, un sixième l'escrime. Celui-ci palpite plus, celui-là respire plus grandement, un autre digère plus vite. Pierre est plus sujet à la diarrhée, Paul à la constipation, Jacques aux vents, François aux rhumes, Nicolas aux émotions, Michel aux spasmes. Sophie hait l'odeur de la rose, Thérèse craint les souris, Emma s'effraie d'une araignée, Caroline aime les chats, Marguerite les déteste. Joseph s'emporte aisément, Henri jouit d'un sang-froid impertubable. Fréderic brave et fronde tout, il est querelleur et ne craint pas la mort. Bénard est pusillanime, il se trouve mal quand il voit tuer un oiseau, il s'inquiète au moindre dérangement de santé, etc. Voilà autant de nuances d'organisation et d'animation, constitutives des idiosyncrasies, qu'il faut ménager dans le traitement des individus qui en sont affectés. Le médecin doit consulter les désirs et les dégoûts de ses malades, leurs attractions et leurs répulsions, leurs faiblesses et leurs forces, leurs caprices et leurs bizarreries, et les concilier avec les moyens les plus rationnels de la thérapeutique.

Les habitudes et les passions ordinaires ne sont que l'effet de la dépense superlative journalière du feu vital, de l'éther et des fluides, sous la fréquence plus grande des modificateurs physiques, moraux et physiologiques, qui les provoquent par leur action répétée sur tels ou tels appareils, sur telles ou telles fonctions. Aussi quand vous voulez curativement augmenter ou diminuer la somme du feu nerveux et de l'éther, du sang et de la lymphe, devez-vous toujours considérer scrupuleusement les besoins habituels des expansions viscérales et des actes particuliers de l'organisme, afin de ne pas le combler ou l'appauvrir des agens électriques, éthérés et combustibles, utiles à l'exécution de ces opérations devenues nécessaires, et dont la suspension pourrait produire des obstacles morbides ou des clarifications funestes : sinon, en vous efforçant d'harmoniser et de guérir, vous occasionneriez des troubles plus grands, dont vous ne pourriez vous rendre compte sans les données et les explications minutieuses que nous rapportons.

L'hérédité transmet aux enfans et aux autres générations, le tempérament, la constitution, les idiosyncrasies et les dispositions organiques et animales des parens ; elle les expose aux mêmes maladies, aux mêmes aptitudes et aux mêmes dépenses physiques et morales. C'est pourquoi on doit toujours s'enquérir de la santé et de la mort des ancêtres ; ce qui fournit souvent au diagnostic et à la thérapeutique, des éclaircissemens et des moyens précieux. Mais ne croyez pas que la pneumonie, les hémorrhoïdes, la goutte, la pierre, l'apoplexie, etc., se transportent en germes du père aux fils : c'est une erreur absurde. Ces maladies ne sont pas des entités, des êtres personnels, des incrustations isolées dans l'organisme. Mais elles dépendent de l'exaltation ou de la faiblesse, ou de l'altération soit des branches nerveuses, soit des terminaisons viscérales d'une des parties de l'arbre fondamental. Alors le germe fétal, qui est la miniature de l'appareil vital des procréateurs, se développe et se complète avec les mêmes conditions natives et les semblables dispositions héréditaires. De sorte que se soumettant aux mêmes modifications hygiéniques et aux mêmes exercices physiologiques, aux mêmes habitudes générales et particulières, l'enfant devenu pubère et viril, contracte les affections semblables, dont il aurait pu se préserver, s'il avait observé pendant son développement tous les moyens propres à les prévenir. Pourtant il est des maladies fatales, je le reconnais avec regret; et tout ce qu'on pourrait entreprendre pour s'en gaarantir serait vain. Elles arrivent à époque fixe, prévues et inempêchées. Mais ces funestes affections tiennent à quelques branches pourries, émoussées, affaiblies, oblitérées, suppurantes, altérées de l'arbre vital, qui ne peut se reproduire, sans imposer à son germe les conditions organiques saines et morbides de sa structure générale. Voilà pourquoi les générations s'abâtardissent, les familles dégénèrent, les noms s'éteignent. Opposez-vous donc autant que possible à ces influences malignes de l'hérédité; et atténuez de tous vos efforts les dispositions malheureuses si fatalement transmises.

CHAPITRE XIV.

DES INDICATIONS THÉRAPEUTIQUES TIRÉES DE L'HYGIÈNE.

L'hygiène offre une foule de considérations qui peuvent diriger le praticien dans le traitement des maladies. Ces considérations sont fondées sur la connaissance des modificateurs habituels de l'organisme. Ou ces modificateurs impressionnent seulement le rayonnement du feu nerveux et de l'éther, ou ils agissent sur les fluides et les solides, ou ils se dissolvent dans le foyer vital pour être assimilés, être dépouillés de leur phlox universel intégrant, être changés en feu animateur, afin d'entretenir la permanence des fonctions, saturer les fluides et nourrir les solides.

Les modificateurs de la gastrisation sont les alimens et les boissons. Trop abondans, trop excitans, trop succulens chez les riches et les gastronomes, ils les maintiennent dans un état constant de stimulation et d'échauffement, qui peut phlogoser chroniquement l'appareil digestif, plastifier le sang, exagérer le sécrétisme focal, altérer les fluides, et en former des stases anormales et des concrétions morbides comme les hémorrhoïdes, la goutte et la pierre. C'est donc à une réduction de ce régime que vous devez songer, dans leur médication. Tandis que chez les pauvres, vous rencontrez le plus souvent des affections causées par la pénurie, les privations, un régime indigeste, ou desexcès d'autant plus dangereux qu'ils ont plus rarement l'occasion de s'y livrer. C'est à redresser ces erreurs d'alimentation que vous devez songer après la cure des maladies, afin de prévenir de nouveaux troubles pathologiques, qui seraient inévitables par la continuation des mêmes causes prédisposantes et effectives. D'un autre côté, vous ne diminuerez jamais la nourriture d'un malade accoutumé à un régime excessivement corroborant, autant que vous priverez un homme habitué à une austère frugalité.

Les agens qui agissent sur la pneumatisation et sur l'artérialisation qui en dépend, sont l'air et ses élémens, la lumière et la chaleur, le froid et l'humidité, les vents et les météores. Ils concentrent ou favorisent trop le feu rayonnant, ils peuvent plus ou moins le refouler et le raréfier ; ils fournissent plus ou moins d'alimens phloxiques à la dissolution focale, selon les climats, les saisons, les habitations.

Toutes les maladies causées par les vicissitudes atmosphériques peuvent en résulter, les refroidissemens, les rhumatismes, les pneumonies, etc. C'est donc à la soustraction des causes que vous devez songer, quand vous avez à traiter des affections dues à ces influences habituelles; soumettez les malades, pendant et après leur guérison, à des circumfusa plus avantageux, et qui modifient plus heureusement un organisme mal prédisposé.

L'encéphalisation elle-même est assujettie par l'état social à mille impressions qu'on est obligé de supporter. La force sensoriale d'un individu est-elle trop énergique : son rayonnement éthéré est trop puissant ; les concentrations qu'il opère sur les autres pulpes mentales lui suscitent des envieux, des ennemis contre lesquels il doit se mettre en garde. L'énergie morale est-elle trop faible au contraire : on est soumis alors à des impressions trop refoulantes qui humilient, qui oppriment l'éther, et l'enfoncent dans la pneumatisation et la gastrisation également affectées ; ce qui prédispose au chagrin, à la mélancolie, aux irritations viscérales lentes et à leur suite désastreuse. D'un autre côté les obligations imposées par les besoins physiques, forcent l'homme à des travaux divers, à des fatigues épuisantes, à des projets ambitieux, à des efforts intellectuels et musculaires qui exaltent, minent, usent le phlox et l'éther, secouent les fonctions, troublent les viscères, altèrent les fluides, dérangent l'organisme, et provoquent des maladies plus ou moins graves. Le grand principe d'application de l'hygiène morale et physique, pour la préservation comme pour la guérison des désordres pathologiques, consiste à harmoniser les ingesta avec les forces gastriques, les circumfusa avec la puissance pulmonaire, les percepta avec la résistance sensoriale, les acta avec l'énergie du sécrétisme éthéré, les excréta avec les besoins de l'organisme ; et de toujours proportionner les influences externes ou pénétrantes et absorbables, avec la force générale de la vie et l'énergie partielle des organes impressionnés. Et cette harmonie doit s'effectuer en raison de la vigueur de l'appareil vital, de son attraction, de son sécrétisme et de son expansion, du tempérament nerveux, sanguin ou bilieux, autrement dit de la prédominance de l'encéphalisation, de la pneumatisation ou de la gastrisation, des âges, des sexes, des idiosyncrasies et des habitudes. Détournez ce qui est vicieux, soustrayez ce qui est nuisible, retranchez ce qui est en plus, ajoutez ce qui est en moins, réduisez ce qui est exalté, fortifiez ce qui est affaibli, entretenez ce qui est normal, remédiez à l'irrégulier, purifiez l'altéré, colorifiez ce qui est froid, tempérez ce qui est trop chaud, désséchez l'humide excessif, humectez le trop sec, amollissez le trop dur, resserrez le trop lâche, émoussez le spasme, corroborez l'atonie, équilibrez le cours des fluides, rétablissez le jeu des solides, redressez les fonctions, dissipez les refoulemens, dégorgez les obstacles, modifiez les causes délétères de manière à empêcher leurs effets, et détruisez ces effets existans en commençant par l'éloignement de ces causes. Telles sont les généralités qui peuvent concourir à seconder la thérapeutique. Ce n'est que dans un ouvrage élémentaire que l'on doit descendre à détailler toutes les particularités de leur immense application.

CHAPITRE XV.

DES INDICATIONS THÉRAPEUTIQUES TIRÉES DE LA PATHOLOGIE.

Nous avons dû conclure des deux chapitres précédens, que l'on ne pouvait pas traiter un malade doué d'un appareil vital très-énergique, comme celui qui n'en a qu'un débile, peu sécréteur et peu rayonnant. De même vous ne fortifierez ou vous n'affaiblirez jamais un individu, caractérisé par un tempérament sanguin et nerveux, comme le bilieux ou l'homme engorgé de sucs blancs. Si vous enleviez du sang à un enfant délicat et à une femme molle, comme à un adulte vigoureux et dur, vous feriez une médecine meurtrière. Vous veillerez à ce que les habitudes, les professions, les habitations et les climats n'entretiennent pas une maladie rebelle, qui ne peut être guérie que par la soustraction des modificateurs vicieux. Si les influences sociales, les impressions de l'air, les ingesta nuisibles détérioraient l'organisme, le maintenaient dans un état de surexcitation ou d'atonie, durcissaient ou relâchaient les solides, viciaient ou dénaturaient les fluides : il faudrait promptement changer ces agens, améliorer ces influences, et s'entourer de causes impressionnantes et d'élémens absorbables plus avantageux à la santé. Ces indications thérapeutiques relèvent de la physiologie et de l'hygiène ; mais nous allons maintenant nous occuper de celles que fournit la pathologie.

Les *causes* morbides sont excessivement nombreuses. Elles peuvent dépendre d'une structure organique anormale, de lois fonctionnelles acquises, perverties, de solides héréditairement attaqués, de fluides congénitalement ou accidentellement altérés. Ces causes peuvent être permanentes ou périodiques, et influencer malignement l'encéphalisation, ou la pneumatisation, ou la gastrisation, soit par les impressions trop concentrantes ou trop raréfiantes qu'elles déterminent, soit par les matériaux solubles vicieux qu'elles introduisent dans les viscères, dans les humeurs et dans le foyer combustif vital. Dès qu'il n'existe plus d'harmonie entre les agens externes et les rayonnemens généraux et partiels de l'organisme, la maladie se forme et les fonctions se désordonnent : que l'obstacle pathogénique soit positif ou trop refoulant, négatif ou pas assez comprimant, ou même superlatif, c'est-à-dire surabondant par les élémens ignés solubles qu'il procure au sécrétisme vital, ou privatif, c'est-à-dire incapable d'en fournir suffisamment. Quelle que soit l'atteinte de la cause morbide; qu'elle frappe l'encéphalisation, comme les influences sociales et les impressions morales trop fortes ou trop faibles, les travaux intellectuels trop opiniâtres, les dépenses animales trop épuisantes, etc.; qu'elle affecte la pneumatisation, comme les vicissitudes de l'air, sa viciation méphytique, le contact asphyxiant de l'eau, la strangulation, etc., quelle influence la gastrisation, comme les alimens superflus ou déficiens, comme les remèdes inopportuns, comme les poisons si divers : cette cause n'agit jamais que par *obstacle* concentrant ou raréfiant, et que par *dissolubilité* assimilable ou non. Le premier devoir du praticien est donc d'éloigner la cause morbifique, d'empêcher la persistance de ses effets funestes, d'y soustraire les débouchés et les organes; ensuite il attaque le mal, et formule un traitement rationnel, indiqué par sa nature, son siége et ses périodes.

La *nature* d'une maladie est imaginaire, en ce sens qu'elle n'est pas un être isolé, individualisé et séparé des organes et des fonctions. Dans l'état morbide, la vie centrale et ses lois sont seulement plus ou moins entravées, plus ou moins désordonnées et perverties. Le mot maladie n'indique que cette idée et n'indique qu'un écart, qu'un dérangement de fonctions générales ou partielles par l'action causale. Cette cause ne peut affecter que du feu nerveux ou de l'éther, et que du nerf gris ou blanc, et de la fibrine, de l'albumine, de la gélatine solides ou liquides. La maladie consiste dans les modifications vicieuses que ces substances constituantes essuient par ses effets altérans. Sa nature intime se confond donc avec les tissus et les fluides lésés, et ne doit pas en être séparée abstractivement, sous peine de faire de l'ontologie et de la métaphysique. Si l'expansion pneumatisante est instantanément entravée par des gaz délétères ou l'eau noyante, la maladie qui en résulte n'est ni de nature gazeuse ni de nature aqueuse, comme la cause; elle est même indéfinissable : car alors c'est le rayonnement focal qui est momentanément étouffé, enrayé, suspendu dans son essor nécessaire et conditionnel. Lorsqu'un obstacle local a crispé des pores viscéraux, et les a oblitérés ou engorgés avec des fluides physiologiques : le refoulement du feu nerveux provoque sa réaction contre cet obstacle; il s'accumule et se tend excentriquement contre lui, et produit une inflammation ou un hypersécrétisme de la partie bouchée. Direz-vous que la maladie est de nature inflammatoire? mais cette idée entraîne des erreurs:

car dans cet état aigu, comme dans le milieu ou dans les derniers termes de la chronicité, fût-elle de dix, de vingt ans, c'est toujours le feu nerveux qui produit les altérations pathologiques; et les nuances et les périodes morbides ne diffèrent que par les lésions et les aspects variés de son attraction, de sa combustion et de son expansion, soit générales soit locales. Toutes les maladies, étant produites par les mêmes élémens nerveux, éthérés, fibrineux, albumineux, et gélatineux de l'organisme, sont donc de même nature et ne diffèrent donc que par rapport aux degrés, aux siéges obstaculaires, aux désordres centraux et partiels, aux dérangemens fonctionnels, aux réactions focales ou viscérales, etc., phénomènes qui tous ne constituent pas la nature morbide, mais indiquent seulement le mode de trouble pathologique. C'est pourquoi vous ne traiterez pas un obstacle au cours de l'éther, comme celui qui entrave le feu nerveux; vous ne vous efforcerez pas de résoudre l'hypersécrétisme d'un viscère fibrineux, comme celui d'un gélatineux; vous ne désenflammerez pas un poumon si voisin de la fournaise vitale, comme un tissu articulaire qui en est si éloigné; vous ne purifierez pas l'altération du sang, comme celle de la bile et de la lymphe. Et pourtant cette altération est toujours de la même nature, puisqu'elle consiste dans l'entrave du feu nerveux circulant dans les vaisseaux et rayonnant à travers les organes, par des globules fluides mal composés, hétérogènes et comprimans. L'on voit donc de quelle importance est le *siége* des lésions pathologiques; puisqu'il indique le lieu de l'entrave aux rayonnemens généraux et partiels du phlox vital, et la nécessité, pour le thérapeutiste, d'y appliquer des moyens directs propres à ramener la normalité, ou de recourir à des remèdes généraux qui puissent y concourir et l'effectuer. Cette importance de la notion du siége, est d'autant plus précieuse, qu'elle inspire la valeur des secours nécessaires et de l'activité de la médication à employer. Plus le viscère oblitéré se rapprochera du foyer vital, plus la fonction entravée sera considérable, plus le fluide altéré sera indispensable : plus aussi l'action curative devra être prompte, énergique, puissante, sous peine de voir les phénomènes morbides prendre un accroissement funeste, et les désordres centraux revêtir une imminence de mort.

Les *périodes* ont aussi leurs indications, car vous ne traiterez jamais une affection qui couve, comme lorsqu'elle est arrivée au summum de son intensité, ou à son déclin. Les moyens doivent varier selon les degrés des obstacles, les degrés des réactions, les degrés de résolution, et les proportions des forces oppressives et des efforts défenseurs. Un état pyrétique qui annonce une hectisie prochaine, autrement dit une lutte impuissante du foyer rayonnant, contre des obstacles insolubles qui l'épuisent et le tarissent, ne sera jamais soumis à une médication semblable à celle qu'exige la réaction fébrile d'un appareil vital jeune, vigoureux et surabondant de feu et de sang. Tout, en thérapeutique, doit donc être proportionné à la force physiologique du foyer général, à l'énergie des fonctions primaires, à la résistance des viscères, à la richesse des fluides, et aux ressources d'un organisme vivement et abondamment animé.

Quant aux *complications*, elles exigent du praticien une grande prudence et un profond savoir; car il doit combiner ses efforts curatifs de manière à détruire successivement les obstacles, en commençant par les plus graves et en finissant par les moins compromettants, et de manière à ménager adroitement les forces centrales, à ne pas les épuiser, à conserver des ressources, pour que la guérison soit moins coûteuse et la convalescence moins difficile.

On voit donc que, dans la doctrine du Causalisme, tout n'est pas connu avec le siége du mal, avec son diagnostic local, qui, sans l'évaluation de l'état général de la vie, de sa puissance temporaire de réaction, du mode de son altération et de sa défense, conduirait aux écarts les plus dangereux et aux mécomptes les plus funestes. Le diagnostic focal est la clé de la pathologie et la base de la thérapeutique, parce qu'il est plus difficile à évaluer que le diagnostic partiel. Celui-ci frappe les sens par les symptômes; et l'autre n'impressionne que l'esprit par les signes. Il est tout-à-fait intuitif; et son appréciation exacte et mathématique ne peut être que l'apanage des praticiens supérieurs. C'est en lui que je place le tact médical proprement dit : or, pouvait-on l'avoir dignement et sûrement, avant la connaissance des lois de la vie, de son agent, et des fonctions radicales et secondaires, promulguées et expliquées par les principes philosophiques et transcendans de l'Evangile médical?

CHAPITRE XVI.

DES INDICATIONS THÉRAPEUTIQUES TIRÉES DES SYMPTOMES.

La médecine exclusivement symptômatique est erronée et meurtrière. Un symptôme n'est qu'un reflet, un aboutissant, un terme plus ou moins éloigné où retentit le malaise général, qui s'annonce localement par son apparition. Tout symptôme doit donc avant tout être transformé en signe, recevoir une valeur intuitive précise, être assujetti au désordre primitif de l'arbre radical, et être constamment rapporté soit à son tronc, soit à sa tige, soit à ses ramifications premières, secondaires ou terminales. Car il n'y a que la partie nerveuse phloxique et éthérée, rayonnante ou fixe, qui puisse se morbifier dans l'organisme, quelle que soit la substance fibrineuse, albumineuse, gélatineuse, solide ou liquide où elle siège. Ainsi la véritable médecine est donc la significative, la causale. C'est elle qui rapporte les symptômes à leur source, qui en définit la nature, en explique le jeu et l'effet, et en retire des conséquences logiques et salutaires de traitement. Disons-le pourtant, sans les symptômes qui sont des effets, nous ne pourrions analytiquement remonter à leurs auteurs, les lois fondamentales de l'appareil de la vie. Ils sont donc une mine précieuse pour les indications du diagnostic central et de la thérapeutique générale et partielle.

Indications des symptômes de l'arbre radical nerveux gris.— Sa force se caractérise par l'énergie des fonctions encéphalisantes, pneumatisantes et gastrisantes, et par conséquent par la vigueur des appareils secondaires sensorio-moteurs, pneumo-circulatoires et digestifs, greffés sur les trois débouchés principaux. Une fois que cette force fondamentale de la vie est reconnue pour type, il est facile de s'apercevoir si le diapason focal et l'expansion animatrice se trouvent au-dessus ou au-dessous de ce terme physiologique. Alors on recourt aux moyens contraires aphloxiques ou phloxiques propres à réintégrer le sécrétisme vital. Il est une distinction importante qui assure singulièrement la médication : c'est qu'on doit toujours préciser le degré d'élévation ou d'abaissement de la combustion radicale. Ainsi le foyer peut être trop plein et par conséquent trop élastique, trop expansif et d'une grande irritabilité. C'est la première nuance d'exaltation. Il peut être forcé à une réaction pyrétique contre des obstacles viscéraux ; et son travail fébrile sera proportionnel à la nécessité de ses efforts défensifs. C'est le second degré de son exagération. Enfin, il peut être enflammé dans son tronc (cérébrite), dans sa tige (myélite), dans ses nœuds (ganglionnite), dans ses filets (névrite), dans les terminaisons viscérales diverses, soit séreuses (arachnoïdite cérébro-spinale, pleurite, péricardite, péritonite, hydrocèle), soit muqueuses et parenchymateuses (laryngo-bronchite, pneumonie, angine, gastro-entérite, hépatite, rhumatisme, goutte, etc.); car ces affections phlegmasiques ne proviennent que de la révolte et de l'action essentielle et exclusive de l'élément nerveux vital, soit organifié et fixe, soit rayonnant et gazeux. Je dis élément nerveux vital, pour faire sentir qu'il appartient à l'arbre nerveux gris, l'appareil fondamental de la vie, qui pénètre toutes les trames, les constitue par ses divisions les plus extrêmes, les anime par son feu divergent, et les différencie par les doses de ce même phlox constructif et vivifiant. J'en dirais autant des fluides, dont les globules ne sont tenus en cohésion ou en rapports que par l'expansion phloxique intrà-vasculaire. L'appareil vital réclame donc toutes les altérations possibles; c'est donc aux diverses parties troncales, ramusculaires et finales de son arbre, qu'on doit rattacher toutes les maladies. Aussi faut-il toujours lui adapter les symptômes, les convertir en signes indicateurs de la nature et des degrés de sa morbidité, et en induire des inspirations convenables de traitement approprié constamment à lui, à ses fonctions générales, comme à ses actes particuliers, qui embrassent l'universalité des opérations physiologico-pathologiques : puisque la fibrine, l'albumine, la gélatine et les sels de chaux, ne sont que des matières passives qu'il a assimilées et assujetties, en les saturant de son phlox animateur, et qu'il a organisées, disposées et vivifiées, pour l'utilité et la commodité de ses actes fonctionnels. Ainsi vous ne médicamenterez jamais les diverses parties de l'appareil vital, de la même manière dans les trois degrés de leur excitation, de leur pyrexie réactive et de leur inflammation. Mais vous proportionnerez les moyens thérapeutiques à ces différences importantes si tranchées. Vous apprécierez de même tous les degrés de faiblesse, depuis la simple diminution du sécrétisme focal, jusqu'à sa langueur, son épuisement et sa suspension momentanée syncopale ou asphyxique; et depuis la débilité d'un viscère jusqu'à son atonie, sa paralysie et sa gangrène. C'est au praticien à saisir ces variations, et à mesurer les remèdes aux exigences de l'appareil vital, des fonctions principales et des actes organiques secondaires. 1° Dans les excitations générales, vous tirerez une petite quantité de sang, vous emploierez les bains, les injections émollientes, les délayans, les acidules, le régime privatif. 2° Dans les fièvres, vous recourerez aux mêmes moyens, mais la saignée sera plus abondante, les neutralisans plus négatifs, l'abstinence plus complète. 3° Dans l'inflammation de la tige vitale rachidienne, vos émissions sanguines seront plus copieuses et plus répétées, vous appliquerez d'immenses cordons de sangsues le long du rachis, vous glacerez les boissons, vous lotionnerez les membres d'oxycrat, vous priverez long-temps d'alimens, ensuite vous dériverez énergiquement, ou par des moxas successifs, ou par des emplastiques surépiniers que l'on fera pénétrer à l'aide d'un fer chaud, ou par des vésicans énergiques aux membres, ou par des révulsifs digestifs. Vous proportionnerez toujours, dans ces trois cas, la soustraction du sang, l'administration des médicamens passifs et neutralisateurs du feu, les attractifs externes, à l'action désélectrisante et désenflammante qu'on doit opérer pour ramener le type de la normalité. Il en est de même pour les phlegmasies locales. Le tronc gris encéphalique est-il phlogosé : c'est surtout le débouché de l'encéphalisation qu'il faut appauvrir et priver d'une somme énorme de sang. Est-ce la tige cervico-dorsale de l'arbre vital : c'est le débouché de la pneumatisation qu'il faut réduire surtout. La partie grise et caudale de la moëlle épinière est-elle enflammée : c'est le débouché de la gastrisation qui doit être principalement dépouillé de sa superfluité artérielle. En même temps que vous dirigez de préférence les autres moyens neutralisateurs et désenflammans, sur celle de ces trois voies qui est la plus altérée et compromise. Ces principes sont, à plus forte raison, applicables aux lésions partielles des débouchés, et notamment aux méningites, aux pneumonies, pleurites et cardites, aux gastro-entérites, splénites et hépatites, ainsi qu'aux phlogoses plus circonscrites encore et bien moins importantes. En général, le diapason, soit vital, soit viscéral, doit être atténué, abaissé, désélectrisé, dans le degré nécessaire aux besoins de l'organisme. Il faut que le feu animateur soit neutralisé et dissipé dans le même rapport, et que le sang rouge, le noir, la lymphe et les humeurs viscérales diverses soient évacuées et éliminées dans des proportions analogues; afin que le foyer soit plus à l'aise et moins exagéré, que la sphère soit moins étouffée et moins pleine; que l'expansion soit moins tendue et moins excentrique; que le feu soit moins embrasant; que le sang soit moins plastique et moins engorgeur. Alors une immense absorption s'opère par le vide du foyer et des trames; les obstacles locaux sont rompus, délayés et happés au profit de l'avidité focale, qui les attire, les déplace, les cuit, les fond, les atténue, les divise, les vaporise et les élimine curativement par les excrétions critiques diverses : ce qui amène la convalescence et rétablit bientôt la santé.

La première indication thérapeutique des symptômes se tire donc de ceux de l'appareil vital, de son diapason sécréteur exagéré, de son attraction avide, de son expansion impétueuse, de son feu ardent, de sa force augmentée, ou des contraires; et, dans ce dernier cas, il faudra user des moyens médicamenteurs opposés. Ainsi toutes les actions organiques exaltées, toutes les fonctions entravées, tous les rayonnemens empêchés, toutes les sécrétions et les excrétions superlatives, devront, en dernière analyse, être rapportées à l'arbre primordial de la vie, et soit à son tronc encéphalo-épinier, soit à ses trois divisions principales, bases des débouchés fondamentaux, soit à ses ramifications terminales les plus ténues et les moins importantes, bases des trames et des opérations viscérales secondaires, tertiaires ou plus éloignées.

Indications des symptômes du débouché de la gastrisation.— La faim annonce le vide focal et la tension de son feu à travers les membranes stomacales trop ouvertes et trop rayonnantes. Elle est toujours proportionnée à la pénurie centrale et à la raréfaction de l'estomac, qui dégage d'autant plus de feu par ses pores, que ceux des intestins sont plus largement et chroniquement oblitérés : ce qui fait remonter le feu qu'ils devraient dériver, sur le gaster chargé supplémentairement de leur office superflu. Voilà pourquoi la faim est si vorace dans certaines affections iléales, dans quelques obstructions intestinales circonscrites, dans quelques cas d'hypochondrie et de vers. Comme le feu gastrique est alors exagéré, il agace, tourmente, pervertit les nerfs phréniques de l'estomac : ce qui produit les dépravations désireuses si communes chez les femmes enceintes, les chlorotiques et les hystériques. Et ces dépravations ne proviennent que des instigations viscérales viciées, qui sollicitent le sensorium, également trompé, à ingérer les moyens de saturer et de neutraliser le feu nerveux trop concentré au ventricule, et d'atténuer cet état pathologique. La faim tient aux besoins substantiels et phloxiques du foyer vital; mais la soif est causée par l'excès de la température générale, par l'excitation des solides et le dessèchement des liquides. Aussi, a-t-elle pour but organique de relâcher la sphère centrale, de saturer le feu nerveux, d'enduire les solides, de délayer, de détremper les globules fluides, de désélectriser les trames, d'abaisser l'animation emportée ou d'annuler son superflu. Ce que les boissons émollientes, acidules, fraîches ou glacées, et les lotions, les injections et les bains à divers degrés, peuvent opérer avantageusement. Le vomissement résulte d'une foule de causes. La plus importante est l'excessive élasticité du gaster et du duodénum enflammés, ulcérés ou squirrheux. Aussi les anti-phloxiques les plus légers, les rafraîchissans les plus doux, les acidules les plus atténués, conviennent-ils mieux que les formules anti-vomitives, trop concentrantes par leur mélange indigeste d'acides et de sels neutres. Si le vomissement est produit par une affection morale et la vue d'objets dégoûtans : on soustrait ces derniers et l'on prodigue les paroles apaisantes et consolatrices. Provient-il d'un embarras gastrique sans inflammation ni fièvre, mais occasionné par une plénitude hépatique et veineuse, ou par une indigestion : les évacuans supérieurs, les légers précipitans théïformes, les limonades, les délayans et une abstinence proportionnelle sont convenablement indiqués. La langue, la bouche et les dents peuvent être enduites de mucosités embarrassantes, dépendantes des dernières causes : alors il n'existe ni rougeur, ni sécheresse, ni gerçures, ni tuméfaction ; et ces symptômes se dissipent par le même traitement. Mais la langue est-elle vive à la pointe et au limbe, sèche et crevassée, papilleuse, aphteuse : ces apparences signifient la phlogose variable des organes abdominaux qu'elles reflètent ; parce que le feu gastrisant, obstrué par les pores gastro-intestinaux crispés et enflammés, se reporte dérivativement et supplémentairement sur les parties saines, avec d'autant plus de violence qu'il est plus entravé. Voilà pourquoi la langue rougit, se dessèche, se durcit, s'enduit d'un mucus albumineux épaissi, se brunit, se noircit d'autant plus que le feu gastrisant dévoyé traverse plus abondamment et plus vivement son tissu. Ces symptômes sont également partagés par l'œsophage resserré et les portions saines du canal alimentaire échauffé : ce qui engendre aussi une constipation relative. Aussi, le traitement de la gastrite et de l'entérite est-il premièrement nécessaire pour dissiper ces symptômes, tout-à-fait secondaires et entièrement dépendans. Celui qui ne songerait qu'à la curation exclusive du mucus lingual et d'un prétendu embarras gastrique, ferait une médecine meurtrière. La langue est le miroir de l'état abdominal et son indicateur passif : ses propres lésions idiopathiques sont rares et le plus ordinairement chirurgicales. La douleur, le gonflement, la sensibilité vive à la pression qu'on accuse à l'estomac, à la région ombilicale, à l'arc du colon, ou dans toute autre partie du ventre, indiquent que l'organe correspondant est enflammé. On est aidé aussi dans le diagnostic par les excrétions morbides supérieures ou inférieures, bilieuses, séreuses, sanguinolentes, membraneuses, fuligineuses, etc., qui éclairent sur la nature aphloxique du traitement à employer, Les coliques, les gaz, le ténesme, les tumeurs hémorrhoïdales, les fistules, les circonstances accessoires, les causes antérieures, les symptômes concomitans, les épiphénomènes multiples, peuvent aussi faire varier les indications curatives d'après leurs significations diverses. Car les diarrhées colliquatives, crises inutiles et finales de la phthisie, et les purulentes, qui amènent la solution d'abcès métastatiques, ont leur médication particulière. De même que la curation des hémorrhoïdes atoniques exige des considérations thérapeutiques, autres que celle de la dyssenterie, si analogue. Dans l'appréciation des symptômes abdominaux, il faudra donc faire la part, non seulement de l'état général de la vie, des autres débouchés et de leurs fonctions spéciales; mais encore de toutes les notions qu'on pourra retirer de la disposition propre de tous les viscères gastro-intestinaux, depuis peu ou depuis long-temps malades, ou même lésés, pervertis, dénaturés, enrayés par des affections antécédentes.

Indications des symptômes du débouché de la pneumatisation. — La chaleur générale provient du foyer sécréteur, qui l'irradie avec une extrême abondance par l'expansion pneumatisante pulmo-cardiaque, pour la distribuer dans tous les solides et les fluides, qui la reçoivent par l'intermédiaire de l'aorte et de ses divisions. Elle est toujours en rapport avec le diapason de la vie, puisqu'elle en est l'agent essentiel. Lorsque l'organisme est embrasé, il faudra donc recourir aux déplétions sanguines, qui en enlèvent une si grande partie, aux délayans acidules qui la saturent et la neutralisent si puissamment, aux moyens aphloxiques et réfrigérans internes et externes qui s'en empareront, et à tous les remèdes négatifs propres à calmer et à ralentir le sécrétisme primordial, à affaiblir l'expansion animatrice, et à émousser et désélectriser suffisamment les viscères et les liquides. La respiration et la circulation, étant presque toujours en rapport de rapidité ou de langueur avec la pneumatisation, seront avantageusement modifiées par la même médication. Mais leurs variations, dues seulement à leurs altérations idiopathiques, subiront un traitement approprié anti-phlogistique ou tonique, selon les besoins et les indications de surexcitation ou de débilité. J'en dirais autant pour leurs symptômes propres et leurs phénomènes spéciaux, tels que toux, râle, matité, pulsations diverses, qu'on doit attribuer à des hypersécrétismes anormaux, ou à des obstacles morbides éliminables. Le sang peut être vicié dans sa nature trop plastique ou trop raréfiée ; il peut être altéré par sa composition goutteuse, scrophuleuse, scorbutique et jeter ses scories tuberculeuses, graveleuses, purulentes, cancéreuses sur des organes particuliers et produire des affections locales graves et une diathèse malheureuse. C'est au praticien à remédier à ces dégénérescences, par un traitement rationnel appliqué à la fois aux solides et aux humeurs, avec l'intention préalable de modifier le foyer vital et les fonctions fondamentales dérangées, afin de mieux réintégrer les tissus et les fluides dans leur régularité, tout-à-fait conséquente. Les légers toniques, les délayans, des dépuratifs bénins, des laxatifs rafraîchissans, le régime aphloxique ou très-nutritif, les stimulans seront employés avec succès selon les indications symptômatiques d'exaltation et de plasticité, ou d'affaiblissement et de dissociation, fournies toujours amplement par l'état énergique ou de détente du sécrétisme focal, de concentration ou de relâchement de la sphère expansive, de resserrement ou d'amollissement des solides, et de condensation ou de clarification extrême des humeurs. Les hémorrhagies de plénitude et de vigueur, se tariront par les émissions artérielles, par la dissipation des obstacles viscéraux, par le vide des organes congestés et les neutralisans du phlox superflu. Tandis que les hémorrhagies atoniques seront combattues favorablement par les moyens contraires corroborans et concentrans. Les sécrétions, telles que la cutanée, la muqueuse, la salivaire, l'urinaire, sont des effets éloignés et très-secondaires qui tiennent directement, il est vrai, des sécrétismes partiels effectifs, mais qui doivent être rapportés principalement à l'état général du foyer, aux modes divers de son diapason possible, aux nuances de ses réactions, aux efforts universels et locaux pour résoudre les maladies aiguës et chroniques, et aux altérations primitives des solides et des fluides. Il faut donc faire alors, non la thérapeutique des excrétions et sécrétions circonférencielles, mais la curation des lois fondamentales et des débouchés principaux de l'organisme; plutôt que de s'attacher exclusivement à une médication isolée, basée sur un symptôme extrême, si peu important par lui-même, et susceptible de conduire à un traitement perfide et malheureux, si le praticien ne le rapportait pas à sa cause originelle et centrale. Les évacuations trop abondantes tiennent à un excès de vitalité focale ou locale, ou bien à un défaut d'énergie générale ou partielle. L'excès d'animation se reconnaît à l'ardeur, au bouillonnement, à la fétidité, à la couleur rougeâtre, verdâtre, noirâtre des excrétions; tandis que la faiblesse se distingue par les caractères opposés, ce qui indique le traitement aphloxique pour le premier cas, et le phloxique pour le second. Et, comme les degrés de force et de faiblesse sont variables, on doit également proportionner les moyens médicateurs à ces exigences différencielles, toujours symptômatiquement inspirées.

Indications des symptômes du débouché de l'encéphalisation. —Lorsque les couches grises corticales du cerveau, sont tendues et crispées par l'abord trop impétueux du feu pneumatisant à travers les carotides et les vertébrales, elles s'engorgent plus ou moins, et produisent la compression variable de la pulpe sensorio-motrice: d'où résultent les divers degrés de frontalgie, d'embarras moral et intellectuel. Si ces couches grises s'enflamment avec les séreuses enveloppantes, la constriction qu'elles opèrent sur la pulpe mentale, et l'échauffement qu'elles déterminent dans sa substance, compriment trop l'éther animal, crispent la substance blanche, provoquent ses réactions défensives et des symptômes morbides conséquens: d'où proviennent l'exaltation et la vive susceptibilité des sens, l'acuité, l'élévation, la force ou la faiblesse et l'impossibilité de la voix, les soubresauts, les spasmes, les convulsions, les paralysies ou la simple débilité de l'appareil locomoteur, l'orgasme ou la nullité des organes génitaux, les divers degrés de sensibilité de la peau et des névrilèmes. Si l'on ne s'attachait qu'à guérir des symptômes détachés, comme les convulsions, l'adynamie musculaire, le délire, l'excitation sensuelle, la douleur locale: on ferait une médecine ignorante et pernicieuse. Il faut d'abord dégorger les couches grises encéphalisantes, enlever une masse de sang aux grands vaisseaux, vider abondamment les capillaires de la tête, mettre son organe à l'aise, le relâcher, afin de détendre consécutivement la pulpe blanche sensorio-motrice, qui ne s'épuisera plus dans des efforts excentriques si débilitans. Alors cette pulpe mentale redeviendra plus libre, plus facilement élastique; son éther non comprimé débordera plus aisément, et conduira les impressions et les actes volontaires; et le moi plus tempéré appréciera ses perceptions, ce qu'il ne peut faire dans la stupeur, le délire et les convulsions, où il est si constringé, si étouffé, si opprimé et comme évanoui. L'adynamie des fièvres typhoïdes, n'annonce donc que l'étreinte et la faiblesse de l'arbre de relation; tandis qu'elle exprime la violence et l'exaltation du sécrétisme focal, et l'impétuosité et la surabondance paralysante de l'expansion encéphalisante. Le praticien, dans ces cas malheureux, adjoindra aux évacuations sanguines générales et partielles nécessaires, les moyens médicamenteux aphloxiques, dérivatifs et révulsifs, que les périodes et les symptômes d'acuité et de chronicité indiqueront comme les plus salutaires et les plus propres à apaiser le sécrétisme cortical, l'expansion des débouchés, l'excès de température générale et tous les désordres fonctionnels, soit fondamentaux, soit secondaires et locaux.

CHAPITRE XVII.

DU PRONOSTIC.

On entend par pronostic la faculté de pressentir et de deviner la marche, la durée et la terminaison des maladies. Le pronostic se fonde sur tout ce qui peut concourir au diagnostic, et sur le diagnostic lui-même. Ainsi il est indispensable de posséder d'avance toutes les connaissances anatomiques, physiologiques, hygiéniques et pharmaceutiques promulguées par notre doctrine. Celui qui sait apprécier la valeur individuelle du foyer vital, de sa force attractive et expansive, des débouchés, des fonctions primaires et secondaires, de l'agent nerveux, de la masse des fluides, de l'état des solides, du tempérament organique, de la constitution animale, des modifications causées par les âges, le sexe, les habitudes, les idiosyncrasies, l'hérédité, les professions, la sphère hygiénique et sociale, les habitations et les climats; celui qui estimera judicieusement l'étendue des obstacles morbides, l'importance des organes lésés, et la cause, la nature, les périodes ordinaires et la fin commune des maladies, les symptômes qui les caractérisent, les phénomènes qui les accompagnent, les modifications qui peuvent les influencer, les remèdes susceptibles de les amender : celui-là, dis-je, sera dans les conditions les plus sûres pour porter un pronostic certain, étonner par sa prescience, et se faire admirer par la profondeur de son talent. Mais la faculté du pronostic, basée sur les vérités médicales que nous avons révélées, exige en outre du praticien une longue habitude d'observation, la possession d'un esprit comparatif sagace, d'un jugement droit, d'une causalité puissante, d'une grande force de caractère, et d'une précision mentale excessive. Une maladie étant donnée, le diagnostic fait connaître son importance, par le degré d'entrave qu'elle oppose au foyer vital et aux fonctions primordiales. Plus l'altération pathologique s'approchera du sécrétisme radical, opprimera l'arbre fondamental, embarrassera immédiatement les débouchés, refoulera le feu général et local, enflammera les tissus, engorgera les viscères, viciera les grands fluides, etc.: plus le pronostic sera grave ; car ce sont ces désordres qui causent tous les signes fâcheux et mortels. Ainsi la soif ardente, la fuliginosité des muqueuses buccales, la chute bruyante des liquides dans un estomac paralysé et racorni, les vomissemens noirs, les douleurs abdominales atroces, les élancemens cancéreux, le météorisme, les déjections membraniformes, colliquatives, bouillonnantes, fétides, annoncent des altérations très-dangereuses des parties organiques, auxquelles préside l'expansion gastrisante si dévoyée et si pervertie. La respiration difficile, accélérée, rare, plaintive, râlante, les crachats sanglans, purulens, les pulsations artérielles trop fortes, trop fréquentes, ou trop lentes, imperceptibles, la chaleur générale excessive, âcre, sèche, l'horripilation cutanée, le froid glacial, le marasme progressif, les hydropisies, les défaillances, etc., marquent une atteinte et des dérangemens funestes du débouché de la pneumatisation et du foyer vital lui-même. L'apoplexie, la stupeur, le délire, la perte des sens, le mutisme, l'adynamie musculaire, la face hippocratique, le désir du suicide, la manie, les tremblemens, les convulsions, expriment les désordres les plus fâcheux du débouché de l'encéphalisation, et par conséquent du tronc vital qui l'anime et le surélectrise par ses réactions débordantes. Plus donc le sécrétisme fondamental sera compromis, plus ses voies premières et secondaires seront entravées, son expansion refoulée, sa dépense empêchée : plus le pronostic sera grave et la mort prochaine ; tandis qu'il sera plus avantageux dans les conditions entièrement opposées. Mais malgré des états pathologiques si malheureux, toutes les fois que vous remarquerez, comme dans les altérations bien moins importantes, une diminution marquée de la violence morbide, un commencement de retour des fonctions vers la normalité, un calme du foyer vital, une régularité croissante des débouchés, une disparition partielle et continue des obstacles pathogéniques, une température favorable de l'organisme, un aspect moins dangereux des sécrétions, une plus grande aisance des actes physiologiques fondamentaux et viscéraux ; vous pourrez annoncer l'amendement des symptômes, et inspirer des espérances fondées : car cet allégement dénote une amélioration présente et future, une détente signalée et une tendance vers une heureuse terminaison. Alors bientôt la gastrisation se tranquillisera, la pneumatisation se normalisera, l'encéphalisation s'équilibrera. Et ce pronostic salutaire, vous pourrez l'avancer sans crainte, lorsque les fonctions digestives seront peu affectées ou reprendront leurs ressorts; lorsque la respiration et la circulation seront peu troublées ou se désobstrueront successivement; lorsque les sens, la sensorialité, la voix et la locomotion seront peu désordonnés ou retourneront à leur type naturel, amené par la confiance, l'espoir, la tranquillité et le sommeil. Mais combien de fois ces bienfaits avant-coureurs n'ont-ils pas été détournés par une médication imprudente, par des potions inopportunes, par des alimens intempestifs? Et que de convalescences ont été fatales par la sollicitude indiscrète des parens, par les protestations et les conseils funestes des commères, par l'avidité meurtrière des malades indociles. La convalescence, ne l'oubliez pas, est toujours un état grave qui s'accompagne de la fatigue et de l'épuisement de l'arbre vital et de ses dépendances viscérales. Appliquer à celles-ci des modificateurs trop pénibles, trop abondans, trop concentrans: c'est renouveller la maladie. Faire sécréter trop de feu à celui-là, exalter trop vite son diapason, remplir trop tôt sa sphère expansive d'un feu exubérant: c'est le faire retomber dans de nouveaux écarts. Aussi est-ce le moment d'user de la plus grande prudence dans l'administration des moyens corroborans, et de la progression la plus ménagée dans l'emploi des matériaux réparateurs. Le traitement de la convalescence ne doit point être négligé, ni abandonné aux entourans étrangers à l'art: il est même la pierre de touche du bon praticien et l'écueil des médicastres.

CHAPITRE XVIII.

THÉRAPEUTIQUE SPÉCIALE.

1° Tous nos efforts jusqu'ici ont tendu, sinon à déprécier la médecine spéciale des viscères et des maladies, du moins à préconiser le traitement général, et à faire sentir toute l'importance de médicamenter avant tout les lois primordiales de l'organisme. Avant le cerveau, le poumon, l'estomac, il existe quelque chose de fondamental, d'originel et de supérieur qui les anime, les nourrit, les influence sans cesse par les irradiations du feu nerveux indispensable. Aussi le traitement de la cérébrite, de la pneumonie et de la gastrite, doit-il toujours s'adresser plus au foyer vital qu'aux viscères morbifiés. Par cette méthode vous guérirez plus sûrement, plus promptement; et vous saurez le motif, l'à-propos et le but de votre curation. C'est ce principe capital nouveau que je veux faire dominer dans la science, et présenter comme le pivot philosophique de l'art de guérir. Oui, avant tout, il faut connaître les bases de la médication générale; pourquoi on la tente; dans quelles proportions on l'exécute: et dans quelle fin on médicamente. C'est ce qu'on ne fait pas. Et si pour un simple panaris, vous observez parfois des symptômes dangereux partiels et généraux: tels qu'une tension extrême, une chaleur brûlante, des douleurs intolérables, une soif ardente, la rougeur et la sécheresse de la langue, la sensibilité gastrique, la fréquence et la dureté du pouls, des spasmes, de l'agitation, des convulsions, du délire: et si alors vous êtes obligés de saigner ou d'appliquer des sangsues, d'administrer de l'opium et de recourir à des moyens généraux: pourriez-vous me dire sur quoi vous agissez, quel est l'être vital que vous voulez modifier, la puissance occulte que vous cherchez à diriger, à équilibrer, à maintenir? Vous n'en savez rien: jamais on ne vous l'a dite ni expliquée. Votre but est indécis, votre objet aventureux, vos tentatives hasardées. Et pourtant on fait de la médecine, et l'on soutient que jusqu'ici elle n'a pas été aveugle, empirique, compromettante. Essayons donc de poser les bases fondamentales de la véritable thérapeutique. Mais ces bases s'appuient sur les lois les plus profondes de la vie; puisque c'est cette vie elle-même que l'on s'efforce de régulariser dans ses écarts, de remonter dans sa faiblesse et d'abaisser dans son exaltation. Parlons donc de la vie, ou mieux du tronc vital, son siége et son essence. (Voyez, pour l'intelligence de ce qui va suivre, notre troisième planche anatomique, dans les Prolégomènes).

2° Qu'on se figure toute la pulpe grise nerveuse de l'encéphale et de la tige épinière, depuis l'origine de la moëlle jusqu'à la queue de cheval: on se réprésentera le tronc vital lui-même. Complétez-le en lui ajoutant tous les rameaux qui s'en détachent de chaque côté, et qui vont constituer les ganglions opthalmiques, sphéno-palatins, caverneux, nazo-palatins, sus-maxillaires, les cervicaux supérieurs, moyens, inférieurs, les dorsaux, les lombaires et les sacrés, avec toutes leurs ramifications et leurs divisions dans la trame des viscères, où elles s'encroûtent de fibrine, d'albumine et de gélatine pour les former. Maintenant rappelez-vous que ce tronc vital est constitué intrinsèquement par les élémens phloxiques de l'Univers, par des atomes électriques et ignés susceptibles d'attirer, de sécréter et de rayonner ; et vous concevrez que ce tronc vital est doué moléculairement de ces trois facultés primordiales, suffisantes à l'animation de l'organisme. De sorte que le phlox vivificateur s'irradiera excentriquement par toutes les divisions des ganglions déjà nommés, et rayonnera avec intensité dans les trames viscérales, et surtout dans les trois débouchés, par trois voies principales : l'encéphalisation, pour l'arbre nerveux blanc ou de relation ; la pneumatisation, pour l'appareil pulmo-circulatoire ; et la gastrisation, pour le système digestif. Ainsi 1° le phlox vital ou feu nerveux émanera des couches grises corticales du cerveau pour animer les organes sensorio-moteurs. 2° Il s'échappera des ganglions et des plexus cervicaux, carotidiens, caverneux, pharyngiens, œsophagiens, tyroïdiens, pulmonaires, cardiaques, coronaires, etc., etc., et de leurs rameaux, filets et divisions, pour aller animer les viscères respectifs, dont ils ont constitué la trame avec le secours passif de la fibrine, de l'albumine et de la gélatine congénitales. De sorte que ce phlox vital s'échappe et déborde par leurs réseaux les plus extrêmes, pour électriser et les textures organiques et les fluides que ces textures renferment. Voilà comme le souffle pneumatisant s'exécute par le cœur, pour aller échauffer tout le sang rouge, et porter le tribut focal et électrisant à tous les rouages de l'organisme. 3° Le feu animateur diverge avec une abondance extrême des ganglions et filets dorsaux, lombaires et sacrés, ainsi que des grands et petits splanchniques, des ganglions et plexus sémi-lunaires, sous-diaphragmatiques, cœliaques, hépatiques, spléniques, coronaires-stomachiques, mésentériques supérieurs et inférieurs, coliques, iliaques, vésicaux, rectaux, rénaux, spermatiques, etc., et de leurs divisions les plus ténues. Et ce phlox se rend dans les trames diverses, qu'il a construites avec la fibrine, l'albumine et la gélatine, pour animer leurs organes respectifs, et présider à leurs fonctions par sa faculté électrisante et son élasticité.

3° Ainsi concevez le tronc vital primordial et toutes ses ramifications viscérales ; imaginez son attraction et son sécrétisme, et vous vous représenterez le foyer vital lui-même en travail. Maintenant, figurez-vous la vaporisation du feu nerveux sans cesse dégagé dans les textures, et immensément rayonné partout et excentriquement en sphère dense et divergente. Cette sphère sera la sphère vitale, qu'il faut toujours considérer et modifier dans les maladies, et qui doit être médicamentée et traitée avant tout, avant les obstacles partiels et les inflammations locales. Et celles-ci doivent toujours être subordonnées, quant à la médication, à cette sphère générale si importante, et véritable base de la thérapeutique philosophique. C'est pour cette sphère générale qu'on doit médicamenter. Tout traitement doit se rapporter à elle, en premier comme en dernier ressort. Car elle est la vie et la santé, dans sa normalité physiologique, comme elle est la maladie et la cause de la mort, dans ses écarts.

4° Cette sphère vitale irradie son feu par les couches encéphalisantes, qui en font de l'éther sensorio-moteur; par la masse des ganglions et plexus pneumatisans, qui en remplissent le cœur et les artères; par la masse des ganglions et plexus gastrisans, qui en comblent les membranes alimentaires. De sorte que le foyer rayonne son phlox en tous sens, par ces trois débouchés fondamentaux, dans les replis les plus intimes et dans le parenchyme des organes. Et ce feu nerveux, dans son essor excentrique, ne trouve d'autres obstacles que les textures mêmes dans l'état sain. C'est ainsi que sa sphère est bornée en dedans par la muqueuse générale, qui se divise en régions pies-mères, acoustiques, oculaires, ethmoïdales, nazales, buccales, laryngiennes, bronchiques, pulmonaires, pharyngiennes, gastriques, duodénales, jéjunales, iléales, cœcales, coliques, rectales, vésicales, urétrales, utérines, vaginales. Voilà ce qui arrête l'expansion de la sphère vitale en dedans: tandis que cette expansion est empêchée en dehors par toutes les régions de la peau. Et l'obstacle physiologique au cours excentrique du phlox rayonnant, est, dans chaque trame, soit membraneuse, soit viscérale, et dans chaque liquide, soit sanguin, soit lymphatique, en raison de la densité de leur composition et du degré de leur animation : ce qui leur fait dépenser une somme de feu dans le même rapport.

5° Maintenant que des causes pathologiques viennent changer l'état des pores viscéraux, et relâcher ceux-ci, resserrer ceux-là, ou vicier la composition des fluides, et condenser les uns ou trop clarifier les autres : bien certainement, les irradiations diverses internes et externes de la sphère vitale seront dévoyées, trop retenues dans un lieu, trop favorisées dans un autre, entravées ailleurs : ce qui produira des réactions excentriques focales, et la fièvre, et l'intensité du rayonnement défensif de la sphère générale, et les efforts de résolution, et tous les désordres qui résultent de la lutte de la vie contre des obstacles opposans.

Eh bien! dans la curation de ces obstacles et de ces désordres, votre médication générale s'adresse à la sphère focale elle-même : ce qui est le point principal, puisque sa teneur constitue la vie; et votre médication partielle s'adresse à l'organe siége de l'obstacle maladif, et doit être toujours subordonnée à la première dans ses moyens dilatans ou resserrans, etc., etc.

6° C'est sur cette vie que la saignée agit : car en diminuant la masse du sang d'une quantité quelconque, non seulement vous appauvrissez d'autant la réparation prochaine du foyer, et la fabrication du phlox animateur; mais encore vous agrandissez la sphère vitale raréfiée et plus à l'aise; le phlox est moins comprimé dans les vaisseaux clarifiés, moins tendu contre les débouchés débandés, contre les viscères relâchés, contre les obstacles moins ressentis dans leur étendue. Les solides et les fluides se résorbent pour entretenir le foyer, que cette saignée vient de débiliter, et qui devient d'autant plus avide instantanément, qu'il a été plus et plus vite dépouillé. Alors les obstacles engorgeurs sont résorbés aussi et se résolvent; les trames, qu'ils avaient irritées, se tranquillisent et s'affaiblissent dans leur mouvement phlogistique, par la soustraction de la dose artérielle qu'elles fournissent à la saignée, ainsi que tous les autres tissus tributaires. Et tout tend bientôt à se réintégrer dans l'ordre physiologique.

7° Les raréfians antiphlogistiques et les concentrans stimulans, ainsi que les dérivatifs, les révulsifs et tous les moyens thérapeutiques, agissent toujours sur la sphère vitale, qui, pour vous résumer, doit être considérée sous le point de vue de son attraction, de son sécrétisme, de son expansion, de sa densité, de sa force impulsive, de son rayonnement à travers les débouchés encéphalisant, pneumatisant et gastrisant, de sa température, de la métamorphose de son feu en éther, de sa saturation dans le sang, de sa stase aux membranes gastro-intestinales, de son obstacle partout, de sa trop grande liberté locale, de son emprisonnement général étouffant, de sa dépense perpétuelle trop épuisante, etc.

8° *Thérapeutique de la faiblesse du tronc vital.* — L'arbre de la vie peut avoir été dépouillé d'une partie de ses atomes phloxiques constitutionnels, soit par les dépenses qu'il a été forcé de faire dans ses luttes défensives contre des obstacles inflammatoires : ce qui arrive dans la convalescence, où il est débilité, soit par des pertes de sang trop copieuses, soit par des privations alimentaires, des chagrins cuisans, des travaux excessifs, etc. Alors la sphère vitale est appauvrie; le feu encéphalisant trop rare fabrique peu d'éther, et le rayonnement oculaire est débile, la pensée languissante, le moral timide, la voix cassée, la locomotion impuissante, et la faculté reproductive inhabile. Le feu pneumatisant insuffisant anime et soulève péniblement la respiration et la circulation: aussi le pouls est-il faible, petit, lent, la peau peu chaude et sèche, la respiration courte, l'hématose déficiente, le sang inconsistant, séreux.

Le feu gastrisant, peu dense, n'échauffe pas assez les membranes alimentaires, la coction est faible, la nourriture ne peut qu'être légère; le moindre mets trop lourd fatigue, irrite, enflamme. Les selles sont peu liées et souvent rejettent les légumes en nature; parce qu'ils n'ont pas été suffisamment atténués, ramollis et cuits par la gastrisation. De sorte que cet état se caractérise surtout par sa cause générale, la débilité de l'arbre vital. Et comme il est le soutien primordial de l'organisme, le pivot des viscères, la source indispensable de leur animation; il leur réflète sa disposition intime, leur communique sa manière d'être, et ne les vivifie et ne les meut que dans le rapport unique de sa propre puissance, de son sécrétisme et de son expansion, supposés au-dessous du rhythme habituel. Votre but alors ne sera pas de faire de la thérapeutique locale; puisque c'est un traitement général qui sera indiqué par l'ensemble universel des symptômes. Vous tendrez donc avant tout: 1° à renforcer le foyer vital; 2° à remonter son diapason; 3° à remplir sa sphère; 4° à bander son rayonnement; 5° à augmenter le phlox ou feu nerveux animateur; 6° à le faire rayonner par les couches encéphalisantes, pour fabriquer beaucoup d'éther, et vivement innerver l'arbre animal et ses fonctions; 7° à le faire puissamment dégager par la fournaise du cœur et l'arbre aortique, afin de plastifier le sang, et d'électriser chaudement toutes les trames qui le reçoivent; 8° à le faire sortir avec énergie et tension par les organes gastrisans, pour corroborer et échauffer convenablement les textures et les fonctions alimentaires. Vos remèdes ne s'adresseront donc pas uniquement à tel ou tel viscère isolé, mais bien au foyer vital lui-même. Vos céphaliques ne vont pas au cerveau seul, vos cardiaques au cœur, vos stomachiques à l'estomac: ce sont des erreurs; ils vont en même temps à la sphère vitale, qu'ils remontent soudain, et qu'ils font réagir aussitôt et simultanément par les trois débouchés. Voilà pourquoi, quand par l'aide de ces agens thérapeutiques, on se réveille d'une syncope, l'innervation sensoriale et motrice, la circulation et la respiration, la digestion, suspendues naguère, reprennent à peu près en même temps leur exercice respectif, toute à l'heure interrompu aussi au même moment par la même cause focale. Ici la médication générale recommande les stimulans, les toniques, qui doivent agir sur les trois lois primordiales de la vie, réparer le foyer, enrichir sa sphère, tendre le feu nerveux, remonter les fonctions, et rélectriser les fluides et les solides. Mais la médication locale vient appuyer la générale, seulement pour préciser l'emploi distinct des moyens thérapeutiques propres aux débouchés spéciaux. C'est ainsi que, si la faiblesse de l'arbre vital que vous voulez combattre, est déterminée originellement par l'atteinte soit du débouché gastrisant, soit du pneumatisant, soit de l'encéphalisant, vous devez ménager ce débouché premièrement malade; ne le soumettre à ses modificateurs curatifs et restaurans particuliers, qu'avec gradation et une grande prudence; tandis que vous devez presque faire faire tous les frais de la médication aux autres débouchés ou viscères qui n'ont pas été lésés, et qui sont restés sains. Dans cette considération, on doit avoir égard à leur degré d'utilité réelle, et d'indispensabilité fonctionnelle dans la réparation et la corroboration de l'organisme. Nul doute que si les viscères digestifs avaient été lésés dans leur totalité, tous les autres réunis ne pourraient suppléer à leur inaction absolue: mais je veux dire qu'il faut toujours ménager les parties malades, dans la réintégration progressive de la force physiologique.

9° Si donc l'appareil gastrisant avait été morbifié originellement, le traitement de la convalescence exigerait qu'on n'offensât pas ses textures si irritables, et qu'on ne concentrât pas son feu si élastique par des alimens d'abord trop phloxiques; mais qu'on le ménageât par des modificateurs d'abord négatifs et progressivement augmentatifs, tels que l'eau panée, orgée, de grenouilles, de poulet, le lait coupé ou non, la panade, le bouillon maigre, les fécules lactées et claires, le bouillon de bœuf dégraissé pris pur, les œufs, les légumes, les gelées, le poisson, les viandes blanches; ensuite, selon les forces gastro-intestinales, on recourerait aux chairs faites, aux oiseaux, aux vins, au gibier, aux épices, etc. Car ce sont les moyens gastrisans de plus en plus énergiques, avec lesquels on élève, l'on fortifie et l'on exalte progressivement le foyer vital. Et alors on le seconde par un air pur, vif, frais, embaumé, qui nourrit et stimule la pneumatisation, et par des impressions morales, des consolations, d'aimables rapports, qui fortifient le débouché encéphalisant et corroborent, assainissent, rassurent et retrempent la pulpe sensoriale et motrice. Mais si la maladie avait débuté par les viscères de l'encéphalisation, ce serait ces derniers qu'il faudrait ménager et priver; tandis que pour la réparation progressive, on pourrait faire travailler davantage les organes gastro-intestinaux et pulmonaires. Mais si la lésion avait commencé par la pneumatisation, il faudrait non seulement ménager les poumons, le cœur et la circulation, mais aussi l'appareil gastrisant qui leur transporte ses propres modificateurs, mais encore l'appareil sensorial qui exerce une si grande influence sur le foyer vital, par l'intermède de la pneumatisation carotidienne et cardiaque, sans cesse oscillante entre les crispations de l'éther et les crispations du phlox cardio-focal. Voilà pourquoi les affections pectorales chroniques sont si difficiles à guérir.

10° J'appelle *cycle concentrant*, ou analeptique, le régime progressivement réparateur, nécessaire pour corroborer le foyer sécréteur épuisé, et le ramener au type physiologique de la santé primitive et tempéramentale. Ce cycle se compose de plusieurs degrés. Dans le premier, on n'use que des tisanes féculentes, eau d'orge, panée, bouillon au beurre. Dans le second, on recourt à la panade, aux potages maigres et aux crêmes faites avec la semoule, le gruau, le riz, le maïs, le vermicelle, la farine de froment. Le troisième comprend les bouillons et soupes de grenouilles, de veau, de poulet, les gélées animales, le lait, les œufs clairets. Dans le quatrième degré, on peut hazarder les légumes verts, les racines tendres, les tubercules nourrissans, accommodés avec des sauces émollientes. Dans le cinquième, on recommande les poissons, les viandes blanches, les consommés. Enfin dans le sixième, on peut manger les chairs faites, le bœuf, le mouton, des oiseaux, et boire le vin coupé et pur. Si l'on voulait pousser plus loin la corroboration de l'organisme, il faudrait recourir à un septième degré, celui des scorbutiques et des scrophuleux, et dans lequel on use d'épices, d'aromates, de gibier, de vins méridionnaux, de café, de spiritueux, de décoction de quinquina, de sucs amers, de pilules martiales, etc., etc.

Tous ces degrés cycliques embrassent chacun un laps variable, nécessaire à préparer les organes partiels et l'organisme général, à l'impression des modificateurs successifs contenus dans le degré immédiatement suivant. Les modificateurs de tel degré sont-ils trop forts, trop lourds, trop concentrans, et produisent-ils une sensibilité, un embarras à l'épigastre et dans les intestins, en même temps qu'ils causent une stimulation générale incommode, il faut se hâter de les supprimer comme nuisibles et trop concentrans, et de descendre le cycle d'un ou de deux degrés, pour proportionner les modificateurs à l'élasticité viscérale et à l'irritabilité expansive de la sphère focale. Quand il y a harmonie de convenance et de nécessité, il n'existe aucune impression fâcheuse et aucun trouble digestif. Et plus la force organique l'emporte sur l'aliment, plus les fonctions nutritives sont légères, faciles et hâtives. Aussi le sentiment de bien être qu'on ressent, et l'augmentation de l'appétit qui en résulte, peuvent faire hazarder l'alimentation du degré cyclique supérieur. Et c'est avec la même persévérance de précaution, et en maintenant toujours les stimulans digestifs au-dessous de la force gastrisante, que vous ferez parcourir le plus vite l'étendue du cycle, et que vos convalescences seront le moins longues. Tandis que vous les retarderez sensiblement en voulant trop vous hâter ; tout en courant la chance de produire des récidives graves malheureusement fréquemment mortelles.

12° Si nous expliquons le *Causalisme* de ces effets, c'est-à-dire, le *comment* et le *pourquoi* de la médication récorporative ou du cycle analeptique, nous dirons que les moyens hygiéniques et médicamenteux, fournissant graduellement des atomes phloxiques à l'arbre vital, l'en enivrent, l'en saturent, remplissent tous ses ganglions de feu nerveux, électrisent tous les filets gris, pénètrent et animent toutes leurs ramifications, échauffent et vivifient tous les fluides et notamment le sang rouge qui en devient plus plastique et plus nourrissant, innervent, tonifient et surexcitent tous les solides. Et tous les débouchés de l'organisme ressentent cette influence bienfaisante et corroborante. Le phlox vital encéphalisant gonfle d'éther l'arbre de relation. Les sens sont aiguisés, la pensée avivée, le moral remonté, la voix plus assurée, la locomotion raffermie, les organes génitaux plus agaçables. Le feu pneumatisant déborde avec vigueur par le volcan du cœur, plénifie et gonfle l'arbre aortique, échauffe le sang, et delà passe dans toutes les fonctions plus fortifiées et facilitées. Le feu gastrisant rayonne avec une ardeur salutaire, pour tonifier les membranes digestives, effectuer convenablement la coction alimentaire, la chylification et toutes les autres opérations concourantes. Ainsi tout l'organisme suit une progression ascendante dans l'acquisition graduelle de ses forces perdues ; et tout en lui se rétablit, s'harmonise et se corrobore bientôt. Voilà le physiologisme des actes réintégrans de la force vitale, et les heureux effets du cycle analeptique ou de la diète successivement concentrante.

13° *Thérapeutique de l'excitation du tronc vital.*— Si l'arbre, siége de la vie, peut être affaibli dans son tronc, ses branches et leurs ramifications viscérales, il peut être aussi excité dans ces mêmes parties. Alors il est trop saturé de feu nerveux intrinsèque, de phlox vital constitutionnel. Et son attraction est trop avide, son sécrétisme trop exalté, son expansion trop intense et trop impétueuse. Le feu animateur surabonde ; la sphère vitale est trop pleine ; elle déborde par une encéphalisation trop flambante, par une pneumatisation trop échauffante ; par une gastrisation trop ardente. L'éther qui résulte du phlox encéphalisant exalte trop les sens, enivre trop la pulpe mentale, emporte l'imagination, embrase la tige épinière, exalte la locomotion, prédispose aux spasmes, accroît l'irritabilité générale de relation. Le feu pneumatisant s'irradie avec trop d'intensité et d'abondance par le cœur ; il remplit et ballonne l'arbre artériel, sature, électrise, plastifie trop le sang rouge, pénètre avec trop d'ardeur tous les solides et les humeurs, les nourrit et les vivifie trop, et accélère ainsi toutes les fonctions. Le feu gastrisant rayonne ardemment par les ganglions abdominaux, par les filets nerveux gris qui en dépendent, par les viscères gastriques qui les terminent, par les membranes muqueuses alimentaires qui emprisonnent inférieurement la sphère vitale. Et son expansion dense et échauffante tend trop les fibres muqueuses, pénètre trop vite les alimens de son phlox exubérant, les atténue trop, les cuit trop tôt, les vaporise en trop grande abondance et accélère trop les opérations digestives. De sorte que tout l'organisme est surexcité, emporté, embrasé. Alors il faut le débiliter dans le même rapport, le ramener au rhythme physiologique, et à cet effet recourir à la médication affaiblissante et au *cycle raréfiant.*

14° Vous commencez par une saignée générale peu copieuse, que vous répétez à distances s'il le faut. Et vous détendez ainsi l'arbre vital lui-même. Vous appauvrissez ses atomes phloxiques intégrans, vous abaissez son diapason sécréteur, vous videz la sphère expansive, vous diminuez le feu animateur ; vous détendez l'encéphalisation et les fonctions sensuelles, sensoriales et locomotives ; vous relâchez la pneumatisation et raréfiez l'arbre artériel ; vous refroidissez la gastrisation et amortissez les fonctions alimentaires trop vives. Et l'organisme se trouve ainsi préparé à recevoir les moyens médicamenteux et les ingesta hygiéniques, propres à concourir au but médicateur. Alors vous ordonnez des boissons aphloxiques ou négatives qui délayent et tempèrent le sang, en absorbant à leur profit le feu nerveux qui le sature ; vous n'introduisez que des alimens privatifs et clarifians, propres à rabaisser le foyer vital et à ne l'entretenir que dans un état inférieur à son diapason naturel ; vous injectez des décoctions mucilagineuses qui rafraîchissent les muqueuses immédiates ; vous ordonnez les bains qui tempèrent la peau, ouvrent ses pores et leur permettent de dégager plus aisément le débouché artérialisant de la sphère vitale.

15° De plus si l'excitation du tronc primordial nerveux gris est due à la fatigue de l'encéphalisation et des travaux des sens, de la pensée, de la locomotion ou de la volupté, vous les condamnez au repos, à l'inaction. Si c'est à l'abus de la voix, aux influences d'un air trop vif, trop humide ou vicié, vous redressez ce que ces circonstances ont de défectueux. Si c'est aux excès d'intempérance, aux habitudes des spiritueux, à la coutume d'un régime trop succulent, vous supprimez ces causes morbifiques, et bientôt vous voyez l'économie sagement dirigée reprendre une allure plus calme, remplir ses fonctions avec plus de mesure et se régulariser progressivement.

16° Que s'il n'était pas nécessaire d'agir avec promptitude, en raison du peu d'élévation de l'excitation focale et du peu d'altération des appareils encéphalisant, pneumatisant et gastrisant ; vous pourriez tenter de modifier l'organisme par des moyens plus lents et plus ménagés. Vous soustrairiez progressivement les modificateurs ; vous les affaibliriez petit à petit dans leur action trop concentrante ; et vous obtiendriez des résultats également heureux et avec moins de secousse. Vous diminueriez successivement les excitans de l'encéphalisation, et par conséquent de l'arbre animal ; vous atténueriez graduellement les stimulans de la pneumatisation ; vous retrancheriez de plus en plus les agens de la gastrisation. Et pour cette dernière, vous recoureriez au *cycle* débilitant ou *raréfiant*, qui n'est que l'usage du cycle analeptique pris à rebours. Ainsi lorsque vos malades ont le foyer vital surexcité par l'abus du septième degré de ce dernier cycle, qui se compose de viandes noires, d'épices, d'aromates, d'alcooliques, de café, de vins capiteux, de sucs anti-scorbutiques, de remèdes échauffans ; vous les faites successivement descendre au sixième degré, c'est-à-dire, à l'usage des chairs faites, du bœuf, du mouton, des oiseaux, des vins de pays ; ensuite au cinquième, ou aux viandes blanches, aux poissons, anx consommés ; puis au quatrième ou aux alimens végétaux ; après au troisième ou aux gelées animales, au lait, anx bouillons de veau ; ensuite au deuxième ou aux soupes et crêmes féculentes ; et enfin au premier degré, ou aux tisanes panée, orgée, albumineuse. Ainsi vous affaiblirez petit à petit l'organisme, sans trop l'ébranler par des secousses thérapeutiques toujours dangereuses, si elles ne sont ni calculées, ni prévues, ni bien exécutées.

17° *Thérapeutique de la prédominance tempéramentale.*— Ce sont les mêmes principes qui doivent diriger dans la curation des troubles fonctionnels, provoqués par la prépondérance d'un des trois appareils fondamentaux, sur lesquels se basent respectivement les tempéramens encéphalisant ou nerveux, pneumatisant ou sanguin, et gastrisant ou bilieux. Un organisme peut se caractériser par un tempérament bien tranché, et jouir d'une santé parfaite. Cette modification frappante s'accompagne toujours d'un arbre vital vigoureux et d'une expansion phloxique puissante. Seulement le feu animateur déborde avec plus d'énergie par les fonctions de l'appareil dominateur. Mais quand la prééminence tempéramentale est exagérée, elle dispose beaucoup plus facilement à des écarts morbides dépendans ; alors le praticien doit réprimer cette tendance maladive, et se prémunir contre des désordres éventuels toujours menaçans.

18° Ainsi lorsque vous rencontrez dans le monde des hommes originaux, à l'habitude raide, à la colonne vertébrale droite, à la tête haute, aux yeux étincelans et imposans, doués d'un esprit sagace, mordant, frondeur, écrasant ; se faisant remarquer par une conversation intéressante, figurée, remplie d'idées neuves, bizarres, saisissantes, signalée par des projets grandioses, ambitieux, extravagans, et appuyée par des gestes rapides, peignans, anguleux et une pose non commune, impressionnante et ridiculement ou dignement majestueuse : sachez qu'il existe chez l'auteur une exubérance nerveuse qu'il faut amoindrir, et une encéphalisation échauffante que l'on doit tempérer. Vous y réussirez en calmant et en émoussant les fonctions de relation, et en exerçant et en ouvrant les voies vitales des deux autres débouchés pneumatisant et gastrisant. Ainsi vous laisserez reposer les sens, la pensée, l'imagination, les passions et les facultés reproductrices. Vous recommanderez un sommeil prolongé, et l'oisiveté ou un exercice convenable des bras et des jambes, qui trouveront, dans le jardinage, la conduction d'un bâteau, la chasse, l'équitation, le moyen de se développer avec la fibrine du sang et le feu nerveux, désormais employé et dérivé à leur profit par ces habitudes nouvelles avantageuses. Une atmosphère mate, humide, peu vive, moins pure, affaiblira l'hématose et contribuera à détendre l'arbre fondamental, à diminuer le phlox superflu, à le laisser s'échapper plus librement par la pneumatisation plus relâchée. Vous admettrez aussi le concours si salutaire d'un régime raréfiant approprié, composé de laitage, de végétaux, de viandes jeunes, d'eau fraîche, d'acidules, de légers antispasmodiques et de laxatifs périodiques qui amolliront les membranes digestives, ouvriront leurs pores et permettront une expansion favorable et plus aisée du feu gastrisant. Vous seconderez ces moyens clarifians et débandans par des bains frais ou tièdes, qui satureront le feu cutané, ou dilateront les pores circonférenciels de l'artérialisation, par où le phlox superflu se dépensera heureusement à l'avantage de l'organisme surexcité et de l'encéphalisation exubérante. Et vous abaisserez et normaliserez ainsi la prépondérance du tempérament nerveux, dont le foyer se ralentira, dont la sphère générale sera raréfiée, dont le phlox animateur, naguère excessif, trouvera des issues convenables et plus complaisantes par les fonctions animales apaisées, par l'appareil pneumatisant plus détendu, par le débouché gastrisant plus amolli et plus ouvert.

19° Que si vous vouliez obtenir des résultats opposés, et renforcer l'encéphalisation, et fortifier, exciter les opérations sensuelles, sensoriales, éthérées, motrices et génitales, il faudrait recourir au traitement contraire, et concentrer le débouché gastrisant par une alimentation tonique et stimulante; modifier le débouché pneumatisant par un air pur, vif et aromatique; et comprimer souvent l'expansion encéphalisante par des travaux intellectuels opiniâtres, par des veilles fatigantes et répétées, par des passions morales tensives et soutenues, par des projets avides et desséchans, par des rapports sociaux agaçans, souvent oppresseurs, et propres à provoquer une résistance sensoriale forte et un antagonisme permanent, enfin par les épreuves du malheur, par le chagrin et l'anxiété.

20° Si l'exaltation du tempérament nerveux provient de la surabondance du sécrétisme sensorial, de l'emprisonnement trop compressif de l'éther superflu dans l'arbre nerveux blanc de relation et dans ses névrilèmes, et de l'agacement continuel des organes et des fonctions animales par cet agent ballonnant et tensif: la prépondérance du tempérament sanguin, résulte aussi d'un arbre radical nerveux gris extrêmement vigoureux et très-riche en atomes phloxiques intégrans; d'un sécrétisme primordial puissant; d'une sphère expansive pleine et ardente; d'un feu nerveux dense et impétueux; d'un sang plastique et très-électrisé; d'un arbre artériel très-développé, très-étendu et chargé de ramifications capillaires extrêmement nombreuses et compliquées. Voilà pourquoi les poumons sont si amples, le cœur si fort, les muscles des membres si gros et si fermes, et les hémorrhagies facilement consécutives aux lésions de continuité ou à des phlegmasies légères. Lorsque vous reconnaissez ces caractères joints à des sens très-animés, à un moral inconstant, à des passions vives mais passagères, à une locomotion mobile et vigoureuse, à des facultés génitales prodigues, au retour de quelques vertiges, à des fourmillemens et des pesanteurs dans les membres, à des étouffemens, à des palpitations, etc.; vous pouvez affirmer l'existence d'une prééminence tempéramentale sanguine. La plasticité du sang artériel et le feu de la pneumatisation qui déborde par le cœur et gonfle l'arbre aortique, s'opposent tellement au dégagement expansif de la sphère vitale par la texture nervoso-membraneuse des artères, que cette sphère en est trop concentrée, que le foyer en est toujours plus ou moins comprimé et surexcité : ce qui exige un traitement général de détente et d'affaiblissement.

21° Alors vous videz de temps à autre l'arbre sanguin, et les viscères les plus congestés, par des saignées générales et locales; vous délayez le fluide artériel par des boissons négatives ou aphloxiques, et conséquemment par les acidules et les mucilagineux; vous recommandez un régime ténu, maigre, végétal, lacté, gélatineux, et l'eau fraîche, la bière coupée, qui ouvrent les voies gastrisantes, et n'introduisent dans l'économie que des matériaux alimentaires insuffisans et propres à rabaisser le diapason focal, à dilater la sphère expansive, à diminuer le feu nerveux, à relâcher tous les tissus, et à ralentir toutes les fonctions. Vous aidez cette médication par une atmosphère humide, sombre, tempérée; par l'oisiveté intellectuelle, l'absence des passions, le repos du corps, le sommeil prolongé; par les bains tièdes et les injections relâchantes. Ces prescriptions rationnelles, après un certain laps, modifieront avantageusement un tel organisme, réprimeront l'exubérance sanguine, et préserveront des maladies inflammatoires et congestives si rapides, si dangereuses, et toujours imminentes dans une telle nuance tempéramentale.

22° Si au contraire, vous aviez à renforcer l'appareil pulmonaire et sanguin, à corroborer un arbre vital trop ouvert, trop relâché par un sang déficient, clarifié et peu échauffé, il faudrait recourir à une thérapeutique opposée et énergiquement concentrante. L'air serait vif, pur, embaumé; les boissons seraient toniques, vineuses, alcooliques; les remèdes amers ou martiaux; le régime succulent, animal, épicé; l'exercice fatigant; les occupations morales assidues et intéressantes. Par ces moyens vous concréteriez le sang; vous fermeriez les pores de la pneumatisation, de la gastrisation et de l'encéphalisation; vous resserreriez la sphère vitale, vous la condenseriez: ce qui aviverait, corroborerait, exalterait le foyer, et ferait diriger son expansion plus intense et plus ardente par les appareils alors surexcités, surinnervés; et tout l'organisme monterait au diapason de la vigueur sanguine bienfaisante et désirée.

23° La domination du tempérament bilieux résulte de l'ardeur avec laquelle le feu gastrisant rayonne par les ganglions, les viscères et les trames abdominales. C'est le débouché de l'organisme le plus dépensif et le plus échauffé. Le foie est avide et trop électrisé; les membranes digestives sont saturées de feu; et leur tissu s'en est resserré, induré, surexcité: ce qui arrête encore son essor, le fait refouler dans la sphère vitale, et condense son foyer. Aussi dans cette nuance tempéramentale, l'arbre fondamental nerveux gris est-il excessivement énergique et réactif contre les obstacles soit moraux, soit intellectuels, soit passionnés, soit alimentaires; et se livre-t-il à des efforts véhémens et furibonds pour les écarter, les maîtriser et les éliminer. L'individu est tenace, opiniâtre, envieux, haineux, égoïste, ambitieux, habile à poursuivre des projets pénibles et à renverser les oppositions qui en entravent l'exécution; susceptible d'études sérieuses, d'ouvrages de longue haleine, de systèmes scientifiques neufs, éblouissans et dominateurs. Sa respiration est grande et forte, son cœur brusque et dur, sa colère terrible et renversante. Les organes abdominaux, larges et puissans, jouissent d'une grande avidité, consomment immensément et avec complaisance, se remplissent souvent de saburres, rejettent de la bile superflue, s'embrâsent facilement par les excès, et se constipent communément même sans écarts de régime, mais par la seule condition d'un organisme ainsi modifié. Le foyer vital est si vorace, et les membranes iléales si échauffées, que ces dernières atténuent trop les alimens, qui sont de nature primitive à la fois minérale, végétale et animale; elles en pompent les principes nuisibles qui devaient passer par les selles qu'elles dessèchent et expriment trop; et elles les transportent dans les chylifères et dans le sang, qui en est vicié et les communique aux viscères, aux appareils et aux fonctions. Celles-ci s'en enrayent toujours plus ou moins, et s'en débarrassent comme elles peuvent en les transformant en lymphe épaisse et plastique, en matières furonculeuse, dartreuse, goutteuse, calculeuse, etc. Et l'économie se trouve ainsi surchargée de principes nuisibles, qui avaient été destinés originellement pour la défécation, et que les opérations physiologiques ont métamorphosés en excrétions de natures et de formes multiples, qu'elle confie aux organes susceptibles de les exporter le plus facilement et le plus tôt dans l'intérêt de l'organisme.

24° Une fois que cet état est arrivé, que cette prédominance bilieuse s'est manifestée, il faut se hâter de la combattre par tous les moyens relâchans propres à détendre la concentration générale, à diminuer l'avidité focale, à désemplir et à élargir la sphère vitale, à raréfier le feu nerveux, à humecter et ramollir tous les organes, à ouvrir surtout les pores de la gastrisation, à tempérer et rafraîchir ses membranes par les délayans, les laxatifs, le régime débilitant et négatif, les bains et l'exercice modéré. Vous débandez l'encéphalisation et la sphère sensoriale, en assoupissant les passions, en supprimant les travaux intellectuels, en ridiculisant l'ambition, en détournant des projets captivans. Vous clarifiez le débouché de la pneumatisation par un air humide, frais, ni complétement pur, ni aromatisé; par des saignées surtout locales modérées et périodiques; par les acidules et les gommeux; par les bains qui dilatent l'artérialisation succursale et devenue plus rayonnante. Enfin vous amollissez, ouvrez, relâchez, rafraîchissez le débouché gastrisant par ces même bains, par des topiques adoucissans, des injections mucilagineuses, des alimens raréfians et privatifs, des tisanes délayantes, des laxatifs périodiques huileux et salins très-étendus, secondés avant et pendant par des apozèmes légèrement gélatineux. La continuité de ce traitement fera sentir son influence bienfaisante sur le foyer radical, sur ses fonctions premières attractive, sécrétante et expansive, sur la sphère plus à l'aise et raréfiée, sur le feu nerveux moins abondant et moins tensif, sur les débouchés plus ouverts et moins résistans, et conséquemment sur les viscères abdominaux émoussés, amortis, tempérés, calmés, rafraîchis et dilatés. La prépondérance bilieuse s'affaiblira, se régularisera avec les appareils encéphalisant et pneumatisant; et une heureuse harmonie générale viendra signaler la bonté d'une thérapeutique aussi dogmatique que salutaire.

25° Mais si vous vouliez modifier un organisme dont l'appareil abdominal serait languissant, débilité, refroidi, désélectrisé et impuissant; ou si vous aviez à former une diathèse bilieuse et desséchante, il faudrait alors employer les moyens directement contraires, et recourir aux amers, aux stomachiques, aux martiaux, aux régime succulent, au gibier, aux vins généreux, aux épices, au café, aux alcooliques, aux infusions orientales, à de légers excès de table fréquemment répétés; ce qui imprimerait bientôt de la chaleur, de la vigueur, de la résistance, de la phloxie aux organes digestifs; ce qui retentirait également au foyer, à la sphère, au feu nerveux et aux deux autres appareils encéphalique et pulmonaire. Vous exalteriez également ces derniers par leurs stimulans propres, pour seconder plus efficacement les ingesta concentrans; et vous arriveriez ainsi en peu de temps à déterminer, sinon la prépondérance tempéramentale bilieuse, du moins un certain degré de consistance et de force à l'ensemble des viscères qui en sont le siége; obtenant ainsi les succès thérapeutiques que vous aviez ambitionnés.

26° Ces principes et ces secours médicateurs seront employés aussi avantageusement, dans le but de modifier la prétendue prédominance lymphatique. Ordinairement l'individu qu'elle caractérise, possède un arbre vital peu robuste, un sécrétisme peu énergique, une sphère expansive peu condensée, un feu nerveux peu ardent et rare. Les ramifications viscérales encéphalisantes et gastrisantes ne sont pas suffisamment électrisées, et les appareils, les solides, les trames sont mous, peu animés, relâchés, et les fluides trop clairs, pas assez échauffés de phlox vivifiant. Aussi les derniers sont-ils charriés avec peine, stagnent-il dans les canaux; le sang circule péniblement; les glandes peu avivées s'engorgent; la lymphe empètre ses conduits; le corps se bouffit; tout s'énerve, et une langueur générale semble répandre sa pâleur et son inertie sur toutes les opérations soit animales, soit pectorales, soit gastro-intestinales.

27° Vous traiterez convenablement cette disposition désavantageuse par des modificateurs échauffans et phloxiques. Des travaux de cabinet excessifs, des contrariétés morales vives, des chagrins même, des veilles prolongées, des plaisirs mondains, une vie agitée, concentreront et activeront suffisamment le débouché de l'encéphalisation, et réfléchiront leurs effets stimulans sur le foyer vital lui-même inévitablement influencé. Un air vif, chaud, embaumé, inconstant, agira avec une égale puissance et sur ce foyer mieux hématosé, et sur les poumons et le cœur qui en seront fortifiés. Ensuite des ingesta amers, toniques, aromatiques, vineux, alcooliques, le café, le punch, les viandes noires, les excès de table hebdomadaires stimuleront vigoureusement l'appareil abdominal et l'arbre fondamental lui-même. Vous seconderez ces moyens par un exercice musculaire forcé, par la chasse, le jeu, les passions, les plaisirs de l'amour, et par tout ce qui peut dessécher, échauffer, surexciter l'organisme et ses diverses parties.

28° Il est naturel de penser que vous suivriez les prescriptions opposées, s'il fallait au contraire établir une diathèse lymphatique chez un individu trop irritable et trop électrisé. Mais n'oublions jamais qu'il faut un grand laps, pour changer une prédominance tempéramentale quelconque et la remplacer par une autre; et qu'on doit user d'une grande constance pour y arriver, et d'une progression bien ménagée dans l'emploi des agens hygiéniques et médicinaux propres à la déterminer. Il ne faut rien de brusque, rien de saccadé dans les modifications de l'organisme. Les pratiques héroïques ne peuvent convenir que dans les cas extrêmes et déjà jugés; lorsqu'elles sont indiquées comme la seule ancre de salut: sinon elles seraient plutôt des écueils de destruction.

29° *Thérapeutique de l'arbre animal.*—De même que l'appareil respiratoire et circulatoire, et conséquemment l'arbre aortique et ses divisions, sont greffés sur la masse des ganglions et des filets nerveux gris pectoraux de l'arbre fondamental, et animés par l'expansion focale pneumatisante; et de même que l'appareil digestif repose sur la masse des ganglions et des filets nerveux gris abdominaux du même arbre radical, et s'électrise par les irradiations du feu gastrisant: de même à son tour l'arbre nerveux blanc ou de relation est enté sur les couches grises corticales, dont la flambance encéphalisante le vivifie, l'échauffe, l'innerve, par la transformation du phlox organique en éther, transformation que commencent ces couches grises, et qu'achève la pulpe blanche sensorio-motrice. Le phlox de l'encéphalisation est donc l'émanation astrale et conditionnelle qui anime l'arbre nerveux blanc; aussi ce dernier dans son état de santé et de maladie, suit-il servilement toutes les vicissitudes du tronc fondamental; et passe-t-il par toutes les phases conséquentes de l'excès, de l'abondance, de la juste mesure, de la pénurie, de la privation du feu vital. De sorte que la pulpe mentale et motrice et son agent éthéré sont toujours en rapport de force, d'harmonie, de normalité et de faiblesse, avec l'arbre gris radical et le phlox vivificateur, les moteurs primitifs et suprêmes.

30° Si donc vous remarquez que les sens s'affaiblissent, que l'intelligence s'engourdit, que le moral s'énerve, que la sensibilité s'émousse, que la locomotion s'affaisse, que les organes génitaux se refroidissent; vous feriez une médecine pitoyable, si vous vouliez traiter isolément ces déficiences partielles par des remèdes distincts et respectivement appropriés. Il faut rémédier avant tout à la faiblesse de l'arbre primordial nerveux gris; fortifier, échauffer l'appareil gastrisant; innerver, corroborer l'appareil pulmo-respiratoire; et par ces moyens plus ou moins continués, vous finirez par affermir, échauffer, électriser le débouché encéphalisant. De sorte que la vie organique générale, acquérant une vigueur inaccoutumée et durable, réfléchira son énergie nouvelle sur cette même encéphalisation, dont la flambance plus intense et plus animatrice aiguisera les sens, affermira la pensée, corroborera le moral, fortifiera la locomotion, électrisera les organes génitaux. Cette méthode rationnelle est beaucoup plus sûre, plus avantageuse et moins compromettante que le café, les alcooliques, la strycnine, les cantharides et les truffes, employés si souvent et si pernicieusement pour guérir les atrophies, les débilités et les paralysies spéciales de l'arbre de relation.

31° Si au contraire, les diverses parties de l'arbre sensorio-moteur, étaient isolement ou totalement exaltées, spasmodifiées, convulsées; vous tomberiez dans une erreur non moins funeste, si vous vous efforciez de combattre ces surexcitations séparément, et par de prétendus spécifiques, tels que les opiacés pour les sens, la pensée et le moral; les anti-spasmodiques pour la locomotion: le camphre pour le priapisme; sans tenir compte auparavant de l'énergie exagérée de l'arbre radical. C'est alors le plus souvent ce dernier qu'il faut affaiblir dans son avidité attractive, dans son tronc sécréteur, dans l'intensité de son expansion trop violente, dans sa sphère trop pleine et trop concentrée, dans son phlox animateur exubérant, dans son débouché pneumatisant trop tendu par un sang plastique trop riche et trop échauffé, dans son débouché gastrisant trop ardemment électrisé et emprisonné par des viscères abdominaux denses et brûlans, et dans son débouché encéphalisant, qui reporte à l'arbre animal lui-même, et le feu nerveux et l'excès de vitalité et de force de la vie fondamentale trop vigoureuse et trop stimulée. Vous recoureriez donc avec succès aux moyens thérapeutiques raréfians, négatifs et phloxiques, que nous avons décrits récemment, en expliquant la méthode curative propre à tempérer les prédominances tempéramentales nerveuses sanguine et bilieuse. Et cette méthode sera d'autant plus avantageusement appliquée, que vous aurez mieux compris l'enchaînement des rapports fonctionnels qui existent entre l'arbre radical et les trois débouchés, et entre celui de l'encéphalisation et l'arbre nerveux blanc ou animal, greffé sur sa flambance phloxique, et uniquement animé et électrisé par cette partie si importante de l'irradiation excentrique de la sphère focale.

32° *Thérapeutique des âges.* — Elle embrasse une foule de considérations qu'on ne peut ignorer sans compromettre l'existence des malades. Dans l'enfance, pendant que tout végète avec tranquillité pour le développement progressif de la vie organique, l'arbre animal, malgré la débilité de cette dernière, exerce un travail stimulateur qui attire la majorité du feu radical et du sang artériel. Aussi ces fluides se portent-ils, avec une abondance superlative, au débouché encéphalisant. Mais les actes fonctionnels des sensations, de la pensée et de la locomotion si mobile, produisant une forte excentricité sur leur abord, les arrêtent plus ou moins dans leur expansion, et les font refluer dans les deux autres débouchés pneumatisant at gastrisant, qui en sont vivement vivifiés. Mais alors les moindres obstacles, qui entravent les viscères abdominaux et pectoraux, concentrent vivement le feu nerveux trop emprisonné dans la sphère focale, qui le répercute d'autant plus violemment sur l'encéphalisation. Voilà pourquoi la plupart des maladies du premier âge revêtent le caractère ataxique. Il faut donc être sans cesse aux aguets des ingesta nuisibles qui peuvent suspendre l'essor du feu gastrisant, et soigneusement écarter toutes les influences atmosphériques qui peuvent refouler le feu pneumatisant. Plus vous ouvrirez ces deux voies par des raréfians, des délayans, des alimens clairs et légers : moins vous aurez à redouter l'étreinte de la sphère focale ; moins vous craindrez sa réaction sur l'encéphalisation, qui trouvera toujours la dérivation supplémentaire et aisée du superflu de la vitalité phloxique, par la pneumatisation et la gastrisation dilatées, sans cesse rayonnantes et suffisamment dépensantes. Tel est l'esprit de la médication de l'enfance. Et aussitôt que vous voyez la langue rouge à la pointe, sèche et enduite à la base, que vous remarquez de la soif, que le creux de l'estomac est sensible à la pression, que la diarrhée ou la constipation surviennent, que les urines s'échauffent, que les sens sont plus impressionnables par leurs excitans, que le moral devient taciturne, impatient et grogneur, que de l'insomnie, des soubresauts et de l'agitation apparaissent : croyez que l'orage s'apprête, que la cérébrite couve, que le foyer et la sphère vitale fermentent, que l'organisme s'embrase, que le feu nerveux s'accumule par le sécrétisme surexcité et incessant, et que les réactions générales et surtout céphaliques se préparent. Alors hâtez-vous d'ouvrir la gastrisation, d'amollir, de tempérer, de rafraîchir les membranes abdominales, de dilater leurs pores, de diminuer et de délayer la masse du sang, de relâcher l'artérialisation, de détremper toutes les trames, de faciliter toutes les voies à l'expansion centrale et spéciale. Et vous conjurerez la tempête, vous préviendrez les désordres pathologiques, vous ferez avorter l'encéphalite si grave, vous sauverez bien des enfans, et serez la joie de bien des parens et l'honneur de notre art.

33° Si les membranes pectorales et le tissu pulmonaire étaient phlogosés et oblitérés, et entravaient le cours de l'expansion pneumatisante, comme dans la coqueluche, la bronchite et la pneumonie ; le feu focal arrêté dans son essor par les viscères congestifs et enflammés, chercherait d'autres voies de dérivation et de dépense ; il se ruerait avec ardeur et intensité par les membranes abdominales, il les échaufferait, les crisperait, fermerait leurs pores, les surexciterait, provoquerait la gastro-entérite. Et la sphère centrale trop bandée, trop concentrée, tendrait impulsivement l'encéphalisation, susciterait l'exaltation cérébrale, provoquerait des troubles ataxiques ; et l'organisme entier se désordonnerait, s'embraserait sous cette contrainte du phlox vital, empêché dans ses irradiations aux débouchés fondamentaux, et comprimé par des obstacles compliqués, qu'il ne peut plus dompter que par des efforts irruptifs violens et des crises ménaçantes et dangereuses. Alors en recourant aux moyens médicateurs énoncés plus haut, en rafraîchissant, délayant, amollissant, dilatant, dégorgeant les pores des viscères et de la poitrine et du ventre, en ouvrant les voies de la pneumatisation par une soustraction sanguine locale ou générale convenable ; en élargissant l'issue dérivative du débouché de la gastrisation par les mucilagineux, les injections adoucissantes et tempérantes, par des sangsues épigastriques ou anales répétées selon l'exigence : vous ralentirez bientôt la combustion focale, vous relâcherez sa sphère rayonnante, vous diminuerez le feu nerveux, vous détendrez l'arbre sanguin, vous débanderez les solides, vous clarifierez les liquides, vous détremperez et atténuerez les obstacles, vous élargirez tous les pores et toutes les voies ; et le phlox pourra déborder, selon sa convenance, par les émonctoires ouverts, point réfractaires, mais complaisans et soulageans. La résolution morbide succédera à cette pratique avantageuse ; les dangers disparaîtront ; et l'harmonie physiologique se fera moins attendre.

34° La jeunesse se signale par la supériorité du dégagement vital pneumatisant, sur les deux débouchés encéphalisant et gastrisant. Le cœur irradie vivement le phlox central qui sature le sang, l'enrichit d'atomes nerveux denses et électrisans. Et ce sang et ce phlox se rendent avec puissance dans tous les viscères, mais principalement dans les poumons qui s'en abreuvent et s'en enivrent pour se développer, se compléter, et repousser avec vigueur la colonne de l'air atmosphérique inspiré, qu'ils digèrent et décomposent, et dont ils absorbent avidement l'oxygène et les principes électro-lumineux, pour en aviver et en remplir le foyer sécréteur radical. Mais si des causes pathologiques viennent à frapper les poumons, la membrane bronchique et les plèvres ; le feu cardiaque et pneumatisant et le fluide artériel, son esclave, sont arrêtés dans leur essor contre les tissus phlogosés, crispés et fermés ; et leur suspension complète la plénitude et la surexcitation locale et progressive. Le débouché pneumatisant concentré s'entrave de plus en plus ; et le feu et le sang rouge, obligés de refluer ailleurs, s'efforcent de se dériver tensivement par les appareils de l'encéphalisation et de la gastrisation, devenus nécessairement supplémentaires et tributaires de l'oblitération pectorale. La pulpe sensorio-motrice résiste tant qu'elle peut à l'effort irruptif de la flambance encéphalisante, et se crispe défensivement sur les couches grises, qui elles-mêmes se resserrent et laissent passer le moins possible de phlox et de sang. Alors ces fluides n'ont plus de voies dérivantes que les viscères abdominaux ; ils se ruent sur les muqueuses digestives, les échauffent par leurs irradiations tensives, agacent, surexcitent, crispent leurs pores, et déterminent par-là un plus grand emprisonnement général de la sphère centrale rayonnante. Celle-ci se concentre, s'étreint de plus en plus sur le foyer emporté et réactif, qui tente des efforts critiques plus ou moins violens et résolutifs par la sueur, les urines, les selles, les crachats. Mais quand les obstacles engorgeurs résistent à son travail curatif, il en naît des désordres graves et un combat plus impétueux. Le feu encéphalisant force la pulpe sensoriale, et se déborde et se décharge en éther sur l'arbre animal vaincu et emporté dans les écarts organiques. Le feu pneumatisant durcit, hépatise, fait suppurer ou troue hémoptysiquement les tissus pulmonaires. Le feu gastrisant dessèche, noircit, embrase, ulcère et perce les trames intestinales; et le phlox focal dégage son superflu, sa surabondance comprimée, par des lésions ordinairement mortelles.

35° Mais vous éviterez ces conséquences funestes, en proportionnant au début les moyens thérapeutiques aux obstacles à détruire, aux engorgemens à vider, aux mouvemens inflammatoires locaux et focaux à calmer, et à la plénitude de feu et de sang qui empètrent, compriment et la sphère vitale et l'arbre aortique. Clarifiez ce dernier par d'abondantes saignées répétées: vous mettrez cette sphère plus à l'aise dans les canaux artériels élargis, où son feu trouvera une place, et elle-même une détente salutaires. Attaquez la phlegmasie pectorale et l'engorgement par des sangsues nombreuses et des topiques émolliens; et calculez toujours d'avance la masse de fluides que vous devez éliminer, pour opérer l'effet désoblitérant désiré. Recourez à tous les moyens internes et externes propres à seconder ces intentions rationnelles si favorables; administrez des délayans, des clarifians, des tisanes négatives, aphloxiques, qui puissent ralentir le foyer vital par leur abord, saturer le feu exubérant, rafraîchir les tuniques artérielles, appauvrir leur sang, amollir et relâcher les solides, raréfier et désélectriser les humeurs, dilater tous les pores, ouvrir toutes les voies à l'expansion focale, et produire ainsi une détente générale salutaire, et une dérivation facile du colorique animateur surabondant. Il faudra bien que le collapsus survienne; que le diapason sécréteur s'affaiblisse; que les mouvemens fondamentaux trop fébriles se ralentissent; que la sphère focale se relâche et se vide; que tout l'organisme se calme; que les désordres pathologiques cessent; et que le feu des débouchés se dérive convenablement et avec plus de mollesse et de bénignité par l'encéphalisation débandée, par la pneumatisation désoblitérée, par la gastrisation humectée et rafraîchie. Mais je le répète, il faut graduer les efforts thérapeutiques aux exigences morbides, et ne pas dépasser les besoins actuels de la vie : sinon loin de remédier à des désordres pathologiques graves sans doute, vous en détermineriez de plus grands encore, en épuisant trop l'organisme, qui pourrait périr tout d'un coup, ou de langeur et dans l'hydropisie.

36° Dans l'âge mûr, la flambance encéphalisante, arrivée à son summum de force et d'intensité, s'est équilibrée avec l'expansion pneumatisante également vigoureuse et dense. L'arbre animal résiste énergiquement à la première, et l'appareil pneumo-circulatoire oppose puissamment à l'autre la résistance de ses viscères élastiques et robustes. De sorte que la majeure partie du feu vital, convenablement arrêtée par les trames complètes des deux premiers débouchés, tend à se dériver par la gastrisation et les muqueuses digestives. La continuité de ses efforts fortifie, échauffe, électrise l'appareil abdominal, et lui imprime une prédominance temporaire. Mais à cette époque de la vie, si des ingesta trop succulens, trop concentrans, comme l'usage prolongé des viandes noires, des épices, des vins excitans, des alcooliques, viennent à phlogoser, crisper, engorger et fermer les pores gastro-intestinaux ; le phlox animateur ne trouve plus une voie suffisante à la dérivation de la sphère centrale. Cette entrave le refoule sur le foyer qui en est gêné, opprimé, concentré. Ce dernier tend à le décharger sur la pneumatisation par la fièvre, et sur l'encéphalisation par l'exagération des fonctions sensorio-motrices. De sorte qu'une série de troubles pathologiques surgit dans un rapport de gravité analogue à la phlegmasie, aux oblitérations abdominales, et à l'entrave de l'expansion gastrisante. D'où résultent et les symptômes ataxiques encéphalisans, et l'ardeur fébrile pneumatisante, et la fuliginosité embrasante et desséchante de la gastrisation. Vous vous opposerez donc à ces symptômes désastreux, par les moyens généraux et locaux qui peuvent ralentir le foyer, vider sa sphère, diminuer le feu vital, désemplir l'arbre sanguin, ouvrir les débouchés, amollir et humecter les solides, clarifier et tempérer les fluides ; tandis que vous agirez directement sur la cause originelle de la maladie, par les saignées locales appliquées sur les régions abdominales douloureuses et à l'anus même, par les tisanes aphloxiques, délayantes, acidules et mucilagineuses, par les topiques émolliens, par les injections tempérantes, et par tout ce qui pourra désemplir, vider, calmer, détremper et rafraîchir les voies du feu gastrisant, dont l'entrave primitive a produit les écarts morbides généraux et particuliers.

37° Si nous passons à la vieillesse, nous rappellerons qu'à

cette période décroissante de la vie, l'arbre radical nerveux gris possède bien moins d'atomes phloxiques constitutionnels; que le sécrétisme fondamental se ralentit de plus en plus; que la sphère focale est moins dense; que le feu nerveux est plus rare et moins rayonnant; que les appareils des débouchés, depuis long-temps équilibrés entre eux, ne reçoivent qu'avec une mesure avare, le juste tribut nécessaire à maintenir leurs fonctions languissantes; que les fluides sont peu saturés d'animation; que les solides se sont endurcis par les irradiations tensives de l'expansion vitale, qui les a frappés sans cesse pendant tout le cours de la vie; qu'ils emprisonnent de plus en plus, par leur densité progressive, le rayonnement de la sphère générale, qui s'évaporerait sans cette salutaire quoique malheureuse modification. Et comme cet endurcissement graduel des trames viscérales ne peut s'effectuer sans oblitérations diverses; le praticien doit toujours être aux aguets du débouché, de l'appareil, de l'organe qui en est victime: afin de s'opposer à l'exagération éventuelle de cet obstacle, pour le mitiger, et en provoquer d'autres moins dangereux, pour compensation. C'est ainsi que l'émoussement des sens, l'hébétude de la pensée, les paralysies de la locomotion, l'inertie génitale apparaissent tour à tour, et prouvent le ralentissement animateur de l'encéphalisation. Les adhérences des plèvres, l'endurcissement pulmonaire, l'asthme, les vieux catharres, l'hypertrophie du cœur, la rigidité et la faiblesse des muscles, la sensibilité au froid, les œdèmes partiels, viennent témoigner de la langueur de la vivification pneumatisante. La lenteur des digestions, la faiblesse des repas, la constipation annoncent la raréfaction et l'impuissance du feu gastrisant. Tout tourne donc vers la débilité et la décadence. Aussi sachant que le sécrétisme vital doit se tarir, et prévoyant son extinction fatale et inévitable par sa décroissance même, on serait imprudent de vouloir remonter par des toniques et des stimulans inopportuns, un mécanisme prédestiné à la mort. Le médecin philosophe ne peut que viser à conserver le plus long-temps possible l'harmonie des fonctions fondamentales; écarter tout ce qui peut les troubler, les entraver, les paralyser; seconder les vues de la nature, quand elle veut supprimer des actions physiologiques inutiles, trop dispendieuses et qu'elle ne peut nourrir; et conduire le plus agréablement possible le vieillard à son dernier soupir, par des moyens hygiéniques peu impressionnans, par les consolations de l'amitié, et le rappel si agréable pour lui des rêves les plus heureux de sa vie passée, en lui cachant la perspective affreuse de la nuit prochaine qui l'attend.

38° La différence d'animation et de force qui distingue les âges inspire naturellement le besoin de traiter les maladies bien autrement dans la vieillesse, où l'arbre fondamental s'épuise successivement et où le feu est si rare, que dans la maturité, où le premier est dans toute sa vigueur, et le second dans toute sa plénitude, et à plus forte raison que dans l'enfance, où le foyer se développe et se corrobore sans cesse, et où le feu s'accroît de plus en plus et se fraye des débouchés si exigeans. Vos moyens thérapeutiques seront prompts, précis, assez énergiques pour le jeune âge; mais vous soustrairez bien moins de sang et de phlox vital que dans la virilité, où vous pouvez dépenser héroïquement l'innervation, et affaiblir considérablement l'organisme, parce qu'il se répare vite; tandis que vous avez moins de ressource dans le dernier âge de la vie, où la pauvreté de l'animation, la diminution du feu nerveux et du fluide artériel, vous obligent à une réserve curative très-parcimonieuse. Alors les excitans réussissent mieux extérieurement, employés comme révulsifs et comme résolutifs, qu'à l'intérieur, où ils forceraient le sécrétisme central à un travail épuisant, souvent infructueux.

39° Il est une particularité propre au sexagénaire, que je ne puis passer sous silence: c'est sa prédisposition à l'apoplexie. Voici comme on doit en expliquer la cause ordinaire. Tout l'arbre animal est débile, pauvre d'éther; et la pulpe sensorio-motrice a perdu son excentricité qui faisait sa défense contre l'abord du feu encéphalisant, et contre l'impulsion du sang des artères carotides et vertébrales. Lors donc qu'un vieillard imprudent se livre à des essais coupables pour ranimer ses organes génitaux flétris; lorsqu'il est miné par des chagrins cuisans; lorsqu'il se fatigue par des travaux intellectuels opiniâtres et non faits pour lui; la faiblesse éthérée qui en résulte, produit un vide dans l'arbre moteur qui n'offre pas assez de résistance à l'encéphalisation. Et si la vie organique est en même temps surexcitée par des excès de table, des alcooliques, des viandes échauffantes; le travail excessif que leur digestion impose au feu gastrisant, fait transporter à l'abdomen la plus grande partie du feu et du sang de l'organisme, aux dépens du cerveau qui s'en trouve privé et plus impuissant encore. Mais les principes stimulans et spiritueux, pénétrant dans le torrent sanguin, plénifient et durcissent le pouls, exaltent la pneumatisation qui lance le phlox et le sang, avec trop d'énergie, sur l'encéphale débilité; et lorsque sa résistance est insuffisante, comme après les causes d'épuisement que nous avons mentionnées, le phlox et le sang des carotides et des vertébrales opèrent une irruption congestive sur les parois cérébrales qu'elles affaissent et dépriment, ou se frayent une issue étouffante et mortelle jusque dans les ventricules mêmes, où ils paralysent, par leur heurtement et leur contact, la pulpe sensoriale et les fonctions motrices. J'ai vu bien des praticiens, dans cette circonstance malheureuse, couvrir la tête de l'apoplectique avec des topiques glacés, qui condensent et figent le sang et l'empêchent d'être résorbé. Ce traitement est toujours funeste; je ne l'ai jamais vu réussir; et j'engage à ne jamais en user. Asclépiade et Avicennes étaient plus judicieux, lorsqu'ils appliquaient des huiles chaudes et des emplâtres attractifs, propres à résoudre la matière de la congestion, ou à la porter révulsivement à la circonférence. La saignée générale très-abondante, en vidant considérablement le foyer vital et les sécrétismes partiels, les perturbent au point de produire une attraction centripète excessive, qui cherche à englober, de tous les points de l'organisme, les fluides propres à aviver et à entretenir la combustion vitale; et le liquide épanché dans l'encéphale, se résorbe souvent pendant cet effort laborieux, salutaire et rationnel. Mais aussitôt que la face pâlit, que le stertor bruit, que le pouls se rappetisse, que le froid des extrémités s'annonce progressivement, on peut pronostiquer l'extinction prochaine du foyer fondamental, qui se désassimile de plus en plus, et dissipe le reste inutile et impuissant de son feu animateur.

40° *Thérapeutique des sexes.*—Lorsque l'arbre organique se fortifie et se complète par le développement progressif des plexus spermatiques, il fournit plus de feu à l'arbre animal. Ce dernier, enrichi conséquemment d'un éther ardent et dense, perfectionne et active l'appareil génital, et commence à développer les fonctions reproductives dans l'adolescence et la puberté, par la formation de la médule séminale qui doit régénérer l'espèce. Cette époque de la vie mérite une sérieuse attention, et commande de réprimer sévèrement les habitudes vicieuses et solitaires dont l'homicide et fréquente répétition tend à appauvrir l'arbre sensorio-moteur, et à le débiliter souvent pour le reste de la vie. Les dépenses de sperme dans un organisme inachevé, exigent des efforts de réparation extraordinaires, et imposent un tribut trop onéreux à l'arbre radical et aux fonctions fondamentales, qui ne doivent alors s'exercer que pour compléter uniquement l'individu, et non s'user pour des fonctions prématurées et pas encore permises. Une continence rigoureuse, soutenu avec fermeté jusqu'à l'âge viril, fait employer utilement le phlox animateur pour la vie organique, et l'éther pour la vie animale : de sorte qu'entrant en totalité dans la constitution de l'arbre primordial, des appareils primaires, des fonctions et des organes secondaires, ces agens électrisans, loin d'être perdus par des dépenses pernicieuses, se condensent, s'accumulent comme des ressources précieuses pour l'avenir et la longévité, et pour la vigueur permanente. Aussi l'abus précoce des plaisirs de l'amour, énerve la vie fondamentale et l'arbre de ralation; rabougrit la première et fait languir l'autre : ce qui explique l'incapacité progressive et la dégénération virile de bien des jeunes gens, dont les facultés adolescentes avaient fait concevoir les espérances les plus brillantes, par leur vivacité native, leur énergie croissante, la rectitude de leur jugement, la puissance de leur imagination, l'étendue prodigieuse de leur mémoire, et qui ont vu tout cet éclat disparaître insensiblement, sous l'influence épuisante des plaisirs défendus. Par eux les sens s'émoussent, la volonté se relâche, le moral se débilite, la pensée s'amollit, l'imagination se refroidit, la locomotion devient chétive, et le pouvoir reproducteur tarit bien avant le temps, en produisant la mélancolie, l'inutilité sociale, l'abaissement de soi-même et le dégoût de la vie.

41° Quand les plexus spermatiques, par la croissance progressive de la végétation de l'arbre organique nerveux gris, reçoivent leur surcroît d'électrisation, à la période marquée pour leur propre développement; ils deviennent eux-mêmes des rouages sécréteurs d'une immense importance, et accroissent le travail vital de l'arbre animateur général. Leurs produits phloxiques entrent dans le torrent circulatoire, et augmentent l'innervation totale, en imprimant plus d'intensité et d'ardeur au sang artériel augmenté comme elle est plus qualifié. Le sang de la jeune fille devient donc surabondant, par sa destination à de nouvelles fonctions futures. Un travail fermentatif général s'opère; l'action vitale conduit son superflu au sommet floral de l'arbre organique qui le transmet à l'utérus avec le feu vital en excès. Leur transport dans cet appareil jusqu'à présent silencieux, a pour but de le compléter et de le préparer au travail procréateur; et leur présence en lui l'excite, échauffe sa muqueuse, dilate ses capillaires, et leur fait exsuder l'écoulement menstruel, qui se renouvelle périodiquement par le retour intermittent de la plénitude artérielle et phloxique générale.

42° La Thérapeutique doit, de concert avec l'hygiène, s'efforcer de seconder les vues et les mouvemens physiologiques; d'établir le cours de cette hémorrhagie salutaire, et d'en régulariser les retours : sinon une pléthore morbifique en résulterait, et pourrait occasionner des phlegmasies diverses et des troubles ataxo-hystériques, qui ne proviennent que de la funeste rétention ou de l'impossibilité d'élimination du phlox, du sang et de l'éther temporaires et superflus, que sécrète la généralité de l'organisme.

La spermatisation, ou la flambance du feu des plexus spermatiques, est donc un nouveau débouché qui vient s'ajouter aux autres, et qu'on doit favoriser et raréfier, ou exciter ou modérer, dans l'âge de la puberté. Je dis exciter, quoiqu'on abuse trop souvent de cette méthode, surtout chez de jeunes personnes chétives, pâles, chlorotiques, dont l'arbre radical est trop débile pour sécréter du feu prolifique superflu, et dont l'appareil hématosant est trop faible pour absorber assez d'oxygène alimentaire. La thérapeutique veut alors qu'on commence par corroborer l'arbre vital; par échauffer et fortifier son foyer sécréteur; par remplir et concentrer sa sphère; par augmenter le feu nerveux; par stimuler les débouchés; par affermir les grands appareils; par régulariser les fonctions principales; par condenser les fluides; par animer les solides; ou par détruire les phlegmasies chroniques; par désoblitérer les anciens obstacles; enfin par fermer les voies trop ouvertes, et qui dépensent inutilement et morbidement le phlox général. Voilà les conditions premières par lesquelles on harmonisera les lois et les rouages de l'organisme; et l'on obtiendra secondairement la fonction désirée, qui s'entrave presque toujours quand les plus importantes sont lésées, et sont ou exaltées ou affaiblies.

43° Mais l'arbre vital, après avoir achevé le développement de toutes ses parties, et avoir complété tous ses viscères, remplit avec énergie tous les actes dévolus à l'organisme. Il exécute toutes les fonctions physiologiques dont il est capable, et notamment les reproductives pendant l'âge de force et de virilité. Tout le phlox et le sang, produits surabondamment par l'ensemble général, sont dirigés constamment vers l'appareil utérin, pour se dégorger et se dériver convenablement par l'excrétion mensuelle. Mais lorsque le sécrétisme central est arrivé au summum de sa vigueur, il tend à décroître insensiblement; bientôt après il ne produit plus assez de feu pour alimenter ces dernières fonctions ajoutées à l'arbre de la vie; et ce sont les premières qui se tarissent et s'éteignent. Le médecin doit surveiller avec une scrupuleuse observation le mode de cessation et de désélectrisation de l'innervation spermatisante. Ordinairement elle se ralentit insensiblement, sans troubles morbides, et disparaît comme elle avait commencé. Mais chez les femmes nervoso-sanguines, c'est-à-dire très-irritables, très-phloxiques, très-animées, l'agent radical, toujours poussé avec exubérance et tension vers le sommet caudal de l'arbre fondamental, finit souvent par trop échauffer l'appareil utérin, par engorger son tissu et sa muqueuse, par l'enflammer et l'endurcir. Et lorsque le retrait du phlox spermatisant survient, ces trames dénaturées et squirrheuses, privées de l'agent animateur qui les tenait en cohésion et les douait d'une activité conservatrice salutaire, sont alors livrées à leurs propres élémens. Mais n'étant plus désormais innervés par l'animation rétrocédée, ces élémens abandonnés à eux-mêmes, se dissocient par un mouvement décompositeur consécutif à l'induration et au squirrhe; et une ulcération cancéreuse ordinairement fatale surgit, et par les réactions générales qu'elle provoque, et la résorption délétère qu'elle détermine, engendre tôt ou tard le marasme et cause la mort.

44° Pour guérir cette affection, il ne faut pas attendre son existence complète; on doit la prévoir bien long-temps à l'avance; il faut affaiblir souvent, deux, trois, cinq, huit ans plus tôt, l'organisme; tempérer le sécrétisme fondamental; diminuer la somme du feu nerveux et du sang rouge; désoblitérer l'appareil utérin et le désenflammer; détourner la tendance incessante de la vitalité organique vers les organes génitaux, et la dériver ailleurs par des moyens appropriés, diurétiques, hémorrhagiques ou musculaires. Tout ce qui peut agacer les sens, inspirer des idées libidineuses, surexciter les désirs, doit être proscrit; en même temps que par des saignées à distances, des sangsues locales périodiques, un régime végéto-animal modéré, des exercices convenables, des bains prolongés, des délayans, etc., vous détournez, d'un appareil qui se morbifie, le phlox et le sang superflus, qui n'ont déjà vers lui que trop de tendance naturelle. En ménageant ainsi les irradiations trop répétées du feu nerveux vers les trames utérines, en les en privant, en les soustrayant à la congestion habituelle d'un sang âcre et surabondant, vous empêchez son tissu de s'enflammer, de s'engorger, de se dénaturer ou de se squirrhifier. Mais lorsque le mal est fait, vous ne pourrez pas plus y rémédier qu'à la décomposition gangréneuse du cynorrhodon, qui se putréfie de plus en plus sur son pédoncule, en présentant sa sanie noirâtre et automnale si contrastante avec l'admirable fleur du printemps; imprimant ainsi à l'âme du philosophe, la fatalité des vicissitudes de la Nature, qui offre l'exemple de nos malheurs et de nos maladies jusque dans la matière inanimée; peut-être afin de nous y préparer plus tôt, et d'en soutenir avec fermeté l'éventualité et la réalité désolantes.

45° Chez l'homme, la sécrétion du phlox viril et du sang en excès, diminue plus lentement, et avec moins de chances d'altération organique locale et de désordres généraux; parce que, d'une part, la femme est oisive, peu tracassée par les affaires sociales et l'ambition d'un avenir plus splendide; elle est tout abandonnée aux soins de plaire, à la lecture des romans, aux adulations des séducteurs, en même temps que l'appareil utérin se fatigue, se surexcite et s'altère par les conceptions répétées, et parce que, d'une autre part, les travaux de l'homme, ses fonctions sociales, l'extrême tension de son esprit vers des spéculations fructueuses et agrandissantes, et la fatigue de son système musculaire, absorbent la superfluité du phlox et du sang organiques. Et à l'époque de leur tarissement progressif et de la limitation de l'innervation fondamentale, ils sont absorbés aisément par des fonctions sensorio-motrices supplémentaires et dérivatives, qui s'accroissent et se fortifient, en attirant à eux les restes animateurs et alimentaires de leurs sécrétions graduellement décroissantes. C'est pourquoi l'âge critique de l'homme est moins marqué et moins compromettant. Pourtant il arrive souvent que de cinquante-cinq à soixante-cinq ans, des symptômes de congestion cérébrale apparaissent, ou le flux hémorrhoïdal, ou des ulcères, ou de vieux catharres, ou des sécrétions anormales, qui consomment, comme des vésicatoires, l'excès possible du phlox et du sang organiques désharmonisés, et en surcroît avec les besoins ordinaires de la physiologie générale.

46° *Thérapeutique de la Maladie*.—Nous savons que la maladie provient toujours d'une cause; que cette cause est un obstacle ou refoulant ou raréfiant du feu nerveux; que cet obstacle est hygiénique ou interne, ou physiologique ou externe : comme la plénitude et le vice des humeurs, ou une trop grande dureté et mollesse des solides. Le premier principe curatif consiste à détruire l'obstacle pathogénique, quel qu'il soit, par les concentrans, s'il est de nature raréfiante; et par les raréfians au contraire, s'il est concentrant. Ensuite on doit s'efforcer de traiter les désordres fonctionnels que cet obstacle aura pu produire dans l'organisme. S'il a oblitéré des pores, s'il a bouché les conduits de l'attraction focale, il faut les dégorger, et rétablir les voies convergentes de la vie. Si le sécrétisme fondamental a été exalté ou affaibli, vous recourerez aux aphloxiques ou aux phloxiques convenables, pour le ramener à son diapason naturel. Si c'était le sécrétisme d'un viscère partiel, vous emploieriez des moyens identiques, mais proportionnés à sa vitalité propre.

47° Si le feu nerveux était rare ou trop dense, vous l'augmenteriez par l'ingestion d'alimens positifs et phloxiques très-nourrissans; et vous le diminueriez par un régime négatif et des boissons aphloxiques et neutralisantes.

48° La sphère vitale est-elle trop pleine et arrêtée soit dans les grands débouchés, soit dans les textures locales; vous videz convenablement les uns et les autres, vous amollissez leurs solides, vous raréfiez leurs liquides, vous tempérez leur innervation, vous ouvrez leurs pores, et la sphère trouve en eux une issue salutaire et une dérivation plus aisée.

49° Le fluide artériel est-il surabondant, et oppose-t-il une digue trop dense au feu pneumatisant, vous appauvrissez l'arbre aortique par des saignées suffisantes, qui relâchent les pores des membranes vasculaires, et leur permettent de rayonner plus librement la plénitude de la sphère focale ainsi soulagée.

50° Le sang rouge au contraire est-il trop rare, et n'offre-t-il pas assez de résistance à l'expansion centrale insuffisamment retenue et trop vaporisée; vous recourez à une nourriture succulente et fibrineuse, à des remèdes concentrans propres à plastifier les fluides, à resserrer les solides. Et cette nouvelle modification curative emprisonne et arrête avantageusement le rayonnement de la sphère, qui ne se dépense plus outre mesure, enivre et avive désormais le foyer de son feu accumulé, fortifie l'arbre vital et ses fonctions primaires et ses débouchés, et imprime ainsi une vigueur générale à l'organisme remonté et convenablement électrisé.

51° Le fluide veineux est-il superflu; ses scories embarrassent-elles les radicules encéphaliques des jugulaires, et les abdominales du foie; ce dernier organe est-il lui-même empâté, obstrué; les cavités du cœur sont-elles froissées, hypertrophiées, dilatées, rétrécies ; hâtez-vous de remédier prudemment à ces désordres et à ces obstacles, par des dégorgemens convenables successifs ou périodiques.

52° La gastrisation est-elle entravée par des oblitérations alimentaires indigestes, ou des phlegmasies aiguës ou chroniques ; délayez, neutralisez, évacuez les premières, et apaisez les secondes par des aphloxiques et des émissions sanguines locales appropriées.

53° Le débouché encéphalisant est-il trop tendu et trop impétueux, par un surcroît fébrile de la pneumatisation exaltée, et par le sécrétisme focal lui-même exagéré ; réprimez ces dernières causes d'abord, par les moyens affaiblissans déjà si souvent indiqués ; et accompagnez-les de dérivations sanguines aux tempes, aux mastoïdes, au cou, et de révulsions utiles soit rubéfiantes aux extrémités inférieures, soit légèrement relâchantes sur le canal intestinal.

54° L'éther est-il exubérant dans l'arbre animal surexcité ; hâtez-vous d'affaiblir la vie organique, de diminuer ses irradiations aux grands débouchés ; recourez aux bains tièdes qui ouvrent les pores et font évaporer tant de feu et d'éther ; prescrivez des acidules et des mucilagineux frais qui les tempèrent, les saturent, les annulent ; recommandez le repos de la pensée, le calme des passions, la maîtrisation des chagrins ; assoupissez les douleurs physiques, amoindrissez les souffrances morales, et conseillez les distractions, les voyages, les promenades sur l'eau, l'exercice musculaire, la fatigue même et la chasse si avantageuses aux obstrués, aux désolés, aux nerveux, aux mélancoliques, aux hommes de lettres et aux ambitieux.

55° Mais si des hémorrhagies surgissent, soit avec excitation et plénitude générales et locales, soit avec atonie, relâchement et vacuité ; remédiez à ces causes par les raréfians, les atténuans, la diète affaiblissante, pour le premier cas, et dans l'autre recourez aux amers, aux fortifians, à un régime nutritif et succulent, aux applications astringentes ; et proportionnez toujours vos agens curatifs aux besoins de l'organisme, étudié d'abord dans sa totalité, et considéré scrupuleusement ensuite dans les réclamations morbides de ses parties isolées.

56° Que si des collections aqueuses apparaissent, ou sont formées depuis long-temps ; pénétrez-en la cause originelle, qui sera universelle ou locale. Si l'arbre vital est débilité dans son essence et commence à se désélectriser ; employez toute l'énergie des moyens réparateurs toniques et stimulans pour remonter sa combustion, et renforcer le feu nerveux. Si c'est un organe local qui est paralysé, échauffez-le par des fondans et des électrisans. Si l'hydropisie provient au contraire d'un hypersécrétisme général ou partiel; ralentissez-le graduellement, en même temps que vous tâchez de dissiper la stase lymphatique par des dérivatifs salutaires, ou par la ponction si vous la croyez irrésorbable.

57° Quant aux névroses, produites la plupart du temps par des exaltations ou des entraves des fluides nerveux, vous refroidissez et calmez celles-là; tandis que pour les dernières, vous ouvrez les voies interrompues, dont la liberté régularise bientôt les irradiations générales et locales et du phlox animateur et de l'éther sensorialisant et moteur.

58° Mais les maladies organiques sont bien plus difficiles à soigner que les affections précédentes, parce qu'elles consistent le plus souvent dans une altération texturale, qui a paralysé, endurci, ulcéré ou squirrhifié les organes. C'est alors qu'il faut innerver, dilater, dessécher ou extirper le siége du mal; en même temps qu'on fait suivre le régime tonique, ou simplement nutritif, ou même débilitant, selon l'état général de la vie et des fonctions fondamentales, ainsi ménagées, modifiées et dirigées pendant tout le laps consacré aux efforts curateurs.

59° Les viciations des fluides, effets de la surexcitation ou du ralentissement du sécrétisme fondamental et des partiels, et causes de la pléthore, des hémorrhoïdes, de la mélancolie, de la goutte, de la pierre, des scrophules, des tubercules, du ptyalisme, de la siphylis, de l'anémie, du scorbut et du rachitisme, doivent être soumises à une thérapeutique qui tende à débiliter ou à stimuler ces sécrétismes mêmes; à diminuer ou à augmenter le feu animateur; à vider ou à remplir graduellement l'arbre aortique; à modifier successivement le sang rouge; à le refaire complètement en lui donnant de meilleures qualités, que lui imprimeront les appareils préparatoires qu'on s'efforcera de normaliser. On prescrira un régime convenable, propre à régulariser les fonctions centrales et secondaires; à régénérer les liquides insensiblement diminués par des soustractions périodiques; on recourera aux dérivatifs spéciaux, aux sudorifiques, aux diurétiques, aux laxatifs, aux éméto-cathartiques même selon les cas. Et petit à petit on aura changé les conditions désavantageuses de l'organisme; on aura bonifié les viscères lésés; on aura amélioré les sécrétions diverses; en même temps que les dérivations thérapeutiques et la désassimilation nutritive incessante, élimineront constamment les altérations vicieuses des humeurs et les engorgemens des solides, dénaturés par leurs influences dès-lors de plus en plus fugitives et dissipées.

60° Tels sont en racourci les principes capitaux sur lesquels se fonde la curation de toutes les affections morbides. Ces principes serviront de guides dans l'exposé de la thérapeutique, que nous allons appliquer généralement et succinctement aux grandes divisions de notre cadre nosologique.

61° *Thérapeutique de la fièvre.*— La fièvre n'est qu'un symptôme, ou si l'on veut, un ensemble de symptômes morbides. Elle s'annonce par la rapidité du pouls, une chaleur inaccoutumée de la peau, l'ardeur générale, et s'accompagne souvent de la soif, de la douleur gastro-intestinale, et de l'exaltation des fonctions sensoriales et motrices. Ce phénomène est un trouble de la sphère vitale, qui réagit contre des oblitérations viscérales plus ou moins phlegmasiques, et toujours causées par des obstacles diversement concentrateurs du phlox rayonnant.

62° La pyrexie est donc toujours essentielle à la vie, en tant qu'elle n'est qu'un mode d'exagération du sécrétisme de l'arbre fondamental, et un effort d'expansion de ses irradiations excentriques, pour saturer, fondre, résoudre, vaporiser et éliminer les obstacles et les engorgemens pathologiques.

63° Avant l'apparition de notre doctrine, le causalisme médical, on ignorait la source et le jeu des sympathies; on ne savait pas les rapporter à la déviation du feu nerveux, détourné par les oblitérations inflammatoires, et transporté vicieusement, d'un débouché, d'un viscère et d'une voie naturelle, sur d'autres chargés de le dériver et de le tamiser supplémentairement. Mais depuis que nous avons révélé l'acte suprême de la vie, et la trinité sublime des trois lois fondamentales : l'attraction permanente, le sécrétisme focal incessant et l'expansion continuelle, on sent la nécessité de la normalité physiologique du rayonnement excentrique de la sphère du feu nerveux animateur, qui se répare et se dégage sans cesse par l'effet persistant de l'alimentation et des résorptions.

64° Lors donc que ce feu est entravé par des applications mécaniques, par des modificateurs trop refoulans, par des obstacles humoraux et scorieux, il est suspendu dans sa divergence. Ses rayons, arrêtés par l'entrave pathologique et trop condensés sur elle, finissent par engorger et remplir la sphère focale d'où il émane. Le sécrétisme vital opprimé, s'exagère par la saturation du phlox qui l'enivre et l'étouffe. Et il s'efforce de réagir excentriquement, violemment et élastiquement contre les obstacles morbides, occasionnels de ses désordres. Quand ces derniers lui offrent trop de résistance, ses irruptions deviennent impétueuses et orageuses. Elles s'effectuent sur les débouchés et les organes les plus ouverts, et dans les voies les plus appropriées à la dépense soulageante du feu superflu. Voilà pourquoi la colonne de phlox, qui sort par le volcan vital, par les cavités gauches du cœur et le vestibule pulmonaire du foyer, exalte tant les fonctions de la pneumatisation. Le cœur bat avec énergie et rapidité; la respiration est gênée et accélérée; le sang s'échauffe et se dessèche par le torrent de phlox qui se précipite dans l'aorte et dans tous les viscères, et qui s'échappe par la peau. Les carotides et les vertébrales en transportent à la tête une exubérance maladive qui, jointe au feu de l'encéphalisation également exaltée, trouble, embrase, emporte, fait délirer et convulse l'arbre sensorial et moteur. Les artères du tronc cœliaque, les mésentériques et les autres abdominales, remplies d'électron vital, vont échauffer les membranes stomacales et intestinales et les organes sécréteurs adjacens, qui, recevant déjà l'influx si dense du feu gastrisant exagéré dans le même rapport que le foyer, éprouvent une ardeur brûlante qui les altère, les dessèche, les resserre et les phlogose.

65° De sorte que ces conditions pathologiques de l'organisme fébricité, tendent à circonscrire de plus en plus le rayonnement focal; à opposer des barrières circonférencielles à sa sphère expansive; à refouler graduellement l'effort de son excentricité : ce qui fait monter le sécrétisme fondamental à un diapason extraordinaire, à une combustion excessive, dont les effets tensifs et débordans incendient bientôt l'organisme, et amènent les symptômes qui caractérisent l'adynamie et produisent la putridité: tels que le dessèchement et la fuliginosité des muqueuses, l'engorgement consécutif des poumons, la stupeur du sensorium, la prostration musculaire, la chaleur âcre de la peau.

66° Ces désordres sont d'autant moins graves que les causes morbifiques sont plus légères; et inversement. Mais on a eu tort de faire des entités fébriles, et de décrire les fièvres inflammatoire, bilieuse, ataxique, adynamique, comme des êtres isolés et distincts ayant leurs causes particulières, leurs symptômes propres, leurs effets individuels et leur traitement spécial. Tous les modificateurs vicieux, tous les agens hygiéniques nuisibles, tous les obstacles aux opérations physiologiques, quels que soient leur lieu, leur siége, leur mode d'agression, leur influence sur tels solides ou sur tels liquides, peuvent produire des phlegmasies, des oblitérations, des engorgemens étendus et locaux, dont les entraves résultantes, en opposant une digue au feu focal, en opprimant et en exagérant le sécrétisme fondamental, en refoulant la sphère expansive, et en forçant cette dernière à des réactions orageuses et à des irruptions dérivatives sur tels débouchés ou sur tels appareils, sont susceptibles de déterminer soit la fièvre inflammatoire, si l'afflux consécutif du phlox animateur dévoyé se porte sur les poumons et le cœur; soit la fièvre bilieuse, muqueuse et putride, si les décharges s'effectuent sur l'estomac et les intestins; soit la fièvre ataxique, si le feu superflu force le débouché encéphalisant et embrase l'arbre sensorio-moteur.

67° Les différences de symptômes fébriles ne proviennent donc que du lieu d'élection mécanique, que l'élasticité focale envahit pour se dériver et se soulager plus aisément et plus largement : ce qui résulte, comme nous l'avons vu tant de fois, de sa tendance physiologique actuelle, toujours dépendante de l'âge, du tempérament, du sexe, des idiosyncrasies et des habitudes fonctionnelles. Après cette explication philosophico-médicale suffisante de la cause, de la nature et de la différence des phénomènes fébriles, nous allons procéder à leur traitement.

68° *Thérapeutique de la fièvre inflammatoire.* — Il faut d'abord procéder à soustraire, atténuer, neutraliser la cause; puis proportionner les remèdes à l'intensité des troubles généraux et partiels, et comme toujours, à l'âge et à la force du malade. Légère, la pyrexie inflammatoire se juge promptement par la moiteur ou des urines rougeâtres, qu'on favorise par des diaphorétiques et des diurétiques tièdes. Moyenne, une saignée modérée, les acidules, les raréfians, la diète, conviennent. Forte, il faut répéter les émissions sanguines, et vider suffisamment l'arbre aortique et veineux, pour que le feu pneumatisant soit plus à l'aise et la sphère vitale plus élargie. L'absorption attractive du foyer s'empare alors bien vîte des matières engorgeantes, en débarrasse les viscères soulagés; et l'expansion vitale les pousse vers les émonctoires qui les éliminent.

69° S'établit-il des congestions gastrisantes et hémorrhoïdales, artérialisantes et utérines; on applique des sangsues à l'anus et à la vulve. Le feu encéphalisant est-il entravé, et le cerveau comprimé est-il trop plein; des sangsues aux tempes, sous les mastoïdes, à la nuque, dissipent cette oblitération, avec le secours de pédiluves sinapisés et d'une tisane laxative, tamarindée ou légèrement saline.

70° *Causalisme.*—En général le but du praticien doit tendre, comme dans tous les états fébriles et inflammatoires, à diminuer l'excitation du foyer vital ; à raréfier sa sphère ; à diminuer son feu ; à clarifier le sang ; à dégorger les viscères ; à rafraîchir l'organisme par des saignées générales et locales, l'asbtinence, le repos, les boissons aphloxiques, les injections ou applications émollientes, les dérivatifs adoucissans, relâchans ou nitrés, et plus tard par un régime ténu, végétal, progressif, propre à ne pas offenser les organes, à ne pas refouler le feu nerveux, et à réparer graduellement les pertes de l'arbre fondamental ralenti et affaibli.

71° *Thérapeutique de la fièvre bilieuse et muqueuse.* — De même qu'on saigne dans la fièvre inflammatoire, pour offrir plus d'espace au feu pneumatisant exalté et tendu, on doit dans la fièvre bilieuse, ouvrir les voies du feu gastrisant bandé et arrêté dans son dégagement. C'est pourquoi il faut couvrir de sangsues les régions abdominales les plus douloureuses et les plus chaudes ; en appliquer à l'anus, et dégorger ainsi les membranes muqueuses phlogosées et oblitérées. Que de fièvres semblables n'ai-je pas guéries du jour au lendemain, par ces moyens rationnels qui élargissant les issues de l'expansion gastrisante, permettaient alors au foyer de dériver aisément la dose nécessaire du feu vital, dès lors aucunement refoulé. Il est vrai que j'associais à leur utilité première, le secours non moins efficace des acidules, des mucilagineux, des cataplasmes, des injections, des bains et des fomentations, formés avec les décoctions et les substances émollientes, aphloxiques, raréfiantes, secondés par la diète privative, et plus tard, à la convalescence, par un régime sévèrement ménagé et lentement progressif dans sa composition phloxique réparatrice.

72° Souvent il existe un embarras stomacal ou intestinal, qui tient à des saburres bilieuses et muqueuses. Quoique dans cet état les pores ne soient ni crispés ni phlogosés : ce qui se reconnaît à l'humidité et à l'absence de rougeur de la pointe et du pourtour de la langue, à l'insensibilité de l'épigastre et des autres régions abdominales ; pourtant ces saburres n'en peuvent pas moins entraver le feu gastrisant, et le refouler sur le foyer, en produisant les prétendues fièvres bilieuse et muqueuse. Mais alors, et seulement dans l'absence des symptômes inflammatoires, on peut risquer des potions ou des tisanes vomitives et purgatives, qui ont la propriété d'évacuer les voies digestives, et de débarrasser les membranes et leurs pores de leur enduit et des matières passives obstruantes.

73° Cette médication éméto-cathartique est souverainement salutaire dans la colique saturnine, pour éliminer les élémens vénéneux qui agacent, crispent et font souffrir les muqueuses alimentaires, et qui, par l'entrave qu'ils apportent à l'expansion du feu gastrisant, le condensent sur elles en forme de phlegmasie, ou le refoulent sur le foyer fébricité. On ajoute à ces moyens héroïques avantageux l'emploi des calmans, des sudorifiques, des diurétiques, selon que la douleur est trop forte, ou qu'il se manifeste des crises physiologiques de dérivation ignée, ou des efforts thérapeutiques de résolution et d'élimination saturnines.

74° Mais pour revenir à l'état pyrétique bilieux ou mieux gastrisant, je sens la nécessité d'émettre un principe qui lui est applicable aussi bien qu'à toutes les nuances morbides, soit fébriles, soit phlegmasiques : c'est qu'on ne doit jamais faire la médecine d'un ou de plusieurs symptômes, sans considérer et prévoir l'influence que le traitement employé opérera sur le foyer vital, auquel toute méthode curative, tout agent médicamenteux essayés, doivent être subordonnés et sacrifiés ; car ce n'est que pour le siége, l'appareil et l'agent de la vie, que tout doit être pratiqué, dans l'intérêt même des symptômes, qui s'amandent ou s'exaspèrent avec lui et comme lui.

75° *Thérapeutique de la fièvre adynamique.* — Lorsqu'on n'a pu arrêter le développement et l'emportement de l'état pyrétique bilieux, et quand les oblitérations et phlegmasies des membranes gastro-intestinales, ont une trop grande étendue et une trop forte ténacité ; le rayonnement focal, trop largement arrêté à la gastrisation, et forcé à une tension défensive et dérivative trop extraordinairement excentrique, embrase, crispe, dessèche, racornit, noircit et ulcère les muqueuses intestinales. Et comme les efforts de la sphère focale orbiculaire, s'exécutent en tous sens, le feu vital est lancé violemment, il déborde avec impétuosité et par la pneumatisation cardiaque et carotidienne, et par les couches encéphalisantes elles-mêmes : ce qui échauffe, surélectrise et incendie l'appareil pneumo-circulatoire et l'arbre sensorio-locomoteur, et occasionne et la putridité du sang, et la stupeur mentale, et la prostration musculaire et les paralysies.

76° Comme cet état pyrétique n'est que l'exagération de la fièvre bilioso-muqueuse, autrement dit, de la phlogose oblitérante gastro-intestinale, on doit toujours la prévenir au début, à l'apparition des inflammations abdominales les plus simples même, auxquelles elle succède souvent à la suite d'un traitement incendiaire et homicide.

77° Mais quand le mal est fait, que l'adynamie apparaît, le traitement consiste à employer, avec plus de vigueur et d'étendue, les moyens thérapeutiques indiqués ci-dessus : c'est-à-dire, la saignée si le pouls est fort et plein, et principalement de nombreuses sangsues aux régions ventrales et à l'anus ; des boissons très-aphloxiques, acidules, mucilagineuses et froides, des topiques lineux et malvacés, des lavemens tempérans, des lotions fraîches d'oxycrat, la diète absolue.

78° Les déplétions sanguines locales répétées avec persévérance, et la continuation des autres moyens accessoires, finissent par rafraîchir, humecter, tempérer les voies des viscères et des débouchés ; par dégorger, désenflammer, dilater les pores des muqueuses digestives ; par laisser passer et dériver convenablement le feu gastrisant, dont la dépense salutaire et graduellement moins entravée, soulage d'autant la sphère expansive, allège, le foyer, détend ses efforts excentriques, diminue le feu nerveux, dissipe ses irruptions orageuses, relâche et tranquillise les débouchés, calme et amollit les viscères, refroidit les liquides, laisse reposer les solides. A la suite de ces résultats bienfaisans, les émonctoires, délayés par les tisanes acidules et mucilagineuses, éconduisent les scories fuligineuses et putrides causées par l'embrasement de l'organisme ; et la sphère vitale plus élargie et plus à l'aise, ne se désordonne plus et tend à régulariser toutes les expansions et toutes les opérations physiologiques.

79° Souvent dans les affections typhoïdes, le feu et le sang superflus et dévoyés, congestionnent l'appareil encéphalique et pulmonaire, le dégorgeoir hépatique, le diverticulum splénique, l'émonctoire rénal et d'autres organes ; alors il faut par une curation symptômatique concordante, parce qu'elle vient en aide au foyer vital, calmer ces phlegmasies partielles, dissiper ces engorgemens séparés, et normaliser autant que possible les fonctions qu'ils troublaient. Ce sont autant de soupapes favorables, par où le feu de la sphère centrale trouve des issues pour faire déborder sa superfluité phloxique et embrasante. Ce sont autant d'ouvertures naturelles que vous rétablissez, et que vous présentez à la dérivation de l'électron exubérant et à l'expansion générale étouffée, concentrée et brûlante.

80° Que si des hémorrhagies, des sueurs, des urines se déclarent, vous les favorisez, vous les entretenez, ou vous les modérez et réprimez, par un calcul scrupuleux, propre à les tourner à l'avantage du foyer animateur et à l'intérêt de tout l'organisme. Mais en général raréfiez toujours, clarifiez toujours, saturez sans cesse le feu nerveux, tâchez d'évaporer le phlox vital, humectez, tempérez, rafraîchissez autant que possible une organisation ardente, dévorée, fuliginosée, vous y trouverez d'immenses succès.

81° La plus grande mortalité de ces maladies, provient de l'usage malheureux et systématique des vomitifs et des purgatifs au début; des amers et du quinquina, au milieu; des alcooliques, de l'esprit de Mendérer, du musc et du camphre, à la fin. Cette méthode incendiaire, quand elle ne produit pas par hasard une perturbation salutaire, achève la désorganisation et tue. Les ulcérations ordinaires des intestins sont multipliées, agrandies et perforées par les atomes phloxiques et si creusans de ces substances médicinales; et des évacuations bouillonnantes et fétides, et des lambeaux d'intestins pourris, et le météorisme de l'agonie, viennent témoigner de leur action corrodante et meurtrière. Le feu gastrisant s'évapore par les trouées iléales, et remplit le péritoine qu'il tympanise. Le foyer épuisé par cette déperdition soudaine si abondante, s'affaisse, se prostre, se ralentit, languit et se tarit bientôt, et la mort vient présenter des traces cadavériques plus nombreuses, comme une leçon humiliante et corrective pour les passionnés tonificateurs.

82° *Thérapeutique de la fièvre ataxique.* — Comme elle résulte de l'exubérance de l'encéphalisation, entravée plus ou moins par des oblitérations inflammatoires cérébrales primitives, ou symptômatiques et secondaires de la gastro-entérite ou d'autres lésions, son traitement consiste à détruire toutes les phlegmasies, les originelles et les consécutives.

83° A cet effet on saigne les veines du pied, si le sujet est robuste, si l'arbre sanguin est développé et le pouls fort et dur. Dans les circonstances contraires, on se contente d'appliquer de nombreuses sangsues aux tempes, sous les mastoïdes, au cou, à la nuque. On vide une dose énorme de sang par ce moyen salutaire; et la dilatation vasculaire et capillaire qui en résulte, permet au feu nerveux cérébral de se loger, et de se dériver plus amplement, au profit soulageant du feu carotidien et de celui de l'encéphalisation, moins tendus et plus librement dégagés. Ensuite vous faites des applications glacées ou d'oxycrat sur le front et le cuir chevelu ; en même temps vous attirez le sang aux extrémités par des manuluves et des pédiluves chauds.

84° Vous secondez ces premières opérations par l'usage des boissons acidules, mucilagineuses, délayantes, ou aphloxiques et raréfiantes ; par des lavemens frais et tempérans ; par la diète la plus absolue. Vous cherchez autant que possible à désoblitérer, à dégorger, à désenflammer les viscères cérébraux ; à calmer l'exaltation du sécrétisme central, à détendre le rayonnement si excentrique de la sphère vitale ; à diminuer le phlox animateur trop ardent et bandé ; à relâcher sa tension encéphalisante si irruptive ; à clarifier et à désélectriser le sang, les autres fluides et tous les solides ; à favoriser la dérivation générale du feu superflu par tous les débouchés, par toutes les voies et tous les pores.

85° Si l'épigastre ou une autre région abdominale, étaient surexcités et phlogosés, il faudrait appliquer des sangsues en quantité suffisante, pour vider l'obstacle viscéral à l'expansion du feu gastrisant ; afin que son refoulement rétrograde ne vienne pas augmenter la concentration de la sphère focale, et sa réaction déjà si brûlante et compromettante sur l'encéphalisation exagérée et cause de l'ataxie.

86° Que si la pneumatisation était entravée par des engorgemens inflammatoires, on devrait se hâter de les résoudre par les moyens appropriés, et notamment la saignée, surtout dans les conditions de la pléthore et de l'ampleur, de la fréquence et de la dureté du pouls.

87° Dans les cas de détente générale, sans amandement signalé des symptômes locaux, et surtout dans l'affaiblissement présumable du foyer vital, vous recourerez avec succès aux sinapismes, aux frictions rubéfiantes, aux vésicatoires aux jambes et aux cuisses ; et vous les augmenterez en raison de la surcharge et de l'oppression de l'encéphale par des fluides superflus. Cette médication révulsive appellera dans les membres inférieurs une somme de sang et de feu, qui soulageront d'autant les viscères cérébraux engorgés et phlogosés.

88° C'est ainsi que votre thérapeutique tendra à normaliser la physiologie fondamentale enrayée et désordonnée, et l'encéphalisation elle-même exaltée et empêchée, ainsi que les fonctions et les organes secondaires, victimes des troubles généraux.

89° Vous obtiendrez par là beaucoup plus de succès que par

l'emploi des vomitifs et des purgatifs, qui en obstruant et en surexcitant même temporairement le débouché de la gastrisation, ajouteront à la compression focale, au refoulement plus intense du feu vital et à sa réaction plus orageuse et plus véhémente sur la pneumatisation encore plus fébricitée, et sur l'encéphalisation qui s'en morbifiera encore plus violemment.

90° Les narcotiques ne seront pas plus heureux, car ils engorgent l'encéphale et semblent tendre à fixer le feu nerveux dans les couches grises corticales, en même temps qu'ils diminuent l'éther, et par conséquent la force de réaction défensive de la pulpe sensorio-motrice, qui succomberait bientôt sous les irruptions envahissantes, désorganisatrices et alors sans résistance, du phlox exubérant de l'encéphalisation.

91° Les antispasmodiques, les toniques, les phloxiques et les diffusibles particulièrement, introduits dans les voies alimentaires, transportés dans la circulation et de là dans la sphère vitale, l'embraseraient davantage, violenteraient le foyer sécréteur fondamental, le feraient monter à un diapason extrême d'impétuosité et d'ardeur; et l'ataxie dégénérerait bientôt en adynamie fuligineuse, prostrante, rapidement épuisante et mortelle.

92° Préférez donc toujours la méthode aphloxique, saturante, neutralisante, raréfiante, dégorgeante, désenflammante, comme la plus rationnelle, la plus sûre et la plus bienfaisante.

93° *Thérapeutique des phlegmasies.*—Nous venons de parler de la curation des inflammations considérées dans leurs effets généraux et corrélatifs sur l'arbre primordial nerveux gris; sur son foyer encéphalo-rachidien; sur la sphère centrale rayonnante; sur le phlox tensif; sur les débouchés principaux; sur l'état des grands fluides et de tous les viscères. Toutes les modifications pathologiques et fébriles, causées sur l'ensemble de l'organisme par les influences centripètes des phlegmasies et des oblitérations partielles, désordonnent, exaltent, fébricitent le phénomène de la vie, et provoquent et déterminent les réactions et la violence excentrique de sa sphère rayonnante et du feu nerveux : ce qui occasionne les symptômes et les états inflammatoires, bilieux, ataxiques et adynamiques, que nous avons appris à traiter et à guérir. Maintenant nous allons nous occuper des inflammations, considérées localement et isolément dans l'exaltation des fibres viscérales qu'elles échauffent, des organes qu'elles entravent, des fluides qu'elles dénaturent, du feu nerveux qu'elles arrêtent, et des trames qu'elles crispent et endurcissent. Mais malgré cette étude curative spéciale et circonscrite des phlegmasies, le praticien ne doit jamais perdre de vue leur influence incessante sur le foyer vital, et obviera aux écarts qu'elle lui fait subir, en recourant aux principes thérapeutiques énoncés dans le paragraphe des états fébriles.

94° *Phlegmasies de l'arbre vital et de l'encéphalisation.*— L'arbre vital est susceptible de s'enflammer dans les couches grises cérébrales (encéphalite), et dans sa tige rachidienne (myélite), à sa partie cervicale, dorsale, lombaire ou sacrée. Ce sont les phlegmasies les plus graves et les plus rapidement mortelles ; parce qu'elles attaquent le siége de la vie dans sa propre essence phloxique et dans ses lois atomistiques attractives, sécrétantes, expansives.

95° On doit toujours s'efforcer de les prévenir et d'en écarter les causes. Mais ont-elles débuté, sont-elles tout-à-fait caractérisées et arrivées au summum de leur violence; il faut vider amplement l'arbre de la circulation par des saignées répétées ; se hâter de diminuer le feu général et de la phlogose locale ; d'appauvrir, d'affaisser et de ralentir énergiquement le foyer sécréteur ; de raréfier et de débander la sphère expansive ; de clarifier tous les fluides et de relâcher tous les solides.

96° On adjoint aux saignées le secours de nombreuses sangsues appliquées sur la région enflammée, et continuellement remplacées par d'autres ; afin que la partie émette sans cesse un sang superflu et entravant. Par ce moyen héroïque, elle se dégorge de plus en plus; et la partie nerveuse grise de l'arbre vital, sous-jacente à la peau saignante, se désemplit et se dilate au profit de cette dernière ; ce qui la désoblitère, la désenflamme, l'ouvre, et lui permet de dériver le feu exubérant, par les rameaux gris contigus et circonvoisins.

97° Par cette méthode générale et locale, vous affaiblissez et le foyer secréteur et sa région phlogosée. Mais il faut procéder promptement ; agir vigoureusement ; ne pas craindre de produire un collapsus dangereux : car une telle maladie ne peut pas se guérir sans collapsus ; et plus vous attendrez, plus il sera menaçant, parce que vous l'exposez à être consécutif d'un épuisement vital par impuissance, par impossibilité de défense contre l'engorgement, l'oblitération et l'exaltation de la phlegmasie que la vie n'aura pas pu résoudre et dompter, étant livrée à ses propres forces. Tandis qu'elle peut en devenir victorieuse avec le secours de la thérapeutique rationnelle et active que je signale.

98° Ces moyens curatifs sont les principaux et tout à fait indispensables. Vous les secondez pourtant par des accessoires extrêmement avantageux et tendant au même but : tels que les boissons, les applications et les injections froides, raréfiantes, neutralisantes, saturantes, qui contribuent à opérer la faiblesse du foyer vital, la détente de la sphère expansive, la déficience du feu nerveux, la désélectrisation du sang artériel, et l'amollissement des solides. Si le collapsus survient, vous recourez aux révulsifs, aux dérivatifs irritans, c'est-à-dire, aux vésicatoires et aux purgatifs, qui ont la propriété de concentrer et d'emprisonner suffisamment, sur le siége de leur action, le feu général appauvri qu'ils font rester à demeure au profit de l'organisme; tandis qu'ils attirent, loin de la phlegmasie, les matières engorgeantes, entravantes et enflammantes. Mais il faut du tact pour exécuter ces opérations avec convenance, avec avantage, en s'efforçant de rétablir l'harmonie des fonctions fondamentales, sans tuer le foyer par une médication trop forte ou trop faible, possiblement mortelle dans ces deux extrêmes.

99° Ce sont les mêmes principes qui doivent diriger les praticiens, pour la thérapeutique des deux enveloppes générales de l'arbre vital, c'est-à-dire pour les inflammations de la pie-mère et de l'arachnoïde cérébro-spinales. Seulement vos moyens seront un peu moins énergiques. Vous viderez sans doute beaucoup de sang, mais moins que dans la phlogose de la substance même de l'arbre fondamental nerveux gris. Pourtant vous devez sentir la nécessité de désoblitérer, de désentraver, de désenflammer ces membranes adjacentes, dont la crispation et la clôture, opprimant le rayonnement excentrique du phlox animateur si près du tronc de la vie, le refoulent sur lui, remplissent l'intervalle qui le sépare de ses enveloppes, tendent ces dernières, les tympanisent, les raidissent, et produisent parfois la rigidité tétanique et les convulsions sensorio-motrices, par l'influence que le feu contracté exerce sur la tige cérébro-spinale de l'arbre animal nerveux blanc.

100° Dans ce cas un long et large cordon de sangsues sur la colonne vertébrale, joint aux saignées générales, produit d'excellens effets. On peut recourir même avec succès, après un écoulement abondant, à l'application d'une longue bande spinale, couverte d'un vésicant ou d'un liquide stimulant et térébenthiné, dont on fait pénétrer profondément l'enduit à l'aide d'un fer à repasser suffisamment chaud. L'irritation forte que cette manipulation phloxique produit, détermine vers la peau l'afflux des fluides engorgeurs des membranes; ce qui les désoblitère et apaise leur mouvement inflammatoire. Une fois ce calme obtenu, on hâte l'élimination de la lymphe altérée et stagnante, par de légers diurétiques aqueux et nitrés, qui la convoquent vers les émonctoires rénaux, en même temps qu'ils rafraîchissent, humectent et reposent l'organisme échauffé, desséché et fatigué par les combats curatifs, que son mécanisme vital a livrés à la révolte phlegmasique.

101° Mais pendant les efforts directs et spéciaux de votre médication centrale et locale, si des symptômes morbides annonçaient des réactions fâcheuses sur l'encéphalisation, sur la pneumatisation, sur la gastrisation ou sur une partie quelconque de leurs dépendances, il faudrait s'empresser de traiter ces nouveaux désordres comme s'ils étaient primitifs, et par les moyens que nous indiquerons dans leur thérapeutique particulière. Pourtant je le répète encore, la curation des symptômes ne doit jamais s'effectuer que dans l'intérêt même du foyer vital: c'est son état de force ou de faiblesse, de tension ou de relâchement, qui doit guider dans le choix des moyens les plus propres à harmoniser le feu rayonnant avec les débouchés, les fluides, les solides et les parties exaltées, débilitées, engorgées, ou trop vides et trop ouvertes.

101° Le Causalisme médical, ou notre doctrine, subordonne donc, d'une manière absolue et pour tous les cas, la thérapeutique des symptômes à celle des signes, et la modification médicatrice des liquides et des solides, aux conditions et aux exigences de l'arbre vital, des fonctions primordiales attractives, sécrétantes et expansives, à la sphère rayonnante, et surtout au feu nerveux fixe ou libre, la source unique de la vie, le seul agent animateur, le moteur exclusif de la santé qu'il entretient, de la maladie qu'il cause, et de la guérison qu'il effectue, par la manière dont il est influencé, déréglé et rétabli par les modificateurs hygiéniques, pathologiques et thérapeutiqes.

103° L'arbre vital nerveux gris peut s'enflammer, non seulement dans son tronc encéphalisant et dans sa tige épinière, mais encore dans ses rameaux spinaux immédiats, dans ses ganglions et ses plexus, et dans ses cordons ramusculaires. Les ganglionnites et les névrites sont d'autant plus violentes, que le sécrétisme inhérent est plus exagéré dans les tissus qui en sont le siége; que le feu nerveux est plus intercepté; que leurs pores sont plus engorgés et obstrués. Alors le refoulement de la somme de feu qui devait les traverser, concentre la sphère expansive, opprime le foyer vital et le force à des réactions impétueuses et à des irruptions ardentes et dérivatives, sur les autres débouchés et sur des viscères partiels : ce qui engendre des prétendus métastases ; ce qui occasionne des phénomènes d'apparence sympathique ; ce qui produit des phlegmasies diverses consécutives. Aussi doit-on répéter la saignée générale, soutirer une grande dose de sang local ; couvrir la partie de topiques émolliens et légèrement narcotiques, si des filets nerveux blancs sont douloureux et envahis par la phlogose. Vous associez à ces premiers moyens, tout le cortége des antiphlogistiqnes accessoires externes et internes ; propres à abaisser le diapason sécréteur central et le partiellement exalté ; à diminuer le feu animateur ; à clarifier et à tempérer les fluides ; à humecter, à relâcher et à émousser les solides.

104. Les phlegmasies des viscères et des trames organiques, soit muqueuses et séreuses, soit musculaires, synoviales et osseuses, doivent toujours s'attribuer à l'exaltation du sécrétisme des parties les plus extrêmes des divisions terminales des filets de l'arbre nerveux gris, qui enfonce ses dernières ramifications dans les textures, où elles se sont congénitalement épanouies en s'incrustant de fibrine, d'albumine et de gélatine passives, assimilées et enchaînées seulement à l'action et au tissu propre des linéamens nerveux seuls actifs et seuls attractifs, sécréteurs et rayonnans. Ainsi conséquemment toute excitation et toute inflammation quelconques, appartiennent aux diverses parties, même les plus ténues, les plus rudimentaires, de l'arbre vital nerveux gris.

105° *Thérapeutique des phlegmasies de la pneumatisation.*— Les radicules pulmonaires des quatre artères veineuses qui s'abouchent à l'oreillette gauche, forment la continuation des filets nerveux des plexus et des ganglions pectoraux, qui irradient du foyer vital le feu pneumatisant, animateur et impulseur de la respiration et de la circulation. Ces radicules artérielles et leurs filets nerveux constitutifs, composent la partie la plus importante et la plus électrisée des tissus pulmonaires. Leur inflammation souvent commune avec les ramifications restiformes et finales de la veine artérieuse, dont le tronc surgit du ventricule droit du cœur, produit la pneumonie, maladie d'autant plus grave, qu'elle entrave violemment la dérivation du feu pneumatisant par l'empêchement de l'expiration, et qu'elle oblitère les pores par où la respiration doit s'effectuer pour transporter au foyer vital l'oxygène, le calorique et la lumière de l'air, si indispensables à l'entretien et à la force de la combustion centrale.

106° Aussi doit-on l'attaquer dès son début par des saignées abondantes et répétées, qui affaiblissent rapidement le mouvement sécréteur fondamental, qui raréfient puissamment la sphère excentrique, diminuent beaucoup le feu nerveux, et puissent lui donner un espace moins comprimé, dans les canaux sanguins plus vides et plus dilatables. Cette médication a pour résultat de dégorger promptement les poumons, au profit du foyer vital et de toute l'organisation alors relâchés et affaissés : ce qui désenflamme la phlogose locale et empêche les désordres consécutifs et éventuels, que les irruptions défensives du foyer pourraient susciter, étant livré à ses seuls efforts pour résoudre la phlegmasie pulmonaire abandonnée à elle-même. Vous aidez puissamment cette curation par les mucilagineux, les boissons aqueuses tièdes, les légers diurétiques, et tous les aphloxiques non acides administrés intùs et extùs, dans le but de délayer le sang, de saturer le feu qui le rend trop plastique, de neutraliser ce dernier, de l'étendre et de l'éconduire vers les émonctoires urinaires.

107° Mais si une sueur soulageante se prépare, ce que vous reconnaissez à une douce moiteur de la peau, à un pouls ample et ondulant, formulez des béchiques prudens, des tisanes diaphorétiques et non excitantes; telles que l'infusion de bourrache et de tilleul, données à une température progressive. En général dans les phlegmasies des dépendances de la pneumatisation, le feu vital a la tendance de se dériver supplémentairement par l'aorte et ses terminaisons capillaires : ce qui porte son superflu à la peau et aux muqueuses pulmo-intestinales. Le praticien doit donc favoriser cette crise, si utile lorsqu'elle apparaît naturellement; mais qu'il se garde bien de la forcer par des ingesta trop concentrans, trop phloxiques, qui emporteraient le foyer, exagéreraient sa combustion, rempliraient trop sa sphère expansive, accumuleraient et condenseraient trop le feu nerveux, et occasionneraient des réactions trop impétueuses, encore plus enflammantes et conséquemment aggravantes.

108° On a employé le tartre stibié à doses tolérantes, contre la pneumonie; les uns s'en sont loués, d'autres n'y ont trouvé que des mécomptes, mais cette contradiction ne provient que de l'opportunité et de l'inconvenance de son application, sur des viscères gastriques ou tempérés ou trop chauds, et pendant un travail central critique ou modéré ou trop tendu. Ce moyen, comme l'expérience le démontre, offre des avantages et ne doit pas être négligé, surtout dans la première détente; parce qu'il contribue révulsivement 1° à désobstruer les parties phlogosées; 2° à appeler la matière de leur engorgement et le feu nerveux qui exalte leur sécrétisme propre, sur les surfaces de la gastrisation; 3° à ouvrir les pores de cette dernière, et par conséquent à faire éliminer plus aisément le feu de la sphère générale comprimée, qui trouve dans ce débouché une issue plus large, et une dérivation plus abondante et salutaire.

109° Les vésicatoires, les cautères, les purgatifs, les expectorans, les béchiques labiés, et un régime seulement entreteneur, conviennent parfaitement dans la chronicité.

110° La cardite exige un traitement débilitant et raréfiant, d'autant plus énergique et prompt, que cet organe dégage par lui-même une somme énorme de feu nerveux, en même temps que son inflammation en le crispant, trouble ses battemens, les rappetisse et les précipite; ce qui empêche le phlox vital, qui s'échappe du volcan pulmonaire et du foyer sécréteur pectoral, de déborder avec toute la plénitude et toute l'intensité nécessaires. Aussi le phlox central rayonnant risque-t-il de rester emprisonné, trop contraint et trop comprimé dans l'arbre fondamental, dont le sécrétisme incessant et toujours réparé, le fabrique et tend à l'irradier avec exubérance. Il faut de suite saigner abondamment au début, placer de nombreuses sangsues sur le cœur, ensuite des cataplasmes émolliens; puis administrer des lavemens et des tisanes tempérantes, rafraîchissantes et délayantes, pour ôter la plasticité du sang, saturer et diminuer le feu superflu, relâcher les solides et détendre tout l'organisme.

111° L'artérite, quelle que soit sa place, soit à la crosse de l'aorte, soit dans sa tige abdominale ou dans ses autres ramifications, ainsi que la phlébite, réclament une médication analogue, et d'autant plus prompte que leur persistance entraverait la dose énorme de phlox vital qui, de l'arbre radical, rayonne sans cesse pour se dériver par les membranes artérielles et veineuses. Si sa sortie ne s'opérait pas bien vite par la désoblitération et la désinflammation rapide des tuniques surtout artérielles, il en résulterait un refoulement dangereux sur la sphère centrale, dont les irruptions sur les débouchés encéphalisant et gastrisant, pourraient occasionner des symptômes ataxiques et bilieux, et des inflammations secondaires et consécutives graves et souvent mortelles.

112° La phlogose des muqueuses pituitaire, laryngée, trachéale et bronchique, empêche d'autant plus le feu de la pneumatisation de se dériver par les filets nerveux gris, qui constituent ces membranes par leur intrication restiforme encroûtée de fibrine, que ces muqueuses sont plus fortement et plus largement engorgées, oblitérées et enflammées. C'est au praticien à opérer une déplétion sanguine générale et locale; à introduire dans l'organisme des raréfians, des aphloxiques, des émolliens; à appliquer des topiques relâchans; à commander l'abstinence: et tout cela dans les rapports nécessaires à l'exigence et du foyer général, et des débouchés, et de l'affection locale. L'esprit de la thérapeutique consiste à vider une masse de sang proportionnelle à la phlegmasie, et à la soutirer non seulement des grands canaux et de la circulation générale, mais surtout des ramifications vasculaires qui apportent et qui exportent le sang des organes phlogosés.

113° Nous avons appelé *artérialisation*, l'expansion du feu animateur qui s'échappe par toutes les trames attenantes à la circulation et constituées par les artères et surtout par ses capillaires terminaux. C'est un débouché tout-à-fait dépendant de la pneumatisation : car c'est le feu pneumatisant et intrà-aortique qui tend à s'irradier par les textures finales de l'appareil sanguin. Ainsi les reins, la rate, le foie, la muqueuse vésicale et urétrale, l'utérus et la muqueuse vaginale, les muscles formés par la dernière intrication des fibrilles linéaires des capillaires artériels terminaux, les veines, les lymphatiques, le tissu cellulaire, le tissu réticulaire de la peau tout cela appartient à l'artérialisation et dérive de la pneumatisation ; parce qu'en effet ces organes irradient, dépensent, exportent le feu vital qui sort par la voie du cœur et par le volcan pulmonaire du foyer. Leurs diverses inflammations sont d'autant plus graves, qu'elles interceptent et refoulent ce feu sous une plus grande surface et en plus grande abondance: ce qui arrive surtout, quand des ganglions et des plexus considérables déchargent et dérivent une forte somme du feu général dans ces trames, obligées de le conduire, de le rayonner et de l'éliminer; comme le foie, la rate, les reins, l'utérus, de larges muscles, de vastes parties cellulaires, une grande surface du tissu réticulaire cutané. La phlogose de ces parties si importantes arrête le feu nerveux, qui est obligé de refluer ailleurs, de se replier sur le foyer vital, qui le rejette dynamiquement sur d'autres viscères, et tend à le dépenser par d'autres voies supplémentaires ; ce qui engendre et les prétendues métastases, et les inflammations symptômatiques, et les épiphénomènes, et tous les désordres consécutifs de la phlegmasie originelle. D'un autre côté, le sang que leur engorgement empêche de passer, reste dans l'organisme, embarrasse la circulation postérieure et arrivante ; ce qui entrave les organes placés plus haut dans l'économie. Ce sang est appelé et entraîné passivement dans les lieux où le convoque le feu morbidement et critiquement transporté ; et produit avec lui des congestions et des surexcitations locales non moins compromettantes, parce qu'elles s'ajoutent à la plénitude et au trouble général.

114° Ainsi donc pour la splénite, l'hépatite, la néphrite, la métrite, la myosite, le phlegmon, la cutite, les exanthèmes, saignez abondamment, plusieurs fois même, selon l'exigence du cas ; opérez une large détente de la sphère vitale et de l'arbre circulatoire. Le feu et le sang grandement diminués, appauvriront tout l'organisme ; et la phlogose et l'oblitération locales s'apaiseront, parce qu'elles céderont leur phlox et leurs fluides superflus, à la résorption et à la convocation si avide de tous les appareils, de tous les viscères et de toutes les fonctions épuisés, débilités et affamés. Faites une déplétion considérable, sur le siége même de l'inflammation, avec les sangsues, les ventouses nombreuses et renouvelées selon la nécessité. Couvrez de topiques humides, aphloxiques et neutralisans. Ordonnez des boissons, des injections, des lotions émollientes, et même un peu anodines s'il existe de la douleur. En un mot, tendez à vider les pores des organes phlogosés et oblitérés ; afin que le feu physiologique sorte et se dépense librement, et que le sang destiné au viscère lésé, reprenne son cours, se transforme dans sa sécrétion naturelle, et soit éconduit selon les besoins fonctionnels ordinaires.

115° Que si des épiphénomènes surgissaient, si d'autres embarras se formaient, si des réactions symptômatiques se déclaraient ; étudiez leur degré d'importance, d'utilité et de nocuité. Favorisez ceux qui viennent en aide à la déplétion et aux crises focales ; combattez ceux qui les contrarient ; ouvrez prudemment des voies nouvelles et supplémentaires ; rétablissez les hémorrhagies habituelles supprimées ; provoquez des écoulemens salutaires ; tentez des dérivations avantageuses ; et consultez toujours, dans ces efforts thérapeutiques, l'état et les besoins actuels et futurs du foyer fondamental et des fonctions primaires de l'organisme.

116° Souvent quand la détente est opérée, il faut recourir à des lotions et à des applications toniques et astringentes, comme dans l'urétrite et la vaginite chroniques; parfois il est nécessaire de placer des vésicatoires volans ou fixes sur les régions du foie, de la rate, d'un rein; tantôt il faut des cathartiques révulsifs en lavemens ou par ingestion; d'autres fois l'on doit périodiquement renouveler les applications de sangsues dans les phlogoses ou les engorgemens opiniâtres, etc., etc. C'est au praticien à prévoir l'opportunité de ces traitemens divers et à les ordonner.

117° Les phlegmasies des membranes séreuses, des glandes, des ganglions, des vaisseaux et des trames lymphatiques, sont beaucoup moins dangereuses, dans leur état d'acuité, que les organes dont nous venons d'ébaucher la thérapeutique; parce que leurs textures plus éloignées que les nerveuses et que les fibrineuses, dans le déroulement des appareils vitaux, sont bien moins électrisées, animées et pénétrées par le feu nerveux. Aussi le traitement débilitant doit être bien moins énergique; parce que ces organes s'émoussent, se désélectrisent, se paralysent promptement, quand ils ne reçoivent pas leur dose de feu habituelle et déjà si restreinte. Aussi quand les filets nerveux qui les constituent, s'énervent, quand le phlox ne leur arrive plus, leurs tissus s'engorgent bientôt de fluides stagnans; ils s'endurcissent, forment des masses atoniques qui, n'étant pas suffisamment pénétrées par l'influence du phlox animateur, se décomposent, s'ulcèrent et se gangrènent rapidement, en formant des cancers malins et mortels. Il faut prévoir cette triste terminaison, et employer à temps les toniques, les stimulans, les dérivatifs, le régime fortifiant, et même la section et l'extirpation, si une opération doit amener la guérison ou seulement prolonger la vie.

118° Les phlegmasies cutanées, telles que l'érysipèle, la variole, la rougeole, la scarlatine, le zona, etc., ne deviennent dangereuses, que par l'entrave qu'elles apportent au rayonnement du feu nerveux, à travers les exhalans capillaires de la peau. Ces inflammations, d'apparence externe, tiennent le plus souvent à une cause intérieure, à une excitation du sécrétisme focal, à une réaction de la sphère expansive, à une tension irruptive et congestionnante du feu nerveux, à une espèce de fermentation conséquente et d'épuration générale du sang, vicié par des modificateurs épidémiques et des ingesta malfaisans. De sorte que le travail éliminateur, que l'effort thérapeutique de la sphère nerveuse, que l'état pyrétique du sécrétisme, que ses irradiations centrales, arrêtés dans leur essor répulsif par les trames cutanées, vers lesquelles le mouvement morbifique s'effectue et sur lesquelles la matière peccante ou viciante est charriée, s'évertuent de lui faire traverser plus ou moins violemment les pores du derme, comme l'émonctoir le plus approprié à la nécessité d'une telle élimination. Mais la résistance cutanée, offrant une opposition énergique et centripète au transport critique centrifuge, refoule le feu et le sang sur le foyer, dont la fièvre augmente, et dont les transports sympathiques ou dérivatifs sur les autres débouchés, s'accroissent conséquemment. D'où peuvent résulter les symptômes divers inflammatoires ou pneumatisans, ataxiques ou encéphalisans, bilieux et adynamiques ou gastrisans, ainsi que les autres phlegmasies métastatiques et consécutives.

119° Le premier principe curatif consiste donc à soustraire du sang et du feu nerveux, pour diminuer l'excitation, la pyrexie et la tension générale. Le second à humecter, amollir, attendrir, dilater les pores cutanés, pour que la force du feu nerveux y fasse passer la matière déjà fixée des éruptions et des exanthêmes. Ensuite on seconde ces vues par des délayans, des acidules, des raréfians, la diète et des bains, des lotions, des injections, préparés avec des sucs mucilagineux. Quelquefois on dérive avantageusement par de légers diurétiques ou des diaphorétiques doux, si des crises analogues se préparent et apparaissent. Tantôt il faut débarrasser les voies gastriques par des laxatifs huileux, acidules ou salins. Tantôt on doit calmer les phénomènes nerveux et douloureux. Enfin si des phlegmasies surviennent, l'encéphalite, l'arachnitis, la laryngite, la bronchite, la pulmonie, ou l'hépatite, la gastrite, l'entérite, la néphrite : c'est contre ces affections consécutives et pourtant si graves, qu'on doit diriger sa thérapeutique, en conciliant toujours les moyens employés avec l'exigence de l'état focal et les besoins particuliers de l'inflammation cutanée.

120° Aussitôt qu'une congestion sanguine, qu'une accumulation de feu nerveux se forment dans une partie quelconque, il faut l'attaquer dès son début, vider l'organe menacé, le tempérer, ouvrir ses voies et lui permettre de faire passer la somme de feu physiologique, qui lui est destiné par la nature de ses fonctions ordinaires.

121° Si des hémorrhagies se déclarent, on suppute leur degré d'activité, le bien ou le mal qui peuvent en résulter, et on les dirige, on les favorise ou on les entrave d'après l'indication.

122° Que si des excrétions périodiques surnuméraires ou habituelles sont supprimées, on les rappelle; augmentent-elles outre mesure, on les modère; se ralentissent-elles, on les excite comme des dérivations supplémentaires avantageuses. C'est par la combinaison de ces divers moyens que vous modérerez l'exaltation focale et la phlegmasie cutanée; et que vous parviendrez à les apaiser, à les éteindre et à ramener le calme dans la circonférence comme dans le centre de l'organisme.

123° L'inflammation des capsules synoviales, des cartilages, des périostes et des os, doit appartenir aussi à l'artérialisation; parce que ces tissus dérivent de la force pneumatisante, qui les a déroulés aux extrémités les plus divisées des artérioles et des lymphatiques, et qui les anime et les nourrit toujours avec le feu et le sang de la circulation générale. Les synovites, les chondrites et les ostéites se guériront, comme les autres phlegmasies, par des saignées générales et locales répétées, par les délayans, les aphloxiques et le régime atténuant, dans l'état d'acuité; mais dans la chronicité, il faut souvent recourir aux embrocations stimulantes, aux vésicatoires, aux cautères, aux moxas, aux dérivatifs cathartiques, pour détourner les fluides qui ont affecté vers leur siége une tendance malheureuse, et pour calmer le sécrétisme local souvent tenace et rebelle. Lorsqu'on ne peut y parvenir, des désordres graves surgissent; des décompositions articulaires se déclarent; la suppuration et la carie minent lentement l'arbre vital, par leur déperdition épuisante; et causent une langueur progressive, le marasme et la colliquation. Mettez-vous donc toujours en garde contre cette éventualité désastreuse, en appliquant, au début, un traitement anti-phloxique d'une énergie proportionnelle aux besoins centraux de la pyrexie, et locaux de la phlegmasie.

124° En faisant la thérapeutique de l'inflammation du tronc vital, nous avons parlé des phlogoses de l'encéphalisation, telles que l'encéphalite et l'arachnoïdite : nous n'y reviendrons donc plus.

125° *Thérapeutique des phlegmasies de la gastrisation.*— La méthode curative applicable aux inflammations de l'estomac, des intestins, du péritoine, du foie, de la rate et du pancréas, est analogue à celles des autres débouchés. Comme c'est toujours le sécrétisme local qui est exagéré, comme les pores viscéraux sont engorgés et oblitérés, comme le feu gastrisant est entravé et veut briser ses résistances pathologiques et fébrifiques, comme le sang est congesté, arrêté et ne circule pas; il faut remédier à tous ces désordres : 1° en saignant selon la surexcitation du foyer; 2° en appliquant des sangsues en nombre proportionnel à l'intensité de la phlogose, et à la force et à l'étendue de l'oblitération; 3° en couvrant de topiques émolliens, en ordonnant des bains, des lotions, des injections aphloxiques; 4° en administrant des tisanes acidules, mucilagineuses, tempérantes, fraîches, propres à réfrigérer la chaleur gastro-intestinale, à saturer et à neutraliser le feu sécrété, à humecter, à amollir et à relâcher les pores crispés et enflammés, à détremper, à délayer les fluides engorgeans, à ouvrir les voies de dérivation et d'expansion naturelle du phlox abdominal rayonnant, et à lui ménager un cours libre, aisé, étendu et normal, en rapport avec les besoins de dépense ignée du foyer central et de la partie locale.

126° Par ce traitement rationnel et dogmatique, vous remédiez bientôt, non seulement aux désordres et aux symptômes morbides de l'affection gastro-intestinale, mais encore aux phénomènes pathologiques généraux, et aux irruptions consécutives centrales, soit ataxiques sur l'encéphalisation, soit pyrétiques sur la pneumatisation.

127° Cette doctrine du Causalisme médical est sûre, mathématique, appréciable dans tous les cas, et vérifiée déjà par mille observations. Broussais enseignait bien les mêmes anti-phlogistiques; mais il en ignorait le *pourquoi*; et quand il guérissait, il ne pouvait pas en expliquer le *comment*. Tout se révèle et s'éclaircit par la contrainte et la liberté qu'on donne au feu et au sang son esclave. Administrez des émolliens, des raréfians : le phlox animateur va aussitôt diminuer, se neutraliser et rayonner. Ingérez au contraire des stimulans, des concentrans : les pores vont se resserrer, et le feu se refoulera sur le foyer, qui le tendra avec plus de violence sur le lieu phlogosé. Voilà tout le mécanisme de la vie, de la physiologie, de la pathologie et de la thérapeutique de l'Evangile médical. Cette théorie est neuve, et porte son cachet d'originalité et son empreinte de vérité. Si peu que vous la pratiqueriez, vous en seriez illuminés et enthousiasmés, par vos propres et inévitables succès. Qu'on ne confonde donc pas nos idées avec celles de nos prédécesseurs; puisqu'elles se fondent sur des principes d'un primordialité bien plus élevée, et d'une philosophie plus profonde; puisqu'elles dérivent de la connaissance même des *causes premières* de la Nature et de la puissance du *phlox*, ou de l'activité atomistique incréée, le grand Architecte de l'Univers qu'elle a uniquement maçonné avec le secours trinitaire de l'attraction, du sécrétisme et de l'expansion. Jusqu'ici on n'a fait que de la thérapeutique humorale et solidique ; mais on a erré et fait le malheur de l'humanité souffrante. C'est la médecine des esprits, du phlox, ou du feu nerveux animateur, qu'on doit pratiquer désormais ; et le premier, je la proclame selon les bases de l'immortelle vérité et des lois suprêmes du monde. Qu'on lise l'histoire, on y verra bien les théories insuffisantes du pneuma, des esprits animaux, des facultés galéniques, des propriétés métaphysiques de Bichat, de l'irritation broussaisienne, mais personne n'a donné l'explication de la vie, n'a dévoilé son siége, sa nature, ses lois et son agent. Personne n'a subordonné à ce dernier les fluides et les solides de l'organisme ; et n'a senti la nécessité de l'influencer uniquement par les modificateurs hygiéniques ou thérapeutiques, pour maintenir la santé ou pour guérir : et c'est en cela surtout que consiste la nouveauté de ma doctrine du feu, et son contraste avec les spéculations antérieures des humoristes et des solidistes. S'il m'est échappé quelques traits de Pneumatisme, de Méthodisme, de Browuisme, c'est que leurs auteurs ont payé leur contingent à l'éternelle Vérité, et que tout ce qui est vérité doit traverser toutes les générations et concorder avec les découvertes ultérieures de la science. Néanmoins notre système est tout-à-fait distinct, et peut s'appeler le Causalisme, le Phloxisme, le Pyrétisme, ainsi dénommable, parce que c'est un agent primordial et impondérable, actif et animateur, qui en est le pivot inébranlable.

128° Ainsi pour revenir aux inflammations viscérales de la gastrisation, vous détendrez d'abord l'arbre sanguin et le nerveux gris fondamental ; vous diminuerez la plénitude générale artérielle et phloxique ; vous tempérerez tout l'organisme, et ralentirez les principales fonctions. En même temps vous appliquerez des sangsues en quantité proportionnelle à la phlegmasie, et directement sur le mal, ou dans des lieux fort correspondans. Ainsi sur l'estomac dans la gastrite ; aux points douloureux dans la duodénite, la jéjunite, l'iléite et la péritonite ; à l'anus pour la diarrhée et la dyssenterie ; sur la région du foie et de la rate ou du pancréas, dans leur phlogose respective. Il faut vider abondamment les capillaires locaux par un écoulement long, continu ou seulement répété. On doit intentionnellement et réellement dégorger les ramifications des vaisseaux, qui apportent et le sang et le feu vital à l'organe enflammé et oblitéré. Désemplissez tout le canal intestinal ; enlevez une somme quelconque du fluide qui embarrasse trop les divisions de la veine-porte et du dégorgeoir hépatique. Et non seulement, par cette mesure, vous faciliterez la résolution de la phlegmasie abdominale, mais encore vous calmerez la fièvre ; vous ferez disparaître la céphalalgie ; vous dissiperez la surexcitation sensorio-motrice, et l'inquiétude, l'insomnie, les soubresauts, l'assoupissement et le malaise. Les tisanes, les potions, les applications et les injections tempérantes acidules, et saturantes mucilagineuses, émousseront et clarifieront le sang et les humeurs ; rafraîchiront et amolliront les solides et les extrémités nerveuses ; enduiront les appareils, ouvriront les voies à l'expansion vitale : et la dépense du feu comprimé s'opérera plus librement et plus copieusement, au soulagement de l'organisme et de l'oblitération phlegmasique.

129° On dira peut-être : ce traitement est bien uniforme ; toujours des saignées, des sangsues, des émolliens et des acidules intùs et extùs. Mais il ne peut exister d'autres moyens de détruire un incendie vital, que ceux-là. Tout ce qui n'est pas aphloxique, saturant, neutralisant du feu, est phloxique et augmentatif de ce feu, et par conséquent accroît, exaspère l'effet qu'on veut détruire. Toutes les substances de la matière médicale se réduisent à ces deux opérations : affaiblir le phlox en l'absorbant, ou l'accumuler en fournissant au foyer sécréteur des élémens électriques et assimilables, qui se convertissent en feu déjà superflu. Les ingesta hygiéniques tiennent le milieu entre ces deux extrêmes, par leur combinaison sanitaire, qui leur permet d'entretenir la normalité des opérations physiologiques dans un état de force et de régularité habituelle. Nous avons fait justice des spécifiques, des remèdes prétendus appropriés à telles ou telles affections, des antidotes, des arcanes et de tous les médicamens que l'on croyait propres à combattre des symptômes particuliers : ils n'agissent tous que par leur dissolution ou leur insolubilité focales ; que par la somme négative ou positive de feu vital qu'ils fournissent ou enlève à la combustion et à l'expansion du foyer fondamental ; et que par la réaction forte, moyenne ou faible, que leur inassimilation impose au rayonnement élastique et défenseur de l'agent électro-nerveux. Or, on conçoit que dans les phlegmasies, ce sont les moyens privatifs et aphloxiques qui puissent seuls désenflammer, tempérer, humecter, relâcher et ouvrir les trames surexcitées, échauffées, desséchées, cripées et fermées.

130° Lorsque la phlegmasie est appaisée ; les viscères qui l'ont subie, sont dans une détente et un relâchement pénibles, dus à la soustraction médicatrice du feu qui les animait et du sang qui les nourrissait. C'est pourquoi on ne doit pas tout d'un coup sustenter l'organisme général, et surtout appliquer des modificateurs locaux avec trop d'énergie : leur impression et ce changement subit agaceraient, resserreraient et surexciteraient bien vîte leurs trames irritables, en fermant les voies de l'expansion vitale. Aussi le régime de la convalescence sera-t-il toujours prudemment graduel, en commençant par les alimens les plus aphloxiques et les plus raréfians, pour arriver insensiblement aux plus nourrissans et même aux toniques. C'est une précaution dont l'usage procurera d'immenses succès ; tandis que son oubli causera de nombreux mécomptes et des rechutes déplorables.

131° *Thérapeutique des hémorrhagies.*—Nous avons donné la cause des symptômes hémorrhagiques. Le sang n'est qu'un fluide passif, esclave des fonctions vitales et du phlox animateur. Chaque fois qu'il s'échappe de ses conduits, ou c'est activement, par impulsion primitive du feu nerveux sous l'effort d'une expansion centrale critique et soulageante ; ou c'est passivement, par le relâchement des pores émoussés, désélectrisés et béans, qui lui permettent d'obéir plutôt à la gravitation convoquante de la terre, qu'à l'attraction du foyer vital affaibli et impuissant. Leur thérapeutique sera donc toujours relative à l'état de surexcitation ou de débilité du sécrétisme fondamental et viscéral, et du rayonnement général et partiel du feu nerveux.

132° Lorsqu'à la suite d'un régime succulent, de mets épicés, de boissons stimulantes et alcooliques, et surtout chez un gourmand doué d'une forte constitution et d'un tempérament sanguin, la pléthore se déclare ; la masse du sang rouge qui gonfle les artères, du sang noir qui remplit les veines, de la lymphe qui engorge les vaisseaux blancs, oppose une résistance très-étendue aux irradiations du feu vital, qui doit incessamment et librement diverger des filets nerveux intégrés et épanouis dans les tuniques vasculaires. Comme son rayonnement est arrêté par la plénitude et la plasticité des fluides, il en résulte un refoulement concentratif sur le foyer général et sur la sphère expansive, dont les réactions dynamiques s'efforcent de briser les obstacles à son excentricité débordante. C'est pourquoi le feu central se rue avec ardeur et intensité sur la pneumatisation, dans les poumons, le cœur et l'arbre aortique, où il sature, surélectrise, échauffe le sang, qu'il plastifie encore davantage, jusqu'à ce que son obstacle devenant exagéré et maladif, il se précipite avec violence dans tous les débouchés à la fois. Alors la fièvre inflammatoire peut se déclarer; la surexcitation de l'encéphale apparaît par ses signes propres et les battemens carotidiens; la gastrisation s'irrite, embrase, empâte et dessèche les viscères digestifs. Et de cet ensemble de phénomènes, il résulte bientôt des orages sur les muqueuses, où le phlox vital superflu et le sang son esclave s'accumulent comme inflammatoirement; jusqu'à ce que la tension focale défensive ait forcé les pores des capillaires, et produit une hémorrhagie critique salutaire. Alors l'excès des fluides nerveux et sanguins se dérive au soulagement de la sphère centrale; et tout rentre dans l'ordre jusqu'au renouvellement des mêmes causes. Voilà comme on doit expliquer l'épistaxis, l'hémoptysie, l'hématémèse, les hémorrhoïdes, l'hématurie, et la métrorrhagie, dont les différences de régions ne proviennent que de la direction plus forte soit du feu encéphalisant, soit du pneumatisant, soit du gastrisant, soit de l'artérialisant, sous les résistances plus rebelles et plus congestionnées de leurs débouchés respectifs.

133° Il est donc rationnel d'opposer encore un traitement aphloxique, ou raréfiant et débilitant, à cet état de surexcitation générale de la vie, de surabondance et de plasticité des fluides, d'échauffement, de resserrement et d'engorgement des solides. Aussi la thérapeutique des hémorrhagies actives commande-t-elle le repos, une diète sévère, de larges saignées plus ou moins répétées, des sangsues aux lieux congestés et variqueux, des boissons tempérantes, acidules, émulsives, mucilagineuses, nitrées, laxatives, les lotions d'oxycrat, d'eau fraîche, et parfois les révulsifs rubéfians ou cathartiques, pour modérer ou suspendre un écoulement trop abondant ou dangereux. Plus tard on recourt à un régime hygiénique modéré, plutôt végétal qu'animal, et propre à ne pas renouveller l'exubérance du feu nerveux, la plasticité du sang et la superfluité des humeurs. Un exercice léger et quotidien, les bains frais, une atmosphère un peu humide, la distraction, les voyages, la navigation viennent aussi concourir à rétablir l'harmonie de l'organisme, et à prévenir le retour de l'affection, qui n'a que trop de tendance à la périodicité, aisément déterminée à la fois par la force tempéramentale trop exigeante, et par la continuité des modificateurs occasionnels trop souvent désirés.

134° Mais dans les hémorrhagies atoniques ou passives, le sécrétisme fondamental est débile et ralenti; la sphère expansive trop raréfiée et relâchée; le feu animateur déficient. Il déborde peu par l'encéphalisation, d'où résulte la langueur des fonctions sensorio-motrices; il rayonne insuffisamment par la pneumatisation, ce qui produit l'inertie de l'hématose, la décoloration du sang, son extrême fluidité, sa désélectrisation et son impuissance de vivifier et de nourrir suffisamment les organes. Le phlox central s'irradie aussi trop faiblement par la gastrisation : ce qui diminue l'élasticité et l'énergie des opérations digestives. Toutes les humeurs sont trop clarifiées et comme dissociées, et tous les solides sont trop amollis, détendus et même émoussés. Aussi la pâleur, le froid, la langueur, la débilité, caractérisent-ils l'individu en proie aux hémorrhagies passives. Il y a donc indication pressante de corroborer l'arbre radical; d'élever et d'exciter le diapason sécréteur; de remplir le foyer de combustibles stimulans; de concentrer et de condenser la sphère vitale; d'accumuler le feu nerveux; de le faire diverger avec plus d'abondance, d'excentricité et de vigueur par l'encéphalisation, pour électriser les facultés morales et locomotives; par la pneumatisation pour favoriser et fortifier l'hématose et la circulation, pour saturer le sang de phlox animateur, pour le plastifier et lui imprimer des qualités vivifiantes et nutritives, afin qu'il concrète les humeurs trop aqueuses, et resserre et électrise les solides trop relâchés et trop énervés. C'est pourquoi l'on recourera avec succès à un exercice proportionnel et progressif; à des excitans moraux et intellectuels convenables; à un air pur, chaud et embaumé; à un régime succulent et vineux; à des bains aromatiques; à des frictions sèches ou d'huiles essentielles; à l'usage interne des toniques et des stimulans, tels que la gentiane, le quinquina et les autres amers, les préparations martiales et soufrées, les infusions de sauge et de romarin, les vins d'Espagne à petites doses, et même les styptiques comme l'eau de Rabel, la limonade nitrique, la décoction de bistorte et de cachou, l'extrait de ratanhia, propres à arrêter et à prévenir l'écoulement passif. En même temps on applique un traitement local convenable comme l'eau froide, l'oxycrat, l'extrait de saturne liquide, la décoction d'écorce de chêne, la poudre de colophane, le temponnement, que l'on seconde, si c'est nécessaire, par des pédiluves, des vésicatoires, des purgatifs, propres à concentrer le feu nerveux, à le laisser à demeure dans l'organisme, et à l'utiliser dans l'intérêt du foyer vital, des fonctions principales, et des liquides et des solides. Par ce traitement, tout se fortifie, humeurs et viscères. Le feu devient plus dense, plus abondant et plus électrisant; les liquides plus plastiques et plus vivifiés; et les solides plus nourris, plus serrés, plus élastiques et plus irritables. Les trames relâchées et les pores béans se crispent, se feutrent, se condensent, ferment les voies de l'hémorrhagie et empêchent son retour. L'organisme ne perdant plus de sang, mais s'alimentant, se fortifiant, s'électrisant tous les jours davantage, monte à un degré d'énergie convenable; affermit sa constitution; et se crée des conditions durables de santé. Telles sont les conséquences heureuses, qui résultent du traitement aphloxique dans les hémorrhagies actives, et de la médication phloxique dans les passives.

135° *Thérapeutique des hydropisies.*—Ces espèces de maladies ne sont que des symptômes; et, comme tout ce qui n'est que fibrine, albumine et gélatine, que des effets de l'électrisation ou de l'énervation des solides, et de la quantité du feu vital. Toute collection d'eau est le résultat de l'émoussement des membranes séreuses qui la renferment, à la suite ordinaire de leur phlegmasie soit primitive, soit consécutive à l'inflammation des viscères qu'elles contiennent. Cette phlegmasie des séreuses opère le resserrement de leurs pores, l'induration de leur trame, l'exaltation de leur sécrétisme intime dans les premiers temps, et ensuite une espèce de désélectrisation qui les empêche de passer toute la lymphe survenante : ce qui lui forme un obstacle insoluble, et une digue contre laquelle s'amasse la sérosité incessante. De sorte que cet obstacle passif se réfléchit et sur l'expansion de la sphère vitale, et sur le cours du sang qu'il enraye, et sur le jeu des organes qu'il comprime et dérange. Mais si le foyer animateur est vigoureux, si la sphère excentrique est puissante, si le feu nerveux est energique et abondant, comme dans la jeunesse et la virilité, il s'opère une réaction violente et des irruptions défensives de phlox électrisant, sur les obstacles entravans. De sorte que les symptômes pathologiques présentent un haut degré de force et de vitalité. Si au contraire l'arbre radical est débile et épuisé, comme à la suite des maladies chroniques, si la sphère rayonnante est faible et impuissante, si le feu est rare et déficient, si le sang est clair et peu animé, si les humeurs sont trop aqueuses, et les solides trop relâchés et émoussés : la réaction focale est faible et languissante, la défense vitale insuffisante, et tout dans l'organisme est marqué au coin de l'inertie et de l'atonie. C'est ce qui a fait distinguer les hydropisies en actives et en passives. Mais on sent que ce n'est pas l'hydropisie, ou la collection d'eau, qui est active ou passive, mais bien la force vitale elle-même, son effort expansif, sa réaction excentrique, et l'état général du sécrétisme central et rayonnant. Il faudra donc, comme dans les hémorrhagies, appliquer, selon ces deux cas d'exaltation ou d'affaiblissement, la médication aphloxique ou la phloxique, la désélectrisante ou l'innervante.

137° Ainsi quand la vitalité sera exagérée, que la pneumatisation présentera de la pyrexie, de la force, de la dureté et de l'ampleur du pouls, vous devez saigner selon le besoin exigé pour la détendre; ensuite vous appliquez des sangsues et des ventouses sur les points enflammés, douloureux et tuméfiés. Vous les couvrez de topiques émolliens d'abord; et plus tard, quand la phlegmasie est émoussée, vous placez des vésicatoires volans ou fixes. Vous administrez concurremment des tisanes et des potions acidules, mucilagineuses, gommeuses, légèrement nitrées, pour stimuler révulsivement les reins et y appeler la lymphe, afin de la faire éliminer.

137° Des hémorrhagies naturelles ou acquises, comme les menstrues ou les hémorrhoïdes, sont-elles supprimées, vous les rappelez par les moyens convenables. S'en déclara-t-il d'accidentelles, vous les favorisez et les modérez. Quelques crises séreuses apparaissent-elles; vous les aidez, vous ordonnez des diaphorétiques, si la sueur survient; des laxatifs, si c'est la diarrhée; ou des diurétiques, si les urines coulent avec abondance. Il faut toujours être aux aguets des efforts automatiques de la réaction vitale, afin de comprendre sa tendance aveugle, et ouvrir les voies qu'elles semblent réclamer pour y charrier les obstacles fondus et maîtrisés.

138° Mais si des symptômes cérébraux venaient vous inquiéter, ou des ardeurs épigastriques, hépatiques, spléniques : ce serait en même temps contre ces affections additionnelles qu'il faudrait diriger votre thérapeutique; et les réprimer le plus tôt possible, dans la crainte de l'augmentation des entraves, et de la compression trop forcée des irradiations du feu expansif. Combien de fois n'a-t-on pas guéri des collections séreuses en désenflammant l'arachnoïde, la plèvre et le péritoine; en dégorgeant la rate, le foie et la veine-porte oblitérés, et surtout les trames muqueuses abdominales chroniquement phlogosées et indurées. Que d'hypertrophies du cœur sont occasionnées par les obstacles trop anciens, que ces lésions apportent au cours du feu pneumatisant, au libre passage du sang, et à l'expansion du muscle cardiaque. Ce dernier, ressentant pendant trois, six ou dix ans, une résistance morbide à son ampliation et à sa force naturelle, accroît insensiblement son action et sa nutrition pour dompter ce qui le gène ; il grossit, s'altère et s'active en vain, en causant l'anévrisme si grave. Ses palpitations vigoureuses, en impulsant violemment et long-temps le sang et le feu contre les vieilles phlegmasies des muqueuses, échauffent, épaississent, endurcissent, bouchent leur parenchyme et les séreuses postérieures ; et finalement désélectrisent, paralysent ces dernières, dont la température refroidie et le sécrétisme impuissant ne peuvent plus tamiser la lymphe, et la laissent faire des stases abondantes, rebelles et étouffantes. Qu'on ne s'étonne donc plus, si dans la dernière période des maladies du cœur et des membranes séreuses, la médecine est si infructueuse. Le profond physiologiste sent lui-même l'impossibilité d'animer des trames si énervées ; de ramollir et de dilater des tissus si endurcis et si engorgés ; de détruire tous les obstacles à la circulation ; et de ramener ensuite le rhythme du cœur et de la vie à leur harmonie première. Ce n'est donc que dans le commencement, que la médecine peut offrir des secours efficaces, et promettre une guérison radicale.

139° Ainsi dans les hydropisies dites passives, le mal semble déjà fait, et l'art possède moins de chances avantageuses. Il faut pourtant remonter le foyer vital ; condenser la sphère expansive; accumuler et tendre le feu nerveux ; plastifier le sang et les humeurs ; électriser, resserrer et nourrir les solides. Vous y parviendrez par le régime fortifiant, les toniques, les stimulans, les vins généreux, les infusions aromatiques. Vous aiderez puissamment ces premiers moyens par les diurétiques, les sudorifiques et surtout les drastiques répétés, qui produiront une révulsion salutaire, et détermineront des selles séreuses et soulageantes. Les bains de vapeurs sèches et aromatiques, l'usage de la flanelle immédiate, les climats méridionaux, les frictions d'alcoolat scillitique, les vésicatoires, les cautères, les sétons long-temps suppurans, contribueront favorablement au but curatif. Car il faut songer à renforcer l'arbre radical ; à remplir d'électron tout l'organisme ; à exciter les fonctions fondamentales et les spéciales ; à vivement animer les fluides et les solides ; à tonifier les séreuses ; à exalter leur sécrétisme propre, afin qu'il maîtrise la lymphe adjacente, la tamise et l'élimine.

140° Tel est donc l'esprit de la thérapeutique des hydropisies. Quant à la ponction, on n'y recourt que lorsque les phénomènes produits par la plénitude lymphatique, compromettent la vie, et lorsqu'il est impossible de la diminuer par les agens médicinaux. L'injection de liquides stimulans, n'est avantageuse que dans l'hydrocèle ; elle réussit trop rarement dans l'ascite, pour qu'on puisse la tenter sans risquer sa réputation.

141° *Thérapeutique des névroses.* — Tous les phénomènes soit physiologiques, soit pathologiques, dérivent des deux agens de l'organisme : du phlox vital, animateur de l'arbre nerveux gris, et de l'éther, animateur de l'arbre nerveux blanc. Ces deux agens sont les uniques électrisateurs de notre être, et produisent toutes les opérations normales et irrégulières. Intégrés dans la trame même des arbres qui les sécrètent, ils en rayonnent et en pénètrent leurs dépendances respectives. De sorte que les maladies sont de deux sortes, selon qu'elles affectent le département de l'arbre gris fondamental, ou celui de l'arbre blanc de relation. Ces maladies doivent donc se rapporter ou au phlox ou à l'éther. Comme ce sont deux élémens ou deux agens nerveux, on devrait dire qu'il n'existe que des névroses, généralement parlant. Mais comme les symptômes principaux expriment des dérangemens notables dans les solides et dans les liquides artériels, veineux et lymphatiques, on a admis les phlegmasies, les hémorrhagies, les hydropisies, etc. ; et l'on a restreint le mot névrose, pour caractériser un trouble ordinairement fugace et passager de l'organisme. Ces névroses se diviseront en deux classes, selon qu'elles seront formées par le phlox ou l'éther ; et nous appellerons les premières, phloxoses, et les secondes, éthéroses. Je dis phloxoses et non phlogoses, parce que ce dernier substantif est déjà consacré, et synonyme de phlegmasies. Les phloxoses différeront donc des phlegmasies, en ce que celles-ci s'accompagnent toujours de la révolte du sécrétisme intime et fibrillaire de l'organe enflammé ; tandis que dans les phloxoses, ou névroses du phlox, il n'y a jamais qu'accumulation ou raréfaction variables, passagères ou plus ou moins durables du feu libre, et surtout sans altération intégrante de la texture, ce qui ferait entrer la maladie dans la classe des lésions organiques. Les éthéroses à leur tour sont des concentrations, des décharges ou des privations d'éther, susceptibles de troubler les divers compartimens de l'arbre de relation. Nous allons parler d'abord des phloxoses, ensuite des éthéroses.

142° *Phloxoses de la gastrisation.* — Le vomissement et la diarrhée symptomatiques ou critiques, sont dus à des dérivations supplémentaires et réactives du phlox général qui, opprimé dans le débouché de l'encéphalisation ou de la pneumatisation, s'efforce de s'échapper par les voies gastrisantes, en entraînant les humeurs spléniques, hépatiques, pancréatiques et muqueuses, qu'il a soulevées dans son expansion soulageante. Vous les guérirez en diminuant la concentration locale des débouchés opprimés ; en raréfiant la sphère générale ; en neutralisant le feu artériel ; en dilatant, amollissant, rafraîchissant les pores gastro-intestinaux, par des aphloxiques, des émolliens, des anodins, des acidules très-négatifs, et toujours inférieurs à l'irradiation élastique du feu gastrisant, qu'ils ne doivent jamais refouler ni concentrer.

143° *Phloxoses de la pneumatisation.* — La syncope est la cessation du rayonnement du phlox pneumatisant par le cœur : ce qui ralentit ou suspend la respiration et la circulation. Il faut favoriser le débordement du feu vital par la voie cardiaque, au moyen des infusions aromatiques, des vins généreux, des potions diffusibles dites cordiales, par l'aspiration d'essences, et par des frictions cutanées stimulantes. L'asphyxie tient à l'interruption du phlox pneumatisant, qui doit se dériver par les poumons et l'expiration ; et résulte ou d'une apoplexie pulmonaire, ou du contact oppresseur et tuant soit du gaz méphytique, soit d'une eau noyante. On y remédie en enlevant la cause, en insufflant de l'air respirable, en saignant, en débarrassant les pores pulmonaires, et en rétablissant le cours du rayonnement pneumatisant. Les palpitations proviennent du gonflement du cœur par le phlox qui sort du volcan vital thoracique, et qui s'accumule dans l'arbre aortique et ses dépendances, soit par l'effet de la pléthore, soit par des résistances et des oblitérations viscérales passagères ou chroniques. Il faut encore détruire les causes pathologiques, saigner, rafraîchir, clarifier et diminuer l'excitation ou l'obstruction des débouchés les plus ordinairement activés et impressionnés. Les causes, les symptômes et le traitement du cauchemar et de l'asthme, sont analogues à ceux des palpitations.

144° Souvent les malades ressentent des ardeurs cutanées, ou des bouffées de chaleur interne vagues et ambulantes. On doit les attribuer aux efforts et aux déviations des irradiations du phlox qui, arrêté dans ses issues naturelles, cherche des voies anormales d'élimination. On les dissipe en rétablissant le cours régulier de l'expansion soit générale soit partielle. L'horripilation et les frissons attestent au contraire la concentration du feu nerveux, et réclament des applications chaudes, des frictions irritantes, des bains de vapeurs, des tisanes tièdes, légèrement diaphorétiques, et propres à faire rayonner le phlox vital, sans irriter le sécrétisme central et les actions organiques spéciales.

145° *Phloxoses de l'encéphalisation.*—L'apoplexie, la somnolence, la stupeur, le coma tiennent à une compression des couches grises corticales, et à l'entrave du feu encéphalisant par un engorgement ou par un épanchement sanguins ou séreux. On doit donc dissiper le plus tôt possible l'obstruction de ce débouché si important; et rétablir le rayonnement physiologique du phlox cérébral, dans la crainte du délire, des convulsions ou des paralysies de l'arbre de relation.

146° *Phloxoses de la spermatisation.*—Le plexus spermatique s'irrite souvent isolément, et sans que les parties éthérées ou animales de l'appareil génital participent à son excitation. Alors le phlox s'accumule en lui, y attire une dose excessive de sang, engorge les corps caverneux, y produit une tension et des érections opiniâtres, sans désirs sensoriaux, sans appétence voluptueuse. On doit donc affaiblir les parties gonflées, en soutirer du sang; les amollir par des lotions, des bains et des topiques locaux; administrer des neutralisans généraux, des émulsions froides, le nénuphar, des mucilagineux, des acidules légèrement camphrés et nitrés, et un régime complètement aphloxique et débilitant. En même temps on commandera l'exercice, la fatigue même, la navigation, les occupations mécaniques, la privation des sp ctacles, des romans, des sociétés féminines, et de tout ce qui peut agacer les organes du plaisir. La dysménorrhée provient ordinairement de la difficulté que le phlox utérin et le sang menstruel, son esclave, rencontrent dans leur sortie périodique à travers les muqueuses utérine et vaginale resserrées, échauffées, engorgées et chroniquement surexcitées. Vous la guérirez par les injections adoucissantes, relâchantes, par des émissions senguines locales, par les bains de siége ou généraux, le régime végétal et les tisanes raréfiantes.

147° *Névroses mixtes.*—J'appelle ainsi les maladies qui s'accompagnent à la fois de phloxose et d'éthérose, c'est-à-dire, de troubles produits à la fois par le phlox et par l'éther. Mais à la rigueur toutes les affections aiguës et fébriles sont dans ce cas. C'est ainsi que la cérébrite, l'arachnoïdite, la dentition, la gastro-entérite, la variole confluente, la scarlatine, etc., présentent ordinairement des symptômes phlegmasiques locaux, des désordres généraux déterminés par le phlox vital dévoyé, ambulant, réactif, et des accumulations et des décharges anormales d'éther, causes de vomissement, de délire, de soubresauts, de convulsions : parce que l'éther suit toujours l'impulsion du phlox encéphalisant qui le forme, et qui l'impulse conditionnellement à sa force, à son ardeur, à sa densité, à sa violence. Mais tous ces phénomènes animaux et secondaires tiennent aux lois actives et réactives des irradiations focales par les débouchés et les appareils ; c'est pourquoi on doit les attribuer aux maladies primitives et inflammatoires qui les occasionnent. Pourtant on peut en penser autant de l'hypochondrie, de la mélancolie, de la manie et de l'hystérie ; parce que les symptômes nerveux qu'elles présentent, proviennent des écarts morbides du phlox et de l'éther, détournés de leur cours naturel, déréglés dans leur formation comme dans leur dérivation, par la cause originelle d'une ou de plusieurs phlegmasies et oblitérations viscérales, qui les entravent, les dévient et les répercutent. Ainsi l'hypochondrie s'accompagne souvent à divers degrés de gastrite ou d'entérite chroniques, d'hépatite ou de splénite sourdes, d'obstructions variqueuses des ramifications de la veine porte, de cardite obtuse, d'engorgement pulmonaire, d'oppression veineuse des capillaires et des sinus cérébraux, d'encéphalite latente, etc. La mélancolie n'est que l'effet de ces affections concentratives, mais plus prononcées ; et la manie offre les mêmes altérations, mais plus profondes encore. Quant à l'hystérie, elle présente les mêmes désordres, mais elle réunit en plus les oblitérations phlegmasiques de l'appareil utérin, et l'entrave du feu nerveux des plexus spermatiques féminins. On conçoit donc aisément que ces concentrations, que ces engorgemens multiples des muqueuses, des viscères, des extrémités vasculaires, opposant un obstacle lent, sourd et souvent progressif, aux irradiations physiologiques du phlox vital, aux débouchés encéphalisant, pneumatisant, gastrisant, spermatisant, doivent nécessairement emprisonner ce phlox, et l'accumuler pathologiquement dans la sphère vitale oppressée et contrariée. Cette sphère expansive, réagissant à son tour contre les causes viscérales concentratives soit hypochondriaques, soit mélancoliques, soit maniaques, soit hystériques, lancera tensivement son feu nerveux dans tous les sens orbiculaires de son rayonnement, et par conséquent dans ses voies naturelles les plus larges et les plus dérivantes. C'est l'accumulation de son phlox animateur en excès sur l'appareil utérin, qui produit la chaleur abdominale, les bouffées hystériques et hypochondriaques, la boule montante et strangulante. C'est sa décharge exubérante par le cœur et les poumons, qui occasionne les palpitations, l'ardeur artérielle, les mouvemens fébriles vagues, l'angine pectorale suffocante et la dyspnée rémissive. C'est le transport superflu du phlox concentré, dans le débouché gastrisant, qui détermine la chaleur et la sensibilité épigastriques, intestinales, hypochondrales, et les nausées, les vomissemens sympathiques, les diarrhées critiques ou la constipation. De même c'est l'exagération avec laquelle le phlox focal est lancé dans le débouché encéphalisant, qui cause l'excitation des sens, la compression et l'agitation mentales, les inquiétudes, la morosité, l'insomnie, les douleurs, les spasmes, la fureur maniaque et les convulsions cataleptiques, épileptiques, tétaniques. Parce que le phlox encéphalisant, débordant outre mesure dans les ventricules cérébraux, est forcément quoique péniblement trié, sécrété par les couches blanches sensorio-motrices, et transformé en éther gonflant, surexcitant, convulsant, et d'autant plus renversant qu'il est plus accumulé et concentré dans les canaux rachidiens et musculaires de l'arbre de relation. Les éthéroses, comme les spasmes, les névralgies, les convulsions, la danse de St-Guy, l'épilepsie, la catalepsie, le tétanos, sont donc produites directement par les irrégularités pathologiques de formation et d'expansion de l'éther, mais elles sont rarement quoique possiblement primitives et idiopathiques; et résultent le plus ordinairement des phloxoses, c'est-à-dire, des troubles ambulans et nerveux du phlox radical: et ces mêmes phloxoses doivent elles-mêmes s'attribuer à des phlegmasies originelles, sourdes quoique vieilles et tenaces, qui détournent et désordonnent le cours physiologique du feu focal.

148° Après ces explications fournies par le Causalisme médical, ou par la science même de la vie, la thérapeutique des maladies mentionnées devient on ne peut plus compréhensible et rationnelle; ce qui n'empêche pourtant pas la difficulté de la guérison, en raison de la longévité et de l'opiniâtreté des obstacles à vaincre, et des tissus altérés à normaliser. Il faut d'abord attaquer les phlegmasies viscérales primitives. On parvient à les dompter à la longue par des émissions sanguines périodiques, générales ou locales, qui ont la propriété de clarifier le foyer étouffé, de dilater la sphère concentrée, de raréfier le feu accumulé, d'ouvrir les débouchés fondamentaux, les pores des organes oblitérés, de relâcher et d'élargir toutes les voies; afin que le phlox central puisse mieux rayonner et se dépenser. Vous appliquerez toujours les sangsues aux endroits les plus chauds, les plus douloureux, les plus tuméfiés, les plus engorgés. Vous favoriserez les hémorrhagies accidentelles, et rappellerez les supprimées. On seconde heureusement ces principaux moyens par les aphloxiques, les clarifians, les neutralisans, et tous les médicamens acidules, émolliens, laxatifs, administrés en tisanes, potions, injections, bains, lotions, embrocations. Le régime doit être sévère, négatif, végétal, ou simplement gélatineux, et long-temps continué tel. Quelques révulsifs rubéfians, suppurans ou purgatifs en lavemens, seront parfois nécessaires, selon qu'il faudra convoquer au dehors des humeurs et une irritation interne, ou décongester le cerveau ou l'abdomen de leur oppression variqueuse, qui cède merveilleusement à des applications de sangsues sous-mastoïdiennes ou anales. Vous entourerez les malades de soins obligeans, de distractions agréables, de personnes bienveillantes, persuasives et consolantes; et vous conseillerez un exercice proportionnel aux forces, une occupation mécanique, des promenades riveraines, des voyages, le séjour des eaux minérales, les plaisirs superficiels du monde qui, joints aux bains frais et courts, à des lotions corporelles, à des douches légères, contribueront à détendre l'âme et à tempérer l'organisme. Que si des spasmes, des névralgies, l'insomnie, l'agitation résistaient à cette médication, vous recoureriez aux composés thébaïques, aux infusions d'oranger et de valériane, aux pilules de castoréum, sagement formulés, et vous obtiendriez inévitablement, de cette série de moyens, une guérison radicale, ou du moins un amandement signalé et de longues rémissions.

149° *Ethéroses.*—C'est la dénomination que nous appliquons aux maladies produites par la contrainte, l'accumulation, la arreté ou les débordemens convulsifs de l'éther, qui est l'agent de la sensibilité mentale et du mouvement. Ainsi toute douleur est une éthérose, et doit s'attribuer à la compression de l'éther dans une partie quelconque de l'arbre de relation, et soit dans ses ardicules pneumo-gastriques ou animo-viscérales, soit dans ses sens perceptifs des odeurs, des saveurs, des sons, des couleurs, soit dans son tronc mental et moteur, soit dans sa tige blanche épinière, soit dans ses ramifications et ses réseaux musculaires, soit dans son appareil reproducteur, soit enfin dans sa trame tactile cutanée. Ainsi toutes les douleurs viscérales, les tiraillemens, les pesanteurs, les élancemens, les démangeaisons, les fourmillemens, les déchiremens, les souffrances, gravatives, pongitives, etc., sont causés par la gêne, l'accablement, l'oppression, la percussion des névrilèmes de l'arbre animal. Et pour les guérir, il faut enlever non seulement la cause externe, mais encore dilater le solide physiologique, ou dégorger et clarifier les humeurs qui compriment le filet douloureux, et entravent le rayonnement élastique et la dépense locale de l'éther. Tel est le principe curatif des spasmes et des névralgies de l'œsophage, du cardia, et conséquemment des vomissemens sympathiques ou par causes morales, des coliques saturnines et autres, des souffrances rhumatismales, de la voix convulsive, des tics douloureux, etc.

150° Quand l'éther est accumulé dans l'arbre de relation, et avec une exubérance extrême, occasionnée par une entrave à sa sortie, à la suite d'engorgement et de phlegmasie soit des couches grises encéphalisantes, soit des viscères pneumatisans, soit des trames gastrisantes ; cet éther concentré ballonne outre mesure les canaux de la tige sensorio-motrice, la surexcite extraordinairement, la crispe avec une violence extrême, et la porte à en débarrasser le superflu par des secousses orageuses, par des débordemens désordonnans, causes des soubresauts, des spasmes, des tremblemens actifs, des convulsions, et du *delirium tremens*, des accès épileptiques, de la catalepsie. Sa surabondance tend parfois l'arbre animal gonflé et turgide, avec une telle vigueur qu'elle produit chez certains sujets le somnambulisme, l'extase, et chez d'autres des raideurs tétaniques. Et bien vous guérirez ces affections en enlevant les obstacles compressifs ; en détruisant les entraves pathologiques ; en dégorgeant le voisinage des trames sensorio-motrices ; en désenflammant les viscères contigus ; en dilatant leurs pores resserrés et crispés ; et surtout en rétablissant les voies spacieuses et fondamentales des grands débouchés.

151° Lorsque les douleurs et les spasmes sont accidentels, dus à des causes spontanées et légères, dans l'absence des phlegmasies, et sans apparence de troubles généraux graves ; vous les apaisez facilement par les anodins appliqués ou ingérés, par les diffusibles dits antispasmodiques, qui montent rapidement par la circulation dans les couches grises cérébrales, et delà dans la sphère du tronc de l'arbre sensorio-moteur, dont la combustion sécrétante les transforme bientôt en éther, et en accroît son expansion. Alors par leur nature médicinale active et si vivement excentrique, l'éther rayonne avec plus d'intensité dans toutes les ramifications des nerfs animaux, et emporte d'assaut les obstacles, les éloigne ou les entraîne, dissipe les spasmes, fait évanouir la douleur, et régularise la divergence de son cours naguère embarrassé. Voilà comment agissent à divers degrés les infusions de tilleul, d'oranger, de valériane, et les autres préparations pharmaceutiques du camphre, du castoréum, de l'assa fœtida, du musc, et même de certains stimulans labiés, tels que la mélisse, la camomille.

152° Les affaissemens et les paralysies de la vue, de l'ouie, de l'odorat, du goût, de la pensée, de la voix, des branches musculaires, de la faculté reproductive, annonçant un émoussement et une déséthérisation des parties où ils se déclarent, réclament des phloxiques électrisans et animaux, pour exciter les névrilèmes, échauffer leurs tissus, vivifier leurs pores et rétablir leurs fonctions. Mais si leur faiblesse sensitive et motrice, provenait de l'engorgement et de la phlogose lente et chronique des parties viscérales contiguës, il serait nécessaire d'enlever ces causes oblitérantes, dont la disparition permettrait la traversation normale de l'éther, son expansion divergente habituelle, et l'exercice ordinaire de la fonction. C'est au praticien à établir cette différence; afin de recourir aux frictions aromatiques, ammoniacales, cantharidées, aux bains de vapeurs, aux douches stimulantes, aux eaux minérales sulfureuses, aux excitans internes, ou bien aux saignées locales et générales, aux boissons adoucissantes, aux applications aphloxiques, à un régime végétal et gélatineux, qui puissent détruire la plénitude aortique, l'engorgement viscéral et les obstacles maladifs du rayonnement éthéré.

153° La démence tient le plus souvent à la déphosphorescence de la pulpe mentale, à sa déséthérisation, à la privation de ses élémens actifs, et à son ramollissement causé par des phlegmasies antérieures, et surtout par la surexcitation prolongée du sécrétisme des couches grises corticales, dont le phlox surabondant a trop pénétré, saturé, activé d'abord la pulpe sensoriale, pour la désorganiser ensuite, l'altérer, l'affaiblir, l'éventer, l'amollir, la détendre, l'émousser, la désélectriser, la déséthériser, lorsque la chronicité ne permet plus de fournir à sa substance comme paralysée, du phlox et de l'éther assimilables et incorporables. Alors le corps calleux, où siège le moi qui est incarné dans sa substance pensante, n'est plus assez fort pour maîtriser les opérations perceptives, intellectuelles et morales ; et il se livre à des actes automatiques, sans liaison, déraisonnables, extravagans. J'ai vu le même état, mais à un plus faible degré, survenir chez des individus qui avaient été affectés d'arachnoïdite et de cérébrite aiguës, et qui, après la convalescence, avaient conservé une grande débilité mentale, au point qu'ils sentaient leur cerveau vaciller dans le crâne ; qu'ils ne pouvaient pas commander aux mouvemens de la marche ; qu'ils éprouvaient des vertiges et l'appréhension de tomber quand ils voulaient avancer ; mais qui, après les premiers pas, se promenaient assez long-temps, lancés comme mécaniquement et avec crainte de s'arrêter, pour ne pas être obligés d'entreprendre une nouvelle ambulation. Le raisonnement n'était ni faux ni décousu, mais très-pénible et embarrassé ; au point de faire éviter la conversation, d'abord pour ne pas se fatiguer, ensuite de peur de trahir leur incapacité sensoriale. Et bien la démence n'est que l'exagération de cette position, consécutive aux lésions phlegmasiques de la substance blanche et de la grise, et rendues incurables ou du moins très-opiniâtres par leur ancienneté.

154° La thérapeutique de la démence consiste à renforcer l'arbre radical nerveux gris ; à corroborer ses débouchés ; à imprimer de la vigueur aux solides et aux fluides ; à régulariser toutes les fonctions primaires et secondaires, en introduisant des atomes phloxiques dans l'organisme, à l'aide d'un régime fortifiant ménagé et progressif ; par l'usage de tous les moyens hygiéniques simples ou propres à donner du ton aux organes et aux appareils ; par les amers, les ferrugineux, les bains soufrés, les lotions froides, les frictions aromatiques, les vins généreux, les viandes succulentes, les dérivatifs purgatifs, les vésicatoires ou sétons à la nuque, l'exercice, les voyages, les douches, l'air apéritif des rivages ou tonique des montagnes, et un entourage de personnes amies et obligeantes. Il faut, tout en rafraîchissant et fortifiant le corps, tempérer l'âme, affermir l'esprit, fixer les idées, assainir le jugement, motiver les opérations intellectuelles et motrices. Et pour arriver à ce but, on doit s'attendre à une grande persévérance dans l'emploi de ces moyens rationnels, qui pourtant réussissent mieux dans la démence que dans l'idiotisme ; parce que ce dernier, le plus souvent congénital, dépend d'un vice substanciel primitif, d'une paralysie native, d'une oblitération constitutionnelle, ou du défaut d'activité et de dimension originelle de la pulpe sensoriale.

155° *Appareil reproducteur de l'arbre de relation.*—L'anaphrodisie ou affaissement de la faculté génératrice, ne tient pas uniquement à des causes locales et testiculaires ou ovariennes, mais bien à des causes générales soit dépendantes de l'arbre nerveux blanc débilité, appauvri, déséthérisé, soit de l'arbre nerveux gris énervé, désélectrisé et languissant, parce qu'il est depuis long-temps exploité et miné par des phlegmasies usantes et tenaces, qui entraînent à elles le superflu du phlox vital défensif, au lieu de le laisser se diriger, par l'encéphalisation, dans le foyer sensorial sécréteur de l'éther et de la médulle spermatique. La médication de l'anaphrodisie se compose ou du traitement antiphlogistique et régulateur contre les oblitérations et les inflammations organiques occasionnelles, ou des fortifians pour remonter le ressort et accroître l'énergie de l'arbre animal épuisé. Dans ce dernier cas, le régime succulent, vineux, fibrineux, les bains froids, l'exercice musculaire, la continence, un sommeil prolongé, contribueront puissamment à refaire l'éther déficient, à recomposer la médulle spermatique manquante, et à renforcer l'appareil génital débilité.

156° Le satyriasis et la nymphomanie ne dépendent pas, comme le priapisme, de la surexcitation locale des plexus spermatiques; mais ils tiennent à l'exubérance de force, d'activité et de plénitude de l'arbre de relation, ainsi qu'à l'énergie et à la puissance de l'arbre fondamental. Ces maladies n'arrivent la plupart du temps que chez des constitutions privilégiées, à la fois douées de vitalité et d'animation vigoureuses, de phlox et d'éther surabondant, de débouchés ardens, d'appareils encéphalisant, pneumatisant, gastrisant et spermatisant robustes, et distinguées par un système pileux étonnant. Le phlox superflu, intense et âcre, se transforme vîte en éther analogue. Ce dernier gonfle extraordinairement l'arbre nerveux blanc, et change l'excès de son abondance en médulle prolifique. Cette médulle énivrante et tensive, agace et soulève fréquemment les organes génitaux; les embrase et les érectionne trop souvent. De sorte que cet état extraordinaire réfléchit sa contrainte à la pulpe sensoriale qui s'irrite, s'allume, s'enflamme, s'illumine, se désordonne, divague, se met en colère, devient folle et furieuse pour rompre ses obstacles, pour satisfaire ses désirs insensés et si fougueux : ce qui la porte aux actes satyriasiques et nymphomaniaques caractéristiques de cette plénitude génitale.

157° La thérapeutique de ces affections réclame tous les moyens généraux et locaux propres à affaiblir l'arbre radical et l'arbre animal; propres à débiliter les appareils, les organes et les trames; propres à émousser les fluides et les humeurs; à diminuer le feu nerveux et l'éther; à tout amollir, à tout relâcher, à tout désélectriser et rafraîchir. C'est donc à l'organisme entier qu'il faut s'adresser et prodiguer les aphloxiques, les raréfians, les clarifians, les émolliens nitrés, les acidules, les bains, les injections, les lotions, les topiques, les émissions sanguines, les anodins, les infusions de nénuphar et de laitue, les émulsions des plantes froides, les pilules de thridace et de camphre, le régime végétal, les promenades en bateau, la fatigue de la chasse, l'abstinence des spectacles, des sociétés de l'autre sexe, des romans, et de tous les excitans physiques ou moraux propres à éveiller les désirs amoureux.

158° *Thérapeutique des lésions organiques.*—On appelle ainsi toutes les altérations intimes des tissus et des fluides. Et comme les tissus et les fluides sont tout-à-fait passifs du pouvoir animateur de l'agent vital, du phlox ou feu nerveux, on doit toujours attribuer leur perversion, leur dénaturation à cette cause suprême et radicale. Toutes les lésions organiques sont dues à des puissances mécaniques contondantes, meurtrissantes ou déchirantes primitivement, ou aux efforts constans et réactifs du feu central, pour briser, fondre, dissiper des obstacles phlegmasiques et aigus, ou froids et chroniques. C'est donc la tension défensive du phlox animateur, qui produit les indurations, les hypertrophies, les ramollissemens, les dilatations, le squirre, le cancer, la désagrégation des fluides, le scorbut et le diabète. La phthysie, le carreau, le rachitisme tiennent à des causes locales et intégrantes; tandis que la syphilis doit être attribuée à un principe externe et contagieux. Nous allons développer leur thérapeutique distincte et appropriée.

159° La syphilis provient toujours du contact et de l'absorption de molécules âcres, corrosives, virulentes, qui ont la propriété d'enflammer, d'ulcérer les tissus, et de corrompre, de dénaturer les fluides. En vain Baillou disait : « *Nil est noxium per se* »; l'observation prouve tous les jours le contraire, et la proposition opposée serait plus juste. Car le feu, les acides concentrés, les poisons, les stimulans trop intenses, les vapeurs d'un coït impur, l'infusion d'une salive rabique, le toucher d'un galeux, l'haleine d'un typhoïdé, l'influence phloxique d'un pestiféré, témoignent trop souvent de la nocuité intime de ces causes substancielles malfaisantes et fréquemment mortelles.

160° Pour guérir la syphilis et toutes les formes qu'elle présente, il faut le plus tôt possible éliminer ses principes absorbés, et s'opposer à leur incubation et à leurs effets inflammatoires, ulcéreux, tuméfians, etc.: à l'aide des anti-phloxiques, des cautérisans, des émolliens, des fondans, et, dans les cas chroniques et rebelles, des mercuriaux et des sudorifiques, qui renforcent le feu vital général, augmentent l'énergie des solides et des fluides, accroissent les fonctions éliminatrices, et font dépurer les trames et les humeurs.

161° La phthisie est un dépérissement et une émaciation progressifs et plus ou moins rapides de l'organisme, occasionnés par l'épuisement du sécrétisme fondamental et de son expansion excentriques, qui se sont fatigués vainement, dans leurs efforts, pour vaincre des obstacles pathologiques anciens, opiniâtres, insolubles. Que l'obstacle règne dans un endurcissement, une ulcération, un cancer, une collection d'eau d'un viscère ou d'un autre, du poumon, du foie, des intestins, d'une articulation, etc.: c'est indifférent pour le foyer, s'il ne peut pas dompter l'état morbide, quel qu'en soit le siége.

162° On prévient la phthisie, en guérissant toutes les affections récentes, toutes les maladies aiguës; en s'opposant à la chronicité; en détruisant cette dernière, et les indurations et les stases, et les altérations commençantes. Car c'est alors qu'elles résistent moins. Aussi le bon praticien qui sait prévoir les éventualités pathologiques de ses cliens, les préserve facilement des dégénérescences désastreuses, et empêche le marasme. Aussi ne rencontre-t-il ordinairement les phthisies que dans des personnes étrangères et inconnues, qu'il n'a pu garantir, par ce qu'elles ne se sont pas confiées long-temps d'avance à ses soins judicieux et prévoyans. Voilà pourquoi les cacochymes, les vieux maladifs ne changent pas de médecin sans danger, quand ils en ont un savant et profond; et courent les plus grands risques quand il est mauvais et peu pronosticien.

163° Vous guérirez les phthisies en attaquant la cause viscérale et originelle du mal: c'est la condition première. En la diminuant, en l'enlevant, vous amoindrissez et vous dissipez les réactions morbides; vous tranquillisez le diapason sécréteur;

vous apaisez le rayonnement de la sphère expansive; et vous arrêtez le dépérissement. C'est par les saignées générales médiocres et répétées périodiquement, par les applications intervallaires de sangsues sur le lieu engorgé et induré, par les vésicatoires, par les lavemens purgatifs et révulsifs, que vous parviendrez à clarifier, désobstruer, désenflammer le viscère morbifié; à régulariser sa fonction; à donner du jeu au débouché dont il dépend; et à normaliser conséquemment la physiologie des lois suprêmes et primordiales de la vie.

164° Si le système de l'arbre nerveux gris est trop excité, vous le ralentissez et le rafraîchissez par les aphloxiques nitrés. Si le sang est trop plastique, trop échauffé, trop charbonné, vous le délayez par les mucilagineux; vous le tempérez par les acidules; vous le renouvellez par les laxatifs et le régime végétal et gélatineux. Si des congestions concomitantes apparaissent, vous les dérivez par des rubéfians, des suppurans, ou des minoratifs en injections. Si des douleurs, des spasmes, de l'insomnie, des orages critiques surgissent: vous recourez aux anodins sous toutes les formes: eau de laitue et de fleurs d'oranger, sirop de pavots et de morphine, thridace et camphre, extrait de jusquiame et d'opium, assa fœtida et musc, etc. Dans une thérapeutique générale on ne peut spécialiser les cas particuliers de leur application individuelle. C'est au praticien à reconnaître l'opportunité de leur usage distinct et préféré.

165° Mais si vous n'avez su remédier dans le principe aux désordres qui causent la phthisie; si la lésion organique est complète; si la dégénération viscérale est consommée; si elle-même elle a trop altéré l'arbre gris fondamental; si ses atomes phloxiques constitutionnels sont diminués et éventés; si le sécrétisme radical est miné et ralenti par épuisement; si l'expansion vitale est appauvrie et irréparable; si les débouchés eux-mêmes sont énervés, désélectrisés; si la pneumatisation, l'encéphalisation, la gastrisation sont débilitées par un commencement de tarissement de la source centrale du phlox animateur: alors tous vos efforts seront impuissans; toute votre thérapeutique, quelque judicieuse qu'elle soit, n'aboutira à rien. La mort attend sa victime irrévocablement; elle lui a imprimé son doigt fatal dans le viscère dénaturé; et vous ne pourrez plus que prolonger des jours précaires, et reculer le terme désastreux. On doit donc profiter des premiers temps des affections pathologiques, pour les soigner de manière à ne pas les laisser dégénérer en lésions organiques.

166° Le carreau n'est qu'une inflammation variable en étendue, en intensité et en ancienneté, des muqueuses intestinales et des ganglions mésentériques. C'est le mode d'obstacles, que ces maladies compliquées apportent au rayonnement du feu gastrisant, qui détermine les symptômes locaux de surexcitation et de phlogose, et les phénomènes généraux de pyrexie et de marasme. Vous les médicamenterez avec succès, par la même méthode thérapeutique que nous avons appliquée au traitement des fièvres et des phlegmasies.

167° L'induration, le squirre, le cancer, ne sont que les divers degrés du travail inflammatoire du sécrétisme local des tissus dont ils s'emparent; et des réactions générales du feu vital expansif, sans cesse tendu sur eux pour dissiper leur engorgement, apaiser leur révolte et redresser leur altération. Leur cure s'effectue par les aphloxiques, et s'opère d'autant plus vîte que la dénaturation est récente; mais quand elle est complète, il faut souvent recourir aux moyens extirpans chirurgicaux, ou bien aux toniques qui, en fortifiant l'organisme général, parviennent, parfois heureusement, à produire un endurcissement permanent et partiel de la trame squirreuse, et à la rendre compatible avec une longue existence, par la suppléation fonctionnelle des parties saines à la portion organique indurée.

168° Parlerai-je des dilatations vasculaires artérielles et veineuses? Quand elles ne sont pas produites fortuitement par des efforts musculaires ou passionnés, elles céderont aux adoucissans, aux déplétifs, au régime raréfiant, et à la soustraction périodique de la masse du sang qui entrave les viscères soit encéphalisans, soit gastrisans, lesquels opposent eux-mêmes des obstacles trop étendus et trop opiniâtres à la circulation. Cette dernière sera d'autant plus à l'aise et les organes seront d'autant plus allégés, que ces mêmes obstacles diminueront, se dissiperont, disparaîtront. C'est à ce but que doivent toujours concourir et le traitement pharmaceutique et les moyens hygiéniques alimentaires, moraux et physiques.

169° L'ictère n'est pas une lésion organique : aucun tissu n'est altéré, vicié, détruit dans cette affection. Ordinairement déterminée par l'engorgement ou la phlegmasie du foie et de ses plexus, par la plénitude et l'oblitération des ramifications et du tronc de la veine-porte, par le spasme et la clôture du cholédoque, par l'inflammation et la crispation du duodénum; cette maladie se guérit aisément par les antiphloxiques, les désenflammans, les raréfians, les émolliens, les acidules, les laxatifs légers, les sangsues, les topiques et les fomentations. Les toniques, les amers, les purgatifs et les stimulans seraient d'autant plus dangereux, qu'ils refouleraient encore davantage le feu gastrisant; qu'ils le feraient réagir et se concentrer encore plus dans les plexus hépatiques, spléniques, mésentériques déjà surexcités; et qu'ils le forceraient à se ruer supplémentairement dans les débouchés de la pneumatisation et de l'encéphalisation, qu'ils compromettraient en aggravant la plénitude générale du phlox et du sang.

170° L'endurcissement des nouveaux-nés cédera, comme toutes les résistances, tous les obstacles et les autres indurations, aux bains émolliens, aux fomentations huileuses, à quelques sangsues sur les points les plus rouges, les plus tuméfiés et les plus engorgés: surtout s'il existe une grande énergie vitale comparative; tandis que si l'on reconnaît de la faiblesse générale, de la langueur physiologique, une atonie signalée, on recourera aux frictions excitantes, aux embrocations camphrées, aux bains aromatiques et au vésicatoire.

171° Le scorbut est la dénomination vicieuse imposée par l'humorisme à la dissociation du sang, à la désagrégation de ses principes. Mais l'état de ce liquide n'est que symptômatique de l'appauvrissement du foyer central, du ralentissement du diapason sécréteur, de la pénurie de la sphère expansive, de la déficience du feu nerveux. Et ces phénomènes sont produits par l'insuffisance de l'alimentation, par des substances vieillies, viciées et salées, par des boissons corrompues, par un air trop aqueux, par des passions tristes, telles que l'ennui, le découragement et la nostalgie.

172° La méthode curative applicable à cette disposition pathologique générale, consiste dans l'habitation du continent, sur un sol élevé, exposé à un air pur et vif; dans une nourriture saine, fraîche et tonique, telle que consommés, rôtis, fécules et vins vieux. On leur associe des infusions légèrement amères de chicorée, de houblon et de cresson. Les gargarismes de cochléaria, animés avec l'alcool de kina, fortifient et dessèchent les gencives; le miel rosat uni à quelques gouttes d'acide hydrochlorique cicatrise les aphtes. Les styptiques arrêtent les hémorragies passives; et les stases séreuses se dissipent par les frictions de teintures de scille et de digitale, et par les formentations vineuses et aromatiques.

173° Ces moyens internes et externes concentrent suffisamment la sphère du rayonnement vital; condensent et augmentent le feu nerveux; corroborent et régularisent le foyer sécréteur; plastifient le sang et les humeurs; resserrent et rélectrisent les solides et les fibres; fortifient le siége de la vie; affermissent toutes les fonctions; réintègrent l'organisme dans sa physiologie habituelle; et lui impriment le rhythme d'une santé complète.

174° C'est donc en s'attaquant toujours à l'arbre nerveux gris et au feu vital, que vous ferez une thérapeutique rationnelle et sûre; tandis qu'en ne s'adressant qu'aux solides et aux fluides, comme le voulaient les sectateurs du solidisme et de l'humorisme, on ne médicamente qu'en aveugle et en empirique, ballotté par la crainte humiliante de frapper le malade plutôt que la maladie, avec le caducée dangereux d'Esculape.

175° *Thérapeutique des maladies avec altération des fluides comburés; altération elle-même produite par l'exaltation chronique du sécrétisme général et des partiels.*—Dans le dernier paragraphe, nous avons parlé de la lésion texturale des viscères. Dans celui-ci nous nous occuperons de la méthode curative des fluides viciés. Nous avons partagé la physiologie en trois classes de fonctions primordiales, dites de préparation ou de combustibilité, de sécrétisme fondamental ou de combustion, et d'élimination ou de scories. Les organes digestifs et respiratoires apprêtent les fluides combustibles, le chyme, le chyle et le sang rouge; l'arbre de la circulation veineuse les transporte au foyer, par l'effet de l'attraction centrale. L'arbre radical nerveux gris et toutes les trames où ses parties entrent élémentairement, brûlent, sécrètent, divisent, décomposent ces fluides combustibles, se les assimilent, les vitalisent, les innervent, les électrisent, les saturent de phlox pour en façonner le sang rouge; et l'expansion excentrique transporte ce sang artériel dans toutes les parties aortiques, pour nourrir les trames viscérales avec les atomes phloxiques alimentaires, focalement vitalisés. Quand toutes les textures ont dépouillé le fluide artériel de l'agent animateur intégrant, du feu nerveux saturant; ce fluide artériel se transforme en veineux, en lymphe, en bile, en mucus, en humeurs glandulaires, etc., etc., qui sont les liquides comburés de l'organisme. Or, 1° si les alimens et l'air, qui doivent composer la nature des fluides combustibles, sont de mauvaise qualité et viciés, ils dérangeront, irriteront, enflammeront les viscères fondamentaux agens de la combustion. 2° Si les appareils, les fonctions et le phlox vital comburans sont exagérés, altérés, déréglés, ils pervertiront les fluides comburés. Et 3° le sang noir et le rouge qu'il refait par l'hématose, et la lymphe qu'il façonne par sa tranformation directe, et les autres humeurs en lesquelles cette dernière se change, seront dénaturés dans le même rapport que les principes vivificateurs, sécréteurs et assimilateurs. Voilà, comme nous l'avons expliqué dans la pathologie, les causes ordinaires 1° de la surabondance et de la plasticité du sang rouge, de la pléthore et de ses conséquences symptômatiques, de l'hypertrophie de la rate et de la thyroïde ses organes dépurateurs; 2° de la plénitude et de l'altération du sang noir; de l'hypertrophie et de l'obstruction du foie qui l'élabore, des embarras de la veine-porte et des hémorroïdes; 3° de la surabondance et de la viscosité de la lymphe, de l'embarras du pancréas qui la purifie, de la plénitude des vaisseaux blancs, de l'engorgement des glandes séreuses, de l'empâtement des reins qui trient une urine trop tenace, coagulable et pierreuse, de l'empêtrement des articulations où se dépose une gélatine plastique, goutteuse, tophacée, etc. Ces diverses maladies ne tiennent pas primitivement à la dégénérescence des liquides; mais la perversion de ces derniers dérive au contraire de l'action vitale des diverses parties de l'arbre nerveux gris, dans les appareils principaux qu'elles architecturent et font fonctionner. Comme le sécrétisme intime des viscères et leur expansion phloxique rencontrent des modificateurs trop excitans et nuisibles, ils se dérangent, s'altèrent, préparent mal les fluides, et engendrent les troubles divers que nous venons de mentionner.

176° Les principes curatifs qui leur sont applicables, consistent donc à priver l'économie de toute ingestion malfaisante; à n'introduire dans les fonctions préparatoires que des combustibles purs, convenables et proportionnels aux besoins généraux et partiels; à rafraîchir les solides; à délayer, à clarifier, à élaborer les liquides; à tempérer le sécrétisme central et les secondaires; à modérer l'expansion vitale; à favoriser le cours du feu nerveux dans toutes ses voies physiologiques, à le neutraliser s'il est trop abondant. Les moyens raréfians de la médication aphloxique, sont parfaitement indiqués dans les affections précitées; mais il faut les employer avec une persévérance infatigable; car c'est l'économie entière qu'il faut modifier, et dans son attraction trop avide et dans son sécrétisme exalté, et dans son irradiation trop forte; et dans son feu nerveux trop accumulé et empèché; et dans le sang rouge trop abondant, trop plastique, trop couenneux, trop mélangé; et dans le sang noir trop âcre, trop brûlé, trop épais; et dans la lymphe trop tenace, trop gluante, trop calcaire; et dans les solides resserrés, engorgés de matières gélatineuses, arthritiques ou graveleuses.

177° A la médication générale déplétive, rafraîchissante, laxative, purifiante, il faut souvent adjoindre les moyens locaux et spéciaux propres à détruire les congestions sanguines, à dissiper les stases séreuses, à fondre les tumeurs glandulaires, à dissoudre les dépôts goutteux et pierreux, à calmer la surexcitation centrale, à apaiser les phlegmasies locales, à faire avorter les métastases, à rappeler parfois l'affection partielle primitive, en un mot à régulariser les fonctions, les solides et les liquides de la combustibilité, de la comburation et de la scorification.

178° J'entends souvent dire : « il faut faire un nouveau sang » ; et cette expression est vrai : mais ce n'est pas au sang primitivement considéré qu'on doit s'adresser ; c'est au foyer vital ; c'est à ses lois primordiales d'attraction, de sécrétisme et d'expansion ; c'est au feu animateur ; c'est à l'action nerveuse des appareils, des viscères et des humeurs qu'il faut appliquer la thérapeutique et l'hygiène. Le sang n'est purifié et refait que consécutivement, que conséquemment. En vain administrerez-vous les alimens et les remèdes les plus purs : les fluides combustibles et comburés seront toujours altérés, si vous ne normalisez pas les fonctions vitales, les appareils primaires de la gastrisation, de la pneumatisation, de l'encéphalisation et de l'artérialisation. Si les intestins ou les poumons ou les glandes tributaires sont phlogosés, endurcis, amollis, énervés, ulcérés, squirrheux ; vous ne ferez jamais un sang pur et vivifiant avec les produits de leur action maladive. C'est donc toujours aux actes physiologiques du phlox animateur, qu'il faut adresser ses moyens curateurs et réintégrans, pour bonifier les fluides, empêcher leurs influences congestives et déposantes, et améliorer les organismes affectés par la pléthore, par le goître, la grosse rate, l'empâtement du foie et du pancréas, les varices hémorroïdales, les érésipèles fréquents, les rhumatismes périodiques, l'engorgement des glandes cervicales, des reins et des articulations.

179° Mais si au lieu d'être plastiques et trop vitalisés, les fluides combustibles et comburés étaient au contraires trop clairs, désagrégés et désélectrisés ; tout dans l'économie attesterait la langueur du foyer fondamental, des fonctions primaires, des débouchés principaux, et des opérations physiologiques secondaires : ce qui arrive dans l'anémie et le scorbut. Alors il faudrait recourir à la curation phloxique, fortifiante et restaurante ; afin de remonter le sécrétisme central ; de combler la sphère expansive ; de condenser et de tendre le feu animateur ; de resserrer, de nourrir et d'innerver puissamment les solides ; de concréter, de plastifier et d'échauffer convenablement les liquides. Bientôt les fonctions générales et partielles acquerront de l'énergie, les viscères du ressort et de l'élasticité, et les humeurs de la consistance et de la phloxie.

180° Nous savons 1° que la vie réside dans le sécrétisme intime de l'arbre nerveux gris et de toutes les trames fibrineuses, albumineuses et gélatineuses, où pénètrent ses parties les plus considérables comme les plus ténues, qui s'y sont viscéralisées ; 2° que son attraction convoque des alimens et des fluides combustibles ; 3° que son sécrétisme les brûle, les décompose et s'approprie les atomes phloxiques propres à l'entretenir, à l'électriser et à le fortifier ; 4° que son expansion rayonne le feu nerveux résultant, pour animer tous les solides et tous les liquides de l'organisme ; 5° que parmi ces solides, les uns forment les appareils préparatoires de la combustibilité, les autres les appareils effectifs de la combustion, et les troisièmes les appareils collecteurs, modificateurs et éliminateurs des scories comburées ; 6° que parmi les fluides, le chyme, le chyle et le sang rouge sont les combustibles ; le feu nerveux est l'agent vital comburant ; et le sang noir, la bile, la lymphe et les autres sécrétions sont les matières comburées et scorieuses. Nous savons de plus 7° que si les substances hygiéniques absorbées par la digestion, la respiration et la peau, sont de mauvaise qualité, elles formeront des fluides viciés, morbifieront les organes et les appareils, et dérègleront les fonctions principales et secondaires. Mais 8° si les organes, les appareils et les fonctions, soit préparatoires ou de la combustibilité, soit effectifs ou de la comburation focale et viscérale, soit éliminateurs ou d'exportation des matières comburées et scorieuses, sont primitivement lésés par une gastro-entérite, une mésentérite latente, une hépatite ou une splénite sourdes, une pneumonie chronique opiniâtre, une cérébrite obtuse, une surexcitation habituelle de l'arbre fondamental nerveux gris, une cardite ou une aortite lentes, une néphrite ou une métrite anciennes, une ostéite rebelle, etc., etc., vous devez bien penser que les liquides préparés, sécrétés et transformés par des organes ainsi morbifiés, seront eux-mêmes pervertis, altérés, dénaturés. Le sang rouge deviendra couenneux, surélectrisé, trop plastique ; le sang noir sera plus épais, trop cuit, trop charbonné ; la lymphe acquerra une viscosité et une écume inaccoutumée et pathologique. Et quand ces grands fluides seront triés, sécrétés et modifiés par les diverses opérations physiologiques, il en résultera nécessairement des résidus viciés, dégénérés, dont l'élimination par les émonctoires naturels sera entravée et difficultueuse : ce qui produira des stases, des collections, des dépôts morbides, par la fixation des principes nuisibles humoraux. Mais si cette matière ne se fixe pas, par la défense élastique du feu rayonnant des viscères qu'elle traverse et où elle se jette ; elle circulera long-temps dans les grands vaisseaux, et finira par se localiser quelque part. Alors l'élément vicié cuit et recuit, âcre, coagulable et lymphatiforme, deviendra la matière des scrophules ; et en se fixant sur le mésentère, il engendrera le carreau et l'engorgement des ganglions mésentériques ; en se jetant sur les poumons, il produira les granulations et les tubercules ; en se précipitant dans le cerveau, dans le foie, dans la rate, dans le pancréas, il y occasionnera les matières blanches encéphaloïdes, stéatomateuses, hydatidiques. Si cet élément scrophuleux, par la force organique vitale et l'activité particulière des viscères principaux, est énergiquement et défensivement repoussé des trames partielles, et condamné à séjourner dans la grande circulation ; le sang s'en altère de plus en plus, et finit par le déposer, sous diverses formes, aux aboutissans divers de ses capillaires terminaux. Est-ce à la peau que l'élaboration s'opère : il en résulte des dartres plus ou moins vives et âcres. Est-ce dans les reins, dans les glandes, dans les articulations, dans les os, que le principe pervertissant lymphatico-scorieux se précipite : il en naît différemment la pierre, des abcès froids, la goutte, les tumeurs blanches, le rachitisme. Mais s'il parvient à empêtrer les tissus fibrineux et riches en réseaux nerveux : il les dénature en les envahissant de plus en plus ; il les endurcit, les déforme, les ramollit, les ulcère, et détermine les phases diverses et si malheureuses du squirrhe, du cancer et de la gangrène.

181° Pour guérir des conditions aussi profondes et aussi désastreuses d'un organisme ainsi détérioré, n'est-il pas naturel d'adresser d'abord ses moyens thérapeutiques aux viscères lésés, aux trames enflammées, exaltées, engorgées ; et ensuite aux fluides consécutivement et conséquemment pervertis, viciés ? Détruisons donc, et le plus tôt possibles, les phlegmasies qui se déclarent dans la hiérarchie des fonctions ascendantes, focales et descendantes, par la méthode que nous avons décrite tant de fois ; et tâchons de purifier les fluides trop cuits, épaissis et dénaturés, par les délayans qui les rafraîchissent et les clarifient ; par des émissions soit générales qui diminuent leur quantité, soit locales qui désemplissent les trames empêtrées. Recourons aux laxatifs périodiques, même à quelques minoratifs qui, en entraînant leurs scories nombreuses, les élaborent, les atténuent et empêchent leurs effets malfaisans. Apaisons le sécrétisme central exagéré ; calmons les révoltes phlegmasiques partielles ; régularisons la circulation générale et capillaire ; tempérons le feu excentrique ; normalisons les viscères spéciaux ; harmonisons toutes les fonctions, en fortifiant les débilitées, en affaiblissant les exaltées ; dérivons et éliminons autant que possible l'humeur dégénérée, en favorisant sa direction si elle est la plus courte et la plus appropriée aux besoins actuels de l'économie. Mais rappelons-nous bien que nous ne pouvons tarir sa source pathologique que par la salutaire modification des lois fondamentales, des fonctions primaires et secondaires, des appareils principaux et des viscères de moindre importance, en un mot, par la réintégration et de l'agent suprême nerveux, et ensuite des solides, dont les prétendus élémens scrophuleux, tuberculeux, dartreux, goutteux, pierreux, squirrheux, cancéreux, etc., ne sont, ainsi que les fluides combustibles et comburés, que des conséquences directes et relatives.

182° Associez à tous ces principes de curation, toutes les règles salutaires de l'hygiène ; recommandez le séjour de la campagne, l'air pur, l'exercice modéré, des distractions, des bains, des frictions, un régime salubre approprié à l'état gastrique. Ne vous fiez pas tant aux amers, aux décoctions de gentiane et de kina, aux plantes aromatiques, aux préparations martiales et sulfureuses, aux sudorifiques, aux formules hydriodatées et mercurielles. Ces moyens exaspèrent le plus souvent la phlegmasie sourde quoique ancienne des organes affectés, causes originelles du mal que vous voulez détruire. Mais quand cette phlegmasie est calmée, quand il ne reste aucun noyau viscéral d'inflammation, que la détente générale est opérée, que l'économie est marquée au coin de la langueur, de la faiblesse et de l'anémie ; alors les toniques, défendus sans cette condition essentielle, deviennent opportuns ; ils sont tout à fait nécessaires : ils remontent la machine épuisée ; ils impriment un rhythme énergique et régulier aux fonctions vitales ; ils consolident puissamment les viscères ; ils dépurent, condensent et animent admirablement les humeurs.

183° Par l'application de cette méthode thérapeutique rationnelle et générale, vous obtiendrez des succès nombreux et signalés ; et vous vous appercevrez bientôt de la folie et de l'impéritie des médicastres, qui pour guérir les hémorroïdes, la goutte, la pierre, les tubercules, les dartres, les scrophules, ne font qu'un traitement empirique local, et n'adressent leurs remèdes qu'à l'anus, qu'à l'articulation, qu'à la vessie, qu'aux poumons, qu'à la peau, qu'à la partie affectée. Tandis que c'est l'organisme entier qu'il faut modifier ; que ce sont les fonctions focales et les grandes lois de l'attraction, du sécrétisme vital et de l'expansion, qu'on doit régulariser ; que ce sont les appareils, les solides et les fluides de la combustibilité, de la combustion et de la scoriation comburée, qu'on doit réintégrer dans leur physiologie première et normale. Observez et expérimentez, et vous acquerrez bientôt la certitude et l'efficacité des principes curatifs que nous proclamons.

Remarque importante.—C'est une vérité démontrée que le phlox s'accumule dans l'excitation, l'irritation, l'exaltation des fibres organiques en donnant au tact l'indice de sa température progressive. C'est sa dose variable qui produit les divers degrés d'hypertrophies fibrineuses, albumineuses et gélatineuses, telles que les végétations, les polypes, les fongus, les lipômes ; il cause aussi la consistance plus grande des fluides, comme la plasticité du sang, la viscosité de la lymphe, etc. Il est incontestable encore que le phlox diminue dans la débilité, l'atrophie, la paralysie des différens viscères, en fournissant à l'explorateur l'abaissement de sa densité ordinaire. C'est cette déficience qui engendre la flaccidité des chairs ainsi que la fluidité plus considerable des humeurs, comme dans l'anémie, le scorbut, l'hydropisie. Mais le phlox n'est pas seulement susceptible d'*augmentation* et de *diminution*, il peut aussi se *pervertir*, se dénaturer comme on l'éprouve en mesurant la chaleur exubérante et altérée d'un adynamique, d'un typhoïdé. Ne ressent-on pas alors une sensation pénible d'âcreté, de mordicance particulière et caractéristique. Dans les tumeurs froides, dans la bouffissure écrouelleuse, n'y a-t-il pas un abaissement de température cutanée qui semble contraster avec le caractère précédent ? Eh bien ! c'est ce calorique variablement *perverti* qui détermine les diverses dégénérescences des tissus, telles que les squirrhes, les carcinômes, les gangrènes, ainsi que les diverses altérations des fluides, comme la lividité, la noirceur, la putridité du sang ; les infections scrophuleuse, syphilitique, tuberculeuse, dartreuse, arthritique, calculeuse de la lymphe ; la fétidité des matières expectorées, vomies ou excrémentées ; la diversité des pus ; la puanteur de la sanie et de l'ichor. Or, sans parler des moyens chirurgicaux pour guérir ces viciations soit viscérales, soit humorales, vous n'aurez pas pour unique et primitif objet de vous adresser aux solides et aux fluides affectés; sinon vous ne vous attacheriez qu'aux conséquences plutôt que d'attaquer le principe; vous ne feriez qu'une médecine symptômatique plutôt que d'en pratiquer une *causale*. Mais vous vous efforcerez de normaliser le diapason du foyer de la vie, de régulariser le sécrétisme partiel des viscères, de tempérer, d'équilibrer et de purifier le feu nerveux lui-même, de détruire toutes les inflammations, de débarrasser tous les obstacles, d'ouvrir toutes les voies et les pores, de donner de la liberté et de l'enduit aux solides, et de l'aisance et de l'élaboration aux fluides; alors ces solides et ces fluides se trouveront naturellement améliorés, à mesure que les fonctions principales de la vie et les conditions spéciales du feu nerveux seront réintégrées dans leur normalité nécessaire.

Voilà comment on doit interpréter et traiter l'*augmentation*, la *diminution* et la *perversion* des prétendues propriétés vitales des médecins métaphysiciens, qui ne les ont théorisées, que parce qu'ils attribuaient à une cause abstraite les différens effets physiologiques et pathologiques de notre phlox, l'agent électro-calorique de l'animation.

184° *Thérapeutique des crises. Sécrétions naturelles et morbides.* — Toutes les fois que je me représente l'acte fondamental de la *vie*, je ne puis que m'étonner de sa simplicité et de sa sublimité. Des *atomes* primordiaux d'une *activité* suprême et increée, constitutionnels à l'arbre gris qui les répare sans cesse, jouissent élémentairement d'une *attraction* avide, d'un *pouvoir* merveilleux *métamorphosant* et assimilateur, et d'une *expansion* rayonnante. Tout, dans la Nature universelle comme dans notre organisme, se réduit à ces phénomènes transportans.

185° L'arbre radical de la vie absorbe, brûle et rejette, comme toutes les substances astrales, planétaires, minérales et végétales. Et les matériaux combustibles, les atomes comburans, les scories comburées, sont classés, disposés, organisés, de manière à entretenir ces grandes lois passagères dans les êtres et dans nos organes, qui ne périssent que par désagrégation, que par désélectrisation et jamais par anéantissement.

186° L'*hygiène* nous a enseigné les moyens de maintenir en régularité l'*anatomie* et la *physiologie* de notre existence. La *pathologie* nous a montré comment elles se dérangeaient et s'altéraient. Et la *thérapeutique* nous apprend comment on doit les réintégrer dans leur normalité primitive et habituelle.

187° Efforçons-nous donc d'accumuler au foyer des atomes actifs et phloxiques, quand son attraction centrale est impuissante; quand son sécrétisme est débile; quand son expansion et son feu rayonnant sont en déficience. Soustrayons au contraire les molécules électriques alimentaires et respirables, lorsque l'attraction est trop avide; quand le sécrétisme assimilateur est trop brûlant, accéléré et exalté; et lorsque la sphère et le feu excentriques sont trop condensés, trop tensifs et trop impétueux. Favorisons aussi, de tout notre pouvoir, l'abord des fluides combustibles, et la métamorphose, la sécrétion, l'assimilation de ces fluides combustibles par toutes les trames vitales et viscérales comburantes; aidons encore la circulation, l'élaboration, la fixation intexturale ou l'élimination excrémentitielle des humeurs cuites, comburées et scorieuses.

188° Le feu nerveux sans cesse dégagé par l'arbre radical nerveux gris, doit toujours se dépenser et rayonner sans entrave. Et lorsque des obstacles pathologiques concentrans, viennent oblitérer ses voies de dégagement; sachez qu'il se transporte dérivativement sur d'autres issues supplémentaires; et que vous devez toujours diriger votre thérapeutique et sur les pores primitivement fermés et crispés, et sur les nouveaux aboutissans, où ses écarts et ses décharges orageuses se précipitent consécutivement. Affaiblissez le foyer sécréteur; diminuez la densité de la sphère expansive; clarifiez le sang; dilatez tous les pores; amollissez les solides; tempérez les fluides, par la médication aphloxique et raréfiante: et le feu vital dévoyé bandera moins les tissus, épaissira moins les humeurs, embrasera moins l'organisme, et se frayera plus aisément des issues d'élimination critique.

189° Si des transports électriques apparaissent dans les affections morbides: comme des vomissemens, la diarrhée, des soubresauts et des convulsions, qui surviennent dans les gastro-entérites, les néphrites, les dentitions pénibles, les cérébrites, les émotions morales vives; ne traitez pas les symptômes; n'entravez pas la sortie critique du feu et de l'éther: sinon vous exaspéreriez l'état général de l'organisme, et vous détraqueriez plus encore l'harmonie des grandes fonctions attractives, sécrétantes et expansives. Mais attachez-vous à diriger votre médication sur les trames originellement surexcitées, engorgées, phlogosées, oblitérées, surélectrisées. En les rétablissant dans leur normalité première, vous dissiperez bien vite les phénomènes orageux, les transports morbides, les décharges supplémentaires du phlox animateur comprimé, arrêté et dévoyé.

190° Ce serait une folie que de s'efforcer de guérir des contractions maniaques, tétaniques ou épileptiques et les crampes du choléra, en n'administrant ses remèdes qu'à l'éther désharmonisé et déréglé. C'est à la cause directe de la compression cérébrale, qu'il faut appliquer ses moyens curatifs ; c'est en dégorgeant les grands débouchés gastrisant, pneumatisant, encéphalisant ; en détruisant l'inflammation de leurs viscères ; en diminuant la surabondance de leurs fluides ; en dissipant l'étendue de leurs obstacles oblitérans ; que vous empêcherez le feu nerveux de se ruer épileptiquement sur la pulpe sensoriale contractée, et de la désordonner par ses convulsions dérivatives de l'éther trop emprisonné et superflu.

191° Le sang rouge, trop électrisé, trop couenneux, trop plastique, trop abondant, et la cause ou plutôt le symptôme de la pléthore que détermine un arbre vital trop riche, trop chaud, trop actif, trop nourri et trop resserré dans son expansion rayonnante ; le sang rouge, dis-je, perdra ses conditions pathologiques par des saignées proportionnelles, par la diète ou le régime végétal, par des acidules et des émolliens nitrés, par des bains frais, par des promenades sur l'eau, par l'abstinence de tous les excitans physiques, intellectuels ou moraux. Et les crises hémorragiques naturelles diminueront et se calmeront, à la suite de ce traitement rationnel ; tandis que les accidentelles et les morbides se modéreront et se supprimeront.

192° Si la plasticité et la surélectrisation du sang rouge, annoncent une extrême avidité du foyer vital, et une grande énergie phloxique de l'arbre radical nerveux gris ; la surabondance du sang noir, et les hémorroïdes entr'autres, signifient l'extrême ardeur et l'énorme activité du sécrétisme combustif, qui consomme trop d'alimens, et forme trop de scories ou de matières comburées et charbonnées. Vous guérirez donc cette disposition organique vicieuse, par une méthode curative générale affaiblissante et régularisante. Vous vous efforcerez d'atténuer la suractivité centrale, par un régime adoucissant et des tisanes délayantes. Vous calmerez la surexcitation des débouchés principaux, en faisant modérer les passions sensoriales ordinairement exaltées ; en condamnant les émotions cardiaques trop fréquentes ; en blâmant l'intempérance assez commune; et en conseillant une manière de vivre uniforme, réglée, sage, sobre et rafraîchissante. En même temps vous faciliterez le cours de la bile; vous désemplirez le foie; vous favoriserez la transpiration, les urines et les selles, par des moyens appropriés, doux et non secouans, comme des laxatifs mucososucrés ou légèrement salins, quelques sangsues anales et trimestrielles, des vêtemens de laine, de légers diaphorétiques et diurétiques, des lavemens quotidiens, et tous les autres secours analogues hygiéniques ou médicamenteux, diversifiés et proportionnés selon la réclamation opportune de l'organisme.

193° Lorsque le sang rouge est trop abondant, trop épais, trop innervé, le sang noir dans lequel il se transforme, participe de ces vicieuses qualités, ainsi que la seconde lymphe qui est le produit de la métamorphose immédiate du sang noir en sang blanc dans le foie. Il faudra donc modifier d'abord le fluide artériel combustible, si l'on veut bonifier les humeurs secondairement comburées. Aussi cette lymphe acquiert-elle souvent une viscosité, une acrimonie et une superfluité maladives qui se déclarent par la pituite, un ptyalisme fétide et épuisant, des sueurs fortes et gluantes, des urines épaisses et ardentes, des selles glaireuses et versicolores, des dépôts glandulaires variés, etc. Commencez donc par harmoniser et régulariser les grandes lois atomistiques et électriques primordiales de la vie; par purifier le sang rouge et le sang noir; et vous améliorerez consécutivement et sûrement l'état de la lymphe, son vice élémentaire, son écume scorieuse et trop comburée, et conséquemment ses défauts de quantité, de consistance et ses degrés de nocuité.

194° Mais ne s'attacher uniquement qu'au symptôme pituite, qu'à une salivation insolite, qu'à une sueur anormale, qu'à une urine maladive, qu'à une adénite cervicale, sans soigner l'économie entière, sans reconnaître la nécessité de traiter la généralité de l'organisme et les lois primordiales du phlox fixe ou rayonnant, et le fluide artériel combustible, et le sang veineux comburé, et la lymphe entière plus comburée encore, et les appareils des débouchés principaux, et toute la série hiérarchique des fonctions préparatoires, sécrétantes, éliminatrices, et tout l'ensemble des solides et des humeurs: c'est vouloir guérir les feuilles jaunes d'un arbre par des topiques, sans attaquer la cause troncale et générale de la maladie de ce même arbre, dont la couleur morte du feuillage, appareil partiel, n'est que l'indice symptômatique de son état pathologique total réfléchi.

195° Il en est de même pour l'organisme animal : souvent cet organisme altéré et dérangé dans les conditions fondamentales de la vie, ne trahit son trouble et ses désordres que par des phénomènes très-éloignés, et seulement manifestés aux confins extrêmes de la série hiérarchique des fonctions de la combustibilité, de la comburation et des scories comburées. Alors comment voulez-vous redresser ses écarts physiologiques, si vous ignorez l'origine, la *cause* directe et le mode de leur apparition et de leur enracinement. Il faut donc connaître le mystère profond et sublime de la *vie*, le jeu admirable de *ses lois premières*, la force active et atomistique de l'arbre radical, la nature et la puissance de son *phlox* constitutionnel, du feu nerveux, l'agent animateur de l'économie, le moteur des fluides circulans, l'électrisateur des solides élastiques et réagissans. Or, quelle doctrine jusqu'à présent est descendue, plus profondément que le *Causalisme médical*, dans les replis intimes de la science, dans les secrets ténébreux qui obscurcissaient la *vérité* aujourd'hui révélée. Le ministère du médecin ne sera donc plus désormais ni empirique ni hasardé. Il possède maintenant une base dogmatique sur laquelle il peut sûrement s'appuyer. Et le caducée d'Esculape ne sera plus un instrument équivoque et dérisoire ; mais un attribut honorable de talent et d'utilité publique.

CONCLUSION GÉNÉRALE.

Notre tâche est remplie ; notre barque touche au port. Audacieux argonaute, nous avons visité des plages inconnues, inexplorées. Parti dans ce périlleux et lointain voyage, la boussole de l'induction nous a toujours guidé ; l'étoile pôlaire de la Vérité a constamment été notre point fixe. Nous avons été à la recherche de l'absolu ; nous avons voulu découvrir les *causes premières de la Nature :* et la Nature s'est dévoilée à nos yeux. Oui, nous connaissons le grand Etre ; nous embrassons dans une seule pensée la figuration complète et intuitive de l'Univers. Cet Univers n'est qu'un organisme animé, arboréalement construit, et physiologiquement entretenu par ses lois atomistiques primordiales, l'attraction, le sécrétisme et l'expansion, qui sont éternelles et increées. Un seul problême nous a échappé dans nos investigations infatigables : c'est la nature même de la matière ; c'est l'essence intime de l'atome actif et du passif du phlox et de l'aphlox. Mais la matière est impénétrable ; notre pulpe sensoriale ne peut s'initier moléculairement à la substance des minéraux, des végétaux et des animaux : sinon elle en ferait partie intégrante et n'existerait plus. Nos connaissances ne sont et ne seront jamais que de reflet, de réverbération. L'âme mentale elle-même ne se connaîtra jamais en essence ; puisque sa perception intellectuelle ne s'opère que par des sensations indispensables ; et que lorsque son organe est replié sur lui-même, comme dans le sommeil, il n'a plus la conscience des choses, il s'évanouit jusqu'au réveil, jusqu'au contact des corps extérieurs qui entrent en communication médiate avec le moi, par l'entremise de l'éther rayonnant. Ainsi ce problême de la notion de la substance est insoluble ; jamais on ne le résoudra. Il faut que l'orgueil et l'ambition de l'homme, se heurtent et s'abaissent devant cette pierre d'achoppement. C'est ce problême que j'appelle l'absolu : pour le connaître il faudrait être divin ; il faudrait être antérieur à la matière elle-même. Encore un Dieu, comme essence simple et immaculable, ne pourrait-il pas se souiller lui-même de la pénétration de la matière. Pourtant malgré ce mystère éternel, nous ne proclamerons pas moins l'organisation et la vie de l'Univers. Nous avons expliqué son anatomie et sa physiologie ; nous avons fait connaître sa forme et son évolution arboréales. L'essieu troncal, l'âme secrétante de la Nature, vivifie toutes les ramifications astrales et planétaires, par son immense rayonnement. Tous les corps célestes s'appuient et sont pôlarisés sur lui. Ils s'enchaînent tous et sont eux-mêmes pôlarisés les uns sur les autres. De sorte que l'Univers est un être limité, ayant son centre et finissant à sa circonférence. Il n'y a que lui d'existant comme substance. L'espace n'est qu'une abstraction, en l'agrandissant toujours par la pensée, on ne fera que reculer la nécessité de sa limite, pour arriver à l'impossible ; puisqu'il n'est rien, qu'il n'est ni être ni essence. Le temps est une autre chimère ; c'est l'éternité, attachée à la simplicité, à l'impérissabilité et à l'incréation de la matière absolue active et passive. Nous n'avons l'idée du temps que par la succession des phénomènes. Mais la substance qui les produit passagèrement, est invariable et inaltérable en essence ; elle dure et durera toujours. Il n'y a que deux sortes d'atomes, les actifs et les passifs. Ceux-ci jouissent de l'attraction, du sécrétisme assimilateur, ou pouvoir universel métamorphosant, et de l'expansion. Voilà les lois éternelles primordiales, générales. Elles président à l'anatomie et à la physiologie de l'Univers, de son tronc central, de ses branches constellaires immédiates, de la série des astres secondaires, des ramifications étoilées finales, et de tous les corps planétaires. Le *phlox* primitif, le feu suprême a tout modifié, disposé, animé. Il circule et agit dans le grand Tout, comme le feu nerveux dans l'organisme de l'homme, qui n'est que son résumé. Il a passé, avec la hiérarchie évolutive des déroulemens astraux et planétaires, dans les soleils et dans les corps opaques; et il les a organisés et vivifiés, analoguement à l'organisation et à la vitalisation du fétus humain par le feu de l'arbre nerveux gris encéphalo-rachidien. Cet agent animateur universel a composé et traversé tous les globes célestes, pour constituer notre terre, et lui imposer en petit les formes et les lois antérieures de la Nature. De sorte que notre planète s'est aussi organisée, et est devenue vivante. Dans son âge de maturité, elle a déroulé les minéraux, les végétaux et les animaux isolément, et en leur imprimant, par progressions insensibles, l'anatomie et la physiologie de l'Univers. De sorte que chaque individu du monde, soit astral, soit planétaire, soit végétal, soit animal, est une miniature organisée et vivante du grand Etre. Leur série s'est déroulée successivement et généalogiquement, comme le tronc paraît avant les branches et les rameaux, et comme le bourgeon vient avant la feuille et la fleur, et la fleur avant le fruit. Tout n'est que hiérarchie, développement, filiation et purification. Et les êtres postérieurs ne possèdent que des lois et de la substance accordées, modifiées, élaborées et animées par les générations antérieures. Voilà pourquoi la vie universelle s'est à la fin concentrée dans l'*homme*, le dernier produit de l'évolution des animaux. Son rachis nerveux gris représente en lui le grand système des astres du monde, l'arbre immense de la sidération solaire universelle. Et ce rachis nerveux gris figure en miniature l'âme générale du grand Tout, tandis qu'il est l'âme végétative particulière de l'homme. Sa substance est toute *phloxique*, toute ignée, toute active; et jouit de l'*attraction*, du *sécrétisme* et de l'*expansion* attachés aux atomes actifs éternels et primordiaux. Si l'organisme humain est périssable et passager, c'est parce que ces *lois premières* sont entravées, dans le cours des actes fonctionnels et viagers, par la matière passsive trop nombreuse, offusquante et saturante de la fibrine, de l'albumine et de la gélatine, qui ne sont elles-mêmes qu'un composé divers d'atomes passifs incréés, modifiés temporairement par la vie, par les parties fondamentales de l'arbre nerveux gris et de son feu, le phlox éternel, l'agent animateur. Ce sont donc les atomes actifs de l'homme, qui l'ont organisé *anatomiquement*, qui l'ont vivifié *physiologiquement*; qui le conservent *hygiéniquement*; qui le troublent *pathologiquement*; et qui peuvent le régulariser *thérapeutiquement*, avec l'aide de la *matière médicale*. Nous avons amplement développé dans cet ouvrage le système complet de la médecine, fondé sur ces bases transcendantes et merveilleuses. Nous n'y reviendrons plus; et en finissant notre carrière, nous proclamerons avec conscience que nous n'avons théorisé que ce qui nous a paru juste et vrai. Nous attendons la mise en pratique de nos idées, avec la confiance de l'honnête homme. Observez, je le répète, expérimentez, éprouvez nos conceptions, pratiquez nos préceptes : s'ils sont faux, vos résultats vous le démontreront bientôt; et mon œuvre croulera comme un échaffaudage inutile et ruineux. Mais s'ils sont marqués au coin de l'immuable Vérité, ma *Doctrine* surgira et durera plus que celles des autres législateurs de notre art, parce qu'elle sera plus saturée de l'âme providentielle et phloxique de la Nature, qui seule peut tout édifier, tout animer et tout éterniser, par ses lois attractives, sécrétantes et expansives.

FIN DE LA THÉRAPEUTIQUE OU DE LA CINQUIÈME PARTIE.

TABLE DES MATIÈRES.

FIN DE L'HYGIÈNE.

TROISIÈME PARTIE. — *PATHOLOGIE.*

FIN DE LA PATHOLOGIE.

QUATRIÈME PARTIE. — *MATIÈRE MÉDICALE.*

FIN DE LA MATIÈRE MÉDICALE.

CINQUIÈME PARTIE. — *THÉRAPEUTIQUE.*

FIN DE LA THÉRAPEUTIQUE.

FIN DE LA TABLE DES MATIÈRES.

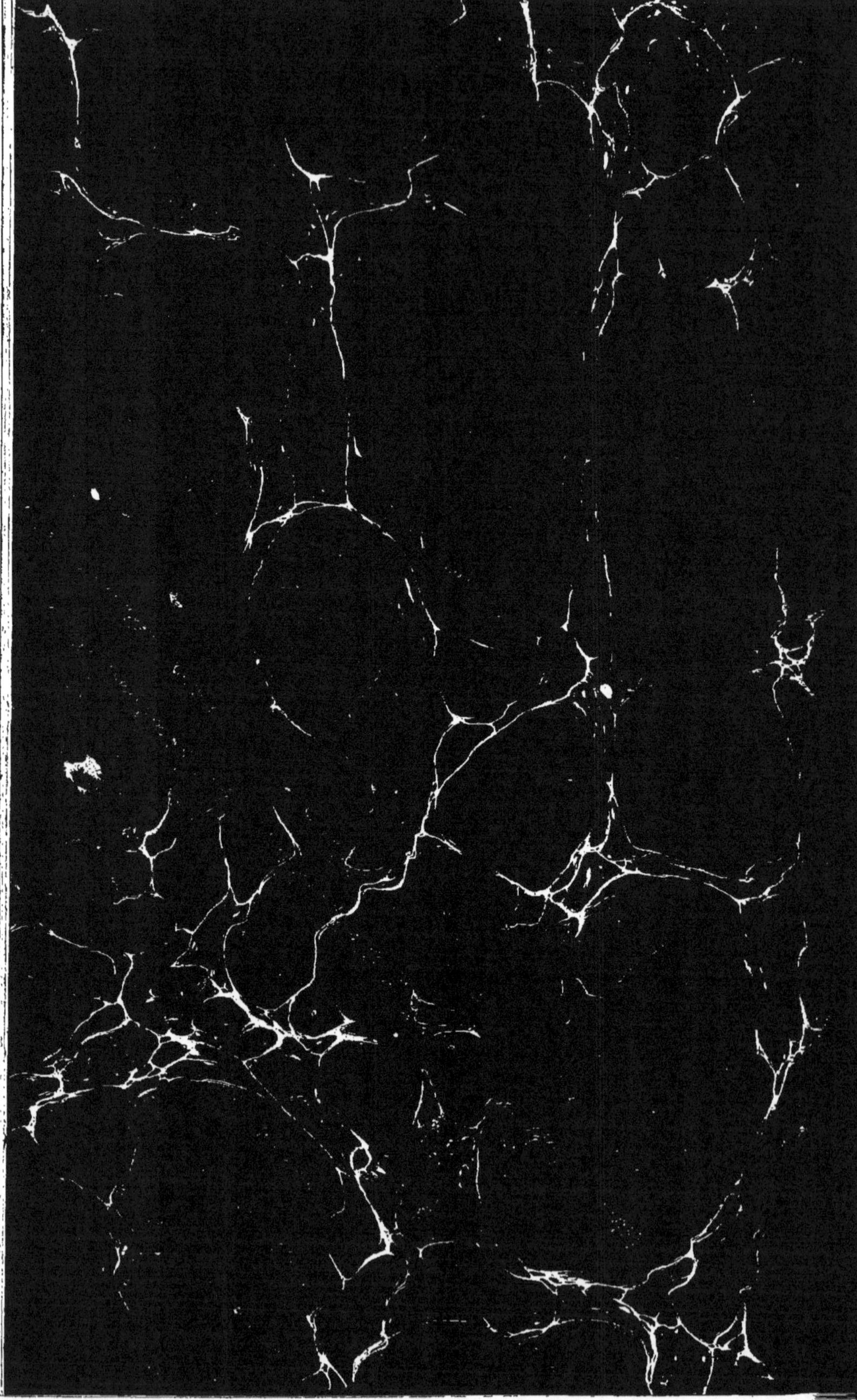

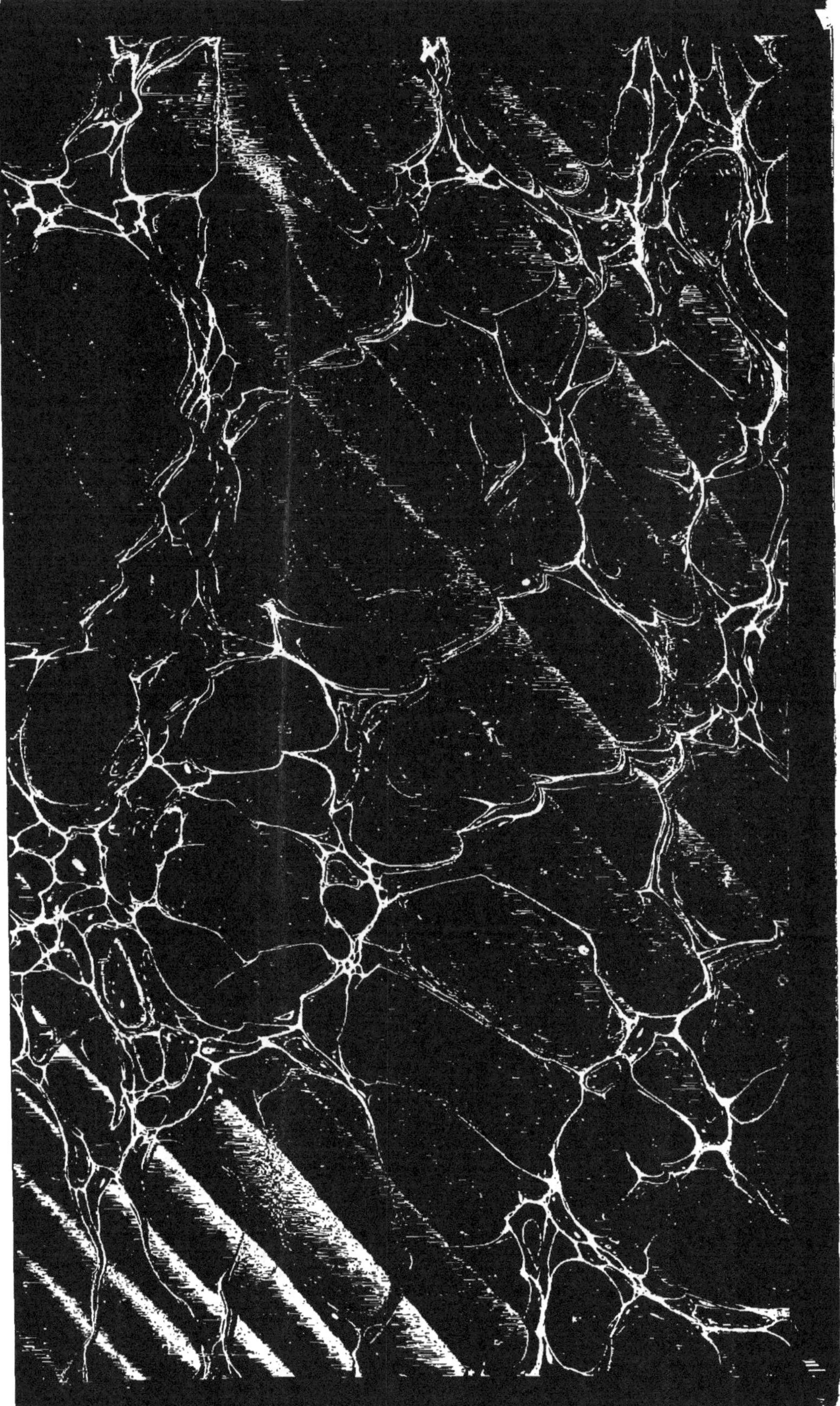

BIBLIOTHEQUE NATIONALE DE FRANCE
3 7531 00371422 8

www.ingramcontent.com/pod-product-compliance
Lightning Source LLC
LaVergne TN
LVHW010124230826
846091LV00001BA/133